Dieter Vaitl/Franz Petermann (Hrsg.)

Handbuch der Entspannungsverfahren

Dieter Vaitl/Franz Petermann (Hrsg.)

Handbuch der Entspannungsverfahren

Band 1:

Grundlagen und Methoden

2., überarbeitete Auflage

BELTZ
PsychologieVerlagsUnion

Anschrift der Herausgeber:
Prof. Dr. Dieter Vaitl
Justus-Liebig-Universität Gießen
Fachbereich 04 (Psychologie, Sportwissenschaft)
Klinische und Physiologische Psychologie
Otto-Behaghel-Str. 10
35394 Gießen

Prof. Dr. Franz Petermann
Zentrum für Rehabilitationsforschung
Universität Bremen
Grazer Str. 2, 6 und 8
28359 Bremen

Lektorat: Gerhard Tinger

1. Aufl. 1993, Psychologie Verlags Union, Weinheim
2., überarb. Aufl. 2000

Alle Rechte, auch die des Nachdrucks und der Wiedergabe in jeder Form, behalten sich Urheber und Verleger vor. Es ist ohne schriftliche Genehmigung des Verlages nicht erlaubt, das Buch oder Teile daraus auf photomechanischem Weg (Fotokopie, Mikrokopie) zu vervielfältigen oder unter Verwendung elektronischer bzw. mechanischer Systeme zu speichern, systematisch auszuwerten oder zu verbreiten (mit Ausnahme der in den 53, 54 URG ausdrücklich genannten Sonderfälle).

Umschlaggestaltung: Dieter Vollendorf, München
Herstellung: Jutta Benedum
Satz: Satz- und Reprotechnik GmbH, 69502 Hemsbach
Druck und Bindung: Druckhaus Beltz, 69502 Hemsbach
Printed in Germany
© Psychologie Verlags Union, 2000
ISBN 3-621-27461-8

Inhalt

Vorwort *15*

Einleitung (Dieter Vaitl und Franz Petermann) *17*

I. Allgemeine Grundlagen der Entspannungsverfahren

Psychophysiologie der Entspannung (Dieter Vaitl)

 1. Einführung *29*
 2. Die Entspannungsreaktion *30*
 2.1 Psychologische Kennzeichen einer Entspannungsreaktion *31*
 2.2 Physiologische Kennzeichen einer Entspannungsreaktion *31*
 3. Neuromuskuläre Veränderungen *32*
 3.1 Grundlagen und Registriertechnik *33*
 3.2 Neuromuskuläre Entspannung: Praktische Konsequenzen *36*
 3.3 Neuromuskuläre Tonussenkung und Entspannungsverfahren *37*
 4. Kardiovaskuläre Veränderungen *41*
 4.1 Periphere Gefäßerweiterung (Vasodilation) *41*
 4.1.1 Grundlagen und Registriertechnik *41*
 4.1.2 Periphere Vasodilation während der Entspannung *45*
 4.2 Herzrate *48*
 4.2.1 Grundlagen und Registriertechnik *48*
 4.2.2 Herzrate und Entspannung *49*
 4.3 Blutdruck *50*
 4.3.1 Grundlagen und Registriertechnik *50*
 4.3.2 Blutdruck und Entspannungsverfahren *51*
 5. Veränderungen der Atemtätigkeit *53*
 5.1 Grundlagen *53*
 5.2 Atmung und Entspannung *53*
 6. Elektrodermale Veränderungen *54*
 6.1 Grundlagen und Registriertechnik *54*
 6.2 Elektrodermale Veränderungen und Entspannung *55*
 7. Hirnelektrische Veränderungen *57*
 7.1 Grundlagen und Registriertechnik *57*
 7.2 Formen der Spontanaktivität, EEG-Frequenzbänder und Aktiviertheitsgrade *58*
 7.3 Spontan-EEG und Entspannung *61*

8. Andere physiologische Veränderungen   65
9. Der Entspannungszustand – Versuch einer Integration   65
9.1 Die Vorbereitungsphase   66
9.2 Die Ausbildung eines Entspannungszustandes   67
9.2.1 Der peripher-neurovegetative Erklärungsansatz   67
9.2.2 Der neuropsychologische Erklärungsansatz   69
10. Abschließende Bemerkungen   72

Imagination und Entspannung (Dieter Vaitl)

1. Einführung   77
2. Biologische und psychologische Komponenten der Imagination   78
2.1 Repräsentationen der Imagination   78
2.2 Propositionale Repräsentation der Imagination   79
2.2.1 Perzeptuelle Repräsentation   81
2.2.2 Semantische Repräsentation   82
2.2.3 Lexikalische Repräsentation   83
2.2.4 Respondente (reaktive) Repräsentation   83
2.2.5 Neue Definitionen: „Genaue Vorstellung", „lebhafte Vorstellung", „Halluzinationen"   85
3. Erweiterung des Netzwerk-Modells   88
4. Die Aktivierbarkeit von Vorstellungen   90
4.1 Provokation von Vorstellungen   90
4.2 Spontane Vorstellungsproduktion   92
4.3 Gute vs. schlechte Imaginierer   92
5. Entspannungsverfahren und Vorstellungsinduktion   93
5.1 Hypnose   94
5.2 Autogenes Training   94
5.3 Meditation   95
5.4 Imaginative Verfahren   95
5.5 Progressive Muskelrelaxation   96
5.6 Biofeedback   96
6. Idealtypischer Verlauf der Entwicklung einer Entspannungsreaktion   96
6.1 Die Vorbereitungsphase   97
6.2 Die Einleitungsphase   98
7. Abschließende Bemerkungen   99

Psychophysiologie der Interozeption (Dieter Vaitl)

1. Einführung   101
2. Grundlegende Aspekte der Interozeption   102
2.2 Physiologie afferenter neuraler Systeme   104

3. Interozeption und Entspannung   *106*
3.1 Somatische Sensibilität   *107*
3.1.1 Oberflächensensibilität   *107*
3.1.2 Muskuläre Sensibilität   *112*
3.2 Viszerale Sensibilität   *115*
3.2.1 Respiratorische Interozeption   *116*
3.2.2 Kardiovaskuläre Interozeption   *117*
3.2.3 Gastrointestinale Interozeption   *120*

4. Interozeption und Aufmerksamkeit   *121*
5. Interozeption und bewußte Wahrnehmung   *124*
6. Stellenwert der Interozeption bei Entspannungsverfahren   *127*

II. Entspannungsverfahren

Zur Geschichte der Hypnose und der Entspannungsverfahren
(Heinz Schott und Barbara Wolf-Braun)

1. Einführung   *135*
2. Franz Anton Mesmer (1734–1815) und der animalische Magnetismus   *136*
3. Die tiefenpsychologische Wende in der Romantik   *140*
4. Die psychotherapeutische Wende   *141*
4.1 James Braids Suggestionstheorie   *141*
4.2 Die Blütezeit des Hypnotismus (1880–1900), die Schulen von Nancy und Salpêtrière   *142*
5. Die Hypnose um die Jahrhundertwende   *146*
6. Sigmund Freuds Synthese   *147*
7. Der erste Weltkrieg und die Weimarer Republik   *148*
8. Entwicklungen im Nationalsozialismus   *151*
9. Entwicklungen nach dem zweiten Weltkrieg   *153*

Hypnose (Hans-Christian Kossak)

1. Historischer Abriß   *159*
1.1 Frühe Kulturen und Naturvölker   *159*
1.2 Entwicklungen in der Neuzeit   *159*
1.3 Bereiche der Hypnoseforschung und -anwendung: Eine Übersicht   *160*
2. Definition der Hypnose   *161*
2.1 Unterschiede in der Begriffsbildung   *161*

2.2 Abgrenzung gegenüber anderen Erlebensweisen   *162*
2.3 Definitionsversuch   *162*

3.   Phänomene der Hypnose und ihre Wirkfaktoren   *163*
3.1 Rapport   *164*
3.2 Veränderung der Willkürmotorik   *164*
3.3 Veränderungen in den Tätigkeiten der Nervensysteme   *166*
3.4 Veränderungen der Wahrnehmung und Wahrnehmungs-
       verarbeitung   *167*
3.5 Veränderung von Gedächtnis und Zeitempfinden   *168*
3.6 Veränderung weiterer psychologischer Aspekte   *169*
3.7 Selbsthypnose   *170*
3.8 Übergreifender Erklärungsversuch:
       Neurophysiologische Korrelate   *170*

4.   Theorien der Hypnose   *171*
4.1 Neodissoziations-Theorie   *171*
4.2 Das Hypnosemodell Weitzenhoffers   *171*
4.3 Sozialpsychologische Theorien   *172*
4.4 Tiefenpsychologische Orientierung   *172*
4.5 Behavioristische Theorien   *172*
4.6 Systemischer Ansatz   *173*
4.7 Kognitive Selbstorganisationstheorie   *173*
4.8 Kontroverse „state" versus „non-state"   *173*
4.9 Praktische Bedeutung des Theoriestreits   *174*

5.   Die Durchführung der Hypnose   *174*
5.1 Indikation und Vorbereitung   *174*
5.2 Die Hypnoseinduktion   *175*
5.3 Entspannungsphase   *176*
5.4 Die Therapiephase   *177*
5.5 Die Beendigung der Hypnose   *177*
5.6 Die Therapeut-Patient-Beziehung   *178*

6.   Suggestionen, Hypnotisierbarkeit, Persönlichkeit, Tiefe   *178*
6.1. Suggestion   *178*
6.2 Hypnotisierbarkeit und ihre Messung   *179*
6.3 Hypnotisierbarkeit: Erlernt oder Persönlichkeitsmerkmal   *180*
6.4 „Highs" und „Lows"   *182*
6.5 Das Problem der hypnotischen Tiefe   *182*

7.   Klassische vs. indirekte Hypnose   *182*
7.1 Grundprinzipien der indirekten Methode   *183*
7.2 Das Schisma der Hypnose?   *183*
7.3 Experimentelle Vergleiche   *184*

8.   Formen und Varianten der Hypnose   *184*
8.1   Fremd- und Selbsthypnose   *184*
8.2   Hypnose bei Kindern und Jugendlichen   *185*
8.3   Fraktionierte Hypnose   *186*
8.4   Gestufte Aktivhypnose   *186*
8.5   Autogenes Training   *186*
8.6   Neurolinguistisches Programmieren (NLP)   *187*
9.   Anwendungsbereiche der klinischen Hypnose   *187*
9.1   Hypnose in der Medizin   *188*
9.2   Hypnose in der Psychologie, Psychotherapie und Psychiatrie   *189*
9.3   Hypnose in der Zahnmedizin   *191*
9.4   Forensische Hypnose   *191*
9.5   Hypnose in der Sportpsychologie   *191*
10.   Grenzen, Kontraindikationen, Gefahren   *192*
10.1 Vergleiche   *192*
10.2 Indikationsgrenzen   *192*
10.3 Fachkompetenz, Ausbildung, Praxis   *192*
10.4 Zum Begriff der „Hypnotherapie"   *193*
10.5 Anwendungsprobleme   *194*
10.6 Mißbrauch   *194*
10.7 Grenzen   *195*
10.8 Tierhypnose   *195*
10.9 Bühnen- und Show-Hypnose   *196*

Autogenes Training (Dieter Vaitl)

1.   Einführung   *206*
2.   Rahmenbedingungen   *209*
2.1   Vorbereitungsphase   *209*
2.2   Übungsposition   *210*
2.3   Vorgeschaltete Übungen   *211*
2.4   Rundgespräch   *211*
2.5   Einleitungsprozedur   *211*
2.6   Zurücknehmen   *212*
2.7   Gruppengröße   *213*
3.   Allgemeine Struktur der Unterstufen-Übungen: die Formeln   *213*
3.1   Standard-Formeln   *213*
3.2   Anwendung der Formeln   *216*
4.   Standardübungen des Autogenen Trainings   *217*
4.1   Schwere-Übung   *217*
4.1.1 Durchführung   *217*
4.1.2 Physiologische Effekte der Schwere-Übung   *219*
4.2   Wärme-Übung   *220*

4.2.1 Durchführung *220*
4.2.2 Physiologische Effekte der Wärme-Übung *222*
4.3 Herz-Übung *225*
4.3.1 Durchführung *225*
4.3.2 Physiologische Effekte der Herz-Übung *226*
4.4 Atem-Übung *227*
4.4.1 Durchführung *227*
4.4.2 Physiologische Effekte der Atem-Übung *228*
4.5 Sonnengeflecht-Übung *228*
4.5.1 Durchführung *228*
4.5.2 Physiologische Effekte der Sonnengeflecht-Übung *231*
4.6 Stirnkühle-Übung *232*
4.6.1 Durchführung *232*
4.6.2 Physiologische Effekte der Stirnkühle-Übung *233*
4.7 Weitere physiologische Veränderungen während der Unterstufen-Übungen des Autogenen Trainings *233*

5. Oberstufen-Übungen *234*

6. Formelunabhängige Begleiterscheinungen während des Autogenen Trainings *235*

7. Autogene Entladungen während der Oberstufen-Übungen *239*

8. Psychische Effekte des Autogenen Trainings *241*
8.1 Habituelle Persönlichkeitsmerkmale *241*
8.2 Aktuelle Merkmale: Befindlichkeit *242*
8.3 Attribution und Autogenes Training *243*

9. Klinische Indikationen des Autogenen Trainings *245*
9.1 Störungen der Atemtätigkeit *245*
9.2 Störungen des Herz-Kreislauf-Systems *246*
9.3 Durchblutungsstörungen *247*
9.4 Störungen der gastrointestinalen Funktionen *247*
9.5 Autogenes Training und Schmerzreduktion *248*
9.6 Das Autogene Training in der Geburtshilfe *248*
9.7 Weitere Störungsformen *249*
9.8 Abschließende Bemerkungen *249*

10. Kontraindikationen des Autogenen Trainings *250*

11. Abbrecher *251*

Meditation (Wolfgang Linden)

1. Einführung *256*
2. Ziel und praktisches Vorgehen *256*
3. Grundlagenforschung *259*

4.	Indikationsbereich und klinische Effektivität	*261*
5.	Wirkkomponenten	*262*
6.	Risiken	*264*
7.	Kombination der Meditation mit anderen Verfahren	*265*
8.	Abschließende Bemerkungen	*266*

Imaginative Verfahren (Franz Petermann und Michael Kusch)

1.	Einleitung	*269*
2.	Darstellung imaginativer Verfahren	*271*
2.1	Historischer Überblick	*271*
2.2	Klassifikation	*273*
2.3	Klassisch-verhaltenstherapeutische Imagination	*274*
2.4	Imaginationskontrolle	*277*
2.5	Emotionale Imagination	*281*
2.6	Schlußfolgerungen	*286*
3.	Wirkgrößen imaginativer Verfahren	*287*
3.1	Aufbau des Trainings	*288*
3.2	Aufbau differentieller propositionaler Netzwerke	*288*
3.3	Art der Trainingsstrategie	*289*
3.4	Kontextangemessenheit der propositionalen Netzwerke	*289*
3.5	Aufbau neuer propositionaler Netzwerke	*290*
3.6	Zustandsabhängiges Lernen	*290*
3.7	Individuelle Imaginationsfähigkeit	*291*
3.8	Form der emotionalen Störung	*292*
4.	Durchführung imaginativer Verfahren	*293*
4.1	Vorbereitungsphase	*293*
4.2	Trainingsphase der emotionalen Imagination	*295*
5.	Zusammenfassung und Schlußfolgerungen	*300*

Progressive Muskelentspannung (Alfons Hamm)

1.	Theoretische Grundannahmen	*305*
2.	Induktionstechnik	*306*
3.	Post-Jacobson'sche Varianten der Progressiven Muskelentspannung	*310*
3.1	Variante von Wolpe	*310*
3.2	Variante von Bernstein und Borkovec	*311*
4.	Progressive Muskelentspannung als „coping skill"	*311*
4.1	Angewandte Entspannung nach Öst	*313*
5.	Wirksamkeit der Progressiven Muskelentspannung	*314*

5.1 Grundlagenstudien: Physiologische Effekte der Progressiven Muskelentspannung *315*
5.2 Progressive Muskelentspannung bei Belastungen *317*
5.3 Klinische Effektivitätsstudien *318*
5.3.1 Angststörungen *322*
5.3.2 Schmerz *325*
5.3.3 Essentielle Hypertonie *328*
5.3.4 Schlafstörungen *328*
6. Zusammenfassung *330*

Biofeedback (Dieter Vaitl)

1. Einführung *337*
1.1 Entwicklungsstadien des Biofeedback *337*
1.2 Biofeedback und Entspannung *339*
2. Feedback-Methodologie *340*
2.1 Allgemeine meßtechnische Voraussetzungen *340*
2.2 Abhängige Variablen: Physiologische Funktionen *342*
2.3 Unabhängige Variablen: Feedback-Modalitäten *342*
3. Feedback-Methoden *346*
3.1 EEG-Feedback *346*
3.1.1 Richtungen der EEG-Feedbackforschung *346*
3.1.2 Methodik des EEG-Feedback *347*
3.1.3 Alpha-EEG-Feedback *347*
3.1.4 Theta-EEG-Feedback *349*
3.1.5 Neurovegetative Effekte des EEG-Feedback *349*
3.2 EMG-Feedback *350*
3.2.1 Methodische Aspekte des EMG-Feedback *350*
3.2.2 Grundlagen des EMG-Feedback *352*
3.2.3 EMG-Generalisation der Entspannungseffekte *354*
3.2.4 Neurovegetative Veränderungen durch EMG-Feedback *355*
3.2.5 EMG-Feedback und Entspannung *356*
3.2.6 Determinanten der Spezifität bzw. Unspezifität des EMG-Feedback *357*
3.2.7 Klinische Anwendung des EMG-Feedback *358*
3.3 Vasomotorisches Feedback *364*
3.3.1 Methodik des vasomotorischen Feedback *365*
3.3.2 Grundlagen des vasomotorischen Feedback *365*
3.3.3 Klinische Anwendung des vasomotorischen Feedback *366*
3.4 Kardiovaskuläres Feedback *369*
3.4.1 Rückmeldung der Herztätigkeit *370*
3.4.2 Blutdruck-Feedback *372*

4.	Die klinische Effektivität des Biofeedback aus der Sicht der Patienten *375*	
5.	Theorien des Biofeedback *376*	
5.1	Lerntheoretische Ansätze *376*	
5.2	Regelungstheoretische Ansätze *378*	
5.3	Modelle der Interozeption *378*	
5.4	Mediations-Hypothese *379*	
5.5	Streß-Entspannungs-Ansatz *379*	
5.6	Performanz-Ansatz *382*	
6.	Vorteile des Biofeedback *383*	
7.	Nachteile des Biofeedback *384*	

Entspannungsverfahren bei Kindern und Jugendlichen
(Ulrike Petermann und Franz Petermann)

1. Einleitung   *392*
2. Beispiel eines kombinierten Entspannungsverfahrens   *394*
3. Klassifikationsversuche verschiedener Entspannungsverfahren   *398*
4. Indikationsstellung   *399*
5. Kognitiv-behaviorale Entspannungsverfahren   *400*
6. Entspannungsverfahren bei Kindern und Jugendlichen   *403*
6.1 Emotionale Imagination mit ängstlichen Kindern   *404*
6.2 Entspannungsverfahren beim Tourette-Syndrom   *404*
6.3 Entspannung und Imagination   *405*
6.4 Progressive Muskelentspannung bei verhaltensgestörten Jugendlichen   *409*
6.5 Biofeedback-Verfahren bei asthmakranken Kindern   *409*
7. Möglichkeiten und Grenzen von Entspannungsverfahren   *410*

Psychopharmakologie und Entspannungsverfahren (Petra Netter)

1. Einführung   *416*
2. Übersicht über Substanzgruppen mit ihren Angriffsorten und Indikationen   *417*
3. Über neuromuskuläre Mechanismen wirksame Entspannungstherapeutika   *420*
3.1 Zentrale Muskelrelaxanzien   *420*
3.2 Periphere Muskelrelaxanzien   *424*
3.3 Antiparkinsonmittel   *424*
4. Über psychische Mechanismen wirksame Entspannungstherapeutika   *424*

4.1 Tranquilizer und Hypnotika *425*
4.2 Antidepressiva und Neuroleptika *427*
4.3 Analgetika *431*
5. Über vegetative Mechanismen wirksame Entspannungstherapeutika *432*
5.1 Parasympatholytika *432*
5.2 Substanzen mit direkter spasmolytischer Wirkung am glatten Muskel *434*
5.3 Sympathomimetika *434*
5.4 Sympatholytica *434*
6. Probleme der Langzeittherapie, Absetzphänomene und Absetzstrategien *437*
7. Akzeptanz von Pharmakotherapie bei Patienten und Therapeuten *438*
8. Pharmaka und Psychotherapie, Ergänzung oder Alternative? *440*

Glossar *444*

Autorenverzeichnis *461*

Vorwort

Das vorliegende Handbuch weist eine berichtenswerte Vorgeschichte auf! Beide Herausgeber lernten sich erst in der Phase der Konzipierung des Buches näher kennen. Unabhängig voneinander bemühten sich beide seit Jahren darum, eine umfassende Systematik für Entspannungsverfahren zu entwerfen. Erst das Engagement des Verlags brachte beide Herausgeber dazu, ihre Einzelprojekte zu einem gemeinsamen größeren Vorhaben zu verbinden.

Unser lang gehegter Wunsch war, die am häufigsten verwendeten psychologischen Verfahren in einem Handbuch der Entspannungsverfahren zusammenzustellen und sie in einen wissenschaftlichen Bezugsrahmen zu integrieren. Unter diesem Blickwinkel sind wir zu einer Auswahl gekommen, die zwar nur wenige, wohl aber wissenschaftlich begründbare Entspannungsverfahren umfaßt.

Die Darstellung der wissenschaftlichen Grundlagen, denen sich der erste Band des Handbuches widmet, erfolgt verfahrensübergreifend. Im ersten Band werden zudem die einzelnen Verfahren und Spezialgebiete (z. B. Pharmakologie und Entspannung, Entspannungsverfahren bei Kindern und Jugendlichen) behandelt.

Der zweite Band beschäftigt sich mit der Indikation und den Anwendungsbereichen von Entspanungsverfahren (F. Petermann & D. Vaitl (Hrsg.), Handbuch der Entspannung, Band 2, Anwendungsbereiche). Wir hoffen, mit beiden Bänden dazu beizutragen, daß Entspannungsverfahren als Bausteine klinisch-psychologischen Handelns kritisch und effektiv eingesetzt werden.

Unseren Mitautoren und Mitarbeitern danken wir für die reibungslose und engagierte Unterstützung bei der Realisierung dieses Vorhabens; dem Verlag danken wir für die unkomplizierte Zusammenarbeit und die Chance, daß wir in der zweiten Auflage einige Korrekturen und Aktualisierungen vornehmen konnten. Den Lesern danken wir für das anhaltende Interesse an unserem Handbuch.

Gießen und Bremen, im Herbst 1999   Dieter Vaitl und Franz Petermann

Einleitung
Dieter Vaitl und Franz Petermann

Entspannung ist ein lebenswichtiges Prinzip. In allen organismischen Systemen findet ein Wechsel zwischen erhöhter und verminderter Aktivität, zwischen Anspannung und Lockerung, Zusammenziehen und Lösung, Systole und Diastole statt. Wichtig für die Funktionstüchtigkeit eines Organsystems oder eines Organismus ist die Balance zwischen Anspannungs- und Entspannungsphasen. Jeder von uns weiß, daß zu einem Leben, das Anstrengung und Mühe verlangt, Phasen der Ruhe und Entspannung gehören. Belastungen, die die Kräfte des Körpers übersteigen, sind ebenso unnatürlich und schädigend wie zu lange Phasen der Passivität und Immobilisation (z.B. aufgrund erzwungener Bettlägrigkeit). Das angeborene Wissen um die Notwendigkeit von Entspannung und Ruhe hat in allen Kulturepochen und Bevölkerungsgruppen zur Entwicklung von Praktiken geführt, die dem Körper Erholung gewähren und Schutz vor Überlastung bieten: Vor-sich-hin-Dösen, Ausschlafen, Meditieren, Beten, Sich-Unterhalten, Spielen, Tanzen, Singen bis hin zum Drogengenuß. So vielfältig diese Palette auch ist, gemeinsam ist all diesen Aktivitäten eine hedonische Komponente, d.h. sie erzeugen Wohlbefinden.

Entspannung und Zeitgeist

Anders sind demgegenüber die Entspannungsverfahren, die in diesem Handbuch behandelt werden. Es sind Methoden, die vorwiegend dem klinischen Bereich entstammen und zur Therapie psychischer Störungen und Erkrankungen entwickelt worden sind. Es sind „Erfindungen" des 19. und 20. Jahrhunderts, selbst wenn die Ursprünge der einen oder anderen Methode, wie z.B. die der Meditationsverfahren, ideengeschichtlich in früheren Jahrhunderten liegen.

Entspannungsverfahren sind eingebunden in den Kontext gegenwärtiger Meinungen und Vorstellungen über Krankheitsverursachung und Krankenbehandlung. Selbst wenn es sich dabei um populäre, vielleicht sogar naive Ansichten handelt, wird dennoch ihr Stellenwert und ihre Legitimation aus derartigen, der jeweiligen Zeitströmung unterliegenden, Begründungszusammenhängen hergeleitet. Die populäre Meinung beispielsweise, daß eine Vielzahl organischer und psychischer Symptome auf Streß zurückgehe, den das Leben in den westlichen Industrienationen erzeugt, hat in unseren Tagen entscheidend zu einer Renaissance der Entspannungsverfahren und nicht zuletzt zu ihrem hohen Bekanntheitsgrad beigetragen. Sie werden heute als Lebenshilfen angepriesen und als ultima ratio für alle möglichen Problemlagen propagiert: Wenn gar nichts mehr hilft, wird entspannt.

Entmythologisierung tut not

Eine Unterscheidung zwischen Mythen und Fakten scheint daher beim gegenwärtigen Stand des Wissens angebracht. Dies war der Anlaß, ein zweibändiges Werk über Grundlagen und Methoden von Entspannungsverfahren herauszugeben und sie auf ihr empirisches Fundament (in Band I) und ihren klinischen Nutzen (Band II) hin zu überprüfen. Angebracht schien dies noch aus zwei anderen, eher subjektiven Gründen. Ein Grund liegt darin, daß die Autoren seit mehr als 25 Jahren klinische Erfahrungen mit diesen Methoden sammeln konnten, sowohl in Form von akademischer Lehre, Weiter- und Fortbildungskursen und bei der Anwendung von Psychotherapien. Hier hat sich die Überzeugung herausgebildet, daß es sich um lehr- und lernbare, relativ leicht anwendbare und darüber hinaus um klinisch wirksame Methoden handelt. Der andere Grund ist die ebenso lange wissenschaftliche Beschäftigung mit diesen Verfahren, bei der es um die kritische Analyse, den Vergleich und die fortwährende Überprüfung ihrer Wirksamkeit ging. Beide Erfahrungsquellen haben nicht immer zu deckungsgleichen Resultaten geführt. Die subjektive Evidenz, vorwiegend aus der praktischen Anwendung gespeist, mußte manche „narzißtische Kränkung" hinnehmen, wenn sie mit Befunden aus dem Forschungslabor konfrontiert wurde. Es ist lang gehegter Wunsch, beide Zugangsweisen zu Entspannungsverfahren einander näherzubringen und miteinander zu verbinden.

Die Forschung blüht

In den vergangenen drei Jahrzehnten sind Entspannungsverfahren intensiv untersucht worden, sowohl unter grundlagenwissenschaftlichen als auch unter klinischen Gesichtspunkten. Welcher Erkenntnisfortschritt in der Zwischenzeit erzielt wurde, wird unmittelbar deutlich, wenn man frühere Synopsen zu Entspannungsverfahren (z. B. Stokvis & Wiesenhütter, 1977; Vaitl, 1978) umfassenden Monographien zu demselben Thema gegenüber hält (z. B. Lichtstein, 1988). Dabei fällt auf, mit welcher Intensität und Sorgfalt die Forschung auf diesem Gebiet vorangetrieben wurde. Was die vergangenen drei Jahrzehnte insbesondere auszeichnet, ist die Systematik der Forschung.

Sie ist durch drei Merkmale gekennzeichnet:
1. Einmal wurde die Forschungsmethodik entscheidend verbessert, d.h. gut geplante und kontrollierte experimentelle und empirische Studien wurden vermehrt durchgeführt, sowohl zu grundlagenwissenschaftlichen als auch zu klinischen Fragestellungen. Auffällig ist vor allem die große Zahl an psychophysiologischen Untersuchungen.
2. Verschiedene Entspannungsverfahren wurden mittlerweile so intensiv untersucht, daß Vergleiche hinsichtlich ihrer Wirksamkeit vorgenommen werden konnten.
3. Dazu kommt noch, daß sich die klinische Indikationsstellung präziser formulie-

ren läßt; denn das Grundlagenwissen über die Anwendungsgebiete von Entspannungsverfahren, z.B. über bestimmte Störungsformen und Erkrankungen hat sich beträchtlich erweitert.

Folgende Entspannungsverfahren zählen zum klinischen Standard-Repertoire:
- Hypnose,
- Autogenes Training,
- Mediative Verfahren,
- Imaginative Verfahren,
- Progressive Muskelentspannung und
- Biofeedback.

Auf sie werden sich die einzelnen Kapitel des vorliegenden Bandes beziehen und einen Überblick über ihren gegenwärtigen Entwicklungsstand liefern. Wegen ihrer klinischen Bedeutung kommen in diesem Zusammenhang noch die psychopharmakologischen Methoden zur Entspannungsinduktion zur Sprache. Außerdem wird über neuere Erfahrungen mit Entspannungsverfahren bei Kindern und Jugendlichen berichtet; ein Thema, welches in früheren Monographien zu Entspannungstechniken stets stiefmütterlich behandelt wurde (vgl. jedoch Petermann & Petermann, 2000; Petermann, 1996). Daneben gibt es heute natürlich noch eine Vielzahl anderer Entspannungsmethoden. Da sie aber bislang kaum oder gar nicht empirisch auf ihre Wirksamkeit hin überprüft worden sind, scheint es gerechtfertigt, sie zunächst zu vernachlässigen.

Kompetenzen verlagern sich

Die Entwicklung der Forschung hat in der Vergangenheit zu einem Kompetenzwandel geführt. Da die Forschungsaktivitäten vorwiegend im klinisch-psychologischen Bereich angesiedelt waren und von dorther auch die Erklärungsansätze und Anwendungsrichtlinien stammen, sind Entspannungsverfahren immer mehr der Domäne der Medizin entglitten und zu Methoden der Psychologie geworden. Hier haben sie inzwischen einen festumrissenen und empirisch begründeten Stellenwert innerhalb klinisch-psychologischer Behandlungsverfahren, vor allem innerhalb der Verhaltenstherapie, erhalten. Sie gehören außerdem zu universitären Ausbildungsprogrammen in Klinischer Psychologie.

Mit dieser Entwicklung eng verbunden war eine Entmythologisierung und eine Herauslösung der Entspannungsverfahren aus ihrer Schulenverhaftetheit. Der kritische Empirismus, mit dem ihre Erforschung in der Vergangenheit vorangetrieben wurde, hat eher die Gemeinsamkeiten, die zwischen den einzelnen Entspannungsverfahren bestehen, zu Tage gefördert als ihre Besonderheit und Einzigartigkeit, auf die in so manchem älteren Lehrbuch noch gepocht wird. Die Schriften mancher Ärzte, in denen die Bedeutung der entspannenden Psychotherapie weit überschätzt wird, haben das Ansehen ihres wirklichen Wertes sinken lassen, bemerkten bereits Stokvis und Wiesenhütter vor über 20 Jahren zu Recht (Stokvis & Wiesenhütter, 1977). Die Betonung der Gemeinsamkeiten hat aber nicht, wie man vermuten möchte, zu einer Verarmung des Potentials, welches den einzelnen Verfahren innewohnt, geführt, sondern zu einer Erweiterung des (Be-)Handlungsspielraums. So ist es heute möglich, auf der Basis des vorhandenen Wissens je nach individueller Problemlage, Störungsform und Behandlungsansatz eine Auswahl an Entspannungsmethoden bzw. bestimmter Komponenten aus ihrem Repertoire zu treffen und sie nach einem Baukasten-Prinzip miteinander zu kombinieren. Dies aber erfordert eine präzise Indikationsstellung.

Einheitsstiftung von außen

Auswahl und Kombination von Verfahrenselementen bedarf stets einer rationalen Begründung und eines einheitsstiftenden Moments. Wenig hilfreich sind bislang jene Begründungen gewesen, die die „Erfinder" der jeweiligen Verfahren geliefert haben. Erst das Durchbrechen der Barrieren, die durch Schulenvertreter aufgerichtet worden waren, hat eine Kooperation der verschiedensten Disziplinen möglich gemacht, und so die biologische und praktische Bedeutung, die Entspannungsverfahren innewohnt, besser verstehen gelehrt. Es waren die Neurowissenschaften, die Psychophysiologie und die Verhaltenswissenschaften, die Modellansätze und Konzepte lieferten, die hierzu entscheidend beigetragen haben und eine Zusammenführung von Elementen aus den verschiedensten Entspannungstechniken gestatteten.

Sie haben darüber hinaus deutlich gemacht, daß die Phänomene, die durch Entspannungstechniken zu erzeugen sind, keine Sonderphänomene, vereinzelte oder gar spektakuläre Ereignisse darstellen, sondern daß sie zum normalen Verhaltensrepertoire des Menschen gehören. Es sind Reserven, die in jedem Menschen schlummern, zu deren Revitalisierung aber bestimmte Techniken erforderlich sind.

Verborgene Reserven

Es gibt bestimmte Umstände, unter denen man die „verborgenen Reserven des höheren Nervensystems" (Bassin & Platonov, 1973) freisetzen kann. Die enorme Bildbarkeit und Plastizität unserer körperlichen Fähigkeiten, deren Grenzen noch lange nicht erreicht sind, ermöglicht dies. Die Psychologie des Lernens autonomer Körperfunktionen hat gezeigt, daß die Freiheitsgrade der Selbstkontrolle körperlicher Funktionen weitaus größer sind als man noch vor 30 Jahren angenommen hat. Diese Disziplin hat wie keine andere die Richtung gewiesen, in der weiter geforscht werden muß, um eine tiefere Einsicht in die Bildbarkeit der bislang für „autonom" gehaltenen Funktionen zu gewinnen.

Entspannungsverfahren bergen ein Potential, welches uns biologisch erlaubt, das, was „Entspannung" sein kann, zu kultivieren. Unsere Erziehung hat diese verborgenen Reserven eher verschüttet als kultiviert. Was wir an autonomer Kontrolle seit der frühen Kindheit gelernt haben, ist nichts anderes als die Kontrolle unserer Sphinkter. Wenn wir mit der Überzeugung groß geworden sind, daß darüber hinaus kaum noch eine autonome Kontrolle möglich sei, heißt das nicht, daß es auch so ist.

Kultur der Entspannung

Entspannungsverfahren entfalten ihre biologische Wirkung und dies, je nach Organsystem, erstaunlicherweise sehr rasch. Dies liegt vor allem daran, daß sie nicht „unbiologisch" konstruiert sind, d. h. daß sich im Laufe der Zeit Verfahrensweisen und Methoden herausgebildet haben, die die biologischen Funktionen des Menschen im Auge behielten. Dies ist auch der Grund, weshalb sie rasch und einfach zu erlernen sind, vorausgesetzt, die Übungsbedingungen sind so gestaltet, daß sie nicht die Entfaltung dessen verhindern, was potentiell als Reaktionsform im Menschen bereits biologisch angelegt ist. Entspannungsverfahren sind allesamt übende Verfahren. Auch hier gibt es weder Kunst ohne Übung noch Übung ohne Kunst. Und jede Übung hat wie jede Kunst ihre eigenen und spezifischen Gesetze und Regeln. Wenn wir von „Kultur der Entspannung" sprechen, meinen wir damit jene besonderen Regeln, nach denen das Prinzip „Entspannung" verwirklicht wird und zwar nicht für sich allein, sondern im Kontext von „Anspannung" und Alltagsbelastung. Entspannung nur zu betreiben, um die Muskeln zu entspannen, mag schon ein Übungsziel an sich sein. Doch was ist, wenn alle Muskeln schlaff sind? Ist das der erstrebte Zustand? Wenn es gelingt, ein Gefühl der Ruhe und Gelöstheit zu erleben und sich dies mit zunehmender Geübtheit immer rascher einstellt, ist zu fragen, zu welchem Zweck befördern wir uns in diesen hedonischen Zustand und wie lange kosten wir ihn aus. Biologische Kunstfertigkeiten dieser Art werden, sobald sie beherrscht werden, schal und unattraktiv. Sie müssen ihren „Sitz im Leben" haben. Das ist mit „Kultur der Entspannung" gemeint. Für einen schmerzgeplagten Patienten kann dies die Linderung der Schmerzen sein, für einen Bluthochdruck-Patienten eine Senkung des Blutdrucks oder für einen Gesunden ein Intermezzo des schlichten Abschaltens mit dem Ziel, sich danach frischer und wohler zu fühlen.

Entspannung für sich genommen ist kein Selbstzweck, sondern ein Mittel zum Zweck. Darin liegt das klinische Potential von Entspannungsverfahren: sie helfen eine Alternativreaktion aufzubauen. Ist sie nach langem Üben erworben, muß der nächste Schritt folgen, nämlich der Einsatz dieser Alternativreaktion in Situationen, in denen sie nötig ist. Welche Situationen dies aber sind, hängt jedoch von ganz anderen Bedingungen ab als von denen, unter denen Entspannung erlernt wurde. Werden sie klinisch eingesetzt, bestimmt das Therapieziel und die übergeordnete Therapieplanung, weshalb eine solche Alternativreaktion nötig ist und wogegen sie helfen soll. Insofern gibt es, klinisch betrachtet, keine eigentliche „Entspannungstherapie", sondern nur übergeordnete Therapieansätze und -strategien, innerhalb deren Entspannungsverfahren einen bestimmten Stellenwert zugewiesen bekommen müssen.

Systematisierungsversuche

Die Vielzahl an Entspannungsverfahren, die heute klinisch zur Verfügung stehen, forderten Systematisierungsversuche heraus. Damit eng verbunden war die Suche nach Indikatoren ihrer differentiellen Wirksamkeit; denn für wen das Autogene Training ein geeignetes Verfahren ist, der muß nicht notwendigerweise auch von Biofeedback-Methoden profitieren.

Schon auf den ersten Blick fällt die Verschiedenartigkeit der Verfahren auf. Sie ist zunächst historisch begründet. Interessanterweise sind die Entwicklungen der einzelnen Methoden weitgehend unabhängig voneinander verlaufen. Eine Ausnahme stellt lediglich das Autogene Training dar, welches seine Wurzeln in der Hypnose hat. Die anderen Verfahren – Progressive Muskelentspannung, Biofeedback, Meditative Verfahren – sind jedoch mit ganz verschiedenen Zielsetzungen entworfen, weiterentwickelt und angewandt worden. Diese historisch bedingte Divergenz scheint sich heute, wie schon erwähnt, in eine Konvergenz zu verwandeln, da die Gemeinsamkeiten, die zwischen den einzelnen Verfahren bestehen, immer deutlicher hervortraten, je intensiver sich die Forschung mit ihnen beschäftigte. Dies bedeutet aber nicht, daß sich die historisch bedingte Divergenz in Konvergenz auflöst.

Die Argumente, die für Konvergenz sprechen, stammen vorwiegend aus dem klinischen Bereich, die Argumente dagegen, die nach wie vor für eine Divergenz plädieren, kommen aus der Grundlagenforschung. Dementsprechend müssen auch Systematisierungsansätze von Entspannungsverfahren beurteilt werden, nämlich im Hinblick auf den Ursprung ihrer Argumente, ob diese eher klinischer oder grundlagenwissenschaftlicher Natur sind. Dies ist umso wichtiger, als aus solchen Systematisierungsansätzen in der Regel Schlüsse auf die differentielle Wirksamkeit und spezifische Indikationsstellung gezogen werden. Davidson und Schwartz (1976) haben einen ersten Systematisierungsversuch von Entspannungsmethoden unternommen und daraus Vorschläge für den differentiellen Einsatz dieser Verfahren abgeleitet. Sie halten somatisch orientierte Methoden, wie Progressive Muskelentspannung und Biofeedback geeigneter zur Behandlung von Angstzuständen, bei denen die somatischen Symptome im Vordergrund stehen, während kognitive Verfahren wie die Transzendentale Meditation beispielsweise hilfreicher seien, wenn es sich um kognitive Ängste handele. So plausibel diese Einteilung in kognitivorientierte und somatisch-orientierte Verfahren auch erscheinen mag, so problematisch wird ein derartiges Unterfangen, wenn daraus spezifische Indikationen für die Behandlung bestimmter Störungen abgeleitet werden. Es muß nicht eigens betont werden, daß die Entstehungsbedingungen, Pathogenesen und Verläufe von psychischen und somatischen Störungsformen zu spezifisch sind, als daß sie sich in ein so einfaches duales Schema zwängen lassen. Aus diesem Grund haben sich Systematisierungsansätze dieser Art in der Vergangenheit auch nicht durchsetzen können;

denn das Wissen um die Entstehungsbedingungen von klinischen Symptomen ist rascher gewachsen als das Wissen um die Wirkweise von Entspannungsverfahren. Sofern sie als klinische Behandlungsmethoden dienen, bestimmt sich ihr Stellenwert stets nach dem vorhandenen Störungswissen und läuft, historisch gesehen, diesem stets hinterher; eine Systematisierung dieser Methoden kann also nur aufgrund der klinischen Symptomatik und ihrer Besonderheiten erfolgen. Eine solche liegt derzeit aber noch nicht vor. In welche Richtung sie erfolgen könnte, geht aus den einzelnen Kapiteln dieses Buches hervor.

Ein Uniformitätsmythos

Entspannungsverfahren leisten mehr, als nur das psychophysiologische Aktivierungsniveau zu senken. Gleichwohl wird in dieser Funktion nach wie vor noch die Hauptwirkung und das letztliche Ziel von Entspannung gesehen. Nach Smith (1988) ist die Aktivierungsdämpfung („arousal reduction") bei 75 bis 90 % der empirischen Studien und Übersichtsarbeiten zu Entspannungstechniken die entscheidende abhängige Variable. So populär dieser Ansatz auch sein mag, handelt es sich hierbei doch höchstwahrscheinlich um einen aus der Psychotherapieforschung hinlänglich bekannten und vielfach widerlegten Uniformitätsmythos: *ein* Verfahren zur Behandlung *eines* Grundproblems, auf das *alle* Störungen zurückzuführen sind, samt dem unerschütterlichen Glauben, daß dem so ist! Freilich führen viele Entspannungsverfahren, in mehr oder weniger ausgeprägter Form, zu diesen Effekten. Damit aber ist ihr Wirkungsspektrum noch nicht erschöpft. Sie besitzen neben einem somatotropen, d.h. auf körperliche Veränderungen abzielendem Wirkungsprofil, noch ein psychotropes, welches – um ein Schlagwort zu gebrauchen –, in der kognitiven Restrukturierung besteht. Darunter versteht man sehr verschiedenartige psychologische Prozesse, die durch Entspannungsverfahren angestoßen und neu erfahrbar gemacht werden.

Re- und Desomatisierung

Hierzu zählt die Sensitivierung für und die Fokussierung auf körperliche und imaginative Vorgänge, ferner die Akzeptanz, daß sich dabei Ungewohntes, Unerwartetes und Paradoxes ereignen kann, was trotz aller Eigenartigkeit zum individuellen Erlebnisspielraum zählt und als Teil der eigenen Person ernst genommen werden muß. Und schließlich zählt dazu die Performanz, d.h. der Erwerb von Fertigkeiten und Verhaltensweisen, die einen neuen Umgang mit psychophysiologischen Störungsformen erlauben, woraus sich neue Kontrollüberzeugungen entwickeln können. Sie helfen, bisher für unkontrollierbar erachtete psychosomatische Probleme in einem gewissen Ausmaß selbst unter Kontrolle zu bringen und bewältigen zu können. Damit münden Entspannungsverfahren ein in Therapiekonzepte, wie sie von der kognitiven Verhaltenstherapie entwickelt worden sind.

Das, was wir als „Kultur der Entspannung" bezeichnet haben, ist ein mehrstufiger Prozeß. Er beginnt mit einer Resomatisierung (so bezeichnet in Anlehnung an Schurs psychosomatisches Modell), d. h. mit einer Sensitivierung für körperliche Vorgänge, die durch die Fokussierung der Aufmerksamkeit auf den Körper im Zustand vollkommener Passivität, begünstigt wird (vgl. hierzu auch Smith, 1988), und schreitet fort bis hin zur Desomatisierung, bei der nicht mehr die physiologischen Prozesse im Vordergund stehen, sondern die oben geschilderten kognitiven Veränderungen. Da dies ein kontinuierlicher Lernprozeß ist, der sich häufig im Kontrast zu gewohnten Verhaltensweisen und individuellem Lebensstil vollzieht, wäre es unrealistisch, zu erwarten, daß Entspannung nur Gefühle des Wohlbefindens erzeuge und von hedonischen Erlebnissen begleitet sei. Diese naive Annahme ist längst widerlegt, wie die verschiedenen Kapitel dieses Buches noch zeigen werden.

Fachliche Kompetenz

Zum Abschluß noch ein Wort zur fachlichen Kompetenz, die diejenigen besitzen müssen, die anderen Entspannung, insbesondere unter klinischer Zielsetzung, beibringen. Angesichts der Kenntnisse, die wir heute über Entspannungsverfahren besitzen, sowie auf dem Hintergrund des breit gefächerten Indikationskatalogs, der mittlerweile für diese Methoden existiert, ist es nicht mehr gerechtfertigt, wenn Übungsleiter oder Therapeuten, nur ein einziges Entspannungsverfahren beherrschen. Leider gibt es heute noch viel zu viele selbsternannte „Entspannungstherapeuten", die nur ein Verfahren beherrschen, dessen Wirkung sie aus naheliegenden Gründen gewöhnlich überschätzen. „Wenn gar nichts mehr hilft, wird entspannt". Diese Maxime ist als Therapiebegründung um so häufiger zu hören, je weniger und oberflächlicher Diagnostik betrieben wurde und je verwaschener und naiver das Therapiekonzept ist, das dem Behandeln zugrundeliegt. Wie jede andere therapeutische Maßnahme auch, setzt der Einsatz von Entspannungsverfahren eine sachgerechte medizinische und psychologische Diagnostik voraus. Ohne sie ist der differentielle Einsatz von Entspannungskombinationsverfahren, wie er heute aufgrund der Verfahrensvielfalt möglich ist, kaum zu vertreten. Hieraus leitet sich ihr Stellenwert ab sowie der Zeitpunkt, zu dem sie innerhalb eines Behandlungsprozesses eingesetzt werden. Entspannungsverfahren sind nämlich, wie die einzelnen Kapitel dieses Buches noch ausdrücklich zeigen werden, keine Therapien, sondern nur Methoden, die somatische und kognitive Effekte erzeugen, die dann ihrerseits aufgrund des übergeordneten Therapieziels erst zu einem legitimen Bestandteil der Therapie werden. Wer diese diagnostische und therapeutische Kompetenz nicht besitzt, z. B. keine Ausbildung in Psychodiagnostik und Klinischer Psychologie, sowie Fort- und Weiterbildung in Verhaltenstherapie nachweisen kann, ist nach dem heutigen Kenntnisstand nur unzureichend vorbereitet, mit diesen Methoden fachgerecht umzugehen. Das heißt, daß er den Patienten diese Verfahren nicht in der bestmöglichen Weise nahebringt oder verordnet, worauf sie nach gegenwärtiger Sozialgesetzgebung jedoch einen direkten Anspruch haben.

Für alle, die Entspannungsverfahren anwenden und sich informieren möchten, wie solide die empirische Basis der heute bekanntesten Verfahren ist, haben wir dieses Buch herausgegeben. Wir wünschen uns sehr, daß dadurch ein sachgerechter Umgang mit diesen Verfahren erleichtert wird, Tabus abgebaut, aber auch Mythen erschüttert werden. Dahinter steht die unausrottbare Hoffnung, daß hierdurch vielleicht auch die produktive Kompetenz wächst, d.h. daß Neues auf der Grundlage des Alten entwickelt und erprobt wird; denn „Entspannung" bleibt nach wie vor ein hochspannendes Phänomen.

Literatur

Bassin, F.V. & Platonov, K.K. (1973). *Verborgene Reserven des höheren Nervensystems*. Stuttgart: Hippokrates.

Davidson, R.J. & Schwartz, G.E. (1976). Psychobiology of relaxation and related states: A multiprocess theory. In D.I. Mostofsky (Ed.), *Behavioral control and the modification of physiological activity*. Englewood Cliffs, N.J.: Prentice Hall.

Lichstein, K.L. (1988). *Clinical relaxation strategies*. New York: Wiley.

Petermann, F. & Petermann, U. (2000). Training mit aggressiven Kindern. Weinheim: Psychologie Verlags Union (9. veränd. Aufl.).

Petermann, U. (1996). Entspannungstechniken für Kinder und Jugendliche. Weinheim: Psychologie Verlags Union.

Schultz, T.H. (1973). *Das autogene Training. Konzentrative Selbstentspannung*. Stuttgart: Thieme (14. Auflage).

Smith, J.S. (1988). Step toward a cognitive-behavioral model of relaxation. *Biofeedback and Self-Regulation, 13*, 307–329.

Stokvis, B. & Wiesenhütter, E. (1977). *Der Mensch in der Entspannung. Lehrbuch autosuggestiver und übender Verfahren der Psychotherapie und Psychosomatik*. Stuttgart: Hippokrates.

Vaitl, D. (1978). Entspannungstechniken. In K.H. Pongratz (Hrsg.), *Handbuch der Psychologie. Klinische Psychologie*, Halbband 8.2 (S. 2105–2143). Göttingen: Hogrefe.

I. Allgemeine Grundlagen der Entspannungsverfahren

Psychophysiologie der Entspannung
Dieter Vaitl

1. Einführung

Jedes Entspannungsverfahren ruft körperliche Veränderungen hervor. Sie können einmal primäres Ziel einer Entspannungsmethode sein oder sich sekundär als spontane Begleiterscheinungen einstellen. Entspannungsverfahren unterscheiden sich hinsichtlich des Stellenwertes, den sie den physiologischen Veränderungen beimessen. So zielen beispielsweise das Autogene Training oder die Progressive Muskelentspannung direkt auf spezifische körperliche Veränderungen ab, z.B. auf muskuläre Entspannung oder Erweiterung der Blutgefäße. Noch umschriebener und spezifischer sind die physiologischen Veränderungen, die durch Biofeedback angestrebt werden. Im Unterschied dazu sind die Meditationsverfahren primär an mentalen Veränderungen interessiert, obgleich auch sie nicht ohne körperbezogene Vorübungen auskommen (bestimmte Körperpositionen und Atemübungen z.B. bei der Zen-Meditation) und körperliche Veränderungen hervorrufen.

Eine Systematisierung der Entspannungverfahren aufgrund ihrer psychophysiologischen Effekte kann beim heutigen Stand der Forschung darin bestehen, ihre Gemeinsamkeiten herauszuarbeiten. Auf der Suche nach Gemeinsamkeiten müssen die ideengeschichtlichen Hintergründe und zeitbedingten Begründungszusammenhänge, aus denen die jeweiligen Methoden heraus entstanden sind, sowie die Ritualisierung von Verfahrensvorschriften zugunsten einer eher pragmatischen und empirisch orientierten Analyse vernachlässigt werden. Selbst wenn sich in der Literatur anekdotische Berichte über spektakuläre Ereignisse finden, die bei dem einen oder anderen Entspannungsverfahren zu beobachten waren, bleiben sie dennoch von untergeordneter Bedeutung im Vergleich zu den allgemeinen Veränderungen, die mit hoher Zuverlässigkeit und Konstanz auftreten. Sie nämlich sind der Gradmesser dafür, welche Wirkungen von einem Entspannungverfahren im Durchschnitt zu erwarten sind.

Der Vorteil dieser Betrachtungsweise besteht ferner darin, daß die einzelnen Entspannungsmethoden ihrer Schulenverhaftetheit entkleidet und damit offen werden für die Kombination von einzelnen Verfahrensanteilen unterschiedlicher Herkunft und historischer Begründung. Je nach Fragestellung oder therapeutischer Zielsetzung lassen sie sich nach einem Baukasten-Prinzip (oder technisch ausgedrückt: Modul-Technik) ohne weiteres miteinander kombinieren und in ursprünglicher oder abgewandelter Form klinisch nutzen.

2. Die Entspannungsreaktion

Psychophysiologisch betrachtet läßt sich Entspannung auf den bereits von Wundt (1914) vorgeschlagenen Grunddimensionen der „Erregung-Beruhigung", „Lust-Unlust" und „Spannung-Lösung" ansiedeln. Sie ist ein spezifischer psychophysiologischer Prozeß, der sich auf dem Kontinuum von Aktiviertheit-Desaktiviertheit zum Pol eines fiktiven Basalwertes hin bewegt und gekennzeichnet ist durch Gefühle des Wohlbefindens, der Ruhe und Gelöstheit. Sie ist kein „Sonderzustand", sondern ein Reaktionsmuster, welches biologisch angelegt ist, zum natürlichen Verhaltensrepertoire des Menschen gehört und unter günstigen Bedingungen leicht hervorzurufen ist.

Entspannung läßt sich am eindeutigsten über Reaktionen charakterisieren, die sich auf verschiedenen Ebenen abspielen. Hierzu zählen körperliche Reaktionen, Verhaltensweisen, Emotionen und Kognitionen. So unterschiedlich auch die Induktionsmethoden (= Entspannungsverfahren) sind, mit denen diese unterschiedlichen Reaktionsweisen in Gang gesetzt werden, bewirken sie allesamt eine sogenannte Entspannungsreaktion, deren Kennzeichen im folgenden genauer beschrieben werden. Der Schwerpunkt liegt dabei auf jenen Induktionsmethoden, die heute zu den bekanntesten Entspannungsmethoden zählen und deren empirisches Fundament breit genug ist, um ihre psychophysiologische Wirkweise beurteilen zu kön-

Tabelle 1: Klassifikation der Entspannungsverfahren nach Art der Entspannungsinduktion (Art der Entspannungsinstruktion: Selbst (auto-) oder Fremd (hetero-) -Instruktion; Art der Beteiligung der Übenden: aktiv oder passiv) und Bereichen, in denen sich die Entspannungsreaktion vorwiegend manifestiert (somatischer oder psychischer Bereich).

Klassifikation der Entspannungsverfahren						
Entspannungsmethode	Entspannungsinduktion				Entspannungsreaktion	
	auto-instruktiv	hetero-instruktiv	aktiv	passiv	somatisch	psychisch
Hypnose	−	++	−	+	+	+
Autogenes Training − Unterstufen-Training	++	−	−	+	++	−
Meditation	++	−	−	+	+	+
Imaginative Verfahren	−	++	+	+	++	+
Progressive Muskelentspannung	+	+	+	−	++	−
Biofeedback	−	−	+	−	++	−

+ : vorhanden
++: deutlich ausgeprägt
− : fehlt oder nur schwach ausgeprägt

nen. Dazu zählen: Hypnose, Autogenes Training, Meditation, Imaginative Verfahren, Progressive Muskelrelaxation und Biofeedback. Eine schematisch vereinfachte Übersicht über diese Methoden hinsichtlich der Entspannungsinduktion und Entspannungsreaktion findet sich in Tabelle 1.

Bahnung und Stabilisierung einer Entspannungsreaktion erfolgt bei allen Verfahren durch beständiges Üben. Anzeichen dafür, daß das Üben Erfolg gehabt hat, ist die konditionierte Entspannungsreaktion, d.h., daß die Übenden in der Lage sind, diese Reaktion auf einen konditionierten Reiz hin (z.B. Körperhaltung, Selbstinstruktion) in den verschiedensten Situationen hervorzurufen. Sie versetzen sich damit auf Befehl in einen „Entspannungszustand", der, wie noch zu zeigen sein wird, in charakteristischen Veränderungen neurovegetativer und zentralnervöser Prozesse besteht. Dieser Verlauf ist schematisch in Abbildung 1 dargestellt.

2.1 Psychologische Kennzeichen einer Entspannungsreaktion

Obwohl Entspannungsverfahren bei Ungeübten meist zum Einschlafen führen, haben sie nach längerem Training positive Effekte zur Folge, die sich deutlich von Einschlafvorgängen und deren Begleiteffekten unterscheiden lassen. Hierzu zählen:

a) die affektive Indifferenz, d.h. Affekte und Emotionen lassen sich kaum noch provozieren;
b) die mentale Frische; nach den Übungen stellt sich ein Gefühl des Ausgeruhtseins sowohl in körperlicher als auch geistiger Hinsicht ein; und
c) die Erhöhung der Wahrnehmungsschwellen; im Laufe der Übungen verlieren die Außenreize (Geräusche, Beleuchtungsänderung, taktile Stimulationen) immer mehr die Fähigkeit, eine Reaktion auszulösen; meist werden sie gar nicht mehr wahrgenommen.

2.2 Physiologische Kennzeichen einer Entspannungsreaktion

Eine Entspannungsreaktion ist durch Veränderungen in verschiedenen Körperfunktionen gekennzeichnet.
Diese sind:
a) Neuromuskuläre Veränderungen:
  ▸ Abnahme des Tonus der Skelettmuskulatur
  ▸ Verminderung der Reflex-Tätigkeit
b) Kardiovaskuläre Veränderungen:
  ▸ Periphere Gefäßerweiterung (Vasodilatation, insbesondere in den Hautarealen)

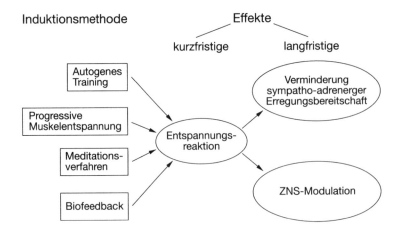

Abb. 1: Entspannungsverfahren und Entspannungsreaktion

- geringfügige Verlangsamung des Pulsschlags
- Senkung des arteriellen Blutdrucks

c) Respiratorische Veränderungen:
- Abnahme der Atemfrequenz
- Gleichmäßigkeit der einzelnen Atemzyklen
- Abnahme des Sauerstoffverbrauchs

d) Elektrodermale Veränderungen:
- Abnahme der Hautleitfähigkeit

e) Zentralnervöse Veränderungen:
- Veränderungen der hirnelektrischen Aktivität (EEG)

Neben diesen am häufigsten beobachteten physiologischen Veränderungen können natürlich noch weitere Veränderungen (gastrointestinale, endokrine) auftreten. Sie hängen jedoch von den Besonderheiten der jeweiligen Entspannungsmethode ab und werden an entsprechender Stelle erwähnt.

3. Neuromuskuläre Veränderungen

Sämtliche, in diesem Band behandelten Entspannungverfahren haben zum Ziel, die Skelettmuskulatur zu entspannen. Aus diesem Grunde sollen die dabei ablaufenden physiologischen Vorgänge an erster Stelle behandelt werden.

3.1 Grundlagen und Registriertechnik

In der Psychophysiologie dient das Elektromyogramm (EMG) zur Aufzeichnung der neuromuskulären Aktivität. Dazu verwendet man Oberflächenelektroden, die über bestimmte Muskelpartien plaziert werden (Einzelheiten zur Registriertechnik finden sich bei Schandry, 1996). Auf die in der neurologischen Diagnostik eingesetzten Nadelelektroden, die in bestimmte Muskelfasern eingestochen werden, soll hier nicht näher eingegangen werden. Die Oberflächenelektroden erfassen in der Regel ein Summenpotential der unter ihnen befindlichen, elektrisch aktiven Muskelfasern bzw. Muskelbündel. Ursprungsort dieser elektrischen Aktivitäten sind die sogenannten motorischen Einheiten (s. Abbildung 2). Sie bestehen aus einem Motoneuron, einem Axon und der synaptischen Verbindung zwischen Axon und Muskelfaser (motorische Endplatte). Die Anzahl der von einem Motoneuron innervierten Muskelfasern variiert sehr stark, je nachdem, wie fein die Bewegung abgestimmt sein muß (z. B. werden bei den Augen nur jeweils zehn Muskelfasern von einem Motoneuron versorgt, bei der Gesäßmuskulatur sind es dagegen einige Tausend).

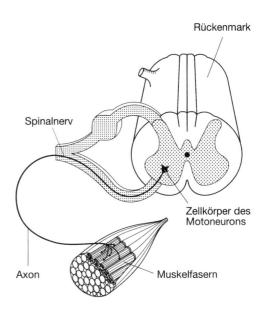

Abb. 2: Vereinfachte Darstellung einer sogenannten motorischen Einheit. Sie besteht aus einem Zellkörper des Motoneurons, welches im Rückenmark liegt, einer Nervenfaser (Axon) und einem Muskel, der aus verschieden vielen Muskelfasern besteht.

Muskuläre Entspannung kommt neurophysiologisch dadurch zustande, daß die Anzahl der aktiven motorischen Einheiten abnimmt oder sich die Entladungsfrequenz der beteiligten Motoneurone verringert. Dies führt in der Regel zu einer Abnahme von Amplitude bzw. Frequenz der EMG-Signale. Dieses Verhältnis zwischen Abnahme der neuromuskulären Aktivität und Veränderung des Biosignals ist jedoch nicht eindeutig; denn diese Veränderungen können auch anderen Ursprungs sein (z. B. Lageveränderungen der Elektroden, Nachpotentiale, Endplatten-Potentiale; Einzelheiten dazu finden sich bei Lippolt, 1967 und Schandry, 1996).

Es besteht jedoch ein ausreichend enger korrelativer Zusammenhang zwischen diesen beiden Größen. Insofern kann die EMG-Amplitude als Indikator für Kontraktionsprozesse herangezogen werden. Anders dagegen verhält es sich, wenn eine Gruppe von Muskeln entspannt ist, d.h. die motorischen Einheiten deaktiviert sind. In diesen Fällen können keine Muskelaktionspotentiale mehr registriert werden, was jedoch nicht bedeutet, daß der Muskeltonus auf ein Null-Niveau abgesunken ist. Auch in einem sogenannten entspannten Zustand kann noch ein gewisser Grad an Muskeltonus vorhanden sein (Basmajian, 1963). Andererseits ist bekannt, daß allein schon die Aufforderung, sich zu entspannen, bei einigen Personen zu einer totalen Muskelentspannung führen kann; allerdings entspannen sich dabei – und das ist hier wichtig – nicht alle beteiligten Muskelpartien gleichzeitig. Je nach individueller Reaktionsdisposition werden die einzelnen Muskelpartien unterschiedlich rasch entspannt. Da von einer Oberflächen-EMG-Elektrode stets mehrere Muskelpartien gleichzeitig erfaßt werden, kann das Summenpotential noch Aktivität anzeigen, obwohl die Mehrzahl der beteiligten motorischen Einheiten bereits deaktiviert und die innervierten Muskelfasern völlig entspannt sind. Trotz dieser Restunsicherheit bei der Interpretation des Oberflächen-EMG gibt es bei diesem System theoretisch einen Nullpunkt, nämlich dann, wenn „elektrische Stille" (Impulsfrequenz = Null) in all jenen motorischen Einheiten eingetreten ist, die unter einer Oberflächenelektrode liegen. Dies ist allerdings nur unter günstigsten Bedingungen zu erreichen. Das, was durch Entspannungverfahren an neuromuskulärer Deaktivierung zu erzielen ist, stellt im allgemeinen nur eine Näherung an das elektromyographische Null-Niveau dar.

Um dies besser zu verstehen, muß auf einen zweiten Mechanismus hingewiesen werden, der bei der Kontrolle der Skelettmuskulatur eine Rolle spielt, nämlich die Funktion der Muskelspindeln und deren Steuerung über das alpha- und gamma-motorische System. Die supraspinalen (oberhalb des Rückenmarks gelegenen)

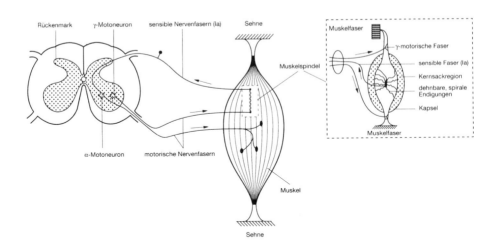

Abb. 3a und 3b: Der Muskel und seine Steuerung.
Die Muskelspannung (Kontraktion, Haltefunktion) wird über das alpha- und gamma-motorische System (Abbildung 3a) gesteuert. Die Muskellänge wird durch Fühler (Muskelspindel, Abbildung 3b) gemessen und über eine sensible Nervenfaser (Ia) an das alpha-Motoneuron (= Regler) im Rückenmark weitergeleitet. Die Muskelspindeln liegen parallel zu den Muskelfasern im jeweiligen Muskel und besitzen eine eigene Versorgung durch sensible Fasern (Ia Fasern in der dehnbaren Kernsackregion) und efferente gamma-motorische Fasern, die eine Verkürzung oder Verlängerung der kontraktilen Elemente der Muskelspindel bewirken und so den Umfang der Kernsackregion ändern. Änderungen der Kernsackregion führen über den Regler des alpha-Motoneurons zu einer Veränderung der Muskellänge.

motorischen Zentren können eine Muskelkontraktion erstens über Erregung der alpha-Motoneurone auslösen und zweitens über Erregung der gamma-Motoneurone, die die Muskelspindeln versorgen (= Dehnungsreflexbogen; s. Abbildung 3).

Die in die Muskelfasern „eingewebten" Muskelspindeln (= intrafusale Fasern) besorgen eine Vorspannung des Muskels, die notwendig ist, damit bei einem Bewegungsimpuls auch tatsächlich eine Kontraktion der Muskelpartie erfolgen kann (Einzelheiten bei Birbaumer & Schmidt, 1990). Muskelspindeln und deren reflektorische Verbindungen bilden somit ein spinales Rückkopplungssystem, welches der Aufrechterhaltung einer bestimmten Muskellänge dient (= gamma-Spindel-Schleife). Dies spielt sowohl bei der Vorbereitung von Willkür-Bewegungen als auch bei der Entspannung eine zentrale Rolle. Denn solange die Meßfühler (= Dehnungssensoren) „Muskelspindel" auf ein Aktivierungsniveau eingestellt sind, das für die Bewegungsvorbereitung nötig ist, wird eine motorische Einheit ihre Entladungsfrequenz nicht auf das Null-Niveau reduzieren, sondern weiterhin aktiv bleiben.

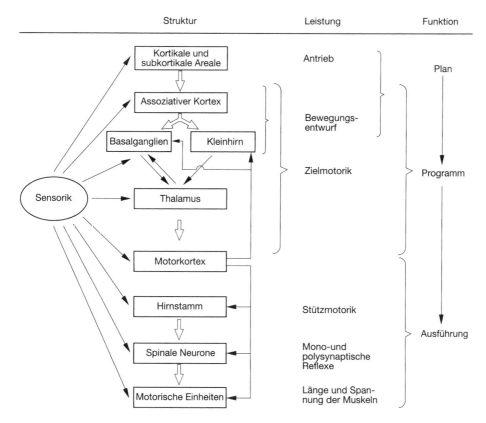

Abb. 4: Hierarchischer Aufbau des motorischen Systems: Dargestellt sind die wichtigsten Strukturen und ihre Verbindungen (ohne Rückkoppelungen), die isolierten Leistungen der jeweiligen Strukturen sowie ihre Funktionen. Sensorische Informationen und motorische Aktivität sind auf allen Stufen dieser Steuerungshierarchie miteinander verbunden.
[In Anlehnung an Birbaumer & Schmidt, 1990]

Nun ist bekannt, daß an der Einstellung des Empfindlichkeitsniveaus des Meßfühlers „Muskelspindel" Einflüsse aus höheren zentralnervösen Regionen beteiligt sind (= supraspinale Kontrolle). Die Aktivität der Neuronen des gamma-motorischen Systems wird entscheidend durch efferente (absteigende) Bahnen aus verschiedenen Regionen des Gehirns beeinflußt. Eine der wichtigsten Instanzen ist dabei die formatio reticularis. Von ihr gehen sowohl erregende als auch hemmende Einflüsse aus. Diese Funktionen wiederum werden von höheren Strukturen beeinflußt, nämlich von den Basalganglien, vom Kleinhirn und schließlich vom Kortex. So tritt z.B. eine Steigerung der gamma-motorischen Impulsfrequenz bei Angstreaktionen oder schädigenden Hautreizungen auf (Ganong, 1972).

Die hierarchische Anordnung der am Zustandekommen einer Bewegung (Plan – Programm – Ausführung) beteiligten neuralen Strukturen ist in Abbildung 4 schematisch dargestellt. Daraus ergibt sich zwangsläufig, daß es bei der Induktion von neuromuskulärer Entspannung nicht allein mit einer passiven Ruhigstellung des Bewegungsapparates getan sein kann. Ein Entspannungverfahren, welches nicht auf allen Stufen dieser Steuerungshierarchie für eine Dämpfung der dort ablaufenden Prozesse sorgt, wird wenig erfolgreich sein. Dies soll im folgenden verdeutlicht werden.

3.2 Neuromuskuläre Entspannung: Praktische Konsequenzen

Neuromuskuläre Entspannung läßt sich nur in einer konzertierten Aktion erreichen. Darunter ist zu verstehen, daß stimulierende Einflüsse auf das motorische System, und zwar auf allen oben angesprochenen Hierarchie-Stufen (s. Abbildung 4), reduziert und gleichzeitig dämpfende Einflüsse verstärkt werden.

Im einzelnen ergeben sich daraus folgende praktische Konsequenzen:
a) Durch entprechende *Körperpositionen* (z.B. Liegen) wird erreicht, daß die afferenten (aufsteigenden) Signale aus der Stützmotorik (insbesondere der Bein- und Rumpfmuskulatur) reduziert werden. Die Stützmotorik ist zur Aufrechterhaltung des Gleichgewichts und der normalen Körperhaltung im Schwerefeld der Erde unerläßlich; sie stellt eine komplexe und rasch wirkende Steuerungsleistung der motorischen Zentren des Hirnstamms dar (zu weiteren beteiligten motorischen Kerngebieten: s. Birbaumer & Schmidt, 1990). Durch den Wegfall des Impulseinstroms aus den Sehnenorganen und Gelenkrezeptoren, z.B. im Liegen, werden auch die efferenten Impulse aus den motorischen Regionen des Hirnstamms vermindert und die Spannung der Bein- und Rumpfmuskulatur reduziert. Sitzposition (z.B. der sogenannte Droschkenkutscher-Sitz beim Autogenen Training) ist unter diesem Gesichtspunkt nur dann zu empfehlen, wenn sich dadurch der Einfluß der Stützmotorik einschränken läßt. Da hierbei aber stets eine gewisse Vorspannung der Muskulatur biologisch erforderlich ist, wird mit großer Wahrscheinlichkeit die Aktivität der Muskelspindeln nur geringfügig reduziert.

Dennoch kann es auch in der Sitzposition zu deutlichen Muskeltonus-Senkungen kommen, wenn bestimmte Körperhaltungen eingenommen werden. Poppen und Maurer (1982) registrierten das EMG an verschiedenen Muskelpartien (Hand, Fuß, Schulter, Kehlkopf, Kinn, Augen, Kopf; vgl. Abbildung 5) während entspannter Haltung und bei geringfügiger Muskelaktivität in diesen Bereichen (Beschreibung in Abbildung 5). Sobald diese Haltungen eingenommen waren, sanken die EMG-Werte (2.0 bis 0.5 mV im Durchschnitt) und blieben über fünf Minuten auf konstant niedrigem Niveau. Dies mag als Anhaltspunkt dafür dienen, daß durch bestimmte Körperpositionen allein schon eine Senkung des Muskeltonus erreicht werden kann.

b) Wie aus Abbildung 4 hervorgeht, beeinflußt die *Sensorik* jede Stufe der Steuerungs-Hierarchie des motorischen Systems. Aus diesem Grund sollten die Übungsbedingungen, zumindest am Anfang, so gestaltet sein, daß Aktivierungsschübe unterbunden bleiben. Dies bedeutet natürlich nicht, daß sensorische Deprivation der ideale Übungskontext wäre, wohl aber, daß all jene akustischen, optischen und taktilen Reizeinflüsse vermieden werden sollten, die z.B. zu einer Schreckreaktion führen. Es ist bekannt, daß dadurch die formatio reticularis stimuliert wird (= arousal- oder Weckreaktion), was in der motorischen Peripherie zu einer drastischen Zunahme des Muskeltonus führen kann.

c) Da, wie wir noch sehen werden (vgl. Kapitel „Imagination"), bestimmte *Vorstellungen von motorischen Reaktionen begleitet* sein können, besteht die Kunst eines jeden Entspannungsverfahrens darin, diese mentalen Aktivitäten soweit zu dämpfen, daß deren zentrifugales Anregungsmoment entfällt oder zumindest reduziert wird. Ob dies, wie beim Autogenen Training durch die Repetition von Formeln oder die Versenkung in ein Mantra, wie in der Transzendentalen Meditation, geschieht, ist neurophysiologisch betrachtet von untergeordneter Bedeutung. Wichtig ist nur, daß Vorstellungen und Assoziationsketten unterbrochen werden, die einen Handlungsimpuls enthalten oder in irgendeiner Weise auf einen Bewegungsentwurf hinauslaufen.

d) Da bei keinem Entspannungsverfahren auszuschließen ist, daß sich während der Entspannung aus dem Körperinneren unangenehme, störende, ja sogar *beunruhigende Sensationen* (viszerale Sensibilität; vgl. hierzu Einzelheiten im Kapitel „Interozeption" oder Paradoxe Phänomene im Kapitel „Autogenes Training") einstellen, bedarf es eines besonderen Geschicks des Übungsleiters, zu verhindern, daß es dadurch zu einer plötzlichen und langanhaltenden muskulären Verspannung kommt.

3.3 Neuromuskuläre Tonussenkung und Entspannungsverfahren

Alle Enspannungsverfahren, die hier vorgestellt werden (vgl. die Kapitel „Hypnose", „Autogenes Training", „Meditationsverfahren", „Progressive Muskelentspannung", „Biofeedback", „Imaginative Verfahren") sind prinzipiell in der Lage,

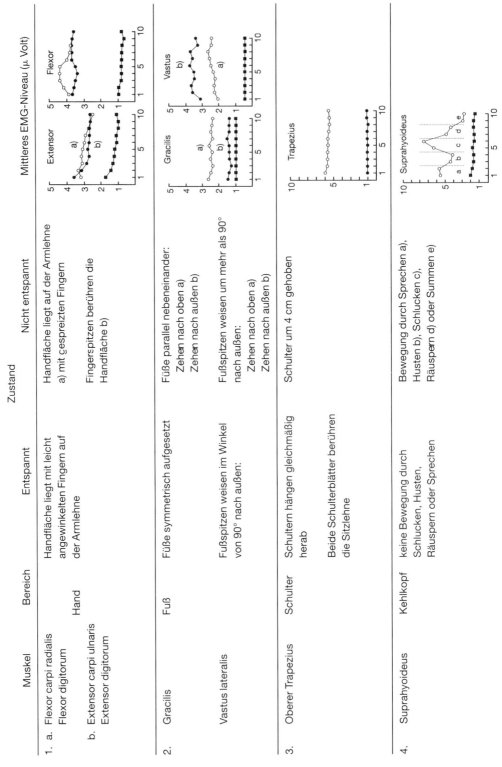

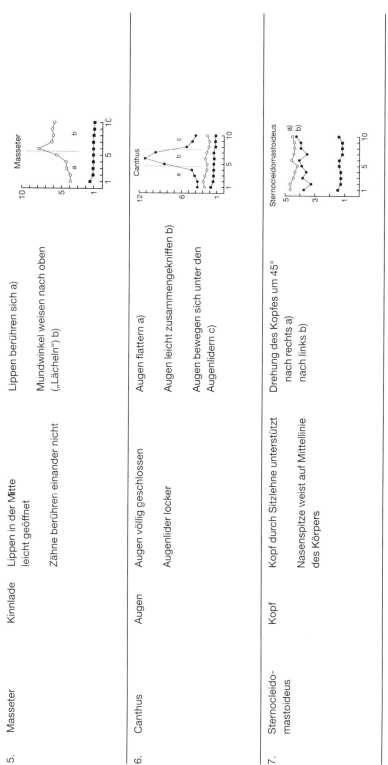

Abb. 5: Veränderung der mittleren EMG-Aktivität (μV) der verschiedenen Muskelpartien bei entspannter Position (●——●) und bei leichter Aktivierung durch Stellungsänderungen. Die durch Stellungsänderungen hervorgerufenen EMG-Steigerungen sind für die jeweiligen Bereiche mit a – e gekennzeichnet. (Meßintervalle: 30 Sekunden).
[In Anlehnung an Poppen & Maurer, 1982]

den neuromuskulären Tonus zu senken (Hyman et al., 1989). Dies bedeutet jedoch nicht, daß die Effekte bei allen Verfahren gleich sind. Aussagen können nur getroffen werden im Hinblick auf die Muskelpartie(n), deren Spannungsgrad elektromyographisch bestimmt worden ist. Ob sich bei der Senkung des Tonus einer umschriebenen Muskelpartie (z.B. der Stirn oder des Unterarms) auch entsprechende Senkungen in anderen Muskelpartien (z.B. in der Rumpfmuskulatur) ergeben, muß daher offen bleiben.

Bei der *Hypnose* sind Muskelentspannungs-Effekte nur während der Hypnose-Induktionsphase zu erwarten, nicht aber während bestimmter hypnotischer Suggestionen, die Bewegungen von den Klienten verlangen (z.B. Arm-Levitation). Hierin unterscheidet sich die Hypnose, wenn sie als „Entspannungsverfahren" praktiziert wird, nicht von einfachen Entspannungsinstruktionen.

Beim *Autogenen Training* zielt die Schwere-Übung (erste Unterstufen-Übung) direkt auf eine muskuläre Tonusminderung ab. Muskelentspannung tritt im Unterarm auf, sobald die entsprechende Formel (z.B. „Mein rechter Arm ist schwer") vorgesprochen oder mental repetiert wird. Die Skelettmuskulatur der Extremitäten reagiert bei dieser Übung relativ sensibel (von Eiff & Jörgens, 1963). Schultz (1973) berichtet, daß durch die muskuläre Entspannung auch die muskuläre Chronaxie verändert wird. Die Erregungsschwellen sind dabei im allgemeinen erhöht. Untersuchungen, welche die neuromuskuläre Entspannung als einen spezifischen, d.h. formelabhängigen Effekt bestätigen wollten, kamen zu widersprüchlichen Befunden. Es ist anzunehmen, daß die während der Schwere-Übung auftretenden Effekte unspezifischer Natur sind, d.h. daß sie wahrscheinlich allein schon durch die Ruheposition (vgl. Poppen & Maurer, 1982; s.o.) zustande kommen und sich im Laufe der Übung weiter entwickeln.

Ob *Meditationsverfahren*, insbesondere die Transzendentale Meditation, zuverlässig den neuromuskulären Tonus reduzieren, ist noch nicht geklärt. Nach Holmes (1984) konnten lediglich in zwei Studien nennenswerte EMG-Veränderungen festgestellt werden. Travis et al. (1976) fanden sogar, daß das EMG-Niveau der Meditierenden höher lag als das der Kontrollpersonen, die sich ohne Anleitung zu entspannen versuchten.

Die *Progressive Muskelentspannung* verfolgt neben dem Fernziel, einen „Muskelsinn" zu entwickeln, das Nahziel, muskuläre Entspannung durch eine systematisierte Sequenz von Anspannungs- und Lockerungsübungen (für verschiedene Muskelpartien) herbeizuführen. Kurzfristig angewendet, führt dieses Vorgehen zu einer Steigerung des Spannungsgrades, nicht aber zu einer Verbesserung der Muskelentspannung, selbst wenn die Probanden von Gefühlen des Entspanntseins berichten (vgl. Bischoff, 1989). Die relaxierenden Effekte dieses Verfahrens stellen sich erst nach längerem Üben ein. Bei Studien, die nicht-klinische Fragestellungen verfolgten, lag die Übungsdauer bei durchschnittlich vier Sitzungen (Borkovec & Sides, 1979); entsprechend uneinheitlich ist die Befundlage. Nach langfristigem Training (6,4 Jahre bei fünfmaligem wöchentlichen Training!) allerdings lassen sich auch an nicht-klinischen Stichproben zufriedenstellende Effekte nachweisen, die für eine allgemeine Senkung des Muskeltonus sprechen (Warrenburg et al., 1980).

In gleicher Weise hängt vom Grad der Geübtheit ab, inwieweit physiologische Veränderungen, insbesondere der EMG-Aktivität, auch außerhalb der Trainingssitzungen auftreten (Lehrer, 1982).

Eine Sonderstellung nehmen die *Biofeedback-Verfahren* ein. Sie liegt in der hohen Spezifität ihrer Effekte, die z.B. durch die EMG-Rückmeldung hervorgerufen werden. Durch akustisches oder optisches Feedback lassen sich sowohl die Aktivität einzelner motorischer Einheiten unter willentliche Kontrolle bringen (d.h. Aktivierung und Deaktivierung „auf Befehl") als auch einzelne Muskelpartien zuverlässig entspannen (bevorzugt die Stirnmuskulatur; zur Begründung vgl. Kapitel „Biofeedback"). Eine Generalisierung der Effekte, die bei einer bestimmten Muskelpartie erzielt werden konnten, erstreckte sich allerdings kaum auf andere Muskelpartien (vgl. Yates, 1980; Hatch et al., 1987).

4. Kardiovaskuläre Veränderungen

Während der Entspannung treten kardiovaskuläre Veränderungen auf, von denen die periphere Gefäßerweiterung (Vasodilatation) und die Senkung des arteriellen Blutdrucks eingehend untersucht worden sind.

4.1 Periphere Gefäßerweiterung (Vasodilatation)

Eines der sichersten Zeichen, daß sich körperliche Entspannung anbahnt oder erreicht ist, sind Wärmesensationen, insbesondere in den Extremitäten. Sie können natürlich noch an verschiedenen anderen Stellen am Körper auftreten (z.B. im Brust- und Bauchraum). Wenn bereits in sehr frühen Stadien eines Entspannungstrainings über Wärmesensationen berichtet wird, wie z.B. in der Hypnose, beim Autogenen Training oder beim Biofeedback der Handtemperatur, dann sind es vor allem solche in den Händen und in den Unterarmen. Sie stellen sich meist schon bei neuromuskulärer Entspannung, z.B. bei der Schwere-Übung des Autogenen Trainings, ein.

4.1.1 Grundlagen und Registriertechnik

Die Wärmeempfindungen kommen durch einen vermehrten Blutfluß in den Hautgefäßen der Extremitäten zustande. Ursache für die periphere Mehrdurchblutung ist eine Gefäßerweiterung, z.B. der Finger oder der Handinnenfläche.

Zur Bestimmung der peripheren Durchblutungsverhältnisse (= Plethysmographie) stehen direkte und indirekte Methoden zur Verfügung (Einzelheiten bei Schandry, 1996).

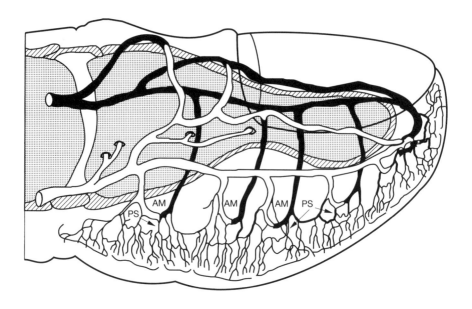

Abb. 6a: Schematische Darstellung der Blutversorgung in einer Fingerkuppe. Dunkle Gefäße gehören zum arteriellen Strombett, helle Gefäße zum venösen Strombett. Dazwischen befinden sich die sogenannten Anastomosen (AM) oder arteriovenösen Shunts. Ebenfalls dargestellt sind die Stellen, an denen sich die präkapillaren Sphinkter (PS) befinden.
[In Anlehnung an Freedman, 1991]

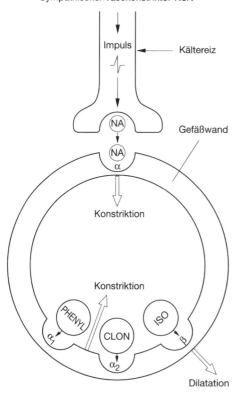

Abb. 6b: Vereinfachte Darstellung der Regulation der peripheren Blutzufuhr. Eine Zunahme der Impulse über den sympathischen Vasokonstriktor-Nerv führt zu einer Konstriktion der glatten Gefäßmuskulatur (= Vasokonstriktion) vermittels einer vermehrten Freisetzung von Noradrenalin (NA), welches mit den alpha-Rezeptoren interagiert. Ein Kältereiz führt ebenfalls zu einer Vasokonstriktion über die Freisetzung von Noradrenalin. Vasokonstriktive Wirkungen haben auch synthetisch hergestellte Agonisten wie Phenylephrin (PHENYL) oder Clonidin (CLON), die die alpha$_1$- oder alpha$_2$-adrenergen Rezeptoren stimulieren. Synthetische beta-adrenerge Agonisten, wie z.B. Isopropranolol (ISO) führen dagegen über eine Stimulation der beta-Rezeptoren zu einer Dilatation der Gefäßwände und damit zu einer Zunahme des Blutflusses.
[In Anlehnung an Freedman, 1991]

Zu den *direkten* Methoden zählen:
- die Blutflußmessung über Dehnungsmeßstreifen, die am Finger oder Unterarm angebracht werden und nach einer entsprechenden Eichprozedur Hinweise auf Volumenveränderungen pro Zeiteinheit in den Extremitäten liefern;
- die Doppler-Plethysmographie, die auf der Grundlage des Doppler-Prinzips Hinweise über Zu- und Abnahme der einzelnen Pulswellengeschwindigkeit in den Arterien und Arteriolen (z. B. der Fingerkuppe) gibt.

Zu den *indirekten* Methoden zählen:
- die pneumatische Plethysmographie (heute kaum noch gebräuchlich);
- die Photoplethysmographie, bei der die Pulsvolumen-Amplituden über Veränderungen der Lichtdurchlässigkeit in den Extremitäten bestimmt werden;
- die Impedanz-Plethysmographie, die über die Veränderung der Gesamtimpedanz (= Widerstandsänderung bei angelegter Wechselspannung) eines Gewebeabschnitts, Auskünfte über die relative Volumenveränderung pro Pulsschlag in den Extremitäten gibt;
- die Temperaturmessung, die indirekte Information über langsame Änderungen des Blutvolumens in den Extremitäten liefert; hierzu zählt auch das spezielle Verfahren der Wärmetransportzahl-Bestimmung.

Funktion und Regulationsmechanismen sollen für die vasomotorischen Prozesse, die in den Fingern ablaufen, kurz erläutert werden.

Wie Abbildung 6 zeigt, existieren in der Fingerkuppe zahlreiche Kurzschlüsse (= shunts) zwischen dem arteriellen und venösen Gefäßbett (arteriovenöse Anastomosen). Die Shunts spielen eine wichtige Rolle bei der Temperaturregulation des Körpers. Sie können ihren Durchmesser sehr rasch ändern und damit den Blutzufluß regulieren, sobald sich die Umgebungstemperatur ändert. Abkühlung des Körpers führt reflexartig zu einer peripheren Vasokonstriktion, Erwärmung dagegen zu einer Vasodilatation. Dieser rasche Wechsel der Durchblutung geschieht hauptsächlich durch sympatho-adrenerge Vaso*konstriktor*-Nerven, deren Enden in der glatten Muskulatur der Blutgefäße liegen. Diese sorgen für einen relativen Gefäßtonus unter Ruhebedingungen oder normalen Temperaturverhältnissen (= Ruhelage), von dem aus der Gefäßdurchmesser durch Veränderung der sympathischen Ruheaktivität vergrößert oder verkleinert werden kann (schematisch dargestellt in Abbildung 7).

Nervenendigungen, die direkt zu einer Vaso*dilatation* führen, sind im Bereich der Finger nicht bekannt, wohl aber in den Hautarealen des Unterarms (Freedman, 1991). Neben der neuralen Steuerung der Vasomotorik spielen vasoaktive Substanzen, die im Blut transportiert werden, eine wichtige Rolle. Hierzu zählen die Katecholamine, die vom Nebennierenmark freigesetzt werden. Sie führen, wenn sie auf die entsprechenden Rezeptoren in der Gefäßinnenwand treffen, zu einer Vasokonstriktion. Je nach Sensitivität für bestimmte Agonisten unterscheidet man Alpha- und Beta-Rezeptoren. Wichtigster Agonist, der beim Auftreffen auf die Alpha-Rezeptoren zu einer Vasokonstriktion führt, ist das No-

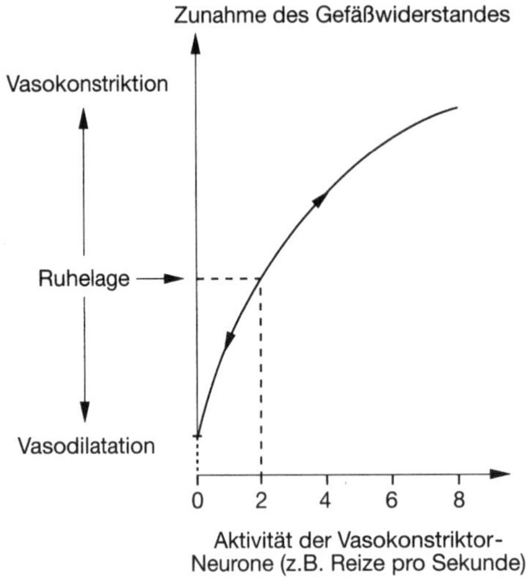

Abb. 7: Der Tonus der glatten Muskulatur der Gefäßwände verändert sich aus einer Ruhelage (autonome Spontanaktivität) heraus, wenn sich die sympathische Innervation über die Vasokonstriktor-Neurone verändert. Unterschreitet sie das zur Aufrechterhaltung des Ruhetonus erforderliche Niveau (= Abnahme der Impulsrate) kommt es zu einer Vasodilatation, die jedoch nicht unter die basale Spannung der glatten Muskulatur absinken kann. Überschreitet sie dieses Niveau (= Zunahme der Impulsrate), kommt es zu einer Vasokonstriktion.
[In Anlehnung an Birbaumer & Schmidt, 1990]

radrenalin. Diese Substanzklasse bewirkt eine stärkere und länger anhaltende Vasokonstriktion der Hautgefäße als die neuralen Einflüsse, nämlich die über die sympatho-adrenergen Vasokontriktor-Nerven.

Neben dem neuralen alpha-adrenergen Mechanismus existiert noch ein nicht-neuraler, lokaler beta-adrenerger Mechanismus. Dieser ist nach neuesten Erkenntnissen hauptsächlich für die Vasodilatation verantwortlich. Jüngst konnte gezeigt werden, daß durch eine lokale Beta-Rezeptoren-Blockade die periphere Vasodilatation unterbrochen werden kann. Dies bedeutet, daß die Aktivität von Beta-Rezeptoren am Zustandekommen einer Vasodilatation in den Hautgefäßen beteiligt sein muß. Bislang ging man immer davon aus, daß die Zunahme der peripheren Blutversorgung einzig und allein auf einer über den Sympathikus vermittelten alpha-adrenergen Vasokonstriktion beruhe, die letztlich auf eine Abnahme der Nebennierenrinden-Aktivität zurückgehe; darin seien sich, so vermutete Surwit (1982), Entspannungsverfahren im allgemeinen ähnlich. Wenn dies zutrifft, müßten sich noch andere Anzeichen für eine verminderte Nebennierenrinden-Aktivität finden, so z.B. eine Abnahme des Muskeltonus oder eine Bradykardie. Interessanterweise treten diese Begleiterscheinungen aber nicht bei Feedback-Verfahren zur Handerwärmung auf, obgleich sich damit sehr zuverlässig eine periphere Vasodilatation erzielen läßt. Eine Blockade der Beta-Rezeptoren nach erfolgreichem feedbackunterstützten Handerwärmungs-Training führt zu einem Verschwinden der Vasodilatation. Dies bedeutet, daß die Aktivität der Beta-Rezeptoren an der Vasodilatation in den Hautgefäßen beteiligt sein muß (Freedman, Sabharwal, Ianni, Desai, Wenig & Mayes, 1988). Dadurch wird auch verständlich, weshalb bei einem Finger-Temperatur-Feedback selten eine Bradykardie oder eine Verminderung des Muskeltonus auftritt, wie dies z.B. vom Autogenen Training her bekannt ist oder schon bei einfachen Entspannungsinstruktionen auftritt; denn diese Effekte sind bei einer allgemeinen Entspannung gewöhnlich mit einer peripheren Vasodilatation gekoppelt.

Nach den vorliegenden Befunden werden Wärmesensationen in den Extremitäten über verschiedene Mechanismen erzeugt, wobei es jeweils darauf ankommt, zu welchen Anteilen die neuralen, alpha-adrenergen sympathischen Einflüsse und die Beta-Rezeptorenaktivität am Zustandekommen dieser Reaktion beteiligt sind. Daneben spielen noch andere, lokale Einflüsse eine Rolle, so z.B. die Blutgas-Konzentration, der Muskeltonus und der Axon-Reflex (Vanhoutte, 1980), auf die hier nicht gesondert eingegangen werden soll.

Für die praktische Durchführung von Entspannungsverfahren ist wichtig zu wissen, daß sich die Empfindlichkeit der Alpha- und Beta-Rezeptoren entsprechend der Umgebungstemperatur verändert und damit auch der lokale Blutfluß. Aus diesem Grund empfiehlt es sich, zu Übungsbeginn normale Umgebungstemperaturen herzustellen, damit die Übenden schon zu Beginn an sich erfahren, welcher Art die Wärmesensationen sind. Einzelheiten zur Psychophysik der Wärmeempfindung finden sich im Kapitel „Psychophysiologie der Interozeption".

4.1.2 Periphere Vasodilatation während der Entspannung

Wärmesensationen treten entweder spontan auf oder sind Bestandteil einer speziellen Entspannungsinstruktion (z.B. Hypnose, Autogenes Training, Biofeedback). Erste Anzeichen können ein Kribbeln in den Händen sein (sogenanntes Ameisenlaufen), welches häufig von den Befragten als ein Einschlafen der Extremitäten mißverstanden wird. Es ist die Weitung der Gefäße, die zu diesen Empfindungen führt, wobei allerdings noch nicht geklärt ist, über welche afferenten Signale die Informationen aus der Peripherie an das ZNS vermittelt werden. Eine Zunahme des Blutflusses in den Händen beispielsweise kann gelegentlich zu unangenehmen Empfindungen des Angeschwollenseins führen. Außerdem ist bekannt, daß die Wärmesensationen, zumindest zu Übungsbeginn, nicht konstant und stabil sind, sondern topographisch, qualitativ und quantitativ sehr stark schwanken.

Die Wirkweise von Entspannungsinstruktionen läßt sich am besten beim Autogenen Training und Biofeedback verdeutlichen, da hier Übungsteile enthalten sind, die direkt auf eine periphere Vasodilatation abzielen (Wärme-Übung beim Autogenen Training, Handerwärmungs-Feedback beim Biofeedback).

An Personen, die das Autogene Training beherrschen, zeigte sich, daß es während dieser Übungen zu einer Durchblutungszunahme in den Extremitäten kommt. Allerdings ist dies kein Effekt, der sich erst bei dieser Übung einstellt; er tritt bereits bei der vorangegangenen Schwere-Übung auf, die ausschließlich eine neuromuskuläre Entspannung zum Ziel hat. Dies zeigt Abbildung 8 sehr deutlich. Hier sind die Wärmetransportzahlen (= Messung der Gefäßdurchblutung im Unterhautbereich, 1,5 bis 2,5 mm unter der äußeren Hautgrenze: Lambda = 10^{-4} cal · $cm^{-1} \cdot s^{-1} \cdot °C^{-1}$; Diehl, 1987) für einen Übungszeitraum von insgesamt neun Wochen dargestellt.

Der parallele Kurvenverlauf deutet darauf hin, daß es keine Rechts-Links-Seitendifferenzen in den vasomotorischen Reaktionen der Finger gibt (Vogel, 1967). Interessant ist, daß die Wärme-Übung selbst zu keiner weiteren Steigerung der Vasodilatation führt; es kommt sogar zu einer geringfügigen Abnahme der Wärmetransportzahlen. Womöglich haben die Übenden versucht, durch besondere

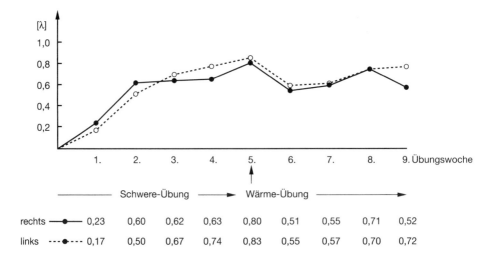

Abb. 8: Darstellung der mittleren Veränderungen der Wärmetransportzahlen (λ) als Zeichen für periphere Durchblutungsänderungen in der rechten (●——●>) und linken (o——o) Hand während der Schwere- und Wärme-Übung des Autogenen Trainings. Beobachtungszeitraum: neun Wochen.
[Aus Vogel, 1967]

Anstrengung noch intensivere Wärmesensationen zu produzieren als sie ohnehin schon verspürten. Dadurch wird, über eine Steigerung der sympatho-adrenergen Aktivität, genau das Gegenteil, nämlich eine Reduktion der Vasodilatation, bewirkt (Diehl, 1987).

Die vasomotorischen Reaktionen während einer Entspannungsübung haben einen charakteristischen Verlauf. Nach einer Phase einfacher Ruhe, bei der noch nicht geübt wird, kommt es zu einer kurzfristigen Vasokonstriktion (Initialphase). Sie ist unter verschiedensten Bedingungen beobachtet worden: z.B. bei der Hypnose-Einleitung (Edmondston, 1981), bei der Vorstellung von warmen Extremitäten (Kojo, 1985), beim vasomotorischen Feedback (Friedman, 1991) sowie beim Autogenen Training. Für das Autogene Training ist dieser Verlauf in Abbildung 9 schematisch dargestellt. Diehl (1987) spricht von einem Initialabfall der Wärmetransportzahlen kurz nach Beginn der Übungen des Autogenen Trainings. Daran schließt sich die eigentliche Hauptreaktion an. Nach Abschluß der Übung kommt es erneut zu einer Vasokonstriktion, wahrscheinlich infolge der rascheren Atmung und des Sich-Zurücknehmens (sogenannte Schlußzacke nach Diehl, 1987; s. hierzu auch Kapitel „Autogenes Training").

Außerdem gibt es Unterschiede in der Vasomotorik der Finger und Zehen. In der Regel sind die Wärmetransportzahlen in den Fingern stets höher als in den Zehen. Auch dauert es länger, bis in den Zehen die maximalen Wärmetransportzahlen erreicht sind: der Maximalanstieg ist in den Fingern bereits nach 4 bis 5 Minuten, in den Zehen aber erst 5 bis 7 Minuten nach Übungsbeginn erreicht (Diehl, 1987). Hierfür können verschiedene Faktoren verantwortlich sein: unterschiedliche

Psychophysiologie der Entspannung 47

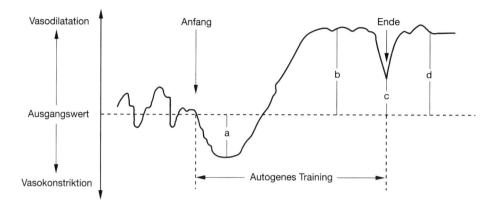

Abb. 9: Durchschnittlicher Verlauf der peripheren Durchblutung während der Schwere- und Wärme-Übung des Autogenen Trainings. Unmittelbar nach Übungsbeginn kommt es vorübergehend zu einer Vasokonstriktion (a), daran schließt sich als Hauptreaktion eine Vasodilatation (b) an, nach Abschluß der Übung nimmt die Vasodilatation kurzfristig ab (c; sogenannte Schlußzacke), steigt dann aber wieder an (d; sogenannte Nachreaktion).
[In Anlehnung an Khodaie, 1970]

Hautkapillarisierung, stärkere Verhornung der Zehen oder ausgeprägtere kortikale Repräsentation der Hand gegenüber dem Fuß (Khodaie, 1970).

Hier stellt sich erneut die Frage nach den zugrundeliegenden *Mechanismen.*
a) Einer der wichtigsten ist sicherlich die Abnahme bzw. eine Dämpfung der alpha- und beta-adrenergen Aktivität. Verabreicht man Probanden, die das Autogene Training gut beherrschen, gefäßerweiternde Substanzen (= Vasodilatantien), so zeigt sich, daß die pharmakologisch induzierte Gefäßerweiterung noch zunimmt, wenn die Probanden zudem das Autogene Training durchführen. Dieser synergistische Effekt ist bei Fortgeschrittenen stärker ausgeprägt als bei weniger Geübten (Diehl, 1987).
b) Eine wichtige Rolle bei der efferenten Kontrolle der Vasomotorik spielt offensichtlich die Vorstellung der Probanden. Werden sie, wie Kojo (1985) beobachtete, gebeten, sich ein Wärmegefühl in der Hand („Hand wird in einen warmen Wasserstrahl gehalten") vorzustellen, nimmt dort auch – nach der bereits erwähnten kurzfristigen Vasokonstriktion – die Durchblutung zu. Eine Vasokonstriktion ergibt sich, wenn sie sich das Gegenteil, nämlich eine kalte Hand vorstellen sollten. Diese vorstellungsgebundenen vasomotorischen Reaktionen traten allerdings nur dann auf, wenn die Probanden berichteten, daß ihnen die Vorstellung der entsprechenden Wärmesensationen geglückt seien.
c) Lernprozesse bewirken, daß die vasomotorischen Reaktionen im Laufe der Übung immer rascher und sicherer auftreten. Aus Grundlagenuntersuchungen ist bekannt, daß sich die Pulsvolumen-Amplituden am Finger (Hamm & Vaitl,

1986) sowie der Blutfluß im Unterarm (Vaitl et al., 1989) durch Konditionierung (Pawlow'sches Konditionieren) verändern und sehr rasch unter Stimulus-Kontrolle bringen lassen. Dem entspricht die Beobachtung, daß Wärmesensationen z.B. während der Übungen des Autogenen Trainings, bereits dann auftreten, wenn die Übenden ihre gewohnte Position eingenommen haben (Kleinsorge & Klumbies, 1967).

4.2 Herzrate

Die Herzrate (Anzahl der Herzschläge pro Minute) ist in der Psychophysiologie ein bevorzugter Indikator für Aktivierungsprozesse. Dies gilt vor allem für physische Belastungen: je höher der Sauerstoffverbrauch des Herzens während körperlicher Belastung, um so höher die Herzrate. Aber auch emotionale und mentale Belastungen und Beanspruchungen können zum Ansteigen der Herzrate führen.

Weniger eindeutig sind allerdings die Verhältnisse, wenn die Herzrate als Indikator für Entspannungsprozesse herangezogen wird. Entspannungsverfahren führen im allgemeinen zu keiner deutlichen Abnahme der Herzrate, die über das Maß hinausginge, welches allein schon durch den Wegfall körperlicher Belastung und emotional-kognitiver Beanspruchung erreicht wird. Die Erwartung, durch Entspannungsmethoden drastische Senkungen der Herzrate zu erzielen, haben sich nicht bestätigt, selbst wenn in Einzelfällen über spektakuläre Verlangsamungen des Pulsschlages berichtet worden ist. Dies schließt jedoch nicht aus, daß sich während der Entspannung charakteristische Veränderungen der Herztätigkeit ergeben können.

4.2.1 Grundlagen und Registriertechnik

Grundlage der Herzraten-Registrierung ist das Elektrokardiogramm (EKG; Einzelheiten zur Registriertechnik bei Schandry, 1996). Gewöhnlich gilt die R-Zacke des QRS-Komplexes im EKG als markantes elektrographisches Zeichen für den Zeitpunkt einer Herzkontraktion. Durch Umrechnung der Intervalldauer zwischen den Herzschlägen erhält man die Herzrate oder ein Kardiotachogramm (Abfolge von Herzschlägen).

Das Herz besitzt primär eine Eigenrhythmizität (Schrittmacherfunktion des Sinusknotens; Birbaumer & Schmidt, 1990). Demgegenüber hat die neurale Kontrolle der Herztätigkeit nur eine modulierende Funktion. Sie geschieht über die sympathischen und parasympathischen Herznerven und paßt die Herztätigkeit lokalen und peripheren Bedürfnissen an. Impulse der adrenergen sympathischen Herznerven erhöhen die Schlagfrequenz und die Auswurfleistung (Kontraktilität) des Herzens, Impulse der cholinergen parasympathischen (vagalen) Herznerven senken die Schlagfrequenz. Nur bei stärkerer körperlicher und mentaler Beanspruchung überwiegt die Sympathikus-Aktivität am Herzen. In Ruhe oder bei nur geringfügiger Belastung steht das Herz vorwiegend unter vagaler Kontrolle. Dies ist auch der Grund, weshalb während einer entspannten und ruhigen Körperposition keine weiteren, nennenswerten Senkungen der Herzrate mehr auftreten, selbst wenn dies das Ziel einer bestimmten Übung sein sollte (z. B. beim Herzraten-Feedback, vgl. Kapitel „Biofeedback").

4.2.2 Herzrate und Entspannung

Die wenigen Befunde aus Untersuchungen, bei denen Kreislaufanalysen während der Entspannung durchgeführt worden waren, sind auf dem eben genannten kardiophysiologischen Hintergrund zu interpretieren.

Hier einige Beispiele:
a) Während der *Meditation* (Transzendentale Meditation) trat in keiner von 16 Studien eine Senkung der Herzrate auf, die größer gewesen wäre als diejenige von nicht-meditierenden Personen, die lediglich eine bequeme Ruhelage eingenommen hatten (Holmes, 1984).
b) Das *Autogene Training* enthält eine spezielle Übung (Herz-Übung), mit der die Herztätigkeit beeinflußt werden soll. Um Mißverständnisse zu vermeiden: diese Übung wurde von J.H. Schultz nicht zur Senkung der Herzrate, sondern zur Erzeugung eines regelmäßigen Herzschlags eingeführt. Die spezifische Wirkung dieser Übung ist jedoch gering; im allgemeinen nimmt die Herzrate bereits während der beiden ersten Unterstufen-Übungen (Schwere- und Wärme-Übung) ab, was für eine allgemeine psychophysiologische Ruhigstellung spricht. Luthe (1969) berichtet, daß bei Patienten, die an Tachykardie litten, die Herzratenverlangsamenden Effekte allein schon durch die Schwere-Übung zu erzielen waren. Während dieser Übungsphase verlangsamte sich ihre Herzrate um 5 bis 15% gegenüber einem Ausgangsniveau vor dieser Übung von 76 Schlägen/Minute. Während der Schwere-Übung wurde gelegentlich auch ein Anstieg der ST-Strecke sowie eine Zunahme der T-Welle im EKG beobachtet (Polzien, 1963a, b). Diese Änderung korrelierte jedoch nicht mit Veränderungen der Herzrate. Kreislaufanalysen während der Herz-Übung wurden von Drunkenmölle und Lantzsch (1973) durchgeführt, wobei sich als primärer Übungseffekt eine Abnahme des Schlagvolumens bei gleichbleibender Herzrate fand. Dies spricht für eine Abnahme des sympatho-adrenergen Einflusses am Herzen.
c) Die Mehrzahl der *Biofeedback*-Untersuchungen, die direkt eine Senkung der Herzrate zu erreichen versuchten, erwiesen sich als wenig erfolgreich; denn die Veränderungsbeträge der Herzrate lagen nur um wenige Schläge (etwa 5 bis 8) unter dem Ausgangsniveau.
Aufgrund dieser Befunde, insbesondere aber auf dem Hintergrund der neuralen Regulation der Herztätigkeit, erscheint es wenig sinnvoll, die Senkung der Herzrate als Indikator für „Entspannung" zu verwenden. Angemessener scheint

demgegenüber die Betrachtung der Geschwindigkeit zu sein, mit der ein basales Herzraten-Niveau erreicht wird, d.h. wie rasch eine vorwiegend vagale Kontrolle der Herztätigkeit gelingt. Entsprechende Untersuchungen hierzu liegen bislang noch nicht vor.

4.3 Blutdruck

Der arterielle Blutdruck stellt eine zentrale hämodynamische Größe dar, die psychophysiologisch betrachtet eng mit Aktivierungsprozessen gekoppelt ist. Ähnlich wie bei der Herzrate treten deutliche Blutdrucksteigerungen bei körperlicher Belastung sowie unter mentaler und emotionaler Beanspruchung auf. Entspannungsverfahren können, wie zahlreiche Studien gezeigt haben, zu entgegengesetzten Effekten führen und den arteriellen Blutdruck senken, sowohl bei Personen mit normalen als auch mit erhöhten Blutdruckwerten (Hypertoniker).

4.3.1 Grundlagen und Registriertechnik

Die klinisch übliche, indirekte Methode der Blutdruckmessung nach der auskultatorischen Methode von Riva-Rocci-Korotkow wird als bekannt vorausgesetzt (Einzelheiten hierzu bei Schandry, 1996).

Der arterielle Blutdruck wird durch zwei grundlegende Herz-Kreislaufgrößen bestimmt: die Auswurfleistung des Herzens und den peripheren Gefäßwiderstand. Die Auswurfleistung des Herzens hängt vom Schlagvolumen und der Herzrate ab (= Herzminutenvolumen), der periphere Widerstand wird durch die Elastizität der Arterien und den Durchmesser der Arteriolen bestimmt. Da der arterielle Blutdruck näherungsweise das Produkt aus diesen beiden Kreislaufgrößen – Herzminutenvolumen und peripherer Widerstand – darstellt, führt die Veränderung von einem dieser beiden Faktoren bereits zu Blutdruckänderungen.

Bei der neuralen Blutdruckregulation unterscheidet man efferente und afferente Prozesse sowie kurzfristige und mittelfristige Regulationvorgänge; sie werden hier nur kurz, und zwar nur im Hinblick auf entspannungsrelevante Einflußgrößen dargestellt. (Einzelheiten finden sich in Birbaumer & Schmidt, 1990).

a) Efferente, kurzfristige Regulationsvorgänge

Die Zunahme der Kontraktionskraft des Herzens und der Anstieg der Herzrate (= Herzminutenvolumen-Steigerung) wird über die sympathischen Herznerven, deren Überträgerstoff am Herzen das Noradrenalin ist, gesteuert. Sie haben ihren Ursprung in den pressorischen Arealen der medulla oblongata. Die Erhöhung des peripheren Gefäßwiderstandes erfolgt ebenfalls über den Sympathikus. Der Überträgerstoff Noradrenalin bewirkt über die in den Gefäßwänden lokalisierten

Alpha-Rezeptoren eine Vasokonstriktion und damit eine Zunahme des peripheren Gefäßwiderstandes. Eine Erhöhung der Sympathikusaktivität führt also über eine Zunahme des Herzminutenvolumens und des Gefäßwiderstandes zu einer Blutdrucksteigerung.

b) Afferente, kurzfristige Regulationsvorgänge

Am Herzen und im arteriellen Strombett befinden sich Dehnungsrezeptoren (= kardiopulmonale Mechanorezeptoren, Barorezeptoren im Carotissinus und Aortenbogen), die plötzliche Senkungen und Steigerungen der Druckverhältnisse über afferente Bahnen an höhere Regulationsinstanzen (pressorische Areale im unteren Hirnstamm) melden. Der bekannteste Regelmechanismus ist der sog. Barorezeptoren-Reflex: ein plötzlicher Blutdruckanstieg wird von den in der Halsschlagader im Bereich des Carotissinus befindlichen Druck-(Baro-) Rezeptoren registriert, was zu einer Abnahme des Herzminutenvolumens und zu einer peripheren Vasodilatation führt. Daraus ergibt sich reflektorisch eine Senkung des Blutdrucks.

c) Efferente, mittelfristige Regulationsvorgänge

Die nachfolgend genannten Blutdruck-Regulationsmechanismen spielen im Zusammenhang mit Entspannungsverfahren nur eine untergeordnete Rolle, obschon sie bei der mittelfristigen Regulation des Blutdrucks von zentraler Bedeutung sind. Hierzu zählen
– das Renin-Angiotensin-System,
– die Streßrelaxation der Gefäße und
– das renale Volumenregulationssystem (vgl. Ganten & Ritz 1985).

4.3.2 Blutdruck und Entspannungsverfahren

Zahlreiche Untersuchungen, vor allem an Patienten mit Bluthochdruck, haben gezeigt, daß durch verschiedene Entspannungsverfahren Blutdrucksenkungen erzielt werden können. Lantzsch und Drunkenmölle (1975) fanden, daß während der ersten beiden Unterstufenübungen (Schwere- und Wärme-Übung) des Autogenen Trainings das Schlagvolumen und das Herzminutenvolumen bei Patienten mit essentieller Hypertonie abnimmt. Die eindeutigsten Befunde zur Wirksamkeit des Autogenen Trainings stammen aus einer amerikanisch-sowjetischen Verbund-Studie (Blanchard et al., 1988; Aivazyan et al., 1988 a,b). Auch hier wurden nur die ersten beiden Unterstufen-Übungen des Autogenen Trainings eingesetzt. Bei Nachuntersuchungen nach fünf Jahren stellte sich heraus, daß bei Patienten, die regelmässig übten, der systolische Blutdruck um 13,2 mmHg und der diastolische um 5,8 mmHg abgenommen hatte. Hinsichtlich der mittleren Blutdruckwerte fanden sich in der behandelten Gruppe bei 32% der Patienten Verbesserungen, 59% blieben unverändert und bei nur 9% traten Blutdruckanstiege auf. Bei der unbehandelten Kontrollgruppe lag der Prozentsatz an Verbesserungen nur bei 11%, keine Veränderungen zeigten 59% der Patienten, Verschlechterungen traten dagegen bei 30% auf. Dies spricht dafür, daß das Autogene Training eine präventive Funktion erfüllen kann, insofern eine Verschlechterung der Symptomatik verhindert, zumindest verlangsamt wird. Ein weiterer wichtiger Befund betrifft die Tatsache, daß bei der behandelten Gruppe die Linksventrikel-Hypertrophie (eine ernste kardiodynamische Folgeerscheinung eines chronischen Bluthochdrucks und ein Risikofaktor für Myokard-Ischämie) nach dem fünfjährigen Katamnesezeitraum geringer war als in der unbehandelten Kontrollgruppe.

Auch durch Kombinationsverfahren lassen sich langfristige Blutdrucksenkungen erreichen. Glasgow und Engel (1987) berichten über Studien, bei denen Blutdruck-Feedback gemeinsam mit Entspannungsverfahren (Kombination aus Progressiver Muskelentspannung und Meditationskomponenten) verwendet wurde. Auch hier ergaben sich Blutdrucksenkungen, die am deutlichsten ausgeprägt waren, wenn die Patienten zunächst über drei Monate mit der Blutdruck-Feedback-Methode und anschließend über weitere drei Monate mit der Entspannungsmethode behandelt worden waren.

Ein weiteres Kombinationsverfahren zur Senkung des Blutdrucks von Hypertonikern stammt von Patel und ihren Mitarbeitern (z.B. Patel & North, 1975). Hier wurde das Feedback der Hautleitfähigkeit mit Entspannungstechniken und Yoga-Übungen kombiniert. Damit konnten klinisch relevante Senkungen des systolischen Blutdrucks (bis zu 28 mmHg) erzielt werden.

Die Frage nach den *Mechanismen*, die bei Entspannungsverfahren an der Senkung des Blutdrucks beteiligt sind, kann heute erst teilweise beantwortet werden. Frühe Studien (Wallace, Benson & Wilson, 1971; Wallace & Benson, 1972; Benson, Greenwood & Klemchuk, 1975) berichten, daß der Blutdruck sinkt, wenn die Probanden in irgendeiner Weise gelernt hatten, sich zu entspannen. Die Methode, nach welcher dies geschah, spielte dabei keine entscheidende Rolle. Neben Blutdrucksenkungen nahm dabei regelmäßig die Atemfrequenz, die Herzrate und der Sauerstoffverbrauch ab. Außerdem kam es zu einer Reduktion des Herzminutenvolumens (Gervino & Veazey, 1984), was zu einer Senkung vor allem des systolischen Blutdrucks führte. Der gemeinsame Nenner der bisherigen Erklärungsansätze besteht darin, daß eine Blutdrucksenkung vorwiegend durch eine Dämpfung der Sympathikusaktivität zustande kommt. Dabei gibt es natürlich Unterschiede zwischen den jeweiligen Entspannungsverfahren hinsichtlich der Regulationskomponenten, über die dies erreicht wird, nämlich über die Senkung des Herzminutenvolumens und/oder eine Abnahme des peripheren Gefäßwiderstandes.

Zweifellos können auch noch andere Einflußgrößen, die mit Blutdrucksenkungen einhergehen, durch Entspannungsverfahren günstig beeinflußt werden. Berichtet wurde von Abnahmen der Kontraktilität des Herzmuskels und der Katecholamin-Ausschüttung (Davidson et al., 1979), der Nebennierenrinden-Hormone

(McGrady et al., 1981; Patel et al., 1981) sowie der Plasma-Renin-Aktivität (Patel et al., 1981).

Ein weiteres Merkmal ist den erfolgreichen Studien gemeinsam: Senkungen des Blutdrucks ließen sich nur nach langem, mehrere Monate dauernden und systematischem, d.h nach einem festgelegten Schema verlaufenden Training erzielen.

5. Veränderungen der Atemtätigkeit

5.1 Grundlagen

Die Atmung dient hauptsächlich dem Gasaustausch des Organismus (Sauerstoffaufnahme, Kohlendioxydabgabe). Bei körperlicher Belastung nimmt die Atemfrequenz und das Atemzugvolumen deutlich zu. Chemorezeptoren registrieren die Blutgaszusammensetzung und melden diese an das Atemzentrum, welches in der medulla oblongata und im Brückenhirn lokalisiert ist. Einatmung (Inspiration) und Ausatmung (Expiration) werden von verschiedenen, im Atemzentrum angesiedelten Neuronenverbänden gesteuert. Einflüsse auf das Atemzentrum gehen außer von den Chemorezeptoren auch noch von den Dehnungsrezeptoren in der Lunge, den Kälterezeptoren in der Haut, vom Hypothalamus und von der Großhirnrinde aus.

5.2 Atmung und Entspannung

Entspannungsverfahren üben insgesamt einen dämpfenden Effekt auf die genannten Atemgrößen aus. Es kommt in der Regel zu einer Abnahme der Atemfrequenz und zu einer Abflachung des Atemzugvolumens.

Während der Übungen des *Autogenen Trainings* tritt zunehmend eine Verlangsamung der Atemfrequenz auf. Außerdem wurde eine Zunahme der abdominellen gegenüber der thorakalen Atmung beobachtet. Diese Effekte stellen sich spontan bereits während der Schwere- und Wärme-Übung ein (s. Kapitel „Autogenes Training"). Die speziell auf die Veränderung der Atmung abzielende Übung (Formeln: „Es atmet mich" oder „Atem gleichmäßig und ruhig") führt nur noch zu geringfügigen Veränderungen dieses Atemmusters. Ferner wurde beobachtet (Luthe, 1969), daß sich während der Entspannung die Inspirationsphasen gegenüber den Expirationsphasen innerhalb eines Atemzyklus verlängern. Die Atemtätigkeit wird insgesamt flacher und gleichmäßiger.

Nicht eindeutig sind die respiratorischen Veränderungen während der *Meditation*. In der ersten psychophysiologischen Untersuchung zu Effekten der Transzendentalen Meditation berichteten Wallace und Mitarbeiter (Wallace, Benson & Wilson, 1971) über eine Abnahme der Atemfrequenz (13 Atemzüge vor und jeweils 11 Atemzüge während und nach der Meditationsphase), der Sauerstoffaufnahme (251,2 ml/min vor, 211,4 ml/min während und 242,1 ml/min nach der Meditationsphase) und der Kohlendioxydabgabe (218,7 ml/min vor, 186,8 ml/min während und 217,9 ml/min nach der Meditationsphase).

Nachfolgende Untersuchungen konnten diese Befunde, sofern diese Maße überhaupt erfaßt wurden, allerdings nicht bestätigen (Übersicht bei Holmes, 1984).

Auch während der *Hypnose-Induktion* wurden Verlangsamungen der Atemfrequenz beobachtet. Sie unterschieden sich aber nicht von den respiratorischen Veränderungen, die während körperlicher Ruhigstellung auftraten (Edmondston, 1981).

Es gibt derzeit keinen eindeutigen empirischen Hinweis darauf, daß durch spezifische Entspannungsverfahren auch spezische Veränderungen respiratorischer Parameter hervorgerufen würden. Vielmehr sprechen die vorliegenden Befunde dafür, daß die respiratorische Aktivität nur soweit reduziert wird, als allein durch das Fehlen körperlicher Betätigung bedingt ist.

6. Elektrodermale Veränderungen

Seit dem 19. Jahrhundert ist bekannt, daß Hautreaktionen mit psychischen Prozessen verknüpft sind. Sie gehören in der Psychophysiologie zu den Größen, die am häufigsten als Indikatoren für Aktivierungsprozesse verwendet wurden. Die Veränderungen, die dabei auftraten, gehen auf Änderungen der elektrischen Eigenschaften der Haut zurück (daher die Bezeichnung „elektrodermal"; griech. derma = Haut).

6.1 Grundlagen und Registriertechnik

Durch Änderung der Schweißdrüsenaktivität ändert sich die elektrische Leitfähigkeit der Haut. Darauf beruhen verschiedene Meßverfahren zur Bestimmung von tonischen und phasischen Kennwerten der Hautleitfähigkeit. Bei all diesen Verfahren wird über zwei Elektroden entweder eine konstante Spannung oder ein konstanter Strom durch ein Hautareal (z.B. Handinnenfläche) geleitet. Änderungen des elektrischen Widerstandes bezeichnet man als Hautwiderstands-Reaktion (= phasisch; engl. skin resistance response, SRR) oder Hautwiderstandsniveau (= tonisch; engl. skin resistance level, SRL), Änderungen der Leitfähigkeit entweder als Hautleitfähigkeits-Reaktion (= phasisch; engl. skin conductance response, SCR) oder Hautleitfähigkeits-Niveau (= tonisch; engl. skin conductance level, SCL). Außer diesen elektrischen Änderungsmerkmalen der Haut sind noch nichtelektrische Phänomene bekannt, wie z.B. die Hautfeuchtigkeit aufgrund einer erhöhten Schweißmenge.

Neben Leitfähigkeitsänderungen treten in der Haut auch Potentialverschiebungen ohne Zufuhr von elektrischer Energie auf, die wahrscheinlich durch ähnliche Faktoren wie die Änderungen der Hautleitfähigkeit hervorgerufen werden.

Auch hier unterscheidet man wiederum zwischen Hautpotential-Niveau (= tonisch; engl. skin potential level, SPL) und Hautpotential-Reaktion (= phasisch; engl. skin potential resistance, SPR). Detaillierte Angaben zur Anatomie der Schweißdrüsentätigkeit, Registriertechnik, psychophysiologischen Grundlagen und Anwendungsbereichen finden sich bei Schandry (1996) und Boucsein (1988).

Die Schweißdrüsenaktivität wird neural ausschließlich über den Sympathikus gesteuert, wobei Acetylcholin den Überträgerstoff darstellt. Kurzfristige oder länger anhaltende Steigerungen der Sympathikus-Aktivität führen zu phasischen oder tonischen elektrodermalen Reaktionen. Durchtrennungen der Innervationsbahnen oder pharmakologische Blockaden (z.B. mit Atropin) führen zum Verschwinden dieser Reaktionen. Je besser ein Hautareal mit Schweißdrüsen ausgestattet ist, um so stärker werden die Reaktionen an dieser Stelle ausfallen, sobald die Sympathikus-Aktivität zunimmt (= lokaler Faktor). Hinweise auf weitere lokale Faktoren, die die elektrodermalen Reaktionen beeinflussen können, finden sich in den oben erwähnten Monographien.

6.2 Elektrodermale Veränderungen und Entspannung

Nach den vorangegangenen Überlegungen müßte, sofern Entspannungsverfahren die Sympathikus-Aktivität dämpfen, die Hautleitfähigkeit infolge einer verminderten – tonischen oder phasischen – Schweißdrüsen-Aktivität abnehmen. Effekte in dieser Richtung sind in der Tat während verschiedener Entspannungsverfahren beobachtet worden.

In der psychophysiologischen *Hypnoseforschung* zählen Veränderungen verschiedenster elektrodermaler Kennwerte zu den konsistentesten Befunden (Edmonston, 1981). Sowohl tonische als auch phasische Hautleitfähigkeitsmaße deuten daraufhin, daß es während der Hypnose zu einer Reduktion des sympathischen Aktivierungsniveaus kommt. Die Veränderungen des Hautwiderstands-Niveaus (SRL) während der Hypnose sind allerdings nicht klar von denen zu trennen, die auch schon bei bloßen Entspannungsinstruktionen auftreten. In beiden Fällen nimmt die Hautleitfähigkeit ab. Sobald aber die Hypnose-Suggestionen eine aktive Beteiligung der Probanden verlangen, steigt die Hautleitfähigkeit (vor allem die Niveau-Kennwerte) sprunghaft an, was für eine stärkere Aktivierung des Sympathikus während dieser Phasen spricht (Übersicht bei Edmonston, 1981). Auch die elektrodermalen Spontanfluktuationen verändern sich während der Hypnose. Zunächst ist eine Abnahme über die Zeit hin zu beobachten (Pessin, Plapp & Stern, 1968; O'Connell & Orne, 1968). Je mehr die Probanden deaktiviert waren, um so geringer war die Zahl an Spontanfluktuationen. Spontanfluktuationen und Änderungen des Hautleitfähigkeits-Niveaus (SCL) müssen nicht unbedingt miteinander gekoppelt sein, vielmehr können sie während der Hypnose divergieren (s. Pessin et al., 1968). Dies hat zu Spekulationen über unterschiedliche Auslösebedingungen geführt, daß nämlich SCL mit der Relaxationskomponente und die Spontanfluktuation mit Aufmerksamkeitsprozessen während der Hypnose zusammenhängen.

Eine solche Unterscheidung ist aufgrund der elektrodermalen Kennwerte nicht möglich; zudem handelt es sich bei dieser Argumentation um einen Zirkelschluß.

Die Mehrzahl der Untersuchungen zur elektrodermalen Veränderung während des *Autogenen Trainings* berichten über eine kontinuierliche Zunahme des Hautwiderstandes (SRR und SRL) im Verlauf der sechs Unterstufen-Übungen (zit. nach Lichstein, 1988). Je besser Personen das Autogene Training beherrschen, um so schwächer fielen ihre elektrodermalen Reaktionen auf einen akustischen Reiz hin aus, der bei Ungeübten gewöhnlich zu einem Anstieg des elektrodermalen Aktivierungsniveaus führte. Zunahmen des Hautwiderstandes fanden sich auch, wenn die Original-Formeln des Autogenen Trainings über ein Tonband vorgegeben wurden, nicht aber, wenn deren Inhalt genau das Gegenteil der Standard-Formeln ansprach, nämlich leichte und kalte Extremitäten, warme Stirn (Brand & Master, 1980).

Frühe psychophysiologische Arbeiten zur *Transzendentalen Meditation* haben über drastische Abnahmen der Hautleitfähigkeit (SCL) (Wallace et al., 1971) sowie der Spontanfluktuationen (Orme-Johnson, 1973) während der Meditationsphasen berichtet. Dies wurde als Zeichen einer vegetativen Aktivierungsdämpfung interpretiert. Nachfolgende Studien konnten dies jedoch nicht bestätigen. Nach der Übersichtsarbeit von Holmes (1984) stellen Veränderungen der elektrodermalen Aktivität während der Meditation eher die Ausnahme als die Regel dar. Werden Meditationserfahrene emotionalen Belastungen durch Betrachten grauen- und ekelerregender Filmszenen ausgesetzt, sind ihre Hautreaktionen (SCR) denen vergleichbar, die auch bei Meditationsunerfahrenen auftreten. In der Antizipationsphase vor dem Stressor waren ihre elektrodermalen Reaktionen sogar stärker (Goleman & Schwartz, 1976). Nach Ende der Belastung nahmen die Hautwiderstandsreaktionen (SCR) bei den Meditationserfahrenen stärker ab als bei den Kontrollpersonen. Dies ist aber noch kein Beweis dafür, daß die Meditation ein Verfahren ist, um die vegetative Aktivierung zu dämpfen; denn bei den Meditierenden lagen die elektrodermalen Kennwerte vor Beginn der Belastung höher als bei den Nicht-Meditierenden und unterschritten auch in der Erholungsphase nicht deren Endniveau. Diese und ähnliche Untersuchungen (Kirsch & Henry, 1979; Boswell & Murray, 1979; Puente & Beiman, 1980) lassen es fraglich erscheinen, ob durch Transzentendale Meditation die psychophysiologische Aktivierung, wie sie durch Labor-Stressoren hervorgerufen wird, stärker gedämpft wird, als dies ohne jede Meditationshilfe allein schon durch einfache Entspannung (Ruheposition, Entspannungsinstruktion) der Fall ist.

Veränderungen der elektrodermalen Aktivität durch *Progressive Muskelentspannung* sind kaum untersucht worden, so daß eine Beurteilung ihrer Wirkweise in dieser Hinsicht schwerfällt. Lediglich Davidson und Hiebert (1971) fanden, daß trainierte Personen auf einen emotional belastenden Film hin weniger Spontanfluktuationen und ein niedrigeres Hautleitwert-Niveau (SCL) aufweisen als untrainierte. Dies scheint aber ein Einzelbefund zu sein (vgl. dazu Lehrer et al., 1988).

Das *Feedback* elektrodermaler Kennwerte wurde zunächst mit dem Ziel eingesetzt, die willentliche Beeinflußbarkeit dieses autonomen Prozesses nachzuweisen. Hier waren es vorwiegend die Spontanfluktuationen, die unter Feedback-Kontrolle gesteigert bzw. gesenkt werden sollten. Heute gilt es als erwiesen, daß dies möglich ist (Übersicht bei Yates, 1980). Weniger eindeutig wird die Befundlage jedoch dann, wenn die Amplituden der Hautleitfähigkeitsreaktionen (SCR) gesteigert oder gesenkt werden sollen. Im klinischen Bereich diente elektrodermales Feedback vor allem zur Unterstützung der Aktivierungsdämpfung bei verschiedenen psychophysiologischen Störungsformen. Meist wurde diese Methode jedoch mit verschiedenen anderen Verfahren kombiniert, so daß der spezifische Beitrag, den das Feedback dabei leistete, nur schwer zu bestimmen ist. Patel und North (1975) beispielsweise verwendeten es zusammen mit Entspannungs- und Yoga-Übungen erfolgreich zur Senkung des Blutdrucks von Hypertonikern.

7. Hirnelektrische Veränderungen

Ein in der Psychophysiologie häufig verwendetes Verfahren zur Bestimmung von Erregungsprozessen in der Hirnrinde ist das Elektroenzephalogramm (EEG). Es zeichnet die an der Schädeloberfläche auftretenden elektrischen Potentialschwankungen auf (zur Entstehung der hirnelektrischen Potentiale vgl. Birbaumer & Schmidt, 1990; zur Technik der Registrierung des EEG vgl. Schandry, 1996; Lutzenberger et al., 1985). Grob vereinfacht gesagt, gibt es Auskunft über den Grad an zentralnervöser Aktiviertheit. Es ist jedoch eine irrige Meinung anzunehmen, daß hiermit ein Zugang zu spezifischen Vorstellungen, Gedanken oder Gefühlen des Menschen möglich wäre. In Kombination mit anderen psychophysiologischen Meßverfahren sowie mit Verhaltensmaßen und bestimmten experimentellen Anordnungen läßt sich die Indikatorfunktion des EEG präzisieren und erweitern.

7.1 Grundlagen und Registriertechnik

Man unterscheidet verschiedene Erscheinungsbilder (graphische Elemente) des EEG:
a) *Spontanaktivität*. Damit sind die ununterbrochen an der Schädeloberfläche ablaufenden elektrischen Potentialschwankungen gemeint; die EEG-Analysen während bestimmter Entspannungsverfahren basieren weitgehend auf dieser Form hirnelektrischer Aktivität.
b) *Evozierte Aktivität*. Hierbei handelt es sich um Potentialveränderungen, die sich unmittelbar (etwa 500 ms) nach einer Stimulation (akustisch, visuell, taktil, olfaktorisch) auslösen (evozieren) lassen. Man spricht daher auch von ereigniskorrelierten Potentialen (engl. event related potentials, ERP). Einzelheiten finden sich bei Schandry (1996) und Lutzenberger et al. (1985). Diese Form der EEG-Aktivität spielt in der Psychophysiologie der Entspannung kaum eine Rolle; um diese Muster nämlich aus der Spontanaktivität herauszufinden, sind Mit-

telungsoperationen (sogenanntes averaging) erforderlich. Dafür muß der Reiz mehrfach wiederholt werden, was dem Aufbau einer Entspannungsreaktion zuwiderläuft.

c) *Hirnstamm-Potentiale*. Hierbei handelt es sich um charakteristische Potentialmuster, die wenige Millisekunden nach einem Reiz an der Schädeloberfläche auftreten und Auskunft über die synaptischen Stationen, z.B. in der Hörbahn, geben. Auch sie sind in psychophysiologischen Untersuchungen zur Entspannung aus den unter b) genannten Gründen der Mehrfach-Reizung nicht verwendet worden.

7.2 Formen der Spontanaktivität, EEG-Frequenzbänder und Aktiviertheitsgrade

Das Spontan-EEG ist gekennzeichnet durch einen kontinuierlichen Verlauf von Potentialschwankungen (Wellenformen), die sich hinsichtlich Amplitude und Frequenz unterscheiden. Die wichtigsten Potentialtypen sind in Abbildung 10 dargestellt.

Die Muster der rhythmischen EEG-Aktivität erlauben in grober Vereinfachung Rückschlüsse auf den Aktiviertheitszustand der Großhirnrinde, insbesondere auf den Wachheitsgrad eines Individuums. Bei Aufgaben, die hohe Vigilanz erfordern, oder bei körperlichen und emotionalen Belastungen treten EEG-Muster auf, die sich eindeutig von Zuständen der Deaktiviertheit, Prozessen des Einschlafens oder von einzelnen Schlafstadien unterscheiden. Insofern gestattet das EEG differenziertere Aussagen über Abstufungen der Aktiviertheit als dies auf Grund von peripher-physiologischen Indikatoren, die bisher erörtert wurden, möglich ist. Daher eignet sich auch das EEG besonders für die Definition und Abgrenzung dessen, was unter einem Entspannungszustand (s.u.) zu verstehen ist.

a) Alpha-Wellen

Sie treten im entspannten Wachzustand meist in Form von Spindeln auf, die schon mit bloßem Auge gut in einer EEG-Aufzeichnung zu erkennen sind. Häufigkeit und Dauer der Alpha-Spindeln nehmen gewöhnlich zu, wenn die Augen geschlossen werden, die okulomotorische Aktivität vermindert ist und von der Umgebung keine Störreize produziert werden. Ein bekanntes psychophysiologisches Phänomen ist die sogenannte Alpha-Blockade, d.h. die Alpha-Wellen verschwinden, sobald die Augen geöffnet werden oder neue und unerwartete Ereignisse eintreten, auf die hin eine Orientierungsreaktion erfolgt (Mulholland, 1990). Nach einiger Zeit verschwindet diese Blockade wieder infolge einer Habituation. Diese Phänomene treten aber nicht bei allen Personen auf, vielmehr besitzen sie, wie alle nachfolgenden Hirnstrommuster, eine hohe interindividuelle Streubreite.

Psychophysiologie der Entspannung   59

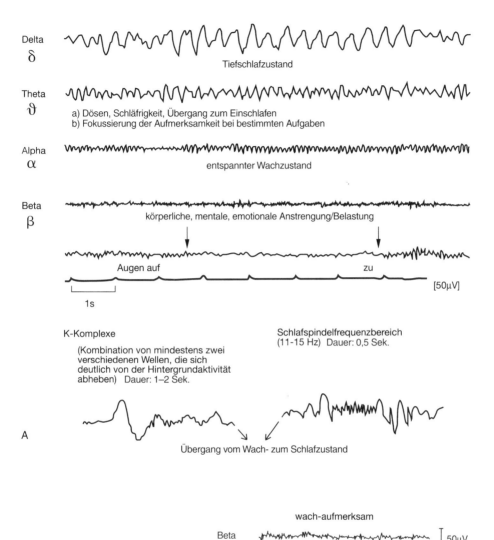

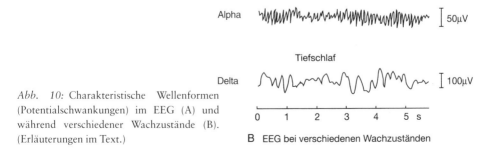

Abb. 10: Charakteristische Wellenformen (Potentialschwankungen) im EEG (A) und während verschiedener Wachzustände (B). (Erläuterungen im Text.)

b) Beta-Wellen

Sie beherrschen zusammen mit den Alpha-Wellen das Hirnstrombild einer wachen Person. Vermehrt tritt Beta-Aktivität bei körperlicher, mentaler und emotionaler Anstrengung und unter körperlicher Belastung auf. Ein EEG, in welchem eindeutig Beta-Wellen vorherrschen, nennt man „desynchronisiert". Von einer EEG-„Synchronisation" spricht man, wenn die Alpha-Wellen vorherrschen.

c) Theta-Wellen

Theta-Wellen treten unter zwei verschiedenen Aktivierungsbedingungen auf: Erstens im eingeschränkten Wachzustand (Dösen), beim Schläfrigwerden oder beim Übergang zum Einschlafen und zweitens bei bestimmten Aufgaben, die eine Fokussierung der Aufmerksamkeit (z.B. Problemlösen, Beobachten eines Radarschirms) verlangen (Vogel et al., 1968; Schacter, 1977). Außerdem ist bekannt, daß die Theta-Aktivität beim Übergang von der aufrechten Körperhaltung in die waagerechte Lage zunimmt (Vaitl & Gruppe, 1991).

d) Delta-Wellen

Im Wachzustand kommen im EEG von Gesunden normalerweise keine Delta-Wellen vor. Sie sind vielmehr Zeichen des Tiefschlafs (= „slow wave sleep", SWS) und spielen im Zusammenhang mit Entspannungsverfahren nur insofern eine Rolle, als ihr Auftreten mit großer Wahrscheinlichkeit dafür spricht, daß die Übenden eingeschlafen sind.

e) Weitere EEG-Muster

Beim Übergang vom Wachzustand zum Einschlafen treten kurzfristig charakteristische EEG-Zeichen auf, die von den bisherigen Wellenformen deutlich zu unterscheiden sind, nämlich die K-Komplexe und die Schlafspindeln. Die K-Komplexe (Dauer: 1–2 Sekunden) sind durch hochamplitudige, steil ansteigende Wellenzüge gekennzeichnet, die spontan auftreten können oder eine Reaktion auf einen externen oder internen Reiz darstellen. Die sogenannten Schlafspindeln (Dauer: 0.5 Sekunden), deren Frequenzbereich zwischen 11 und 15 Hz liegt, zeigen ein annähernd sinusförmiges Schwingungsmuster.

Das erstmalige Auftreten von K-Komplexen zusammen mit Schlafspindeln innerhalb eines niedrig-amplitudigen EEG mit gemischten Frequenzbändern ist ein Zeichen dafür, daß eine Person eingeschlafen ist und sich in Schlafstadium I befindet. Auch während der nachfolgenden Schlafstadien II und III können diese EEG-Zeichen noch auftreten, doch kommt es dann im EEG zu vermehrter Delta-Aktivität.

7.3 Spontan-EEG und Entspannung

EEG-Untersuchungen wurden während des Autogenen Trainings und der Hypnose, bei verschiedenen Meditationsformen und während Biofeedback-Verfahren durchgeführt. Beim gegenwärtigen Stand der Forschung erlauben sie einigermaßen zuverlässige Aussagen darüber, inwieweit diese Entspannungsverfahren die hirnelektrische Aktivität und damit den Aktiviertheitsgrad des Gehirns beeinflussen.

Die frühen EEG-Untersuchungen während des *Autogenen Trainings* galten vor allem der Frage, inwieweit zentralnervöse Unterschiede zwischen Langzeit-Trainierten und Kurzzeit-Trainierten bestehen. An Kurzzeit-Trainierten stellten Jus und Jus (1963) folgende EEG-Veränderungen fest: Nach einer Periode regelmäßiger Alpha-Wellen tritt eine Periode mit Alpha-Wellen sehr unterschiedlicher Amplitudenhöhen auf; danach ist eine Periode nicht-kontinuierlicher Alpha-Aktivität mit gelegentlicher Theta-Aktivität zu beobachten. Sobald Theta-Wellen auftraten, berichteten die Probanden meist über Schwere-Sensationen. Bei Langzeit-Trainierten (6 bis 36 Wochen Training) verschwindet dieser Zusammenhang zwischen körperlichen Sensationen und EEG-Aktivität (Stojanow & Heidrich, 1962). Israel, Romer und Geißmann (1958) beobachteten an Langzeit-Trainierten ebenfalls eine Abnahme der Alpha-Amplituden bis hin zu einem völligen Verschwinden der Alpha-Wellen für die Dauer von 10 bis 60 Sekunden bis zu einigen Minuten. Außerdem fanden sie irregulär auftretende Theta-Wellen. Im Unterschied zu den Kurzzeit-Trainierten traten bei den Langzeit-Trainierten keine Einschlaf-Zeichen (K-Komplexe, Schlafspindeln) auf. Diese Befunde sprechen dafür, daß der einzige Unterschied zwischen Kurz- und Langzeit-Trainierten darin besteht, daß Kurzzeit-Trainierte während des Autogenen Trainings eher in ein Einschlafstadium abgleiten oder gänzlich einschlafen, während Langzeit-Trainierte diesen physiologischen Prozeß des Übergangs vom Wachen zum Schlafen zu blockieren gelernt haben (s. Erläuterungen zum „Entspannungszustand").

Die frühen EEG Untersuchungen während der *Hypnose* gingen vorwiegend der Frage nach, ob sich Hypnose elektroenzephalographisch von Schlafzuständen unterscheidet. Damals wie heute ist die Befundlage unklar; denn es gibt sowohl Ähnlichkeiten als auch Divergenzen zwischen Stadien der Hypnose und Stadien des Schlafs. Eine Übersicht über diese Studien findet sich bei Edmonston (1981). Die frühen Untersuchungen bemühten sich mit Hilfe des EEG, den Nachweis zu erbringen, daß es sich bei den Bewußtseinslagen, die durch die Hypnose hervorgerufen werden, um Sonderzustände kortikaler Prozesse handle. Die empirische Evidenz hierfür ist allerdings gering (Evans, 1979). Auch ein weiterer Forschungsschwerpunkt konnte bislang noch keine überzeugenden Befunde vorlegen, nämlich zur Frage, ob solche Personen, die für Hypnose empfänglich sind, durch eine vermehrte Alpha-Produktion im EEG gekennzeichnet seien (Evans, 1979). Eine kritische Übersicht über die bislang vorliegenden empirischen Arbeiten zu dieser Frage kam zu dem Schluß, daß die Hypnotisierbarkeit keinen systematischen Zusammenhang mit der Alpha-Aktivität des EEG aufweist (Perlini & Spanos, 1991).

Gegenwärtig richtet man das Augenmerk eher auf die Frage, inwieweit sich die elektrokortikalen Prozesse während der Hypnose von denen anderer Entspannungsverfahren unterscheiden. Hierbei stand wiederum die Alpha-Aktivität des EEG im Mittelpunkt des Interesses. Wenn überhaupt eine Zunahme der Alpha-Aktivität auftrat, war dies größtenteils dadurch bedingt, daß die Probanden die Augen geschlossen hatten, und nicht, wie man erwartet hatte, durch spezielle Formen der Hypnose-Induktion oder hypnotische Suggestionen (Edmonston, 1981). Daß die Alpha-Aktivität bei geschlossenen Augen zunimmt, ist ein allen Entspannungsverfahren gemeinsames Merkmal.

Spezifischere Informationen scheinen dagegen die niedrigeren Frequenzklassen des EEG, insbesondere die Theta-Aktivität, zu enthalten. So fand man, daß für Hypnose-Instruktionen empfängliche Personen eine höhere Theta-Aktivität sowohl in Ruhe als auch unter Hypnose-Bedingungen (Hypnose-Induktion, Immobilisation des Armes, Halluzination einer Fliege, hypnotischer Traum) hatten als Personen, die als weniger empfänglich eingestuft worden waren (Sabourin et al., 1990). Diese Unterschiede im Spontan-EEG traten in den frontalen, zentralen und okzipitalen Bereichen des Kortex auf. Allerdings fanden sich keine Unterschiede in der Theta-Aktivität während der Hypnose-Induktion und den Hypnose-Suggestionen, wohl aber stieg die Theta-Aktivität während dieser beiden Hypnose-Bedingungen gegenüber einer bloßen Ruhe-Situation deutlich an. Da Theta-Aktivität im Spontan-EEG nicht nur Zeichen einer zunehmenden kortikalen Inhibition und Schläfrigkeit ist, sondern auch im Wachzustand bei bestimmten kognitiven Aufgaben (Problemlösen, Fokussierung der Aufmerksamkeit) vermehrt auftreten kann (Vogel et al., 1968; Schacter, 1977), wird vermutet, daß durch die Hypnose-Induktion und die Hypnose-Suggestionen weniger die Schläfrigkeit als vielmehr die selektive Aufmerksamkeit (bzw. Unaufmerksamkeit) sowie die Intensität von Vorstellungen gefördert wird.

Änderungen des Spontan-EEG traten auch während verschiedener *Meditationsverfahren* auf. So fand sich während der Transzendentalen Meditation, bei der die Übenden ihre Aufmerksamkeit auf ein Mantra richten sollten, eine deutliche Zunahme der langsamen Alpha-Rhythmen (8–9 Hz) in den zentralen und frontalen Regionen der Hirnrinde (Wallace, 1970; Wallace et al., 1971). Bei einigen Meditierenden traten gelegentlich auch die langsameren Theta-Rhythmen (5–7 Hz) auf. Anzeichen einer EEG-Synchronisation fanden sich bei Meditationserfahrenen häufiger und konsistenter als bei Unerfahrenen (Brown et al., 1972). Vergleichende Untersuchungen zum Spontan-EEG während der Meditation, bei bloßer Entspannung und während des Einschlafens führte Banquet (1972, 1973) durch. Alle Meditierenden zeigten Alpha-Perioden mit erhöhten Amplituden und verminderter Frequenz zu Beginn und am Ende der Meditation. Bei Fortgeschrittenen unterblieb die bekannte EEG-Alpha-Blockade auf einen akustischen und visuellen Reiz hin (Orientierungsreaktion), obwohl die Meditierenden in der Lage waren, jede Frage prompt zu beantworten und Willkürbewegungen auszuführen. Die Theta-Perioden im EEG, die während der Meditation auftraten, unterschieden sich von den gemischten Theta-Epochen, wie sie von Einschlafprozessen her bekannt sind. Diese

Form der Meditation begünstigt vermutlich einen kortikalen Wachzustand, in dem durch die Einschränkung der Aufmerksamkeit externe Reize gefiltert und somit kurzfristige EEG-Aktivierungen (Desynchronisation) unterdrückt werden können. Ebenfalls an Langzeit-Trainierten konnten Warrenburg und seine Mitarbeiter (Warrenburg et al., 1980) hoch-amplitudige, sinusoidale Theta-Wellen während der Meditation beobachten. Auch Herbert und Lehmann (1977) fanden solche Theta-Aktiviäten („theta bursts") bei Langzeit-Trainierten, wenn diese die Augen geschlossen hatten. Es ist nach wie vor noch unklar, welche Bedeutung diesem EEG-Muster, welches in normalen EEG-Registrierungen relativ selten vorkommt, beizumessen ist. Der Zeitpunkt seines Auftretens spricht möglicherweise dafür, daß sich die Meditierenden in einem intermediären Zustand zwischen Wachen und Schlafen befinden, den sie über längere Zeit hin aufrechtzuerhalten gelernt haben. Dieser Annahme aber widersprechen die Befunde von Pagano et al. (1976) und Younger et al. (1975), denen zufolge die während der Meditation registrierten EEG-Aktivitäten denen der Einschlafphase oder sogar des Schlafes ähnlicher sind als jenen des Voreinschlafstadiums.

Veränderungen im Spontan-EEG fanden sich auch bei Mönchen, die lebenslange Erfahrung in der Zen-Meditation hatten. Gemeinsam ist beiden Verfahren – der Transzendentalen und buddhistischen Zen-Meditation – die typische Form der Aufmerksamkeitsausrichtung auf eine einzige, unveränderliche Reizquelle, wie z. B. auf die Atmung oder ein Mantra. Ablenkenden Reizen gegenüber wird eine abwartende, gewährende und unbeteiligte Haltung empfohlen und im Laufe der Meditation eingeübt. Die Unterschiede bestehen lediglich darin, daß die Zen-Meditation mit geöffneten, die Transzendentale Meditation dagegen mit geschlossenen Augen durchgeführt wird. Dies kann sich auf lange Sicht auch auf Veränderungen der zentralnervösen Prozesse während des Meditierens auswirken. Die an Zen-Mönchen beobachteten Veränderungen des EEG (Kasamatsu & Hirai, 1969) deuten daraufhin, daß es, ähnlich wie bei den anderen Entspannungsverfahren, zu einer Senkung des Aktivierungsniveaus des Kortex kommt (Zunahme der Alpha-Amplituden, Auftreten von Theta-Wellen in Abhängigkeit von der Meditationsdauer). Der Unterschied, der zwischen Nicht- und Zen-Meditierenden bestand, fand sich in der Alpha-Blockade des EEG nach wiederholter Darbietung akustischer Reize. Bei mehrfacher Darbietung schwächt sich gewöhnlich diese Blockade ab oder unterbleibt völlig. Dies sind bekannte Zeichen kortikaler Habituation. Bei den Zen-Meditierenden allerdings trat diese Habituation nicht auf. Das könnte ein Hinweis darauf sein, daß sie durch die Meditation gelernt haben, ihre Aufmerksamkeit auf einem gleichbleibenden Niveau zu halten und zu stabilisieren. Neuere Untersuchungen, die diesen Effekt zu replizieren suchten, kamen allerdings zu dem Ergebnis, daß es keinen Unterschied in der Habituation der EEG-Alpha-Blockade bei Kontrollpersonen und solchen, die Erfahrungen in Zen-, Yoga- oder Tranzendentaler Meditation hatten (Becker & Shapiro, 1981). Da die verwendeten EEG-Maße bekanntlich überaus anfällig für die jeweiligen Untersuchungsbedingungen sind, müssen diese Interpretationen vorläufig sein und haben nur hinweisenden Charakter.

Warrenburg und seine Mitarbeiter (Warrenburg et al., 1980) untersuchten an zwei verschiedenen Tagen Personen, die ein Langzeittraining in *Progressiver Muskelentspannung* (6,4 Jahre bei fünfmaligem wöchentlichen Training) absolviert hatten und verglichen sie mit sogenannten Kurzzeit-Trainierten (Teilnehmer an einem Kurs zur Progressiven Muskelentspannung) sowie mit Langzeit-Trainierten in Transzendentaler Meditation (Meditationserfahrung von 3,4 Jahre bei zwölfmaligem wöchentlichen Training). Interessant sind hier vor allem die EEG-Indikatoren für Einschlafprozesse. So fand sich bei allen Gruppen am zweiten Untersuchungstag eine stärkere Abnahme des Wachheitsgrades sowie eine Zunahme von Schlafstadium I und II. Bei der Progressiven Muskelentspannung war der Prozentsatz, mit der Stadium II auftrat, bei den Langzeit-Trainierten weitaus höher (29%) als bei den Kurzzeit-Trainierten (0,5%). Ebenfalls niedrig war er auch bei der langzeittrainierten Meditationsgruppe. Dies deutet darauf hin, daß es bei der Progressiven Muskelentspannung rascher als unter den beiden anderen Bedingungen zu Einschlafphänomenen kommt, sobald eine gewisse Vertrautheit mit den Umgebungsbedingungen, z.B. am zweiten Untersuchungstag besteht. Mit Einschlafprozessen ist – zumindest auf der Grundlage dieser Untersuchung – dann zu rechnen, wenn die Übungen 13 bis 15 Minuten dauern. Dem Vorteil eines Langzeit-Trainings im Sinne einer besseren Generalisierbarkeit der Entspannungsreaktion, die sich vor allem in den vegetativen Maßen (Herzrate, Sauerstoffverbrauch, Atemfrequenz) widerspiegelte, steht der Nachteil gegenüber, daß die Verhinderung des spontanen Einschlafens bei fortgeschrittener Beherrschung der Progressiven Muskelentspannung nicht systematisch eingeübt wird.

Eine Sonderstellung nehmen die *Biofeedback-Verfahren* im Hinblick auf das Spontan-EEG ein. Denn bei ihnen geht es nicht bloß um die begleitende Registrierung, sondern um die direkte Veränderung des Spontan-EEG. Am Anfang der Biofeedbackforschung stand der Versuch, den Anteil der Alpha-Aktivität im EEG unter willentliche Kontrolle zu bringen, d.h. zu steigern und zu senken (Einzelheiten bei Yates, 1980 und im Kapitel „Biofeedback"). Die besondere Bedeutung, die dem Alpha-Feedback in der Vergangenheit als Entspannungsinduktions-Verfahren beigemessen worden ist, geht auf Berichte zurück, wonach bei vermehrter Alpha-Aktivität positive Gefühle, z.B. von Wohlbefinden, Entspanntheit und Ruhe, auftreten sollten. Kontrollierte Experimente zeigten jedoch bald, daß diese „Sonder-Erlebnisse" eher die Ausnahme als die Regel waren. Denn Berichte über Gefühle des Wohlbefindens, der Ruhe und der Entspannung sowie eine intensivere Wahrnehmung innerpsychischer Prozesse waren, wie Plotkin (1979) zeigen konnte, weit mehr durch positive Erwartungen, Einstellungen, Vorerfahrungen oder schlichte Versuchsleitereinflüsse provoziert worden als durch eine direkte, willentliche Kontrolle der Alpha-Aktivität des EEG.

Die Frage, was während eines Alpha-Feedback-Trainings gelernt wird, kann heute mit einer gewissen Sicherheit beantwortet werden. Es wird wahrscheinlich nicht gelernt, die Hirnstromtätigkeit direkt zu beeinflussen, sondern vielmehr jene Prozesse zu unterbinden, die eine EEG-Synchronisation, d.h. eine vermehrte Alpha-Aktivität im Spontan-EEG, behindern. Diejenigen Aktivitäten, die dabei als

Mediatoren in Frage kommen, sind okulomotorische Vorgänge. Denn die Alpha-Aktivität wird um so stärker unterdrückt, je mehr efferente okulomotorische Kommandos stattfinden, wie z.B. bei Augenbewegungen, Fixationen oder bei Linsenakkomodation (Mulholland & Peper, 1971). Nehmen die unwillkürlichen okulomotorischen Kommandos ab – wie dies häufig beim Dösen, leichter Schläfrigkeit oder geistigem „Abschalten" vorkommen kann – nimmt gewöhnlich die Alpha-Aktivität zu. Meist gelingt dies den Probanden dadurch, daß sie externe Reize ausblenden oder ihre Reizverarbeitung reduzieren. Die dadurch hervorgerufenen Veränderungen der kortikalen Aktivität können sich in einer Zunahme der Alpha-Aktivität im Spontan-EEG widerspiegeln und durch Feedback-Signale weiter verstärkt werden. Von der Wahl der Feedback-Signale hängt dann ab, ob sie dem Übenden gestatten, trotz der nötigen Aufmerksamkeit, die die Feedback-Signale verlangen, zwischendurch „abzuschalten".

8. Andere physiologische Veränderungen

Hierbei handelt es sich um eine Restkategorie, die all jene physiologischen Veränderungen enthalten könnte, von denen je in der Literatur berichtet wurde. Dies würde den Rahmen dieses Kapitels sprengen und dem Auswahlkriterium zuwiderlaufen, wonach nur solchen Befunden Bedeutung beigemessen wird, deren empirische Basis entsprechend breit und solide ist.

Der Übersicht halber aber sollen kurz einige physiologische Veränderungen samt den Entspannungsverfahren genannt werden, durch die sie hervorgerufen wurden:
▸ Gastrointestinale Veränderungen (Autogenes Training, Biofeedback),
▸ Senkung des Serum-Cholesterinspiegels (Autogenes Training),
▸ Reduktion der Schilddrüsen-Überfunktion (Autogenes Training),
▸ Erhöhung des Blutzuckerspiegels (Autogenes Training) und
▸ Verminderung des Speichel-Cortisol (Kombinationsentspannung).

9. Der Entspannungszustand – Versuch einer Integration

Trotz der Heterogenität ihrer Verfahrensvorschriften können die erwähnten Entspannungsverfahren auf wenige Komponenten reduziert werden, die vergleichbare psychophysiologische Wirkungen haben. Den neuropsychologischen und verhaltenstheoretischen Erklärungsansätzen kommt beim derzeitigen Wissensstand die größte einheitsstiftende Funktion zu. Das bedeutet jedoch nicht, daß damit auch schon sämtliche beobachteten Phänomene erklärt wären.

Der Entspannungsprozeß, an dessen Ende der Entspannungszustand steht, gliedert sich in verschiedene Phasen.

9.1 Die Vorbereitungsphase

In allen Verfahren gibt es eine Phase
- der Einleitung
- der Herstellung bestimmter, entspannungsfördernder äußerer Bedingungen sowie
- eine spezifische Methode der Entspannungsinduktion.

a) Einleitungsphase

Sie enthält Informationen über das Verfahren und dient dem Abbau von übertriebenen Erwartungen und Befürchtungen. Damit verbunden sind meist Hinweise darauf, daß Anstrengung und Leistungsorientierung die Ausbildung einer Entspannungsreaktion behindere. Derartige Instruktionen dienen einer unspezifischen Senkung des vorwiegend durch die Übungssituation bedingten psychophysiologischen Aktivierungsniveaus.

b) Äußere Bedingungen

Die Übungen werden meist in einer störungsfreien und außenreizarmen Umgebung durchgeführt (Benson, 1975; Lichstein, 1988). Unterstützt wird dies noch durch eine angenehme Körperposition. Ziel dieser Maßnahme ist ebenfalls eine Vermeidung aktivierungssteigernder Außen- und Innenreize.

c) Die Phase der Entspannungsinduktion

Generelles Ziel der Entspannungsinduktion ist die Verlagerung einer aktiv nach außen gerichteten Reaktionsbereitschaft auf eine passiv-rezeptive Ausrichtung der Aufmerksamkeit nach innen. Außer bei der Progressiven Muskelentspannung und den Biofeedback-Verfahren wird von allen sonst bekannten Verfahren eine derartige Ruhehaltung („Ruhetönung") angestrebt. Aber auch bei diesen beiden Verfahren scheint nach einer Anfangsphase eine Haltung der nach innen-gerichteten Aufmerksamkeit entspannungsfördernd zu wirken. Durch „Formeln", Beobachtung des Atemrhythmus oder ein Mantra kann diese gewünschte Form der Aufmerksamkeitsausrichtung noch verstärkt werden.

Die von allen Entspannungsverfahren geforderte Reduktion des sensorischen Inputs führt nach längerer Zeit zu einer Senkung des Vigilanzniveaus und zu einer Abnahme des neuromuskulären Tonus. EEG-Untersuchungen (Lehmann et al., 1967; Tepas, 1962) haben gezeigt, daß bei stabilisierten Netzhautbildern oder sogenannten Ganzfeldern vermehrt Alpha-Wellen im EEG auftreten. Eine derartige EEG-Synchronisation kann auch durch identische, schwache und wiederholte Reizung hervorgerufen werden. Dadurch wird die Wahrscheinlichkeit von arousal-Reaktionen, die durch Impulse aus der Körperperipherie oder vom Kortex evoziert werden, vermindert. Wie Mulholland (1973) nachweisen konnte, besteht ein enger Zusammenhang zwischen der Zunahme der EEG-Synchronisation und der Abnahme der okulomotorischen Aktivität. Da die Verbindung zwischen Augenmuskelkernen und der formatio reticularis des unteren Hirnstammes sehr eng ist, reduziert sich bei einer efferenten Ruhigstellung der Augen eben dieser stimulierende Impulseinstrom in die formatio reticularis. Dies kann zusammen mit einer akustischen und somato-sensorischen „Ruhe" eine allgemeine somatische Desaktivation bewirken, die sich in verschieden peripher-physiologischen Parametern widerspiegelt, die aus der Beschreibung der Entspannungsreaktion bereits bekannt sind.

9.2 Die Ausbildung eines Entspannungszustandes

Ein Entspannungszustand kann von zwei Betrachtungsrichtungen her beschrieben und definiert werden: durch eine Verlagerung des Schwerpunkts entweder auf die peripheren, neurovegetativen Veränderungen oder auf die zentralnervösen Veränderungen. Beide Ansätze sollen hier kurz dargestellt und kritisch betrachtet werden.

9.2.1 Der peripher-neurovegetative Erklärungsansatz

Das bekannteste physiologische Modell ist in diesem Zusammenhang das von Hess (1954) formulierte energetische Konzept der „Ergotropie" und „Trophotropie". Während körperlicher Belastung und Beanspruchung oder bei Bereitschaft zu Kampf und Flucht (im Sinne einer Notfallreaktion nach Cannon) befindet sich der Organismus in einer ergotropen (griech. ergon = Arbeit) neurovegetativen Reaktionslage. Während des Schlafes und während intermittierender Erholungsphasen kommt es zu einer Umstellung auf eine trophotrope (griech. trophe = Ernährung) Ausgangslage. Entdeckt wurden diese beiden neurovegetativen Reaktionsmuster durch Stimulation bestimmter Hirnareale, z.B. im Hypothalamus-Bereich. Hess postulierte ein trophotropes-endophylaktisches (= inneres Schutz) System, welches im Bereich des vorderen Hypothalamus lokalisiert ist und sich in die supra- und präoptischen Areale, das Septum und den Thalamus (inferior lateralis) erstreckt. Über das parasympathische Nervensystem werden Impulse von dort an die Effektor-Organe übertragen, wodurch es zu Muskelerschlaffung, Blutdruckabfall, Verlangsamung der Atmung und Pupillenverengung kommt. Dieses Reaktionsmuster ist dem ergotropen entgegensetzt, welches seinerseits die oxidativen Stoffwechselprozesse und die Energiemobilisierung beschleunigt. Impulse aus der ergotropen Zone, die sich vom vorderen Zwischenhirn zum Hypothalamus erstreckt, werden über das sympathische Nervensystem an die Effektor-Organe weitergeleitet.

Dieses Modell stand Pate, als man nach Erklärungen dafür suchte, wie das Autogene Training (Schultz, 1973), die Transzendentale Meditation (Benson et al., 1974) und teilweise auch das Biofeedback (Yates, 1980) wirkt. Schultz spricht beim Autogenen Training von einer „Umschaltung" von der ergotropen in eine trophotrope Reaktionslage. Benson (1975), dessen Monographie „The Relaxation Response" zu den einflußreichsten auf dem Gebiet der Entspannungsverfahren in den USA zählt, setzt die Entspannungsreaktion und den Entspannungszustand mit dem Hess'schen trophotropen Reaktionsmuster gleich. Wenn heute, aus welchem Anlaß auch immer, Entspannungsverfahren angeboten und appliziert werden, lautet die physiologische Begründung dafür stets, es handle sich um eine Methode zur Streßreduktion, wobei als Übungsziel formuliert wird, was in der Terminologie von Hess oder Benson mit „Trophotropie" umschrieben ist.

Hierzu sind einige Klarstellungen aufgrund des heutigen Kenntnisstandes angebracht:

▸ Die von Hess beobachteten Reaktionsmuster stellen ausschließlich Extremvarianten neurovegetativer Regulationszustände dar, die experimentell durch Stimulation spezifischer Hirnstrukturen hervorgerufen worden sind. Ihre Existenz steht außer Zweifel. Wann immer aber Entspannungsverfahren praktiziert werden, ist weder die Ausgangslage noch der Zielzustand (Entspannungszustand) derart extrem, wie dies von Hess mit der „Ergotropie" und „Trophotropie" umschrieben worden ist; denn letztere wird bestenfalls im Tiefschlaf erreicht. Ebensowenig geschieht ein abrupter Übergang von der einen in die andere Regulationslage, wie dies Schultz mit dem Begriff „Umschaltung" von der „Ergotropie" in die „Trophotropie" beim Autogenen Trainig suggeriert.

▸ Außerdem ist die Dichotomisierung der neurovegetativen Regulationsvorgänge in sympathische vs. parasympathische (vagale) physiologisch nicht mehr aufrechtzuerhalten. Es gibt zwar Effektorsysteme, die ausschließlich sympathisch innerviert sind (z. B. das vasomotorische und elektrodermale System), andere dagegen werden sowohl sympathisch als auch vagal gesteuert (z. B. die Herztätigkeit). In solchen Situationen, in denen Entspannung geübt wird, besteht in der Regel eine Balance zwischen beiden Regulationskomponenten, also keine ausgesprochene Dominanz des einen oder anderen Anteils des neurovegetativen Nervensystems, wie dies durch das Hess'sche Modell nahegelegt wird. Außerdem ist bekannt, daß sich das Zusammenspiel zwischen Sympathikus und Parasympathikus an verschiedenen Effektororganen durch äußere oder lokale Faktoren drastischer ändern läßt als dies durch Entspannungsverfahren je erreicht werden kann (z. B. durch Temperaturveränderungen, Körperlageänderungen, Nahrungsaufnahme).

▸ Ob und inwieweit der eine oder andere Anteil des neurovegetativen Regulationssystems seine Wirkung überhaupt entfalten kann, hängt entscheidend von der Anzahl, der Funktionstüchtigkeit und der Empfindlichkeit der Rezeptoren in den Effektor-Organen ab. Darüber war zu Hess' Zeiten noch relativ wenig bekannt!

Die physiologischen Effekte von Entspannungsverfahren, wie sie die Mehrzahl der empirischen Studien beschreiben, sind sehr wahrscheinlich in einer Dämpfung der sympathiko-adrenergen Erregungsbereitschaft begründet, welche in pharmakologischer Terminologie als *Sympathikolyse* bezeichnet wird. Dies besagt weder eine parasympathische Dominanz (im Sinne einer „Trophotropie") noch eine Abnahme der „Ergotropie", sondern lediglich, daß der Einfluß der sympathischen Impulse an entsprechenden Effektororganen reduziert, keinesfalls aber unterbunden ist. Sympathikolyse vollzieht sich auch nicht gleichzeitig und in gleicher Stärke an allen innervierten Effektororganen, sondern tritt dort zu unterschiedlichen Zeitpunkten und mit unterschiedlicher Intensität auf. Allerdings ist bei fortschreitender Übung damit zu rechnen, daß die peripheren Indikatoren für eine Sympathikolyse enger miteinander gekoppelt sind, d.h. stärker miteinander kovariieren, als zu Übungsbeginn. Aber auch das Gegenteil, nämlich eine abnehmende Kovariation, kann der Fall sein, je nachdem, welche Übungsmethode verwendet wird. So finden sich beim Biofeedback zur Handerwärmung keine Kovariationen dieser Veränderungen mit anderen vegetativen Meßgrößen (vgl. auch das Kapitel „Biofeedback").

9.2.2 Der neuropsychologische Erklärungsansatz

Dieser Erklärungsansatz stützt sich im wesentlichen auf das EEG als Indikator kortikaler Aktiviertheitszustände. Er erlaubt eine feinere Bestimmung und Abstufung der Wachheits- und Schläfrigkeitsgrade, wie sie während der Entspannung auftreten können, als dies beim eben genannten neurovegetativen Erklärungsansatz möglich ist.

In Abbildung 11 sind die verschiedenen Stufen der Entwicklung eines Entspannungszustandes schematisch dargestellt.

Das oben beschriebene physiologische Muster der Entspannungsreaktion tritt spontan meist schon bei körperlicher Ruhe auf. Im allgemeinen ruft dies Schläfrigkeit hervor und führt, nach einer gewissen Zeit, schließlich zwangsläufig zum Einschlafen. Daß bei vielen Untersuchungen zu Entspannungsverfahren die Probanden eingeschlafen sind, liegt nur allzu nahe.

Sofern eine Entspannungstechnik nicht direkt als Einschlafhilfe gedacht ist, besteht die Besonderheit von Entspannungsverfahren vor allem darin, das Aktivierungsniveau soweit abzusenken, daß sich Einschlafen als spontane biologische Reaktion anbahnen kann, ohne daß es aber in vollem Umfang eintritt.

Um dies näher zu erläutern, sei auf die Ergebnisse der Schlafforschung hingewiesen. Charakteristische Veränderungen des EEG und der Augenbewegungen konnten während des Übergangs vom Hellwachsein zu entspannter Wachheit und weiter zur Schläfrigkeit bis hin zum endgültigen Einschlafen beobachtet werden. Treten K-Komplexe und Schlafspindeln im EEG auf, ist der Proband mit Sicherheit eingeschlafen. Der Zustand der entspannten Wachheit kann dagegen durch längere Alpha-Perioden, intermittierende Alpha-Wellen mit niedriger Amplitude bei Vorhandensein von Beta-Perioden und gelegentlichen Theta-Wellen, die meist niedrige

Physischer Zustand	EEG-Merkmale	vor dem Entspannungstraining		Entspannungstraining	
		Wachzustand	Normaler Einschlafvorgang	Kurzzeit-Training	Langzeit-Training
Starke Erregung	Frequenz: hoch (β-Rhythmus)				
Physische Belastung	Amplituden: niedrig				
Wache Aufmerksamkeit	Frequenz: α- und β-Rhythmus Amplituden: rascher Wechsel zwischen hohen und niedrigen Amplituden				
Entspannte Wachheit	Frequenz: Zunahme des α-Rhythmus Amplituden: höher als in den vorangegangenen Stadien				
Schläfrigkeit	Frequenz: Desintegration des α-Rhythmus; vereinzelt ϑ-Wellen Amplituden: höher als in dem vorangegangenen Stadium				
leichter Schlaf	Frequenz: α-Rhythmus verschwindet; ϑ-Wellen nehmen zu Amplituden: deutliche Zunahme				
Tiefschlaf	Frequenz: durchgängig niedrig (ϑ-Wellen) Amplituden: sehr hoch				
Aktivierter Schlaf	Frequenz: hoch Amplituden: rascher Wechsel zwischen hohen und niedrigen Amplituden				
		Mittlere bis hohe allgemeine Aktivierung. Keine Entspannung.	Rascher Übergang von mittlerer Aktivierung in den leichten und tiefen Schlaf. Biologische Erholung im Tiefschlaf.	Aufbau eines Entspannungszustandes. Noch starke Schwankungen zwischen wacher Aufmerksamkeit und leichtem Schlaf.	Stabilisierter Entspannungszustand. Kann über lange Zeit hin aufrechterhalten werden.

Ruhe-Instruktion (Kurzzeit-Training)

Ruhe-Instruktion (Langzeit-Training)

Amplituden haben, gekennzeichnet sein. Eine Abnahme der Alpha-Grundfrequenz und vermehrte Theta-Aktivität spricht wahrscheinlich für einen Zustand des Schläfrigseins und Dösens. Die Augenbewegungen sind dabei minimal, oder es zeigen sich nur leichte Pendeldeviationen der Augäpfel. Während eines normalen Einschlafvorganges werden diese Stadien relativ rasch durchlaufen. Treten äußere oder innere Störreize auf, verschwinden diese Zeichen entspannten Wachseins oder Dösens schlagartig wieder, und das Individuum befindet sich im Zustand des Hellwachseins. Die Kunst der einzelnen Entspannungsverfahren besteht nun darin, die Übenden in diesem Zwischenbereich von Hellwachsein und Einschlafen zu halten, und zwar über längere Zeit hin. Die mentalen Praktiken, seien es nun Formeln, Mantra-Meditation oder heterosuggestive Instruktionen, sind in dieser Hinsicht als funktional ähnlich zu betrachten, jedoch unterschiedlich in ihrer Wirkung im Hinblick auf dieses Ziel. Zu intensiver und kontrollierender Umgang mit diesen Praktiken hat nämlich eine Steigerung der Vigilanz zur Folge, mangelnder Rapport mit ihnen begünstigt demgegenüber das Einschlafen. Auf die Schwierigkeit dieses Balanceaktes zwischen den hypothetischen Polen mentaler „Aktivität-Passivität" haben die Autoren von Entspannungsverfahren stets hingewiesen, wenn sie die günstigste Übungshaltung mit „passiver Konzentration" (Schultz, 1973, für das Autogene Training) oder „passive volition" (Green et al., 1970, für das Biofeedback) umschrieben haben.

Der Entspannungszustand läßt sich infolgedessen als ein Voreinschlafstadium charakterisieren. Wie die EEG-Untersuchungen an Kurzzeit- und Langzeit-Trainierten im Autogenen Training gezeigt haben (vgl. Untersuchung von Israel et al., 1958), schwanken die Kurzzeit-Trainierten auf dem Kontinuum zwischen „Hellwachsein" und „Einschlafen" stärker als Langzeit-Trainierte. Zur Kennzeichnung des Entspannungszustandes kann es daher angebracht erscheinen, das Kriterium der Stabilität zusätzlich zu dem der Dauer dieses Zustandes heranzuziehen. Was durch die verschiedenen Entspannungsverfahren gelernt wird, ist demnach nichts anderes, als sich möglichst lange in diesem Stadium aufzuhalten. Dies bedeutet, die Vigilanz weitgehend zu dämpfen, jedoch der Versuchung einzuschlafen zu widerstehen. Die mehrfach in der Literatur verwendete Metapher „Tiefe" der Ent-

---

Abb. 11: Schematische Darstellung der Entwicklung eines Entspannungszustands anhand von charakteristischen EEG-Veränderungen und damit einhergehenden Wachheitsgraden und Schlafstadien. Im Wachzustand finden sich vorwiegend EEG-Muster, die für mittlere bis hohe kortikale Aktivierungsgrade sprechen. Beim Einschlafen kommt es zu einem raschen Übergang von einem mittleren Aktivierungsgrad in einen Zustand entspannter Wachheit und Schläfrigkeit bis hin zu leichtem und schließlich tiefem Schlaf. Die Zwischenstadien zwischen Wachheit und leichtem Schlaf werden in der Regel von gesunden Personen rasch, d.h. in wenigen Minuten durchlaufen. Zu Beginn eines Entspannungstrainings (Kurzzeit-Training) treten noch starke Schwankungen zwischen wacher Aufmerksamkeit und leichtem Schlaf auf, ohne daß es zu einem völligen „Absinken" in den leichten Schlaf oder in den Tiefschlaf kommt. Bei fortschreitendem Entspannungstraining (Langzeit-Training) nehmen diese Schwankungen jedoch deutlich ab, was zur Folge hat, daß sich die Übenden über lange Zeit hin in einem Zustand zwischen entspannter Wachheit und leichter Schläfrigkeit aufhalten können, ohne daß sie auch nur kurzfristig in leichten Schlaf absinken würden.

spannung zur Kennzeichnung des Übungserfolges ist demnach zu ersetzen durch einen Zeitbegriff, nämlich wie lange sich ein Übender in diesem Zwischenstadium aufhalten kann.

Damit erschließen sich neue Erfahrungsräume. Es kommt zu Erscheinungen und Erlebnissen, die aus dem Einschlafstadium wohl bekannt sind, gewöhnlich aber nur von kurzer Dauer waren, da das Individuum das Zwischenstadium zwischen Wachen und Einschlafen rasch durchlaufen hat. Jetzt aber, da es mit Hilfe von Entspannungsverfahren gelernt hat, sich in diesem Stadium länger aufzuhalten, bekommen all jene als Einschlafphänomene bekannten Erscheinungen eine größere Chance, sich zu manifestieren. Hierzu zählen die sogenannten spontanen Entladungen und paradoxen Phänomene, die von Luthe (1969) für das Autogene Training sehr sorgfältig registriert und dokumentiert worden sind (Einzelheiten hierzu finden sich im Kapitel „Autogenes Training"). Die emotionale Qualität dieser Erlebnisse kann sehr unterschiedlich sein. Sie reicht von „überraschend-interessant" bis „beängstigend-furchterregend". Es hängt von der Erfahrung des Übungsleiters (oder des „Meisters" bei der Meditation) ab, in welcher Weise die Übenden mit diesen Erlebnissen umzugehen und sie als sinnvolle Erscheinungen zu interpretieren lernen.

Hat ein Individuum gelernt, über längere Zeit in diesem Entspannungszustand zu verharren, ist auch eine Dämpfung der Aktivität der formatio reticularis und eine Balance zwischen retikulärem und septal-hippocampalem Aktivierungssystem (Routtenberg, 1968) zu erwarten. Da kollaterale Verbindungen zu den neurovegetativen Zentren bestehen, kommt es ebenfalls zu einer Dämpfung der sympathikotonen Bereitstellungsreaktionen und zu einer Stabilisierung der peripherphysiologischen Kennzeichen einer Entspannungsreaktion. Voraussetzung hierfür ist allerdings langes und beharrliches Üben. Möglicherweise kann in mangelnder Übung ein Grund dafür liegen, daß sich verschiedene Entspannungsverfahren nicht wesentlich voneinander unterscheiden und kaum bessere Resultate erbringen als einfaches Ausruhen.

Außerdem besteht ein Entspannungszustand nicht in einer maximalen Reduktion der physiologischen Funktionen, sondern in einer Balancierung ihres Zusammenspiels. Es ist eine irrige Meinung anzunehmen, die Güte bzw. „Tiefe" des Entspannungszustandes ließe sich ablesen an der Anzahl der Schläge, um die die Herzfrequenz gesenkt werden kann, oder an Mikrovolts, um die sich die muskuläre und elektrodermale Aktivität verringert hat.

10. Abschließende Bemerkungen

So führen also die Überlegungen zur Psychophysiologie der Entspannung letztlich zu Fragestellungen, die sich mehr auf kognitive als auf somatische Prozesse beziehen. Durch das Verweilen in dem Zwischenstadium zwischen Wachsein und Einschlafen werden Erfahrungen eigener Qualität gemacht, die sich von denen des Alltags grundsätzlich unterscheiden und traumähnlichen, visionären und phantastischen Erlebnissen weitaus ähnlicher sind. Es sind in der Tat neue Bewußtseinszustände und Erfahrungsbereiche, mit denen die Übenden dabei konfrontiert werden. Neu ist daran nicht, daß solche hypnagogen Phänomene überhaupt auftreten, sondern daß durch ein Entspannungsverfahren Bedingungen geschaffen werden, die ihr Auftreten erleichtern und fördern. Wenn dieser Erfahrungsraum einmal erschlossen ist, bedarf es einer sorgfältigen und klugen Kultivierung des Umgangs mit dem Neuen.

Literatur

Aivazyan, T.A., Zaitsev, V.P., Salenko, B.B., Yurenev, A.P. & Patrusheva, I.F. (1988a). Efficacy of relaxation techniques in hypertensive patients. *Health Psychology, 7 (Suppl.)*, 193–200.

Aivazyan, T.A., Zaitsev, V.P. & Yurenev, A.P. (1988b). Autogenic training in the treatment and secondary prevention of essential hypertension: Five-year follow-up. *Health Psychology, 7*, 201–208.

Banquet, J.P. (1972). Meditation. *Electroencephalograpy and Clinical Neurophysiology, 33*, 449–458.

Banquet, J.P. (1973). Spectral analysis of the EEG in meditation. *Electroencephalography and Clinical Neurophysiology, 35*, 143–151.

Basmajian, J.V. (1963). Control and training of single motor units. *Science, 141*, 440–441.

Becker, D.E. & Shapiro, D. (1981). Physiological responses to clicks during Zen, Yoga, and TM meditation. *Psychophysiology, 18*, 694–699.

Benson, H. (1975). *The relaxation response*. New York: William Morrow.

Benson, H., Beary, J.F. & Carol, M.P. (1974). The relaxation response. *Psychiatry, 37*, 37–47.

Benson, H., Greenwood, M.M. & Klemchuk, H. (1975). Relaxation response: Psychophysiological aspects and clinical application. *International Journal of Psychiatry in Medicine, 6*, 87–98.

Birbaumer, N. & Schmidt, R.F. (1990). *Biologische Psychologie*. Berlin, Heidelberg, New York: Springer.

Bischoff, C.(1989). *Wahrnehmung der Muskelspannung*. Göttingen, Toronto, Zürich: Hogrefe.

Blanchard, E.B., Khramelashvili, V.V., McCroy, G.C., Aivazyan, T.A., McCaffrey, R.J., Salenko, B.B., Musso, A., Wittrock, D.A., Berger, M., Gerardi, M.A. & Pangburn, L. (1988). The USA-USSR collaborative cross-cultural comparison of Autogenic Training and thermal biofeedback in the treatment of mild hypertension. *Health Psychology, 7 (Suppl.)*. 175–192.

Borkovec, T.D. & Sides, J.K. (1979). Critical procedural variables related to the physiological effects of progressive relaxation. A review. *Behavioral Research and Therapy, 17*, 119–125.

Boswell, P.C. & Murray, E.J. (1979). Effects of meditation on psychological and physiological measures of anxiety. *Journal of Consulting and Clinical Psychology, 47*, 606–607.

Boucsein, W. (1988). *Elektrodermale Aktivität: Grundlagen, Methoden und Anwendungen*. Berlin: Springer.

Brand, W. & Masters, D. (1980). Electrodermal reactions to opposite types of autogenic training imagery. *Biological Psychology, 10*, 211–218.

Brown, F.M., Stewart, W.S. & Blodgett, J.T. (1972). EEG-kappa-rhythms during transcendental meditation and possible perceptual threshold changes following. Paper pres. to the Kentucky Academy of Science, Richmond.

Davidson, D.M., Winchester, M.A., Taylor, C.B., Alderman, E.A. & Ingels, N.B. (1979). Effects of relaxation therapy on cardiac performance and sympathetic activity in patients with organic heart disease. *Psychosomatic Medicine, 41*, 303–309.

Diehl, B.J.M. (1987). *Autogenes Training und gestufte Aktivhypnose. Psychophysiologische Aspekte*. Berlin, Heidelberg, New York: Springer.

Drunkenmölle, C. & Lantzsch, W. (1973). Kreislaufanalytische Untersuchungen während der Herzübung des Autogenen Trainings. *Psychiatria Clinica*, 6, 250–256.

Edmonston, W.E. Jr. (1981). *Hypnosis and relaxation. Modern verification of an old equation*. New York: Wiley.

Eiff, A.W. von & Jörgens, H. (1963). Die Spindelerregbarkeit beim Autogenen Training. In *Proceedings III. International Congress of Psychiatry, Montreal 1961*. Toronto: Toronto Press.

Evans, F.J. (1979). Hypnosis and sleep: Techniques for exploring cognitive activity during sleep. in E. Fromm & R.E. Shor (Eds.), *Hypnosis: Developments in research and new perspectives*. (pp 139–183). New York: Aldine.

Freedman, R.R. (1991). Physiological mechanisms of temperature biofeedback. *Biofeedback and Self-Regulation*, 16, 95–115.

Freedman, R.R., Sabharwal, S.C., Ianui, P., Desai, N., Wenig, P. & Mayes, M. (1988). Non-neural beta-adrenergic vasodilating mechanism in temperature biofeedback. *Psychosomatic Medicine*, 50, 394–401.

Ganong, W.F. (1972). *Medizinische Physiologie*. Berlin, Heidelberg, New York: Springer.

Ganten, D. & Ritz, E. (1985). *Lehrbuch der Hypertonie*. Stuttgart, New York: Schattauer.

Gervino, E.V. & Veazey, A.E. (1984). The physiological effects of Benson's relaxation response during submaximal aerobic exercise. *Journal of Cardiac Rehabilitation*, 4, 254–259.

Glasgow, M.S. & Engel, B.T. (1987). Clinical issues in biofeedback and relaxation therapy for hypertension. In J.P. Hatch, J.G. Fisher & J.D. Rugh (Eds.), *Biofeedback. Studies in clinical efficacy*. New York: Plenum Press.

Goleman, D.J. & Schwartz, G.E. (1976). Meditation as an intervention in stress reactivity. *Journal of Consulting and Clinical Psychology*, 44, 456–466.

Green, E.E., Green, A.M. & Walters, E.D. (1970). Voluntary control of internal states: Psychological and physiological. *Journal of Transpersonal Psychology*, 2, 1–26.

Hamm, A.O. & Vaitl, D. (1986). Kardiovaskuläre und elektrodermale Reaktionsspezifität bei essentiellen Grenzwerthypertonikern: Ein Konditionierungsexperiment. *Zeitschrift für Klinische Psychologie*, 15, 201–216.

Hatch, J.P., Fisher, J.G. & Rugh J.D. (1987). (Eds.). *Biofeedback. Studies in clinical efficacy*. New York: Plenum Press.

Herbert, R. & Lehmann, D. (1977). Theta bursts: An EEG pattern in normal subjects practicing the transcendental meditation technique. *Electroencephalogy and Clinical Neurophysiology*, 42, 397–405.

Hess, W.R. (1954). *Die funktionelle Organisation des vegetativen Nervensystems*. Basel: Schwabe.

Holmes, D.C. (1984). Meditation and somatic arousal reduction. *American Psychologist*, 39, 1–10.

Hyman, R.B., Feldman, H.R., Harris, R.B., Levin. R.F. & Malloy, G.B. (1989). The effects of relaxation training on clinical symptoms: A meta-analysis. *Nursing Research*, 38, 216–220.

Israel, L., Rohmer, F. & Geissmann, P. (1958). Variations électroencéphalographiques au cours de la relaxation autogène et de l'hypnose. In P. Aboulker, L. Chertok & M. Sapir (Eds.), *La relaxation. Aspects théoretiques et practiques*. Paris: Expansion Scientif. Francaise.

Jus A. & Jus, K. (1963). Polygraphic research in autogenic training. In *Proceedings III. International Congress of Psychiatry, Montreal 1961*. Toronto: Univivery of Toronto Press.

Kasamatsu, A. & Hirai, T. (1969). An electroencephalographic study of the Zen meditation (Zazen). In C.T. Tart (Ed.), *Altered states of conciousness*. New York: Doubleday.

Khodaie, K. (1970). Wärmetransportzahl der Haut an Fingern und Zehen beim Autogenen Training. Med. Dissertation, Universität Mainz.

Kirsch, I. & Henry, D. (1979). Self-desensitization and meditation in the reduction of public speaking anxiety. *Journal of Consulting and Clinical Psychology*, 47, 536–541.

Kleinsorge, H. & Klumbies, G. (1967). *Technik der Relaxation-Selbstentspannung*. Jena: Fischer.

Kojo, I. (1985). The effects of mental imagery on skin temperature and skin temperature sensation. *Scandinavian Journal of Psychology*, 26, 314–320.

Lantzsch, W. & Drunkenmölle, C. (1975). Kreislaufanalytische Untersuchungen bei Patienten mit essentieller Hypertonie während der ersten und zweiten Standardübung des Autogenen Trainings. *Psychiatric Clinician*, 8, 223–228.

Lehmann, D., Beeler, G.W. & Fender, D.H. (1967). EEG responses during the observation of stabilized and normal retinal images. *Electroencephalograpy and Clinical Neurophysiology*, 22, 136–142.

Lichstein, K.L. (1988). *Clinical relaxation strategies*. New York: Wiley.

Lippolt, O.C.J. (1967). Electromyography. In P.H. Venables & I. Martin (Eds.), *A manual of psychophysiological methods*. p. 245–297. Amsterdam: North-Holland.

Luthe, W. (1963). Training autogène, applications en medicine psychosomatique. *Vie med.*, 44, 59–76.

Luthe, W. (Ed.), (1969/ 1970). *Autogenic therapy. Vol. I – VI*. New York: Grune & Stratton.

Lutzenberger, W., Elbert, Th., Rockstroh, B. & Birbaumer, N. (1985). *Das EEG. Psychophysiologie und Methodik von Spontan-EEG und ereigniskorrelierten Potentialen*. Berlin, Heidelberg, New York, Tokyo: Springer.

McGrady, A.V., Yonker, R., Tan, S.Y., Fine, T.H. & Woener, M. (1981). The effect of biofeedback assisted relaxation training on blood pressure and selected biochemical parameters in patients with essential hypertension. *Biofeedback and Self-Regulation*, 6, 343–353.

Mulholland, T. & Peper, E. (1971). Occipital alpha and accomodative vergence, pursuit trakking, and fast eye movements. *Psychophysiology*, 8, 556–575.

Mulholland, T. (1973). Objective EEG methods for studying covert shifts of visual attention. In F.J. McGuigan & R.A. Schoonover (Eds.), *The psychophysiology of thinking*. New York: Academic Press.

Mulholland, T. (1990). Alpha-contingent stimulation with binocular and monocular viewing. *International Journal of Psychophysiology*, 9, 249–256.

O'Connell, D.N. & Orne, M.T. (1968). Endosomatic electrodermal correlates of hypnotic depth and susceptibility. *Journal of Psychiatric Research*, 6, 1–12.

Orme-Johnson, D.W. (1973). Autonomic stability and transcendental meditation. *Psychosomatic Medicine*, 35, 341–349.

Pagano, R.R., Rose, R., Strivers, R. & Warrenburg, S. (1976). Sleep during transcendental meditation. *Science*, 191, 308–310.

Patel, C., Marmot, M.G. & Terry, D.J. (1981). Controlled trial of biofeedback aided behavioral methods in reducing mild hypertension. *British Medical Journal*, 282, 2005–2008.

Patel, C.H. & North, W.R.S. (1975). Randomized controlled trial of yoga and biofeedback in management of hypertension. *Lancet*, 2, 93–99.

Perlini, A.H. & Spanos, P. (1991). EEG alpha methodologies and hypnotizability: A critical review. *Psychophysiology*, 28, 511–530.

Pessin, M., Plapp, J.M. & Stern, J.A. (1968). Effects of hypnotic induction and attention direction on electrodermal responses. *American Journal of Clinical Hypnosis*, 10, 198–206.

Plotkin, W.B. (1979). The alpha experience revisited: Biofeedback in the transformation of psychological state. *Psychological Bulletin*, 86, 1132–1148.

Polzien, P. (1965a). Die Thermoregulation während der Schwereübung des Autogenen Trainings. In W. Luthe (Ed.), *Autogenic Training, Correlationes Psychosomaticae*. Stuttgart: Thieme.

Polzien, P. (1965b). EKG-Änderungen während des ersten Versuchs der Schwereübung des Autogenen Trainings. In W. Luthe (Ed.), *Autogenic Training, Correlationes Psychosomaticae*. Stuttgart: Thieme.

Poppen, R. & Maurer, J.P. (1982). Electromyographic analysis of relaxed postures. *Biofeedback & Self-Regulation*, 7, 491–498.

Puente, A.E. & Beiman, I. (1980). The effects of behavior therapy, self-relaxation, and transcendental meditation on cardiovascular stress response. *Journal of Clinical Psychology*, 36, 291–295.

Routtenberg, A. (1968). The two-arousal-hypothesis: Reticular formation and limbic system. *Psychological Review*, 75, 51–80.

Sabourin, M.E., Cutcomb, S.D., Crawford, H. & Pribram, K. (1990). EEG correlates of hypnotic susceptibility and hypnotic trance: Spectral analysis and coherence. *International Journal of Psychophysiology*, 10, 125–142.

Schacter, D.L. (1977). EEG theta waves and psychological phenomena: A review and analysis. *Biological Psychology*, 5, 47–82.

Schandry, R. (1996). *Psychophysiologie. Körperliche Indikatoren menschlichen Verhaltens*. Weinheim: Beltz, Psychologie Verlags Union. 3. Auflage.

Schultz, T.H. (1973). *Das Autogene Training*.

Konzentrative Selbstentspannung. Stuttgart: Thieme, 14. Auflage.

Stojanow, W. & Heidrich, R. (1962). Das EEG während des Autogenen Trainings. *Psychiatrie, Neurologie und medizinische Psychologie, 14,* 13–18.

Surwit, R.S. (1982). Behavioral treatment of Raynaud's syndrome in peripheral vascular disease. *Journal of Consulting and Clinical Psychology, 50,* 922–932.

Tepas, D.T. (1962). The electrophysiological correlates of vision in a uniform field. In M.A. Whitcom (Ed.)., *Visual problems of the armed forces*. Washington.

Travis, R., Kondo, C. & Knott, R. (1976). Heart rate, muscle tension, and alpha production of transcendental meditators and relaxation controls. *Biofeedback & Self-Regulation, 1,* 387–394.

Vaitl, D. & Gruppe, H. (1991). Baroreceptor stimulation and changes in EEG and vigilance. In P.B. Persson & H.R. Kirchheim (Eds.). *Baroreceptor reflexes. Integrative functions and clinical aspects*. Berlin, Heidelberg, New York: Springer.

Vaitl, D., Lipp, O.V. & Schmidt, H.-G. (1989). Sind Reaktionsspezifitäten bei Borderline-Hypertonikern konditionierbar? *Zeitschrift für Klinische Psychologie, 19,* 96–110.

Vanhoutte, P.M. (1980). Physical factors of regulation. In D. Bohr, A. Somylo & H. Sparks (Eds.), *Handbook of Physiology*, Vol. II. Baltimore: American Physiological Society.

Vogel, W., Broverman, D.M. & Klaiber, E.L. (1968). EEG and mental abilities. *Electroencephalography and Clinical Neurophysiology, 24,* 166–175.

Wallace, R.K. (1970). Physiological effects of transcendental meditation. *Science, 167,* 1751–1754.

Wallace, R.K. & Benson, H. (1972). The physiology of meditation. *Scientific American, 226,* 84–90.

Wallace, R.K., Benson, H. & Wilson, A.F. (1971). A wakeful hypometabolic state. *American Journal of Physiology, 221,* 795–799.

Warrenburg, S., Pagano, R.R., Woods, M. & Hlastala, M. (1980). A comparison of somatic relaxation and EEG activity in classical progressive relaxation and transcendental meditation. *Journal of Behavioral Medicine, 3,* 73–93.

Wundt, W. (1914). *Grundriß der Psychologie*. Leipzig: Engelmann.

Yates, A.J. (1980). *Biofeedback and the modification of behavior*. New York: Plenum Press.

Younger, J., Adreance, W. & Berger, R. (1975). Sleep during transcendental meditation. *Perception and Motor Skills, 40,* 953–954.

Imagination und Entspannung
Dieter Vaitl

1. Einführung

Das vorangegangene Kapitel behandelte die Effekte, welche durch die verschiedenen Entspannungsinduktionen erzeugt werden. Dabei standen die physiologischen Reaktionen im Vordergrund. In diesem Kapitel geht es um die Frage, wie solche körperlichen Reaktionen durch Fremd- und Selbstinstruktionen überhaupt in Gang gesetzt und verändert werden können. Eine zentrale Rolle als Vermittler spielen dabei Vorstellungsprozesse (Imagination).

Jede Entspannungsmethode regt Vorstellungen entweder direkt oder indirekt an. Allein schon die verschiedenen Ruhe-Instruktionen versuchen indirekt, Vorstellungen von Entspannung, Gelöstheit und Wohlbefinden zu erzeugen, in der Erwartung, daß sich dadurch auch jene physiologischen Veränderungen einstellen, die zur Entspannungsreaktion zählen. Direkte Vorstellungen von Entspannungsreaktionen werden z.B. im Autogenen Training benutzt, wenn durch das Vorsprechen von Formeln beispielsweise neuromuskuläre Entspannung oder eine periphere Mehrdurchblutung erreicht werden soll. Noch gezielter werden Vorstellungen bei der Hypnose-Induktion eingesetzt oder bei Testverfahren, mit denen die Empfänglichkeit von Personen für Hypnose-Instruktionen überprüft wird (z.B. Armsteifheit, Bewegungen der Arme und Hände, Halluzinationen). Dahinter steht die Annahme, daß solche Reaktionen um so leichter auszulösen sind, je lebhafter sich Personen das vorstellen, was in der Instruktion angesprochen und an Vorstellung vermittelt wird. Es handelt sich also um eine sogenannte instruktionsgebundene Vorstellungsinduktion.

Entspannungsverfahren nutzen seit jeher die Fähigkeit des Menschen, sich etwas vorzustellen – sie zählt zu seinen hervorragendsten Begabungen. Ohne sie gäbe es keine mitmenschliche Kommunikation, keine Vorwegnahme künftigen Geschehens, keine Planung von Handlungen, aber auch keine quälenden Befürchtungen und Ängste. Imagination ist der Angelpunkt zwischen der äußeren und inneren Welt, sie ist die Repräsentation des faktisch Gegebenen im Innenraum des Individuums, dort unmittelbar vorhanden als subjektive Erfahrung, ständig im Fluß und wandelbar durch verschiedene Anlässe.

Erst in jüngster Zeit erlebte die psychologische Forschung zu imaginativen Prozessen eine erstaunliche Renaissance, nachdem sie durch den klassischen Behaviorismus bis dahin erfolgreich aus der wissenschaftlichen Psychologie verbannt worden war. Immer deutlicher wurde im Laufe der vergangenen 30 Jahre, welche entscheidende Rolle die Imagination in Bereichen wie Wahrnehmung, Gedächtnis, Lernen, Denken, Motivation und Emotion spielt (einen Überblick liefert Sheikh,

1983). Das Phänomen Imagination hat so viele Facetten, daß es unumgänglich ist, sich auf einige wenige Konzepte und Forschungsansätze zu beschränken. Im folgenden wird der psychophysiologische Ansatz gewählt; denn er hat entscheidend zu einer grundlegenden Änderung unserer Betrachtungsweise von imaginativen Prozessen – im Unterschied zum phänomenologischen Zugang – beigetragen (vgl. Morris & Hampson, 1983; Sheikh, 1983). Nicht zuletzt ergibt sich diese Schwerpunktsetzung auch dadurch, daß bei Entspannungsverfahren die Imagination die entscheidende vermittelnde Rolle zwischen verbalem Input (Instruktionen) und physiologischem Output (Entspannungsreaktion) spielt; welcher Zusammenhang zwischen Imagination und Gedächtnisprozessen oder Denkvorgängen besteht, ist demgegenüber weniger bedeutsam (vgl. hierzu die Abhandlungen von Bugelski, 1983; Marks, 1983; Yuille & Marschark, 1983). Hier sollen zunächst die psychophysiologischen Grundlagen abrißhaft dargestellt werden, die für ein besseres Verständnis der Wirkweise der verschiedenen Entspannungsverfahren, insbesondere der imaginativen Verfahren (vgl. Kapitel „Imaginative Verfahren"), nötig sind.

2. Biologische und psychologische Komponenten der Imagination

Der Grund, sich mit der Imagination näher zu beschäftigen, liegt darin, daß die herkömmlichen Betrachtungsweisen des Phänomens „Vorstellung" zu einseitig waren. Schwierigkeiten bereitete vor allem die Annahme, daß Vorstellungen bloße Abbilder der Wirklichkeit seien, die dem Individuum, ähnlich wie bei der Wahrnehmung äußerer Gegebenheiten, in seiner Innenwelt zur Betrachtung zur Verfügung stünden. Wenn wir Vorstellungen als „klar" oder „lebhaft" kennzeichnen oder wenn man von „Schärfe" und „Prägnanz" einer Vorstellung spricht, kommt darin zum Ausdruck, daß eine solche „Abbild"-Metapher in der Tat unserer alltäglichen Betrachtungsweise von Vorstellungen zugrundeliegt. Zwei Phänomene waren es, die diese „ikonologische" Betrachtungsweise als unzureichend erscheinen ließ:
a) die Tatsache, daß während der Vorstellung noch andere Prozesse ablaufen, die der bewußten Introspektion und Erfahrung nicht unmittelbar zugänglich sind, deren Existenz aber auf experimentellem Wege erschlossen werden kann, und
b) neuere Erkenntnisse darüber, wie sich beim Menschen informationsverarbeitende Prozesse, zu denen auch Vorstellungsprozesse zählen, abspielen.

2.1 Repräsentationen der Imagination

Neurowissenschaften, Computer-Technologie und Kognitive Psychologie lieferten das Basiswissen und zugleich auch die Verfahrensweisen, die zu einer Überwindung der rein ikonologischen Betrachtungsweise von Vorstellungen beigetragen haben und alternative Modelle entwickeln halfen.

Am Anfang steht eine sehr einfache aber folgenreiche Überlegung: Wären unsere Vorstellungen nichts anderes als Kopien bzw. deckungsgleiche Repräsentationen des jeweils sensorisch Wahrgenommenen („Engramme" oder „Perzepte" im Sinne des ikonologischen Konzepts), müßte eine unendliche Menge von Wahrnehmungsinhalten angenommen werden, aus denen sich unsere Vorstellungsbilder zusammensetzen; stattdessen aber wird eine Auswahl getroffen. Diese wiederum vollzieht sich nicht zufällig und sporadisch, sondern folgt bestimmten Prinzipien, die von den einzelnen Wahrnehmungs- und Erinnerungsinhalten unabhängig sind. Beim Wahrnehmen, Assoziieren oder Verstehen, z.B. von Sätzen, spielen selbst nicht mehr unmittelbar erfaßbare „Beziehungen", „Bedeutungen" oder „Verknüpfungsregeln" eine Rolle. Sie sind mehr formaler als inhaltlicher Natur.

Verschiedene Theorien der Imagination versuchten diesen Sachverhalt zu formalisieren (Übersicht bei Richardson, 1983; Pinker & Kosslyn, 1983). Paivio (1971) nimmt in seiner dual-code-Theorie an, daß Vorstellungen im Gedächtnis sowohl ikonologisch als auch verbal kodiert vorliegen und in dieser doppelten Repräsentationsform im Gehirn verarbeitet werden. In ähnlicher Weise postulierte Bower (1970) zwei unterschiedliche Prozesse: eine quasi-ikonologische Repräsentation (= Wissen, wie etwas z.B. aussieht) und eine verbale, in Form von Aussagen (engl. propositions; daraus abgeleitet das Adjektiv „propositional") vorliegende Repräsentation (= Wissen, worin sich vorgestellte „Bilder" ähnlich sind). Sämtliche neueren Theorien zu imaginativen Prozessen haben durch Struktur- und Funktionsanalysen von Vorstellungsprozessen das Isomorphismus-Modell überwunden, wonach Vorgestelltes mit Wahrgenommenem identisch sei. Doch eignen sich nur wenige dieser theoretischen Ansätze zur Erklärung dafür, in welcher Weise Vorstellungen zu Veränderungen physiologischer Reaktionen beitragen. Selbst wenn einige von ihnen sogar explizit neurophysiologisch formuliert wurden (z.B. Hebb's „cell assemblies-Theorie"; Hebb, 1968), erlauben sie dennoch nicht, aus ihnen psychophysiologisch überprüfbare Hypothesen, insbesondere für den Bereich der Imagination bei Entspannungszuständen, abzuleiten. Für diese hier besonders zu erörternde Fragestellung, haben sich vor allem die sogenannten propositionalen Modelle der Vorstellung heuristisch als besonders brauchbar erwiesen.

2.2 Propositionale Repräsentation der Imagination

Da wir letztlich nicht wissen, was Vorstellungen sind und wie sie gebildet werden, muß zu Hilfskonstruktionen gegriffen werden, die gewöhnlich in Form von Modellen formuliert werden. Je deckungsgleicher die Vorhersagen, die aufgrund eines Modells getroffen werden, mit den empirischen Befunden sind, um so hilfreicher sind solche Modellentwürfe. Wenn man von Repräsentation der Imagination spricht, handelt es sich dabei zunächst nur um eine formale Charakterisierung. Unter „Repräsentation" versteht man, daß bestimmte Gegebenheiten in einer dem Organismus eines Individuums eigenen Art und Weise präsent sind, wie z.B. visuelle Eindrücke, Symbole und Zahlen. Worin das biologische Substrat einer solchen Repräsentation besteht und welche Funktionen es erfüllt, ist dabei zunächst von untergeordneter Bedeutung. Es kommt nur darauf an, daß innerhalb eines Modellentwurfs, z. B. von Vorstellungsprozessen, genau definiert ist, was unter einer „Repräsentation" zu verstehen ist. Im folgenden soll kurz erläutert werden, worin eine „propositionale Repräsentation" von Vorstellungen besteht, bzw. was damit in den entsprechenden Modellen für Vorstellungsprozesse gemeint ist.

Was bei einem Vorstellungsvorgang geschieht, läßt sich nach diesen Modellen am ehesten noch damit vergleichen, was bei der *Beschreibung* eines Bildes oder einer Melodie geschieht. Das zentrale Moment ist dabei, daß formale Merkmale mit sensorischen (z. B. visuellen oder akustischen) verknüpft werden. Zerlegt man diesen Prozeß der Beschreibung in einzelne Bestandteile, so findet man, daß die kleinstmöglichen mentalen Operationen formal als Aussagen (und nicht als „Bilder") modellhaft darstellbar sind. Wenn man nach diesem Modell Vorgänge wie Wahrnehmen, Vorstellen, Erinnern, Denken und Lernen als Informationsverarbeitungsprozesse auffaßt, bedarf es außerdem einer eindeutigen Sprachregelung, die diese Prozesse abzubilden gestattet. Wohlgemerkt: es handelt sich hierbei um einen Satz von Zeichen und Verknüpfungsregeln, nicht aber um Aussagen über neurophysiologische Strukturen und Funktionen.

Da diese Betrachtungsweise von Vorstellungen neu ist und von unseren gewohnten Vorstellungen von „Vorstellung" abweicht, soll ein Beispiel verdeutlichen, was mit „Aussagen", ihren formalen Zeichen und Verknüpfungsregeln gemeint ist. In der Computersimulation von Vorstellungsprozessen kann man sich z. B. an der Prädikaten-Logik orientieren und dieses formale System zur Abbildung komplexer Prozesse heranziehen. Bei der Prädikaten-Logik handelt es sich um ein formales System von Notationen, wie z. B. P(x) oder R(x,y), was bedeutet, daß x die Eigenschaft P besitzt oder zwischen x und y eine Beziehung vom Typ R besteht. Was dabei P, R, x oder y inhaltlich bedeuten mögen, spielt keine Rolle. In der Prädikaten-Logik werden allerdings nur Aussagen konstruiert, die ausschließlich zwei Ergebnisse haben können, nämlich „richtig" oder „falsch". In der Regel aber sind Verknüpfungen von Einzelaussagen nach diesem Schema hoch-komplex.

Ziel eines solchen Vorgehens ist die Zerlegung komplexer Vorgänge in einzelne Bestandteile, um deren Zusammenspiel genauer in einem Modell abbilden zu können. Die Abbildung, die sich daraus ergibt, ist ein sogenanntes Netzwerk. Netzwerke haben den Vorteil, daß mit ihnen eindeutig und nicht-redundant abgebildet werden kann, in welcher Weise die Verknüpfungen von einzelnen Aussagen stattfinden. Diese Methode hat sich mittlerweile auch in der Vorstellungsforschung durchgesetzt. Das daraus entwickelte Modell von Vorstellungsprozessen wird nach Pylyshyn (1973, 1981) als Aussagen-Repräsentations-Modell (propositional representation model) der Vorstellung bezeichnet. Daran hat sich vor allem die psychophysiologische Imaginations-Forschung orientiert. Auch für Vorstellungsprozesse während der Entspannung stellt diese Betrachtungsweise ein brauchbares Modell dar.

Vorstellungen werden also nicht mehr nur als Abbildungen der Wirklichkeit betrachtet, wie dies früher bei den „ikonologischen" Vorstellungsmodellen der Fall war, sondern als Repräsentationen. Solche Repräsentationen können demnach aufgegliedert werden in kleinste Bestandteile, die innerhalb des Modells als Aussagen (propositions) formuliert werden bzw. prinzipiell als Aussagen formalisierbar sind.

Bisher konnten vier wichtige Klassen von Repräsentationen empirisch nachgewiesen werden, nämlich die perzeptuellen, semantischen, lexikalischen und respondenten Repräsentationen. Sie werden im folgenden erläutert.

2.2.1 Perzeptuelle Repräsentation

Die perzeptuellen Repräsentationen sind jenen Wahrnehmungsinhalten analog, die bei jedem Wahrnehmungsvorgang auftreten; es sind die unmittelbar erfahr- und erlebbaren „Wahrnehmungsinhalte". Die Annahme, daß perzeptuelle Repräsentationen jenen aktuellen Wahrnehmungsinhalten ähnlich sind, wird in der Regel empirisch so überprüft, daß nach einer Interferenz zwischen vorgestelltem und tatsächlichem Wahrnehmungsinhalt gesucht wird. Tritt sie auf, besteht eine Ähnlichkeit, tritt sie nicht auf, sind beide Vorgänge verschieden. Die empirischen Befunde sprechen für eine solche Interferenz, also für eine Ähnlichkeit zwischen beiden Vorgängen, und damit natürlich auch für die Angemessenheit eines bestimmten Netzwerk-Modells, bestehend aus perzeptuellen Repräsentationen (vgl. Morris & Hampson, 1983).

Die empirischen Belege dafür, daß in der Großhirnrinde des Menschen bei der Vorstellung ähnliche Prozesse ablaufen wie bei der Wahrnehmung, stammen aus der Neuropsychologie. Dies gilt insbesondere für das Wahrnehmen und Vorstellen von visuellem Material. Von außen kommende visuelle Reize werden zunächst in der Sehrinde des Kortex (Okzipital-Lappen, primärer und sekundärer visueller Kortex) und anschließend im hinteren Parietal- und Schläfenlappen verarbeitet, wo sowohl die modalitätsspezifischen als auch die multimodalen visuellen Repräsentationen enthalten sind. Erste Hinweise darauf, daß Wahrnehmung und Vorstellung von visuellen Reizen ähnliche Hirnstrukturen benutzen, stammen von Patienten mit sogenannter kortikaler Blindheit infolge einer Läsion der Sehrinde. Obwohl alle anderen kognitiven Funktionen intakt geblieben waren, gelang es ihnen nicht, visuelle Vorstellungen zu entwickeln (Brown, 1972). Messungen der lokalen Hirndurchblutung, ein Verfahren zur Bestimmung der Aktivität von Hirnarealen bei bestimmten mentalen Aufgaben, zeigten ferner, daß sowohl bei der Wahrnehmung als auch bei der Vorstellung von visuellem Material die Hirndurchblutung in jenen Hirnarealen deutlich anstieg, die an der Verarbeitung visueller Informationen beteiligt sind (Roland & Friberg, 1985). Auch mit Hilfe elektrophysiologischer Methoden (Spontan-EEG, evozierte Potentiale; Übersicht bei Farah, 1988) konnte nachgewiesen werden, daß sich die elektrischen Hirnantworten in den oben genannten Hirnarealen beim Wahrnehmen und Vorstellen sehr ähnlich waren. Dies bedeutet aber nicht, daß das, was visuell vorgestellt wird, auch durch visuelle Kanäle aufgenommen und erworben sein muß. Hier können ohne weiteres andere Informationskanäle (z.B. akustische, taktile, räumliche) beteiligt

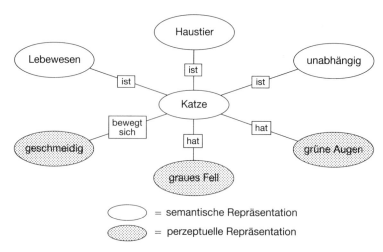

Abb. 1: Semantisch-perzeptuelle Repräsentationen der Vorstellung einer Katze.

sein. Die Ähnlichkeit zwischen beiden Prozessen besteht lediglich darin, daß bei der Informationsverarbeitung ein und dieselben neuralen Substrate benutzt werden (Farah, 1988). Dies bedeutet auch, daß spontane Produkte des Gehirns, ohne jeden äußeren Anlaß, unmittelbar als konkrete Wahrnehmungen erlebt werden können.

2.2.2 Semantische Repräsentation

Ein weiterer wichtiger Bestandteil in einem propositionalen Netzwerk-Modell sind die sogenannten semantischen Repräsentationen. Nehmen wir an, man solle sich eine Katze vorstellen. Das Konzept „Katze" ist durch die uns bekannte Tatsache charakterisiert, daß Katzen Lebewesen sind, unter Umständen als Haustiere gehalten werden und für ihre Unabhängigkeit bekannt sind. In diesem Konzept sind keinerlei Informationen oder Aussagen darüber enthalten, wie eine ganz bestimmte Katze aussieht (perzeptuelle Repräsentationen). Wir sprechen hier ausschließlich von den sogenannten semantischen Repräsentationen einer Katze. Solche semantischen Repräsentationen (z.B. auch Symbole, Attribute) können ebenfalls zueinander in Beziehung stehen. Je mehr derartige semantische Repräsentationen miteinander verknüpft sind, um so reichhaltiger wird das Konzept, z.B. das einer Katze, sein. Andererseits kann aber auch „Katze" mit Aussagen verknüpft werden, die solche Merkmale wie Größe, Farbe, Bewegung enthalten, wodurch sich eine Katze visuell eindeutig von einem Hund unterscheidet. Dies sind die bereits erwähnten perzeptuellen Repräsentationen, die äußerst variabel, vielfältig und von aktuellen, bereits abgelaufenen Wahrnehmungseindrücken geprägt sind. Diese einzelnen Kennzeichen einer Katze, nämlich ihre semantischen und perzeptuellen Repräsentationen, können in Form von Aussagen in ein Netzwerk eingebunden sein (s. Abbildung 1).

2.2.3 Lexikalische Repräsentation

Die geschilderte Netzwerk-Betrachtungsweise muß noch um eine Kategorie erweitert werden, nämlich um die des „internen Lexikons". Hierin ist all das Wissen über einen Gegenstand gespeichert, welches aus anderen Quellen als der unmittelbaren Wahrnehmungserfahrung und den vorhandenen Konzepten bzw. semantischen Repräsentationen stammt (z.B. auf ein Gemälde bezogen: seine Entstehungsgeschichte, ikonographische Interpretation, Symbolgehalt, Perzeptionsgeschichte). Wenn wir gefragt werden, was größer sei, ein Elefant oder ein Floh, so ist die Antwort: das weiß man! Aber gefragt, was größer sei, ein Wolf oder ein Schakal, bedarf es zur korrekten Antwort des Vergleichs verschiedener perzeptueller Repräsentationen des einen und des anderen Tieres, wobei lexikalisches Wissen kaum noch eine Rolle spielt.

2.2.4 Respondente (reaktive) Repräsentation

Das bisher beschriebene Netzwerk-Modell ist allerdings noch unvollständig, denn es fehlt eine wichtige Komponente, der in den letzten Jahren vor allem die Psychophysiologie und Emotionspsychologie systematische Untersuchungen gewidmet hat: die respondenten (oder reaktiven) Repräsentationen von Vorstellungsvorgängen. Diese sind für die Willkür-Muskulatur schon seit langem bekannt (idiomotorische Bewegungen, sogenannter Carpenter-Effekt). Die Vorstellung eines sich bewegenden Pendels führt z.B. zu Begleitbewegungen der Augen; oder: ein Pendel, das eine Versuchsperson in der Hand hält, beginnt in der vorgestellten Richtung zu schwingen, da sich kaum merkbare Armbewegungen, hervorgerufen durch die Vorstellung, auf das Pendel übertragen. Aus der Hypnoseforschung sind mehrere, auf diesem Phänomen beruhende Testsituationen zur Bestimmung der Suggestibilität bekannt (vgl. Kapitel „Hypnose").

Die psychophysiologische Forschung hat über die idiomotorischen Reaktionen hinaus vor allem die neurovegetativen Reaktionskomponenten (idiovegetative Reaktionen) untersucht und in Netzwerk-Modelle integriert. Dabei ging es um die zentrale Frage, inwieweit durch Vorstellungen bzw. experimentelle Vorstellungsinduktionen spezifische physiologische Reaktionen hervorgerufen werden können. Ein experimenteller Zugang zu diesem Fragenkomplex besteht darin, daß eigens für diesen Zweck konstruierte Instruktionen verwendet werden, und zwar in der Weise, daß innerhalb der perzeptuellen Repräsentationen zwischen Aussagen, die ausschließlich Stimulus-Aussagen (perzeptuelle Repräsentationen im bekannten Sinne) enthalten, noch solche eingefügt werden, die vorwiegend Response-Aussagen (respondente Repräsentationen) enthielten.

Die Hypothese lautete: eine Vorstellung, welche innerhalb des Netzwerkes nur Stimulus-Aussagen enthält führt zu keinen oder nur zu schwachen Begleiterscheinungen in bestimmten Effektororgan-Systemen (z.B. muskuläres System, Atmung, Herz-Kreislauf-System) im Vergleich zu jenen Vorstellungen, die außerdem noch Response-Aussagen enthalten (Lang, 1979). Diese Hypothese kann folgendermaßen empirisch überprüft werden: Versuchspersonen werden gebeten, sich verschiedene Szenen vorzustellen, deren Inhalt ihnen vorgelesen oder als Bildschirmtext präsentiert wird (Beispiele hierfür s. Abbildung 2).

Diese Texte (Skripts) werden in zwei verschiedenen Formen dargeboten: einmal enthält das Skript nur Stimulus-Aussagen, das andere Mal sind zusätzlich zu diesen Stimulus-Aussagen noch Response-Aussagen in den Text eingefügt. Gemessen wird dann, inwieweit sich die peripher-physiologischen Meßgrößen wie z.B. EMG, EEG, Atmung, Herzrate, Blutdruck oder elektrodermale Reaktionen unter beiden Skript-Formen verhalten. In einer psychophysiologischen Untersuchung an

Beispiel 1: „Autoanschieben"

Stimulus-Skript
Ich helfe einem Freund, ein Auto anzuschieben. Da die Straße leicht ansteigt, muß der Wagen erst gewendet werden. Trotz größter Anstrengung rührt sich der Wagen nicht. Immer wieder stemme ich mich mit aller Kraft gegen den Wagen. Nur ganz allmählich gewinnt das Auto an Fahrt. Ich laufe immer schneller und schiebe mit aller Kraft, bis der Motor endlich stockend anspringt.

Response-Skript
Ich helfe einem Freund, ein Auto anzuschieben. Da die Straße leicht ansteigt, muß der Wagen erst gewendet werden. Ich schiebe mit aller Kraft, alle meine Muskeln sind bis zum Äußersten gespannt. Das Blut schießt mir vor Anstrengung in den Kopf. Ich laufe immer schneller und schiebe weiter, bis der Motor endlich stockend anspringt. Erschöpft und außer Atem bleibe ich stehen.

Beispiel 2: „Zahnarzt"

Stimulus-Skript
Ich betrete das Behandlungszimmer meines Zahnarztes. Ein Zahn mit einem großen Loch muß plombiert werden. Der typische Geruch einer Zahnarztpraxis steigt mir in die Nase. Während ich mich auf dem Stuhl zurechtsetze, werden vor mir die Instrumente für mich bereitgelegt. Der Stuhl wird angehoben, so daß ich den Bohrer, der über mir hängt, deutlich vor Augen habe.

Response-Skript
Ich betrete das Behandlungszimmer meines Zahnarztes. Ein Zahn mit einem großen Loch muß plombiert werden. Mit klopfendem Herzen und ein wenig zittrig nehme ich auf dem Stuhl Platz. Der Stuhl wird angehoben, so daß ich den Bohrer über mir deutlich vor Augen habe. Mit feuchten Händen klammere ich mich an der Stuhllehne fest.

Abb. 2: Beispiele für Stimulus- und Response-Skripts.

80 Studenten konnten wir zeigen, daß erwartungsgemäß bei den Vorstellungen, die Response-Aussagen mitenthielten, stärkere physiologische Veränderungen auftraten als bei bloßen Stimulus-Aussagen. Wie sich unterschiedliche Szenen (z.B. Ruhe-Szenen, Szenen mit angenehmen oder unangenehmen Inhalten) auf diese Meßgrößen auswirken, ist in Abbildung 3 dargestellt. Hier zeigt sich, daß die Reaktionsunterschiede während einer Ruhe-Szene zwischen Stimulus- und Response-Skript nur gering sind. Bei den Szenen aber, die körperliche Betätigung (Autoanschieben) und negative Emotionen (Schlangestehen, Zahnarzt) ansprechen, nimmt z.B. die Muskelverspannung zu, geht der Atem rascher und steigt die Herzrate an, wenn zusätzlich zu den Stimulus-Anteilen in die Skripts auch noch Response-Anteile eingewoben sind. Ein ähnliches Bild ergibt sich auch, wenn statt negativ gefärbter Szenen positive (Baden, Hauptgewinn) vorgegeben werden. Dies sind Hinweise, daß Vorstellungen nicht bloß mentale Operationen sind, sondern daß sie unter bestimmten Umständen auch reaktionsanstoßende Wirkungen besitzen können. Und dies ist nicht nur auf das motorische System beschränkt, sondern manifestiert sich auch im vegetativen Bereich. Schon geringfügige Änderungen der Vorstellungsinhalte, z.B. durch Einfügen von Response-Inhalten, führen zu deutlichen vegetativen Begleiterscheinungen. Fragen wir nach dem Sinn dieser Variante von Vorstellungen, so scheint ihre Aufgabe darin zu liegen, den Organismus auf Aktionen vorzubereiten, wie z.B.

a) Anpassung eines sensorischen Organs an äußere Bedingungen,
b) Anbahnung von Körperbewegungen zum Zwecke von Annäherung oder Flucht,
c) Steigerung des psychophysiologischen Aktiviertheitsgrades zur Energiemobilisierung.

Insofern ist Vorstellung nicht bloß ein mentaler Vorgang, sondern sie ist Bestandteil eines visceromotorischen Reaktionsmusters.

2.2.5 Neue Definitionen: „Genaue Vorstellung", „lebhafte Vorstellung", „Halluzinationen"

Aufgrund des propositionalen Repräsentationskonzepts ist eine neue Definition dessen möglich, was unter dem Begriff einer „genauen Vorstellung" und „lebhaften Vorstellung" verstanden werden könnte. Eine „genaue Vorstellung" ist ein vielgliedriges Netzwerk, bestehend aus zahlreichen, verschiedenen, miteinander verbundenen perzeptuellen und semantischen Repräsentationen. Eine „unklare Vorstellung" wäre im Gegensatz dazu ein Wirrwarr aus verschiedenen perzeptuellen und semantischen Repräsentationen, deren Verknüpfungen zueinander lose und labil sind oder sich ständig im Fluß befinden. Auf Entspannungsvorgänge übertragen bedeutet dies, daß z.B. die Vorstellung von „Ruhe", zu der die Übenden zu Beginn eines Trainings aufgefordert werden, zunächst noch von Konzepten des Sich-Ausruhens, Hinlegens, Augenschließens und Einschlafens bestimmt werden, die, je sta-

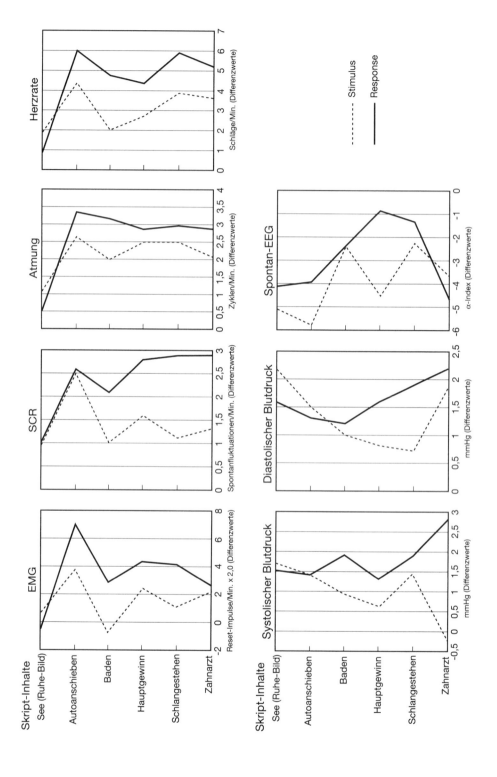

biler und einfacher sie strukturiert sind, in der Tat stets zum Einschlafen führen, wenn nicht ein antagonistisches Netzwerk durch die fortschreitenden Übungserfahrungen aufgebaut wird, durch welches dies verhindert wird (vgl. hierzu den Abschnitt „Entspannungszustand" im Kapitel „Psychophysiologie der Entspannung").

Bei den uns geläufigen Charakterisierungen von Vorstellungen spielt die „Lebhaftigkeit" einer Vorstellung eine wichtige Rolle. Auf dem Hintergrund des beschriebenen Modells läßt sich auch dieser Begriff neu formulieren. Danach muß zwischen der *Leichtigkeit*, mit der eine Vorstellung gebildet wird, und ihrer *Konkretheit* unterschieden werden. Die Leichtigkeit, mit der Vorstellungen entwickelt werden, hängt von der Verfügbarkeit perzeptueller Repräsentationen ab, während die Bestimmung ihrer Konkretheit auf dem Wissen einer Person beruht, daß eine Verbindung zwischen den perzeptuellen Repräsentationen und den objektiven Gegebenheiten in der Realität besteht. Fragen nach der Konkretheit werden also hauptsächlich die semantischen Repräsentationen (inkl. der lexikalischen Repräsentationen) und ihre Relationen ansprechen, während die Lebhaftigkeit einer Vorstellung immer danach beurteilt wird, wie rasch und wieviele perzeptuelle Repräsentationen in das individuelle Netzwerk eingefügt werden. Zur Lebhaftigkeit einer Vorstellung zählen aber auch ihre respondenten Repräsentationen. Eine angstauslösende Vorstellung wird z. B. um so lebensnaher sein, je schneller das Herz dabei schlägt, je rascher der Atem geht und je verspannter die Muskeln sind. Lebhafte Vorstellungen von Ruhe und Entspannung dagegen sind begleitet von Gefühlen einer lockeren Muskulatur, Wärmesensationen in den Extremitäten, ei-

---

Abb. 3: Veränderungen (mittlere Differenzwerte) verschiedener physiologischer Kennwerte (Definition s.u.) während der Vorstellung von Szenen (Skript-Inhalte) mit Stimulus- und Response-Aussagen. Untersucht wurden n = 80 Probanden. Die Differenzwerte wurden zwischen den Ausgangswerten vor der Vorstellungsphase (30 Sekunden) und den Werten während der Vorstellungsphase (30 Sekunden) berechnet. Die Vorgabe der Skript-Inhalte erfolgte vom Tonband, ihre Reihenfolge war zufällig. Die einzelnen Szenen sprachen verschiedene Belastungsgrade (physisch vs. psychisch) und emotionale Reaktionen an:
„See" (Ruhe-Bild): Entspannung
„Autoanschieben": unangenehme physische Belastung
„Baden": angenehme Belastung
„Hauptgewinn": Freude
„Schlangestehen": Ärger
„Zahnarzt": Angst
Physiologische Kennwerte:
EMG: Elektromyogramm des Stirnmuskels; Anzahl der Reset-Impulse des integrierten EMG-Signals
SCR: Hautleitfähigkeitsreaktionen (Spontanfluktuationen/Min.)
Atmung: Ein- und Ausatmungszyklen/Min.
Herzrate: Herzschläge/Min.
systolischer Blutdruck: mmHg
diastolischer Blutdruck: mmHg
EEG: Spontanes Elektroenzephalogramm. Prozentualer Anteil an Alpha-Wellen/Min. (= Alpha-Index; Abnahme bedeutet zunehmende Desynchronisation)

nem ruhigen Herzschlag und einer gleichmäßigen und flachen Atmung. Auch hier gilt, was bereits für die perzeptuellen und semantischen Repräsentationen gesagt wurde, daß die Leichtigkeit, mit der solche vorstellungsgebundenen Reaktionen erzeugt werden, davon abhängt, wie rasch und wieviele respondente Repräsentationen in das individuelle Netzwerk eingefügt werden bzw. wie eng sie mit bereits bestehenden perzeptuellen und semantischen Repräsentationen verknüpft sind.

Um das Zusammenspiel von perzeptuellen, semantischen und respondenten Repräsentationen noch weiter zu verdeutlichen, soll hier kurz auf einen Sonderfall eingegangen werden, nämlich auf die Halluzinationen, wie sie spontan auftreten können (s.u.) oder durch Testsuggestionen (z.B. in der Stanford Hypnotic Susceptibility Scale, Weitzenhoffer & Hilgard, 1959) erzeugt werden. Die Halluzination einer Fliege beispielsweise, die nicht vorhanden ist, wird erst dadurch zu einer Halluzination, daß sich eine Person irgendetwas – vielleicht sogar eine konkrete Fliege – „lebhaft" (= hohes Ausmaß an verfügbaren perzeptuellen Repräsentationen, Sensationen auf der Haut) vorstellt, aber durch ihren Bericht die allgemein akzeptierte Semantik stört, indem sie nämlich angibt, sie habe eine Fliege „gesehen" oder „gespürt", wo doch in Wirklichkeit keine Fliege existierte. Dieses Phänomen, welches als Delusion bezeichnet wird, kann nach dem bisher Gesagten so interpretiert werden, daß die betreffende Person dazu gebracht wurde, öffentlich in einer Weise über ihre perzeptuellen Repräsentationen zu sprechen, daß z.B. Psychiater davon überzeugt sind, bei den berichteten Vorstellungen müsse es sich um eine Halluzination handeln. Durch diese „Diagnose" wird eine Kompatibilität mit deren eigenen semantischen Repräsentationen erzeugt bzw. erzwungen, nicht aber mit der semantischen Repräsentation des „Patienten", für den es im Kontext z.B. eines Experiments durchaus möglich sein kann, daß eine Fliege „gespürt" wird, die realiter gar nicht existiert.

Diese feinen Unterscheidungen sind vor allem bei Entspannungsverfahren dann von Bedeutung, wenn es zu neuen Erfahrungen, z.B. zu neuen optischen Eindrücken (Farbensehen beim Autogenen Training), halluzinatorischen Prozessen, Depersonalisationserscheinungen (z.B. aufgrund sensorischer Deprivation) kommt. Diese Vorstellungen sind äußerst lebhaft und besitzen ein hohes Maß an Konkretheit, weshalb sie nicht selten Beunruhigung, Irritation und Angst hervorrufen. Aufgabe des Übungsleiters ist es, einen semantischen Kontext herzustellen, in dem diese Erscheinungen einen neuen Stellenwert innerhalb eines neu aufzubauenden Netzwerkes erhalten; dies kann z.B. durch die Erklärung der Herkunft dieser Reaktionen oder durch unsystematische Desensibilisierung gegenüber solch unerwarteten Ereignissen erfolgen.

3. Erweiterung des Netzwerk-Modells

Den vorangegangenen Betrachtungsweisen von Vorstellung war gemeinsam, daß das Aussagen-Geflecht, welches die Vorstellung ausmacht, zu einem bestimmten Zeitpunkt als Ganzes aktiviert wird. Das bedeutet, daß alle Komponenten, die perzeptuellen, semantischen und reaktiven Repräsentationen, simultan und nicht sequentiell verarbeitet werden. Dies mag für gewisse Vorstellungen zutreffen, wie z.B. für die Vorstellung eines phobischen Objekts, einer schamauslösenden Situation oder eines konkreten Anlasses zu Ärger und Wut. Hier ist vor allem die Geschwindigkeit, mit der die viszeromotorischen Begleiterscheinungen auftreten, das hervorstechendste Merkmal.

Anders verhält es sich bei einem assoziativen Netzwerk einer Vorstellung von dem, was „Entspannung" sein könnte. Die körperlichen Begleiterscheinungen treten sicherlich nicht spontan und mit eben solcher Geschwindigkeit auf, wie das bei den vorgenannten Beispielen der Fall ist; sie entwickeln sich vielmehr erst im Laufe der Übung. Außerdem bleiben sie quantitativ und qualitativ, sobald sie einmal wahrgenommen wurden, nicht konstant, sondern sie oszillieren. So können die Wärmesensationen am Anfang der Übung sporadisch und in verschiedenen Körperpartien auftreten, oder die Schwere-Empfindungen verwandeln sich im Laufe der Übung in Gefühle der Leichtigkeit (vgl. Kapitel „Autogenes Training"). Da die meisten Entspannungsverfahren die Aufmerksamkeit auf solche körperlichen Veränderungen ausrichten und die respondenten Repräsentationen im individuellen Fall erst erkundet werden müssen, scheint es angebracht, ihnen eine eigene Kategorie von Repräsentationen im assoziativen Netzwerk zuzuweisen. Wir nennen sie daher „oszillatorische" Repräsentationen. Es sind also die subjektiven Erfahrungen gemeint, die die Übenden mit ihren Körperprozessen und deren Variabilität machen. Es ist die Veränderungserfahrung, die sich darin widerspiegelt, d.h. die Erfahrung, daß viszeromotorische Reaktionen nicht nach dem „Alles oder Nichts" Prinzip ablaufen, sondern nach dem Prinzip des „Mehr oder Weniger".

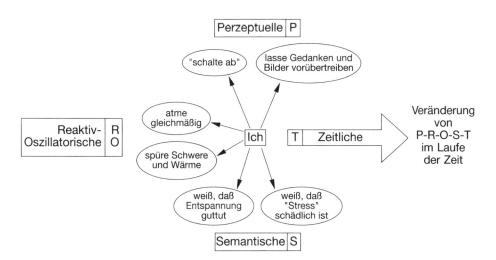

Abb. 4: Komponenten eines assoziativen Netzwerks (Vorstellungen zu Beginn eines Entspannungstrainings).

Da Veränderung eine Ereignisfolge in der Zeit ist, muß folglich in einem Netzwerk-Modell der Vorstellung von „Entspannung" auch die Zeitdimension als eine eigene Kategorie von Repräsentationen enthalten sein. Damit wird die Tatsache umschrieben, daß in einem Vorstellungs-Netzwerk auch Aussagen darüber vorkommen, wie sich „Entspannung" als Prozeß entwickelt, welche respondenten Anteile zuerst aktiviert werden und welche später folgen, welche körperlichen Sensationen zu welchem Zeitpunkt wieder verschwinden und anderen Platz machen oder wie sich der Übergang aus der Entspannung in den Zustand danach vollzieht.

Daraus läßt sich ein hypothetisches Schema eines assoziativen Netzwerkes entwickeln, welches folgende Repräsentationen enthält: die perzeptuellen (P), die reaktiven (R) samt den eben beschriebenen oszillatorischen (O), den semantischen (S) und zeitbezogenen (T). Der Einfachheit halber nennen wir dieses Schema P-R-O-S-T. In Abbildung 4 sind dessen potentielle Bestimmungsstücke sowie die dazugehörigen Aussagen dargestellt. Wohlgemerkt, dieses Schema bildet ein hypothetisches assoziatives Netzwerk ab, wie es möglicherweise zu Beginn eines Entspannungstrainings existiert. Die einzelnen Kategorien von Repräsentationen verändern sich im Laufe des Trainings in charakteristischer Weise, je nachdem, welche Entspannungsmethode gewählt wurde oder welcher Grad an Geübtheit bereits erreicht ist.

Bei der Betrachtung eines Netzwerks von Entspannungsvorgängen und den damit verbundenen Vorstellungen ist noch ein weiteres Merkmal von Bedeutung. Es betrifft die Aktivierbarkeit von Vorstellungen, d.h. die Bedingungen, unter denen sie hervorgerufen werden. Zwei Bedingungen lassen sich grob unterscheiden: die Provokation von Vorstellungen und die spontane Vorstellungsproduktion.

4. Die Aktivierbarkeit von Vorstellungen

4.1 Provokation von Vorstellungen

Uns allen ist die Erfahrung vertraut, daß bestimmte Vorstellungen mit all ihren viszero-motorischen Begleiterscheinungen ganz plötzlich da sein können, z.B. wenn einem die Schamröte ins Gesicht steigt oder einen die Wut „packt". Dies hängt einmal mit der Enge der Verknüpfungen eines assoziativen Netzwerkes zusammen, in dem die einzelnen Propositionen (Aussagen im Netzwerk) nicht losgelöst von den anderen dazugehörigen aktiviert werden (vgl. auch das Kapitel „Imaginative Verfahren"). Untersuchungen hierzu stammen vor allem aus der Emotionsforschung, insbesondere aus der Angstforschung. Das „bioinformationale Modell" der emotionalen Reaktion von Lang und seiner Arbeitsgruppe geht von der Grundannahme aus, daß emotionale Reaktionen immer dann entstehen, wenn auf ein „Stichwort" („prompting external or internal stimulus") hin ein assoziatives Netzwerk aktiviert wird. Es enthält also neben semantischen, perzeptuellen und reaktiven Repräsentationen auch noch Informationen a) über die adäquaten, passenden Auslöser und b) über den wahrscheinlichsten Kontext, in dem diese Auslöser auftreten. „Das Netzwerk emotionaler Information ist eine Art Prototyp oder Schema, welches als eine Einheit in Gang gesetzt und verarbeitet wird, sobald eine kritische Anzahl von Propositionen zugänglich ist, und zwar dadurch, daß sie zu Reizen aus der Umgebung, zu internen Assoziationen oder zu beiden passen" (Lang, 1987, p. 164, Übersetzung des Autors).

Der äußere oder innere Auslöser muß also zu einem oder mehreren der mit einander verknüpften Propositionen passen. So wird beispielsweise erklärt, daß bei Kleintierphobien schon die Vorstellung eines winzigen Details des gefürchteten Objekts genügt, um schlagartig einen Angstanfall mit all seinen perzeptuellen und viszeromotorischen Begleiterscheinungen auszulösen. Bei generalisierten Angstsyndromen ist dies weitaus seltener der Fall; wahrscheinlich wegen der geringen Konkretheit der perzeptuellen Repräsentationen und der weitgehenden Selbständigkeit der reaktiven Komponenten.

Ziel eines Entspannungstrainings – in Netzwerk-Begriffen formuliert – ist es, einen Prototyp von Entspannungs-Vorstellung zu entwickeln, der auf ein bestimmtes „Stichwort" hin (z.B auf die Formel hin „Ich bin ruhig, ganz ruhig") aufzurufen ist. Der Prototyp sollte dabei vorwiegend aus einem engen Netz respondenter Repräsentationen (viszeromotorisches Aktionsprogramm) bestehen. Ein solcher Prototyp existiert nicht schon zu Beginn der Übungen, sondern entwickelt sich erst in deren Verlauf zu seiner individuellen Form. Mit fortschreitender Übung gewinnt er dann eine gewisse Stabilität. Bei der Ausbildung eines solchen Prototypen kommt es vor allem darauf an, daß dies
a) unter den *bestmöglichen Bedingungen* geschieht, d.h. entsprechende Körperlage, minimale Störeinflüsse, Einsatz von förderlichen Hilfsmitteln, verbale Verstärkung zielgerechter Reaktionen usw. und
b) in einem *konstanten Kontext* geübt wird, d.h. gleicher Raum, konstante Umgebungstemperatur, gleiche Abfolge von Übungsteilen.

Ein solcher Prototyp kann dann später als Referenz dienen, wenn Entspannungsverfahren in einem neuen oder fremden Umfeld geübt oder praktiziert werden. Er stellt somit einen Gradmesser dafür dar, inwieweit Entspannung auch unter neuartigen und ungewohnten Bedingungen gelingt bzw. welche viszeromotorischen Reaktionskomponenten abgeschwächt, blockiert oder aber verstärkt werden, sobald sich der Kontext ändert. Wenn man bei allen Entspannungsverfahren davon spricht, daß es im Laufe der Übung zu einer konditionierten Entspannung komme, also schon eine Selbstinstruktion oder lediglich die Körperposition genüge, um eine Entspannungsreaktion hervorzurufen, bedeutet dies nichts anderes als eben die Aktivierung eines solchen Prototyps.

4.2 Spontane Vorstellungsproduktion

Ob wir bewußt auf sie achten oder nicht, produzieren wir unablässig Vorstellungen (s. Pope & Singer, 1978). Auch in dieser Hinsicht stellen Entspannungsverfahren einen Sonderfall dar. Obwohl der propriozeptive und exterozeptive Input erheblich reduziert ist, schlafen die Übenden nicht ein, sondern werden in der Schwebe zwischen Wachsein und Einschlafen gehalten. Dadurch wird die Beobachtung spontaner imaginativer Prozesse und „phantastischer" Erscheinungen in einzigartiger Weise begünstigt und gefördert. Man spricht hier von hypnagogischen oder hypnopompischen Vorstellungen, also von Vorgängen, die vom Einschlafen her bekannt sind. Gemeinsames Merkmal all dieser Erscheinungen ist deren Autonomie und Lebhaftigkeit (McKellar, 1977). Erhält das Gehirn keine Information mehr aus der Körperperipherie, wie z. B. bei sensorischer Deprivation, treten häufig spontane Phantasien mit hypnagogem oder halluzinatorischem Charakter auf, die einen hohen Grad an Lebhaftigkeit und Wirklichkeitsnähe besitzen (visuelle Halluzinationen wie z. B. Lichtblitze, geometrische Figuren, Cartoons), so daß die Probanden Schwierigkeiten haben zu unterscheiden, ob sie schlafen oder wach sind (Heron, 1961). Ähnliche Phänomene sind aus Zuständen des Dösens oder des Einschlafens bekannt, bei denen ebenfalls der exterozeptive Input reduziert ist. Foulkes und Fleischer (1975) untersuchten normale Probanden während des Einschlafens. Wann immer in ihrem EEG Zeichen des Einschlafens auftauchten, wurden sie nach ihren momentanen Erlebnissen und Eindrücken befragt. 19% berichteten über spontane halluzinatorische Erscheinungen und 15% über regressive Prozesse, bei denen es zu einem Verlust an Realitätskontrolle gekommen war. Selbst unter normalen Alltagsbedingungen, wenn auch relativ selten, können hypnagoge Vorstellungen und halluzinatorische Ereignisse auftreten, ohne daß ihnen psychopathologische Bedeutung beigemessen werden müßte (McKellar, 1977). Es gibt gewisse Umstände (eingeschränkter sensorischer Input und Unabgelenktheit), unter denen spontane Vorstellungsszenarien ablaufen, deren perzeptuelle Repräsentationen eine greifbare Wirklichkeitsnähe besitzen, die aber aufgrund ihrer semantischen Repräsentationen (d. h. sie laufen in einem anderen Kontext und nicht im Schlaf, sondern im Wachsein ab!) Überraschung und nicht selten auch Beunruhigung auslösen.

4.3 Gute vs. schlechte Imaginierer

Die spontane oder willentlich gesteuerte Vorstellungsproduktion hängt nicht nur von äußeren Bedingungen, sondern auch von Persönlichkeitsmerkmalen ab. So gibt es Personen, die als gute Imaginierer, andere wiederum, die als schlechte Imaginierer zu bezeichnen sind (Einzelheiten zu diesem Persönlichkeitsmerkmal finden sich bei Marks, 1983; vgl. auch Kapitel „Imaginative Verfahren").

Eine Sonderstellung nehmen Personen ein, die in ungewöhnlich starkem Maße auf Hypnose-Instruktionen ansprechen. An ihnen untersuchten Wilson und Barber (1983) die Zusammenhänge, die zwischen Vorstellungsintensität, lebhafter

Phantasie, Alltagsverhalten, entwicklungspsychologischen Besonderheiten und dem Reagieren auf Hypnose-Instruktionen (samt den idiomotorischen Testsituationen, Halluzinations- und Amnesie-Test; z.B. Stanford Hypnotic Susceptibility Scale; Weitzenhoffer & Hilgard, 1959) bestehen. Sie sprechen von einer „phantasy-prone personality". All diese Personen gaben an, daß ihre Phantasien unwillkürlich und automatisch abliefen und ihre eigene Dynamik besäßen. 65 % dieser ausgelesenen, hochsuggestiblen Personen erlebten ihre Phantasien darüber hinaus in allen Sinnesmodalitäten so, als würden sie im Alltag „wirklich existieren" (= halluzinatorisch). Sie waren ferner von ihnen so absorbiert, daß sie Raum und Zeit nicht mehr wahrnahmen. 85 % meinten, zwischen Erinnerungen an phantasierte und tatsächliche Ereignisse nicht mehr unterscheiden zu können. Trotz lebhafter Phantasie waren sie nach wie vor in der Lage, den Strom ihrer Phantasien willentlich zu unterbrechen und ihren alltäglichen Aufgaben problemlos nachzugehen. Entwicklungspsychologisch aufschlußreich war außerdem die Tatsache, daß die meisten von ihnen schon sehr früh in ihrer Kindheit von einem Erwachsenen zu phantasievollem Tun angeregt worden waren (z.B. Geschichtenerfinden, Märchenerzählen, Theaterspielen) und ihre Phantasiewelt benutzten, um mit Einsamkeit und sozialer Isolierung fertig zu werden oder sich eine Gegenwelt zur Welt der Erwachsenen aufzubauen.

Nicht immer müssen die Unterschiede zwischen guten und schlechten Imaginierern so drastisch sein. Schon geringe Unterschiede in der Fähigkeit, sich etwas lebhaft vorzustellen (z.B. den Geschmack eines Apfels, bestimmte Bilder), drücken sich sehr deutlich in Unterschieden der visceromotorischen Begleiterscheinungen aus. Wie Miller und Mitarbeiter (Miller et al., 1987) haben zeigen können, sind die physiologischen Reaktionen auf standardisierte Vorstellungsinduktionen von „Aktion", „Furcht" und „Wut" bei den guten Imaginierern wesentlich stärker ausgeprägt als bei den weniger guten. Weder Intelligenzfaktoren noch Persönlichkeitsmerkmale hatten Einfluß auf diese unterschiedlichen visceromotorischen Effekte induzierter Vorstellungen. Ein Training zur Verbesserung der Imaginationsfähigkeit verwischte interessanterweise diese Unterschiede wieder, allerdings nur im Hinblick auf individuelle Szenen, nicht aber im Hinblick auf die oben genannten Standardszenen.

5. Entspannungsverfahren und Vorstellungsinduktion

Nach diesen allgemeinen Überlegungen zur Psychophysiologie der Imagination und ihrem Stellenwert innerhalb der Entspannungsmethoden sollen nun die spezifischen Unterschiede herausgearbeitet werden, die zwischen den einzelnen Verfahren im Hinblick auf die Netzwerk-Komponenten der Vorstellungsinduktion bestehen. Daraus ergeben sich möglicherweise Anhaltspunkte für den differentiellen Einsatz verschiedener Entspannungsinduktionen (vgl. Abbildung 5).

5.1 Hypnose

In der Hypnose-Induktion werden überwiegend die motorischen Repräsentationen angesprochen, wie z.B. in der Instruktion „Arm wird immer leichter, er steigt, wie von einem Luftballon nach oben gezogen" (vgl. Kapitel „Hypnose"). Die perzeptuellen Repräsentationen werden angesprochen bei den sensorischen Instruktionen („Halluzinationen", z.B. Vorstellung einer belästigenden Fliege). Die semantischen Repräsentationen der Vorstellungsinduktion sind demgegenüber kaum vertreten.

5.2 Autogenes Training

Hier überwiegen bei den Unterstufen-Übungen eindeutig die viszeromotorischen Repräsentationen (z.B. Schwere-, Wärme-, Sonnengeflecht- und Stirnkühle-Übung; vgl. Kapitel „Autogenes Training"). Perzeptuelle Repräsentationen werden bei der

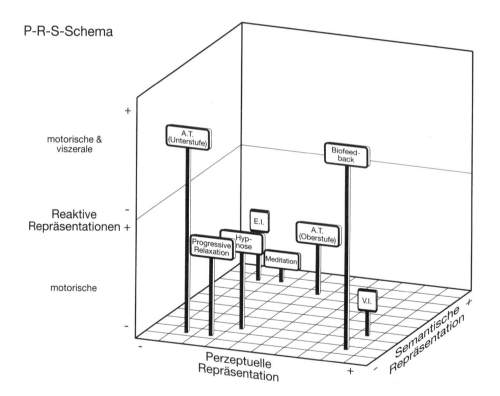

Abb. 5: Anteil der perzeptuellen, reaktiven (motorische und viszeromotorische) und semantischen Repräsentationen (P-R-S-Schema) von Vorstellungen, wie sie von verschiedenen Entspannungsverfahren induziert werden.
Entspannungsverfahren: Autogenes Training (A.T., Unterstufe, Oberstufe), progressive Muskelentspannung (Progressive Relaxation), Hypnose, Biofeedback, emotionale Imaginationsverfahren (E.I.), klassisch verhaltenstherapeutische Imaginationsverfahren (V.I.) und Meditation.

Atem-Übung angesprochen, sofern sich die Übenden einen Vorgang vorstellen sollen, der im Rhythmus ihrer eigenen Atmung verläuft und damit zu einer weiteren Gleichmäßigkeit der Atemtätigkeit beiträgt. Hier ist es interessant zu beobachten, daß Vorstellungen, die nicht „in Phase" mit dem eigenen Atemrhythmus liegen (z.B. ein Pendel, das sich zu schnell hin und her bewegt), als äußerst störend empfunden und meist sehr bald durch passendere ersetzt werden. Anders verhält es sich bei den Oberstufen-Übungen. Hier wechseln Übungen, bei denen die perzeptuellen Repräsentationen im Vordergrund stehen (z.B. Übung zur Erzeugung der „Eigenfarbe") mit solchen ab, bei denen es hauptsächlich um semantische Repräsentationen geht (Übung zur Objekt- oder Person-Meditation).

5.3 Meditation

Die Meditation, insbesondere die Transzendentale Meditation, stellt in dieser Hinsicht einen Sonderfall unter den Entspannungsinduktionen dar; denn sie spricht weder die perzeptuellen noch die reaktiven Repräsentationen von Vorstellungen an. Stattdessen liegt ihr Schwerpunkt auf semantischen Repräsentationen insofern, als das Mantra, über das meditiert werden soll, durch seinen ideengeschichtlichen Hintergrund und den Begründungszusammenhang, in den es als Meditationsobjekt eingebunden wird, Bedeutung erhält. Obwohl, wie wir gesehen haben, auch die Transzendentale Meditation zu einer Entspannungsreaktion führt, werden diese viszeromotorischen Repräsentationen jedoch nicht als Bestandteile eines „Prototyps" vom Vorstellungs-Netzwerk thematisiert oder gar systematisch eingeübt.

5.4 Imaginative Verfahren

Bei imaginativen Verfahren handelt es sich um eine therapeutische, kontrollierte Herstellung und Veränderung bestimmter Vorstellungen. Die Vorstellungen enthalten Komponenten der Wahrnehmung, der Motorik, der Kognitionen und der Affekte. Veränderungen der Vorstellungen können zu offenen und/oder verdeckten Verhaltensänderungen führen. Die vorliegenden Verfahren lassen sich in zwei Gruppen unterteilen.

Die klassisch-verhaltenstherapeutischen Imaginationsverfahren (V.I.) versuchen, vorwiegend die perzeptuellen Repräsentationen von Vorstellungen anzusprechen und entsprechend den lerntheoretischen Prinzipien, ähnlich wie offene Reaktionen, zu verändern. Dies geschieht in der Absicht, dadurch auch Verhaltensänderungen herbeizuführen oder zumindest zu begünstigen.

Bei der emotionalen Imagination (E.I.) werden über semantische Repräsentationen sogenannte emotionale Prototypen aktiviert, die sowohl perzeptuelle als auch reaktive Repräsentationen enthalten.

5.5 Progressive Muskelrelaxation

Entsprechend dem ursprünglichen Ziel dieses Verfahrens, den „Muskelsinn" des Individuums zu verbessern (vgl. Kapitel „Progressive Muskelentspannung") und damit zu einer Ökonomisierung muskulärer Aktivität bei verschiedenen Tätigkeiten beizutragen, liegt der Schwerpunkt hier eindeutig auf den reaktiven Repräsentationen, nämlich den motorischen. Durch die gegensätzlichen Erfahrungen von Anspannung und Entspannung innerhalb der einzelnen Muskelpartien wird ein Prototyp erzeugt, dessen zentrale Vorstellungskomponente wahrscheinlich in der muskulären „Lockerung" besteht. Sofern sich an diese speziellen motorischen Übungen noch allgemeine Ruhe- und Entspannungsinstruktionen anschließen, wird dieser Prototyp noch um Anteile vegetativer Reaktions-Repräsentationen erweitert und gleicht dann möglicherweise dem des Autogenen Trainings.

5.6 Biofeedback

Definitionsgemäß zielen die Biofeedbackverfahren auf die Selbstkontrolle zentralnervöser, motorischer und viszeraler Prozesse ab. Dies würde nahelegen, daß die Bestandteile des assoziativen Netzwerkes vor allem in reaktiven Repräsentationen bestehen und zwar speziell in denen, die rückgemeldet werden. Dagegen aber spricht, daß in den meisten Fällen eine solche Selbstkontrolle nur dann gelingt, wenn entsprechende Mediator-Prozesse aktiviert werden, z. B. die okulomotorische Aktivität beim Alpha-EEG-Feedback, eine allgemeine Entspannung beim vasomotorischen Feedback oder bei Blutdruck-Feedback (vgl. Kapitel „Biofeedback"). Daher ist zu vermuten, daß der Prototyp des Netzwerks auch jene viszeralen Reaktions-Repräsentationen enthält, die zu diesen individuellen Kontrollstrategien gehören. Da die zu beeinflussenden Körperreaktionen durch das Feedback sichtbar oder hörbar gemacht werden, sind perzeptuelle Repräsentationen innerhalb des Netzwerkes nicht auszuschließen. Dafür sprechen die Berichte von Probanden nach Abschluß eines Feedback-Trainings. So geben viele Patienten an, daß sie auch ohne Feedbackapparatur z. B. ihren Muskeltonus senken oder Wärmesensationen in den Extremitäten erzeugen konnten, indem sie sich lediglich die Feedback-Signale während des vorangegangenen Trainings vorstellten. Diese perzeptuellen Repräsentationen waren es wahrscheinlich, die den Vorstellungs-Prototyp „Entspannung" samt den viszeromotorischen Begleiterscheinungen in Gang gesetzt haben.

6. Idealtypischer Verlauf der Entwicklung einer Entspannungsreaktion

Aus den vorangegangenen Überlegungen lassen sich Anhaltspunkte und Begründungen für ein bestimmtes Vorgehen beim Aufbau eines Entspannungstrainings ableiten. Das Ziel ist die Entwicklung und Stabilisierung eines Vorstellungs-Prototyps von „Entspannung" samt den dazugehörigen Auslösern. Hierbei ist eine Vorbereitungsphase von einer Einleitungsphase zu trennen.

6.1 Die Vorbereitungsphase

Wenn Personen zum ersten Mal mit Entspannungstechniken konfrontiert werden, kommen sie mit den unterschiedlichsten Vorstellungen zu den Übungen. Positiv getönte Vorstellungen können dabei mit negativen durchmischt sein. In der Regel handelt es sich um einen Wettstreit der verschiedensten assoziativen Netzwerke untereinander. Hierzu zählen fest etablierte Vorstellungs-Netzwerke, wonach Entspannung etwas mit Ruhe, Einschlafen, Passivität usf. zu tun habe. Daneben aber existieren nicht selten auch Vorstellungen, denen zufolge Entspannung mit Hypnotisiert-Werden gleichgesetzt wird. Hier können Netzwerke aktiviert werden, die Angst erzeugen, so z.B. die Angst vor Kontrollverlust oder vor Überschwemmung mit Inhalten und Bedürfnissen aus dem Unbewußten. Ein Problem, welches im Vergleich dazu weitaus häufiger anzutreffen ist, ist die Konzentrationsschwierigkeit und das Nicht-Abschalten-Können. In der Netzwerk-Terminologie ausgedrückt bedeutet dies ein Wirrwar von verschiedenen Netzwerken, die vollständig oder unvollständig aktiviert werden, je nachdem was einem gerade so „einfällt". Dazu zählen z.B. auch Restvorstellungen von vorherigen Beschäftigungen oder Überlegungen darüber, was demnächst noch zu erledigen ist.

Ehe überhaupt mit irgendeinem Entspannungsverfahren begonnen wird, ist ein semantischer Kontext zu schaffen und ein „lexikalisches Wissen" zu vermitteln, um Befürchtungen und Mißverständnisse abzubauen. Dazu zählen:
▸ Hinweise auf die Ungefährlichkeit der Methoden;
▸ Hinweise darauf, daß die Probanden jederzeit die Möglichkeit haben, die Übungen abzubrechen, und daß ihre Selbstkontrolle und Selbstverfügbarkeit nicht von außen angetastet oder eingeschränkt werde;
▸ Vermittlung der Überzeugung, daß es sich bei dem, was durch die Entspannungsverfahren gelernt wird, nicht um etwas Besonderes handelt, sondern um die Freilegung und Einübung dessen, was biologisch im körperlichen Reaktionsrepertoire immer schon vorhanden war; daraus ist abzuleiten, daß jeder in der Lage ist, mehr oder weniger rasch und intensiv die entsprechenden Erfahrungen zu machen;
▸ Hinweise auf den günstigen Einfluß, den die Beherrschung eines Entspannungsverfahrens in belastenden Situationen haben kann.

Natürlich gibt es darüber hinaus noch zahlreiche andere Hinweise, die sich hier zwanglos einreihen ließen. Vermieden werden sollte aber auf alle Fälle, solche Hinweise in Form einer akademischen Belehrung zu geben; denn sie kann genau das Gegenteil bewirken und den semantischen Kontext, den das Training benötigt, wieder verwischen. Nur soviel sollte vermittelt werden, als zur Eindämmung störender assoziativer Netzwerke erforderlich ist. Das kann, falls erforderlich, noch im Laufe der Übungen geschehen. Informationsquelle sollte dabei stets die Exploration nach den einzelnen Übungen sein.

6.2 Die Einleitungsphase

Darunter sind die ersten Übungsschritte zu verstehen, z.B. Ruhehaltung, erste Schwere-Übungen des Autogenen Trainings, probeweiser Einsatz eines Feedback-Verfahrens. Dabei ist, grob vereinfachend, ein mehr passives von einem mehr aktiven Vorgehen zu unterscheiden. Dementsprechend unterscheiden sich auch die Methoden, mit denen die einzelnen Komponenten eines assoziativen Netzwerkes aktiviert werden.

a) Passives Vorgehen

Das passive Vorgehen besteht im wesentlichen darin, Übungsbedingungen herzustellen und zu fördern, die eine sensumotorische Blockade oder zumindest eine Dämpfung visceromotorischer Reaktionen zur Folge haben. Ruhige Umgebung, bequeme Körperposition, kurze Übungseinheiten, Konzentration auf die Atemtätigkeit usf. zielen darauf ab, noch aktive Netzwerke abzubauen, die sich durch die verschiedensten sensorischen Auslöser immer noch allzu leicht auslösen lassen und zur Provokation efferenter Programme (z.B. Muskelverspannung bei bestimmten Geräuschen, Vasokonstriktion bei der Vorstellung einer Tätigkeit) führen.

b) Aktives Vorgehen

Damit ist gemeint, daß ganz bestimmte Vorstellungen samt ihren visceromotorischen Begleitreaktionen durch Instruktionen induziert werden. Dies ist z.B. bei der Hypnose-Induktion der Fall, aber auch bei der Progressiven Muskelentspannung, wenn am Ende der Anspannung-Entspannung-Sequenzen allgemeine Ruhe-Instruktionen gegeben werden. Insbesondere beim Autogenen Training, wenn die Instruktionen vom Übungsleiter gegeben und nicht den Übungsteilnehmern selbst überlassen werden, kommt es von außen her zu umschriebenen Vorstellungsinduktionen.

Aus den psychophysiologischen Untersuchungen zur Vorstellungsinduktion weiß man, daß eine bildhafte Sprache reaktionsfördernd wirkt. Die Instruktionen sollten demzufolge perzeptuelle Repräsentationen ansprechen, die eng mit respondenten (reaktiven) Repräsentationen verbunden sind. Dabei ist eine aktive Formulierung einer substantivischen in jedem Falle vorzuziehen. Statt von „Gelöstheit" zu sprechen erscheint die Formulierung „Die Muskeln Ihres Armes lösen sich" vorteilhafter. Außerdem – und das legt vor allem der propositionale Ansatz bei der Vorstellungsinduktion nahe – sollten die Instruktionen als Behauptungssätze formuliert werden. Also nicht: „Ihre Hände werden warm", sondern: „Die rechte Hand ist warm, ganz warm" (vgl. auch Kapitel „Autogenes Training", Formulierung der Formeln). Da man es in jedem Fall mit individuellen Vorstellungs-Netzwerken zu tun hat, sollte aus den Explorationen nach einzelnen kurzen Übungsteilen eruiert werden, mit welchen „Bildern" die Probanden selbst operiert haben. Deren Vorstellungselemente (perzeptuelle oder reaktive) empfiehlt es sich in die weiteren Instruktionen einzubauen. Wenn z.B. in Gruppen geübt wird, liefern die Gespräche mit den Teilnehmern sehr häufig vielfältiges Material sowie Anregungen zur differentiellen Verfeinerung von Vorstellungsinduktionen.

7. Abschließende Bemerkungen

Es gibt kein Entspannungsverfahren, welches nicht direkt oder indirekt Vorstellungen zu Hilfe nähme, um die Effekte, die es erreichen will, anzubahnen oder zu stabilisieren. Vorstellungen sind die entscheidenden Vermittlungsinstanzen, über die bewirkt wird, daß Instruktionen viszeromotorische Reaktionen hervorrufen. Aber nicht nur an ihrem Auftreten sind sie beteiligt, sondern auch an ihrer Abstufung und Feinabstimmung. Die Betrachtung von Vorstellungen in Form von assoziativen Netzwerken hat darüber hinaus gezeigt, daß innerhalb imaginativer Prozesse selbst noch weitere funktionale Untergliederungen, nämlich in perzeptuelle, semantische, lexikalische und respondente Repräsentationen, vorgenommen werden können, auf die die jeweiligen Entspannungsverfahren in unterschiedlicher Art und Weise Bezug nehmen.

Darin erschöpft sich noch nicht der eigentliche Stellenwert, der den imaginativen Prozessen zukommt: Sie sind nicht bloße Vehikel, auf deren Hilfe verzichtet werden kann, sobald ein Entspannungszustand erreicht ist. Eine solche Annahme wäre gerechtfertigt, wenn Entspannung nur in einer Dämpfung des neurovegetativen Aktivierungsniveaus bestünde. Wie wir aber bereits im Kapitel über die Psychophysiologie der Entspannung gesehen haben, ereignet sich während eines Entspannungszustandes weitaus mehr als nur eine Senkung des Aktivierungsniveaus. Der Entspannungszustand begünstigt neue Erfahrungen in Form von hypnagogischen Erlebnissen, deren hervorstechendste Merkmale Autonomie und Lebhaftigkeit sind (McKellar, 1977). Es sind Vorstellungen eigener Art; der Umgang mit ihnen muß neu gelernt und kultiviert werden. Beispiele hierfür sind die Methoden, mit denen die autogenen Abreaktionen während des Autogenen Trainings behandelt werden (Luthe, 1969), das katathyme Bilderleben (Leuner, 1970), meditative Praktiken (West, 1987) oder einzelne Verfahren, wie sie noch ausführlich im Kapitel „Imaginative Verfahren" besprochen werden.

Die Art und Weise, wie mit imaginativen Prozessen innerhalb einer Entspannungsmethode umgegangen wird, bestimmt im wesentlichen, ob man sich mit einer einfachen, in der Regel leicht zu erreichenden Entspannungsreaktion begnügt, oder ob darüber hinaus eine Restrukturierung mentaler Prozesse angestrebt wird. Imaginative Prozesse sind der Angelpunkt zwischen eindimensionalen Streßreduktions-Modellen der Entspannung und mehrdimensionalen kognitiv-verhaltenstherapeutischen Konzepten.

Literatur

Bower, G. (1970). Imagery as a relational organizer in associative learning. *Journal of Verbal Learning and Verbal Behavior, 9*, 529–533.

Brown, J.W. (1972). *Aphasia, apraxia and agnosia: Clinical and theoretical aspects*. Springfield, Il.: Thomas.

Bugelski, B.R. (1983). Imagery and the thought processes. In A.A. Sheikh (Ed.), *Imagery. Current theory, research, and application*. (pp. 72–95). New York: Wiley.

Farah, M.J. (1988). Is visual imagery really visual? Overlooked evidence from neuropsychology. *Psychological Review, 95*, 307–317.

Foulkes, D. & Fleischer, S. (1975). Mental activity in relaxed wakefulness. *Journal of Abnormal Psychology, 85*, 66–75.

Hebb, D.O. (1968). Concerning imagery. *Psychological Review, 75*, 466–477.

Heron, W. (1961). Cognitive and physiological effects of perceptual isolation. In P. Soloman et al. (Eds.), *Sensory deprivation*. Cambridge, Mass.: Harvard.

King, D.L. (1983). Image theory of conditioning. In A.A. Sheikh (Ed.), Imagery. *Current theory, research, and application*. (pp. 156–186). New York: Wiley.

Kosslyn, S.M. (1980). *Image and mind*. Cambridge, Mass.: Harvard Univ. Press.

Lang, P.J. (1979). A bio-informational theory of emotional imagery. *Psychophysiology, 16*, 495–512.

Lang, P.J. (1987). Image and action: A reply to Watts and Blackstock. *Cognition and Emotion, 1*, 407–426.

Leuner, H.-C. (1970). *Katathymes Bilderleben*. Stuttgart: Thieme.

Luthe, W. (Ed.). (1969). *Autogenic therapy. Vol. I – VI*. New York: Grune & Stratton.

Marks, D.F. (1983). Mental imagery and consciousness: A theoretical review. In A.A. Sheikh (Ed.), *Imagery. Current theory, research, and application*. (pp. 96–130). New York: Wiley.

McKellar, P. (1977). Between wakefulness and sleep: Hypnagogic fantasy. In A.A. Sheikh & J.T. Shaffer (Eds.), *The potential of fantasy and imagination*. (pp. 189–197). New York: Brandon House.

Miller, G.A., Levin, D.N., Kozak, M.J., Cook, E.W., McLean, A. & Lang, P.J. (1987). Individual differences in imagery and the psychophysiology of emotions. *Cognition and Emotion, 1*, 367–390.

Morris, P.E. & Hampson, P.J. (1983). *Imagery and consciousness*. London, New York: Academic Press.

Paivio, A. (1971). *Imagery and verbal processes*. New York: Holt.

Pinker, S. & Kosslyn, S.M. (1983). Theories of mental imagery. In A.A. Sheikh (Ed.), *Imagery. Current theory, research, and application*. (pp. 43–71). New York: Wiley.

Pope, K.S. & Singer, J.L. (Eds.) (1978). *The stream of consciousness: Scientific investigations into the flow of human experience*. New York: Plenum.

Pylyshyn, Z.W. (1973). What the mind's eye tells the mind's brain: A critique of mental imagery. *Psychological Bulletin, 80*, 1–24.

Pylyshyn, Z.W. (1981). The imagery debate: Analogue media versus tacit knowledge. *Psychological Review, 88*, 16–45.

Richardson, A. (1983). Imagery: Definition and types. In A.A. Sheikh (Ed.), *Imagery. Current theory, research, and application*. (pp. 3–41). New York: Wiley.

Roland, P.E. & Friberg, L. (1985). Localization of cortical areas activated by thinking. *Journal of Neurophysiology, 53*, 1219–1243.

Sheikh, A.A. (Ed.) (1983). *Imagery. Current theory, research, and application*. New York: Wiley.

Weitzenhoffer, A.M. & Hilgard, E.R. (1959). Stanford hypnotic susceptibility scale. Palo Alto, Cal.: Consulting Psychologists Press.

West, M.A. (1987). *The psychology of meditation*. London: Oxford.

Wilson, S.C. & Barber, T.X. (1983). The fantasy-prone personality: Implications for understanding imagery, hypnosis, and parapsychological phenomena. In A.A. Sheikh (Ed.), *Imagery. Current theory, research, and application*. (pp. 340–387). New York: Wiley.

Yuille, J.C. & Marschark, M. (1983). Imagery effects on memory: Theoretical interpretations. In A.A. Sheikh (Ed.), *Imagery. Current theory, research, and application*. (pp. 131–155). New York: Wiley.

Psychophysiologie der Interozeption
Dieter Vaitl

1. Einführung

Jedes Entspannungsverfahren bringt die Übenden in einen Dialog mit dem eigenen Körper und eröffnet damit neue Erfahrungsbereiche. Die bewußte Wendung weg von äußeren Einflüssen und hin zum „Innenraum" des Menschen räumt Signalen aus dem Körperinneren eine größere Chance ein, sich bemerkbar zu machen und wahrgenommen zu werden. Allein schon das Verharren in einer ruhigen und entspannten Körperlage, die störungsfreie Übungsatmosphäre oder das bloße „Abschalten" begünstigt dies in einer einzigartigen Weise. Diese Form der Wahrnehmung bezeichnet man als Interozeption.

Im Unterschied zur Wahrnehmung der äußeren Welt über die uns bekannten fünf Sinneskanäle, die als Exterozeption bezeichnet wird, liegen die Quellen für die Interozeption im Körper des Individuums selbst. Es ist das innere Milieu, welches die Signale liefert.

Einige Beispiele mögen verdeutlichen, daß der Interozeption bei Entspannungsverfahren eine konstitutive Funktion zukommt:

a) Beispiel „Wirksamkeit"

Ob ein Entspannungsverfahren seine Wirkung entfaltet hat, wird in den meisten Fällen so bestimmt, daß die Übenden über ihre Erlebnisse, Erfahrungen und körperlichen Sensationen berichten, z.B. über das Erlebnis von Schwere und Wärme in den Gliedmaßen, über die „innere" Ruhe oder die körperliche und geistige Erholung. Interozeption wird so zum Gradmesser für den Fortgang und den Erfolg eines Entspannungsprozesses überhaupt. Die Berichte über das Erlebte aber hängen ihrerseits von der Intensität und der Lokalisation derartiger Sensationen ab. Sofern es sich um bislang noch nicht erlebte Sensationen handelt, bedarf es einer Hilfestellung durch den Übungsleiter, der angibt, ob sie gewöhnlich bei Entspannungsübungen auftreten oder mit dem Entspannungsprozeß nichts zu tun haben.

b) Beispiel „Interozeptionsschulung"

Manche Entspannungsverfahren wie z.B. das Biofeedback oder die Progressive Muskelentspannung haben ausdrücklich zum Ziel, die interozeptiven Fähigkeiten des Individuums zu verbessern. So wird durch die Rückmeldung einer Körperfunktion, die der Wahrnehmung gewöhnlich nicht zugänglich ist (z. B. Änderung des Herzschlagrhythmus), eine Schärfung der Sensibilität angestrebt, oder, wie bei der Progressiven Muskelentspannung, versucht, einen „Muskelsinn" zu entwickeln.

c) Beispiel „Störfälle, Wahrnehmungsunsicherheit"

In jedem Stadium des Entspannungsprozesses kann es zu neuen Körpersensationen kommen, die je nach Entspannungsverfahren und individueller Disposition unterschiedlich ausfallen. Nicht immer sind sie angenehm und erwünscht, sondern sehr oft sogar befremdlich, störend und beängstigend.

Bekannt sind aus dem Autogenen Training die sogenannten paradoxen Phänomene oder spontanen autogenen Entladungserscheinungen, wie z. B. Schwindelgefühle, Änderungen des Körperschemas, Muskelverspannungen, Kälteschauer, Druckgefühle, lokalisierte Schmerzempfindungen und Übelkeit. Hier ist zu fragen, ob dies nur vorübergehende Einbildungen besonders sensibler Übungsteilnehmer sind oder ob es für diese Erlebnisse einen physiologischen Grund gibt. Den zu kennen ist vor allem dann wichtig, wenn es darum geht, irritierte Übungsteilnehmer sachlich aufzuklären, zu beruhigen und schließlich zu motivieren, trotz passagerer Störungen mit den Entspannungsübungen fortzufahren.

Ebenso wichtig ist eine sachgerechte Aufklärung über interozeptive Vorgänge auch bei weniger dramatischen Erlebnissen, nämlich dann, wenn sich die Übenden über Sensationen nicht sicher sind, die gewöhnlich während der Entspannung auftreten, und die sie für Selbsttäuschungen halten.

Diese Beispiele zeigen, wie wichtig Kenntnisse über Interozeption beim Einsatz von Entspannungsverfahren sind, sie machen aber auch deutlich, wie schwierig es sein wird, interozeptive Vorgänge zu erfassen und ihren Stellenwert innerhalb der Entspannung genau zu bestimmen.

In den nachfolgenden Abschnitten werden zunächst grundlegende Aspekte der Interozeption behandelt, die einen konzeptuellen Rahmen für die Einordnung von Beobachtungen bei Entspannungsverfahren liefern sollen. An sie schließen sich Fragen zur Interozeption von Signalen aus den verschiedenen Organsystemen und deren Stellenwert bei Entspannungsverfahren an. Abschließend wird erneut auf Grundfragen von interozeptiven Prozessen während der Entspannung eingegangen.

2. Grundlegende Aspekte der Interozeption

Interozeption ist ein Oberbegriff, der zwei verschiedene Wahrnehmungsformen umfaßt: die Propriozeption und die Viszerozeption. Bei der Propriozeption stammen die Körpersignale vorwiegend aus dem muskulären System (Gelenke, Sehnen, Muskeln), während sie bei der Viszerozeption (lateinisch: viscera = Eingeweide) ihren Ursprungsort ausschließlich in den Hohlorganen haben. Wichtig ist zunächst

Tabelle 1: Beispiele für Bereiche, bei denen die vier Dimensionen der Interozeption eine Rolle spielen: Schmerz, Symptomwahrnehmung (Anstrengung, Überzuckerung), Nahrungsaufnahme (Hunger, Durst, Anorexia nervosa), psychosomatische Störungen (Irritables Kolon, Herzphobie), Angstreaktion (Panikattacken), zustandsabhängiges Lernen, Verhaltenspharmakologie, instrumentelles Krankenverhalten, Suchtverhalten, Sportpsychologie.

Dimension	Funktion	Beispiele	Literatur
Transduktion und Enkodierung	Umwandlung von adäquaten Reizen (z.B. Druckveränderungen) in Impulsmuster (= afferente Signale)	Afferente Signale: • neuronale Afferenzen • hormonelle Signale • Systemzustände (Blutdruckniveau oder Blutzuckerspiegel)	Cervero & Morrison, 1986
Transmission	Übertragung der afferenten Signale zentralwärts	• Weiterleitung und Umschaltung der afferenten Signale auf der Strecke (= Neuroachse) vom Rezeptor über das Rückenmark zum Hirnstamm und Kortex	Cervero & Morrison, 1986
ZNS-Repräsentation	Veränderung der zentralnervösen Prozesse durch afferente Signale	• Veränderung der hirnelektrischen Aktivität nach Reizung im gastrointestinalen oder kardiovaskulären System	Adàm, 1967 Vaitl & Gruppe, 1991
Äußerung	Reaktionen, die einen Rückschluß auf den Einfluß afferenter Signale erlauben	• neuromuskuläre Reaktionen • peripher-autonome Reaktionen • subjektive Empfindungen • Verhaltensänderungen • Lernprozesse	Pennebaker, 1982

die grundsätzliche Unterscheidung zwischen Extero- und Interozeption. Exterozeption geht stets von externen Reizen aus, die objektiv, d.h. entsprechend ihren physikalischen Eigenschaften, zu definieren sind. Bei der Interozeption dagegen entfallen solch eindeutig definierbare Reizmerkmale; denn den Ausgangspunkt der Wahrnehmung bilden jeweils physiologische Prozesse im Körperinneren, deren Objektivierung in dem Sinne, wie dies bei der Exterozeption geschieht, kaum möglich ist. Die damit verbundenen methodischen Schwierigkeiten haben lange Zeit verhindert, daß Interozeption zu einem zentralen Thema der Physiologie oder der Psychologie wurde. Eine interdisziplinäre Interozeptionsforschung hat sich erst im vergangenen Jahrzehnt etabliert. Richtungsweisend waren hier u.a. die Veröffentlichung von Pennebaker „The psychology of physical symptoms" (1982) und der Kongreßbericht von Cervero und Morrison „Visceral sensation" (1986).

Die Interozeptionsforschung beschäftigt sich mit Fragen, die sowohl die Rezeptor-Physiologie als auch die Erlebnis- und Verhaltensseite betreffen. Einen Überblick über das breite Spektrum an Einflußgrößen, die bei interozeptiven Prozessen eine Rolle spielen, gibt Tabelle 1. Dort finden sich auch einige Beispiele von Bereichen, in denen Interozeption als Forschungsgegenstand thematisiert worden ist. Abbildung 1 stellt schematisch die Zusammenhänge der einzelnen Funktionen, die an der Interozeption beteiligt sind, dar.

Alle vier Dimensionen (Enkodierung, Transmission, ZNS-Repräsentation und Äußerung) spielen auch bei interozeptiven Prozessen während der Entspannung eine Rolle.

Zunächst einige Bemerkungen zur Dimension der Enkodierung und Transmission. Hierbei handelt es sich im wesentlichen um physiologische Sachverhalte, die aber insofern von Bedeutung sind, als die Dichte der afferenten Versorgung der viszeralen Organe bestimmt, was der Interozeption überhaupt zugänglich ist, d.h. was überhaupt wahrgenommen werden kann.

2.2 Physiologie afferenter neuraler Systeme

Afferente (aufsteigende) Neurone stellen die Schaltstelle zwischen viszeralen Körperbereichen und Zentralnervensystem dar (Abb. 1). Sie versorgen die viszeralen Organe im Brustraum, im abdominellen und im pelvischen Bereich. Ihre Zellkörper liegen entweder in den Ganglien des Hinterstranges oder in entsprechenden Ganglien des Nervus vagus und glossopharyngeus (Einzelheiten bei Birbaumer & Schmidt, 1996). Hier gibt es allerdings eine Ausnahme: das enterische Nervensystem hat seine Zellkörper in den Wänden des gastrointestinalen Trakts. Afferente Neurone verwandeln (= enkodieren) physikalische und chemische Veränderungen in elektrische Signale und übertragen diese Informationen zum Rückenmark und von dort aus zu Strukturen des unteren Hirnstamms (sogenannte Neuroachse). Ihre primäre Funktion besteht darin, die Homöostase im viszeralen Milieu aufrechtzuerhalten und die Organfunktionen an die aktuellen Bedürfnisse des Gesamtorganismus anzupassen. Über diese herkömmlichen Aufgaben (Reizaufnahme und -enkodierung) hinaus erfüllen die viszeralen Afferenzen noch weitere, sekundäre Funktionen, nämlich lokale Regulation von Motilität und Durchblutung in den Hohlorganen, Sekretion, Versorgung mit Nährstoffen sowie Transport von Substanzen.

Im Zusammenhang mit interozeptiven Vorgängen ist eine anatomische Tatsache von großer Bedeutung, nämlich die relativ geringe Zahl an viszeralen Afferenzen im Vergleich zur hohen Zahl an Afferenzen aus anderen Gebieten, z.B. aus der Haut oder den Gelenken, Sehnen und Muskeln (sogenannte somatische Afferenzen). An der Katze konnte Jaenig (1995) zeigen, daß annähernd 150 000 viszerale afferente Neurone in den thorakolumbalen Abschnitt des Rückenmarks projizieren, nur 7000 bis 8000 in den sakralen Abschnitt und etwa 30 000 bis 40 000 projizieren aus dem abdominellen Bereich in die medulla oblongata. Die Gesamtzahl an afferenten Neuronen aus den peripheren somatischen Bereichen beträgt an-

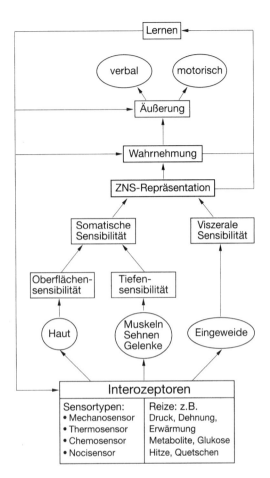

Abb. 1: Darstellung der wichtigsten Instanzen und Funktionen, die an der Interozeption beteiligt sind. Die Enkodierung der adäquaten distalen Reize erfolgt in den Interozeptoren. Beispiele für verschiedene Sensortypen und dazugehörige Reize sind aufgeführt. Sie sind in der Haut, den Muskeln, Sehnen und Gelenken lokalisiert und dienen der somatischen Sensibilität. Die in den Eingeweiden lokalisierten Interozeptoren führen zur viszeralen Sensibilität. Da die afferenten (aufsteigenden) Signale von den Interozeptoren über die Neuroachse (s. Text) bis zum Kortex weitergeleitet werden, sind Vorgänge in der Peripherie auch zentralnervös repräsentiert. Manche dieser Signale führen zu bewußten Wahrnehmungen, über die berichtet werden kann. Die Äußerungen können verbaler (z.B. verbale Schilderung) oder motorischer (z.B. Knopfdruck) Natur sein. Es ist bekannt, daß an der Interozeption Lernprozesse, z.B. Unterscheidungslernen, beteiligt sind. Dies hat über absteigende Bahnen Einfluß auf sämtliche Instanzen und Funktionen (von den Interozeptoren bis hin zur Äußerung). Es handelt sich dabei um Anpassungs- und Optimierungsprozesse durch vorangegangene Erfahrungen.

nähernd 1 bis 1,5 Millionen. Es sind also nur 2% der afferenten Neuronen und weniger als 5,5% der gesamten Afferenzen, die eindeutig viszerale Afferenzen darstellen. Dazu kommt noch, daß die meisten dieser viszeralen Afferenzen „schweigen". Das heißt, daß sie nur unter ganz bestimmten Bedingungen zu feuern beginnen, z.B. bei einer Entzündung der Blase. Ist dieser Prozeß abgeklungen, stellen diese Afferenzen ihre Aktivität sofort wieder ein. Die viszeralen Organe sind also nur schwach innerviert und haben zudem, wie bereits erwähnt, noch andere Aufgaben als die der Reiz-Enkodierung und -Übertragung zu erfüllen. Dies reduziert – zumindest unter psychophysiologischen Gesichtspunkten – die Wahrscheinlichkeit drastisch, differenzierte und subtile Information darüber zu erhalten, was im Körperinnern vor sich geht. Dennoch haben diese Informationen je nach System, aus dem sie stammen, einen spezifischen Stellenwert in der gesamtorganismischen Regulation und tragen ihrerseits zur Verhaltenssteuerung bei. In welchem Umfang dies geschieht, ist bislang noch weitgehend unbekannt.

Topographisch ist allerdings bekannt, daß afferente Informationen aus jedem Organsystem den Kortex erreichen (Chernigovskiy, 1967). Verschiedene visze-

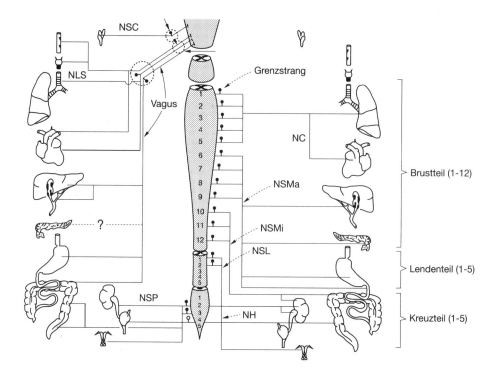

Abb. 2: Schematische Darstellung der wichtigsten afferenten Leitungsbahnen, ihrer Ursprungsorgane, ihrer Eintrittstellen in das Rückenmark (im Kreuz-, Lenden- und Brustteil) und ihrer Verbindungen über Vagus-Äste zur medulla oblongata.
Bedeutung der Abkürzungen:
NSC: nervus sinuscaroticus
NLS: nervus laryngeus superior
NC: nervi cardiaci
NSMa: nervus splanchnicus major
NSMi: nervus splanchnicus minor
NSP: nervus splanchnicus pelvini
NH: nervus hypogastricus

rale Rezeptorfelder, wie oben dargestellt, projizieren in topographisch voneinander unterscheidbare Bereiche der formatio reticularis; alle Modalitäten viszeraler Wahrnehmung sind im ventrobasalen Komplex des Thalamus repräsentiert. Afferente Impulse aus den viszeralen Organen werden vom Thalamus aus zu den somatosensorischen Arealen 1 und 2 verteilt. Es besteht also eine enge Verbindung zwischen den Rezeptor-Zonen der viszeralen und den Zonen der somatischen Sensibilität in der Großhirnrinde.

3. Interozeption und Entspannung

Bei Entspannungsprozessen spielt vor allem die somatoviszerale Sensibilität eine wichtige Rolle. Die von „Interozeptoren" (= Sensoren für mechanische, thermische, chemische und noxische Veränderungen) enkodierten Signale werden, wie bereits geschildert, über afferente Bahnen zentralwärts weitergeleitet (Transmission) und rufen unter bestimmten Bedingungen Sensationen, Empfindungen, emotionale Begleiterscheinungen usf. hervor. Man unterscheidet zwischen der somatischen und viszeralen Sensibilität (vgl. Abbildung 2). Beide Formen treten bei Entspannungsvorgängen auf. Entstehungsort und Verarbeitungsmechanismen werden im folgenden für die wichtigsten somatoviszeralen Sensibilitäten erörtert.

3.1 Somatische Sensibilität

Zur somatischen Sensibilität zählen a) die aus den Hautarealen stammenden Informationen der *Oberflächensensibilität* und b) die aus den darunterliegenden Muskeln, Sehnen und Gelenken stammenden Informationen der *Tiefensensibilität*. Die Oberflächensensibilität umfaßt den Tast- und Temperatursinn, die Tiefensensibilität den Stellungs-, Bewegungs- und Kraftsinn (Einzelheiten bei Birbaumer & Schmidt, 1996).

Bei körperlicher Entspannung kommt es zu deutlichen Veränderungen in diesen beiden Bereichen der Sensibilität.

3.1.1 Oberflächensensibilität

Die Oberflächensensibilität ändert sich während der Entspannung, grob vereinfachend ausgedrückt, gewöhnlich in der Weise, daß der Tastsinn „gedämpft" und der Temperatursinn „geschärft" wird. Aus diesem Grunde wird taktile Sensibilität hier nicht näher erläutert, die Thermorezeption jedoch ausführlicher dargestellt; denn bei fast allen Entspannungsverfahren treten Wärmesensationen auf, die als Gradmesser für die fortschreitende körperliche Entspannung dienen können.

a) Thermorezeption

Man unterscheidet innere und äußere Thermosensoren. Da die inneren Thermosensoren hauptsächlich der Regulation des Wärmehaushalts bei schwerer körperlicher Arbeit (z.B. durch Schwitzen und Vasodilatation) oder bei Kälte-Belastung dienen, spielen sie bei Entspannungsprozessen wahrscheinlich keine Rolle und können hier vernachlässigt werden. Wichtiger sind in unserem Zusammenhang jedoch die äußeren Thermosensoren, die in der Haut lokalisiert sind. Man unterscheidet zwischen Kälte-Sensoren (KS) und Wärme-Sensoren (WS) (Entladungseigenschaften, s. Abbildung 3).

Die Nervenendigungen der KS liegen näher an der Oberfläche der Haut, ihre Nervenfasern sind relativ schnell leitende, dünne, markhaltige Fasern (Gruppe-III-Fasern). Die WS liegen meist in den oberen und mittleren Schichten des Corium, ihre Nervenfasern sind marklos und daher langsamer leitend als die Nervenfasern der KS (Gruppe-IV-Fasern). Aus dieser Tatsache erklärt sich bereits, weshalb Kälte-

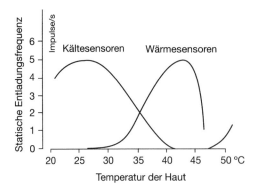

Abb. 3: Unterschiedliches Antwortverhalten (Entladungsfrequenzen) von Kälte- und Wärmesensoren in Abhängigkeit von der Hauttemperatur.
[Aus Birbaumer & Schmidt, 1996]

sensationen rascher auftreten als Wärmesensationen. KS und WS unterscheiden sich auch hinsichtlich ihrer Verteilung in den einzelnen Hautarealen. So gibt es in der Handfläche 1 bis 5 Kältepunkte pro cm^2, aber nur 0,4 Wärmepunkte pro cm^2. Im Gesicht und an der Stirn dagegen findet man im Durchschnitt 16 bis 19 Kältepunkte pro cm^2, während sich die Wärmepunkte aufgrund ihres engen Beisammenliegens an dieser Stelle nicht unterscheiden lassen. Gesicht und Stirn stellen im Hinblick auf Wärmeempfindungen insofern eine einheitliche Sinnesfläche dar. Diese Tatsache macht verständlich, weshalb beispielsweise bei der Stirnkühle-Übung des Autogenen Trainings Kälte- bzw. Kühlesensationen zustande kommen, die zu den allgemeinen Wärmesensationen im Gesicht in Kontrast stehen können. Es ist wahrscheinlich die höhere Auflösung aufgrund der höheren Zahl an Kältepunkten an der Stirn, weshalb Kühleffekte, die durch eine Konvektionsströmung erzeugt werden, in dieser Partie genauer wahrgenommen werden können.

Bei Entspannungsverfahren stehen dynamische Temperaturänderungen (z.B. infolge einer Vasodilatation in den Extremitäten) im Vordergrund. Ob Temperaturänderungen überhaupt empfunden werden, hängt ab
a) von der Ausgangstemperatur der Haut,
b) von der Geschwindigkeit der Temperaturänderungen und
c) von der Größe des Hautareals.

Wichtig in unserem Zusammenhang ist vor allem die Ausgangstemperatur der Haut. Es gibt eine Zone der Indifferenztemperatur (30° bis 36° C), bei der eine völlige Adaptation der Temperaturempfindung stattfindet (sogenannter Behaglichkeitsbereich). Es sind hier vor allem die Schwellen für Wärme- oder Kälteempfindungen, die im Normalfall von der Ausgangstemperatur der Haut beeinflußt werden. Ist die Hauttemperatur niedrig, liegt die Schwelle für Wärmeempfindungen höher, ist sie dagegen hoch, werden die Wärmeschwellen erniedrigt und die Kälteschwellen erhöht (vgl. Abbildung 4).

Bei niedrigen Ausgangstemperaturen bedarf es also einer stärkeren Erwärmung der Haut, damit eine Wärmesensation zustande kommt, und, spiegelbildlich dazu, einer stärkeren Abkühlung bei hohen Ausgangstemperaturen, um eine Kältesensation hervorzurufen. Im Hinblick auf Wärmeübungen bei Entspannungsverfahren ergibt sich daraus die Folgerung, daß zu Beginn des Entspannungstrainings für eine Erhöhung der Hauttemperatur gesorgt werden muß, um sicherzustellen, daß die geringen Erwärmungen, die z.B. in den Hautarealen durch Vasodilatation zustande kommen, überhaupt wahrgenommen werden können (s. Kapitel „Psycho-

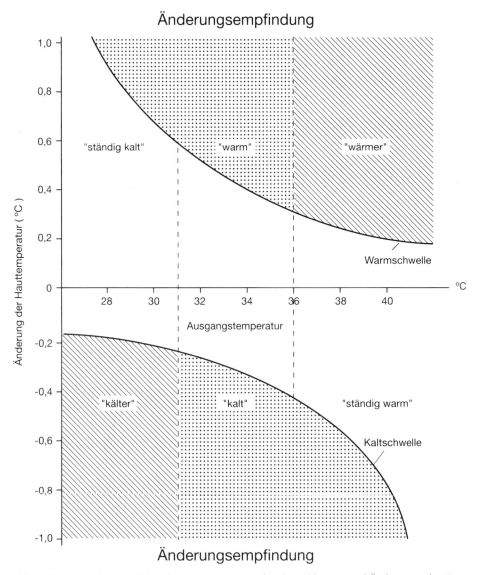

Abb. 4: Zusammenhang zwischen Ausgangstemperatur der Haut (Abszisse) und Änderungen der Hauttemperatur (Ordinate), die nötig sind, um bei verschiedenen Warm- und Kaltschwellen entsprechende Änderungsempfindungen (z.B. „es ist kalt" oder „es ist kälter geworden") hervorzurufen. Dieser Zusammenhang gilt nur, wenn die Haut auf die in der Abszisse angegebenen Ausgangstemperaturen adaptiert wurde und sich die Temperatur, die auf der Ordinate abgetragen ist, mit einer Geschwindigkeit von 6° C pro Minute verändert.
[In Anlehnung an Birbaumer & Schmidt, 1996]

physiologie der Entspannung"). Erst wenn die Sensibilität hierfür ausgebildet und stabilisiert ist, kann bei niedrigeren Ausgangstemperaturen versucht werden, vergleichbare Wärmesensationen hervorzurufen. Dieses Vorgehen wurde mit Erfolg bei der Behandlung von Patienten mit Raynaud'scher Erkrankung mit Hilfe eines Handerwärmungs-Feedback-Trainings eingesetzt (s. Kapitel „Biofeedback").

Die Ausgangstemperatur der Haut hat darüber hinaus auch einen Einfluß auf die psychophysische Skalierung von Wärme- bzw. Kälteempfindungen. Im Bereich der Indifferenztemperatur (etwa bei 36° C) stimmt in der Regel die objektive Hauttemperatur mit der subjektiv eingeschätzten überein. Bei niedrigeren Ausgangstemperaturen kommt es demzufolge zu einer Unterschätzung, bei höheren dagegen zu einer Überschätzung der tatsächlichen Temperaturen (vgl. Abbildung 5). Wenn Wärmesensationen als Gradmesser für Entspannungswirkungen herangezogen werden, liegt es nahe, dies unter physiologisch optimalen Bedingungen einzuüben, d. h. bei Ausgangstemperaturen, die im Bereich der Indifferenztemperatur liegen. Beachtet man dies nicht, schafft man einen Störfaktor, der die Entwicklung einer konstanten Bezugserfahrung behindert.

Die Geschwindigkeit der Temperaturänderungen kann bei Entspannungsverfahren unter Umständen eine Rolle spielen, und zwar dann, wenn die Änderungsgeschwindigkeit größer als 6° C/Min. ist. Geht die Temperaturänderung langsamer vonstatten, ändern sich die Schwellen der KS und WS kaum. Aufgrund der zentralnervösen räumlichen Bahnung hängt die Intensität der Empfindung auch bei relativ raschen Temperaturänderungen von der Größe des Hautareals ab, welches sich erwärmt, z. B. die ganze Hand, der Unterarm oder nur einzelne Finger.

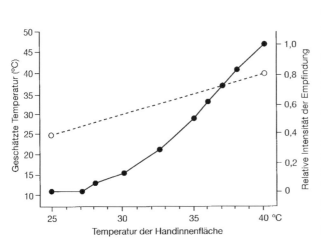

Abb. 5: Psychophysische Intensitätsfunktion (●——●) für die Wärmesensationen der Handinnenfläche. Auf der Abszisse sind die verschiedenen Temperaturen der Handinnenfläche aufgetragen, die linke Ordinate stellt die subjektiven Temperaturschätzungen in °C dar, die rechte Ordinate die Schätzungen in relativen Einheiten (0.0 bis 1.0). Die Abweichungen von der Linie (o——o) zeigen, daß es zwischen 25° und 37° C zu einer Unterschätzung und ab 37° C zu einer Überschätzung der Hauttemperatur kommt. [Nach Hensel und Mitarbeitern, aus Birbaumer & Schmidt, 1996]

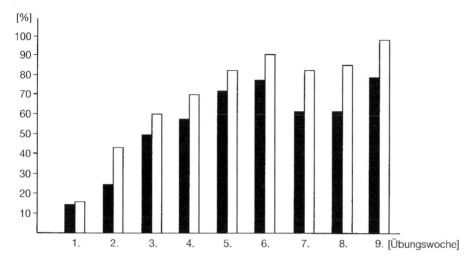

Abb. 6: Relative Veränderungsbeträge des meßbaren Anstieges der Wärmetransportzahlen l (Index für periphere Durchblutung; weiße Balken) und subjektiven Wärmesensationen (schwarze Balken) während der Schwere- und Wärme-Übung des Autogenen Trainings. Beobachtungszeitraum: neun Wochen. Die Korrelation zwischen Wärmetransportzahlen und subjektiven Wärmesensationen beträgt r = .97. [Nach Vogel, 1967]

b) Thermorezeption während der Entspannung

Da Wärmesensationen in den Extremitäten objektiv als Indikatoren einer Sympathikolyse betrachtet werden können und bei den meisten Entspannungsverfahren entweder spontan auftreten oder systematisch trainiert werden (z.B. beim Autogenen Training, beim Handerwärmungs-Feedback), wäre es unter praktischen Gesichtspunkten von Vorteil, wenn derartige Veränderungen zuverlässig wahrgenommen würden und mit den objektiven Temperaturveränderungen übereinstimmten. Positive Resultate zu dieser Frage stammen aus den Forschungen zum Autogenen Training. Vogel (1967) ließ seine Probanden über einen Zeitraum von neun Wochen beurteilen, welcher Art ihre Wärmesensationen während des Autogenen Trainings gewesen waren: „sehr deutlich", „deutlich", „gering" oder „unsicher". Gleichzeitig bestimmte er die Wärmetransportzahlen während dieser Übungen (s. Kapitel „Psychophysiologie der Entspannung"). Der subjektive Eindruck der Probanden deckte sich fast völlig mit den Hauttemperatur-Veränderungen. Die Korrelation zwischen beiden Größen betrug r = .97. Im Laufe von neun Wochen nahmen objektiv die peripheren Temperaturen zu und parallel dazu subjektiv auch der Sicherheitsgrad, mit dem die Probanden angaben, entsprechende Wärmesensationen verspürt zu haben.

Ein indirekter Hinweis darauf, daß Veränderungen der Hauttemperatur relativ sicher wahrgenommen werden können, stammt von Kojo (1985). Er bat seine Probanden sich vorzustellen, sie hielten ihre Hände einmal unter warmes und dann unter kaltes Wasser. Die Hauttemperatur veränderte sich entsprechend: bei Kälte-Vorstellung nahm die Temperatur ab, bei Wärme-Vorstellung nahm sie zu. Eine Unterscheidung zwischen Vorstellungsphasen, in denen die Probanden den Eindruck hatten, die Temperatur-Vorstellung sei ihnen gut gelungen, und solchen, die sie eher als Mißerfolg bezeichneten, brachte folgendes Ergebnis: die durch entsprechende Vorstellungen erzeugte Zu- und Abnahme der Temperatur war dann am deutlichsten, wenn die Probanden den Eindruck hatten, die Vorstellungen seien ihnen gut gelungen; nur in diesem Fall korrespondierten die Temperaturveränderung mit dem subjektiven Eindruck.

Obwohl diese Befunde grundsätzlich für eine relativ zuverlässige Interozeption peripherer Temperaturveränderungen sprechen, dürfen sie dennoch nicht verallgemeinert werden; denn noch liegen keine empirischen Belege dafür vor, daß die Korrespondenz zwischen objektivem Befund und subjektivem Empfinden auch dann noch bestehen bleibt, wenn sich die Umgebungstemperaturen ändern. Die schon erwähnte psychophysische Funktion zwischen Hauttemperatur und subjektivem Empfinden läßt außerdem vermuten, daß keine lineare Beziehung zwischen beiden Größen besteht, was bedeutet, daß je nach Ausgangslage der Hauttemperatur nach wie vor mit Über- bzw. Unterschätzungen zu rechnen ist.

3.1.2 Muskuläre Sensibilität

Durch die Ruhe-Positionen kommt es während der Entspannung im allgemeinen zu einer deutlichen Abnahme afferenter Impulse aus den Bereichen des Stellungs-, Bewegungs- und Kraftsinns (bis hin zu einem somatischen Sensibilitätsverlust). Die Sensibilität für den Muskeltonus aber spielt demgegenüber eine wichtige Rolle insofern, als – ähnlich wie bei der Thermorezeption – die Wahrnehmungsgüte auch hier ein Gradmesser für die erreichte muskuläre Entspannung sein kann. Beginnen wir zunächst mit dem „aktiven" Pol muskulärer Interozeption, um auf diesem Hintergrund den „passiven" Pol, nämlich den Sonderfall „Entspannung" besser beurteilen zu können.

Afferente Informationen aus dem Bewegungsapparat zählen zu den wichtigsten Steuerungskomponenten automatisierter und willkürlicher Bewegungsabläufe.

Bei statischer und dynamischer Muskelarbeit bestimmt die Wahrnehmung der Muskelaktivität, wie schon die Alltagserfahrung zeigt, weitgehend das Urteil, wie anstrengend eine Tätigkeit ist (Horstman et al., 1979). Dabei laufen jedoch unterschiedliche Prozesse ab, je nach Art (statisch oder dynamisch), Dauer und Belastungsgrad der Tätigkeit. Die interozeptiven Hinweisreize, die das Anstrengungserlebnis erzeugen, sind bei kurzfristigen, mittelgradigen Belastungen wahrscheinlich neuralen Ursprungs, während bei längerfristigen, zu Erschöpfung führenden Belastungsgraden biochemische Reize (z.B. Milchsäure-Produktion) die Oberhand gewinnen (Mihevic, 1981). Bei statischer Arbeit hängt die Wahrnehmung, wie hoch die Anstrengung ist, wahrscheinlich von der Anzahl afferenter motorischer Impulse ab, inklusive der aus anderen Bereichen stammenden Begleitentladungen. Die

Wahrnehmung dieser interozeptiven Signale hat vermutlich eine adaptive Funktion; denn sie trägt entscheidend zur Aktivitätsregulation, Optimierung von Handlungsabläufen und zur Vermeidung von Überlastung bei.

Anders verhält es sich dagegen bei der Entspannung, während der ein Großteil des Bewegungsapparates „stillgelegt" ist. Dadurch wird die Interozeption, insbesondere die Wahrnehmungsgüte, erheblich reduziert. Zunächst entfallen all jene interozeptiven Hinweisreize, die während körperlicher Tätigkeit am Zustandekommen der Anstrengungswahrnehmung beteiligt sind. Darüberhinaus ist bei einem sehr niedrigen Muskelspannungsniveau (etwa bei einem EMG 10 µV) während der Entspannung die Varianz so gering, daß für die Bestimmung der Wahrnehmungsgenauigkeit nur noch wenig Spielraum bleibt. Umgangen wird diese Tatsache bei Untersuchungen zur Wahrnehmungsgüte dadurch, daß man die Probanden bittet, bestimmte Muskelpartien geringfügig oder stärker anzuspannen (z.B. 25%, 50% oder 75% der individuellen Anspannungsbreite), um dann mit Hilfe der aus der Psychophysik bekannten Skalierungsverfahren die Wahrnehmungsgenauigkeit zu bestimmen.

Die Beschreibung des funktionalen Zusammenhangs zwischen EMG-Niveau und der Wahrnehmung von Muskelanspannung geschieht mit Hilfe der psychophysischen Funktion, deren einfachste Formel lautet: EMG = a+b psych (EMG = tatsächliche, elektromyographisch registrierte Muskelspannung; psych = subjektives Grössenurteil). Lehrer und Mitarbeiter (Lehrer et al., 1991) verglichen verschiedene psychophysische Funktionen (Weber-Fechnersche Funktion, Stevens Potenz-Funktion) bei der Anspannung des Unterarmmuskels (m. extensor digitorum) und der Stirnmuskulatur im Hinblick auf ihre Vorhersagegenauigkeit der subjektiven Anspannungsempfindungen. Sie fanden, daß sämtliche Funktionen gute Prädiktoren für die Unterarmspannung, nicht aber für die Verspannung der Stirnmuskulatur sind. Dies besagt, daß bei niedriger muskulärer Spannung Veränderungen der EMG-Werte des Unterarms als größer wahrgenommen werden als bei hohen Spannungsgraden (= Weber-Fechnersches Gesetz). Bischoff (1989) hingegen fand, daß diese funktionale Beziehung nicht nur für die Unterarmmuskulatur, sondern auch für die Stirnmuskulatur gilt. Sowohl die Sensibilität als auch die Urteilstendenz seiner Probanden erwiesen sich im Hinblick auf diese Muskelpartie, zumindest über einen Zeitraum von sechs Wochen hin, als relativ stabil. Dies bedeutet aber nicht, daß die Sensibilität für alle Anspannungsgrade gleichermaßen fein ausgeprägt gewesen wäre; denn zufriedenstellend war sie nur bei geringen Anspannungsgraden. Dies spricht gegen eine intramodale Konsistenz dieser Wahrnehmungsprozesse (d.h. hier: nur auf den Stirnmuskel bezogene Konsistenz). Ebensowenig fand sich eine individuelle Disposition in dem Sinne, daß die Urteilstendenz und die Sensibilität über alle verwendeten Anspannungsstufen hinweg bei den einen Probanden stets hoch, bei anderen dagegen stets gering gewesen wären.

Mehrere Autoren (Bayles & Cleary, 1986; Stilson et al., 1980) haben vermutet, daß allein schon durch die bei solchen Untersuchungen gebräuchliche Sequenz aus An- und Entspannungsphasen die Sensibilität für Muskelspannung verbessert würde, eben in dem Sinne, wie dies in der Vergangenheit Jacobson für die Wirkweise der Progressiven Muskelentspannung postuliert hatte. Bischoff (1989) prüfte diese Annahme, indem er Urteilstendenz und Sensibilität für Muskelverspannung an Probanden bestimmte, die sich vorher einem Training der Progressiven Muskelentspannung (acht einstündige Gruppensitzungen, ein- bis zweimal pro Woche, zwischendurch Training zu Hause) unterzogen hatten. Seine Ergebnisse widerlegen die oben genannte Annahme: weder Sensibilität noch Urteilstendenz verbesserten sich durch dieses Vortraining. Stattdessen zeigte sich, daß die Progressive Muskelentspannung die Probanden befähigte, während der Anspannungsphasen der Untersuchung ein höheres Stirn-EMG-Niveau zu produzieren als die Personen, die keine Erfahrung in Progressiver Muskelentspannung besaßen. Sie hatten also durch die täglichen Übungen nichts anderes gelernt, als den Stirnmuskel, der gewöhnlich wenig gebraucht wird, stärker anzuspannen als vorher. Insofern trifft das Urteil von Bischoff sicherlich zu, wenn er behauptet: „Progressive Muskelentspannung ist weniger eine Wahrnehmungsschulung als ein Krafttraining" (Bischoff, 1989, S. 136). Sollte sich dies auch für die anderen Muskelpartien, deren Entspannung die Progressive Muskelentspannung anstrebt, bestätigen, trägt dieses Verfahren kaum zur Verfeinerung der neuromuskulären Interozeption bei.

Im allgemeinen wird der Interozeption von Muskelverspannung und -entspannung vor allem unter klinischen Gesichtspunkten eine besondere Bedeutung beigemessen. So besagt beispielsweise die Wahrnehmungsdefizit-Hypothese, daß klinische Symptomatiken, die durch ein erhöhtes neuromuskuläres Spannungsniveau gekennzeichnet sind (z. B. Spannungskopfschmerzen, Angstzustände), dadurch zustande kommen, daß die Betroffenen ihre akuten oder chronischen Spannungszustände nicht präzise genug wahrnähmen und daher zu erhöhten Spannungszuständen neigten. Von dieser Grundannahme geht z. B. die Progressive Muskelentspannung aus, die nach Jacobson ausschließlich dem Ziel diente, hochverspannten Patienten einen „Muskelsinn" entwickeln zu helfen. Auch die Feedback-Verfahren zur willentlichen Spannungskontrolle, welche zur Behandlung der verschiedensten Störungen und Krankheiten (z. B. Angst, Kopfschmerzen, Bluthochdruck, Schmerz) eingesetzt worden sind, basieren auf der Annahme, daß zunächst eine Unterscheidung von muskulärer Spannungszunahme und -abnahme stattfinden müsse, ehe eine wirkungsvolle Kontrolle neuromuskulärer Prozesse gelingen kann. In beiden Fällen wird die neuromuskuläre Interozeption für defizitär gehalten. Eine Schulung des Unterscheidungsvermögens, d. h. Verbesserung der Interozeption, gilt daher therapeutisch als Methode der Wahl. Sie ist aber nur gerechtfertigt, wenn die genannten Vorannahmen zutreffen.

Für Patienten mit Muskelkontraktion-Kopfschmerzen trifft, wie Bischoff (1989) zeigen konnte, zu, daß deren Sensibilität für Muskelverspannungen geringer ausgeprägt ist als die von schmerzfreien Kontrollpersonen. Dies muß aber nicht notwendigerweise ein Zeichen für ein Wahrnehmungsdefizit sein, sondern kann genauso auch von bestimmten Urteilstendenzen beeinflußt sein. Bischoff vermutet, daß diese Patienten die Tendenz haben, eindeutige Antworten zu vermeiden (Tendenz zur Mitte), also dort, wo tatsächlich unterschiedliche Verspannungsgrade vorlagen, derartige Unterschiede nicht zu benennen bzw. von deren Gleichheit auszugehen. Ob dieses „milde" Kriterium Folge der erlebten Schmerzzustände ist (durch Lernprozesse bedingt) oder zu interozeptiven Defiziten führt, ist noch nicht eindeutig geklärt.

Ebensowenig ist das Unterscheidungsvermögen für neuromuskuläre Spannungszustände eine notwendige Voraussetzung für eine erfolgreiche, durch EMG-Feedbacksignale unterstützte Kontrolle des Spannungsverlaufs. Bessere „Wahrnehmer" müssen nicht unbedingt auch bessere „Kontrollierer" sein. Trotz einiger positiver Resultate (Sime & DeGood, 1977) deuten die Befunde doch eher daraufhin, daß zwischen objektivem EMG-Niveau (unter freilaufenden oder Feedback-Bedingungen) und subjektiver Einschätzung des Spannungsgrades nur ein lockerer Zusammenhang besteht.

3.2 Viszerale Sensibilität

Im Unterschied zur somatischen Sensibilität dringen Meldungen aus dem viszeralen Bereich nur selten in das Bewußtsein vor. Die Organe verharren weitgehend in ihrer Anonymität. Dies hängt mit dem schon erwähnten Phänomen zusammen, daß die viszeralen Afferenzen vorwiegend der Aufrechterhaltung des inneren Milieus und der Homöostase viszeraler Prozesse dienen, nicht aber primär der Vermittlung von Sinnesempfindungen. Das schließt aber nicht aus, daß Informationen aus den Eingeweiden z.B. als Schmerz empfunden werden oder Mißbehagen erzeugen.

Alle Eingeweide im Brust- und Bauchraum verfügen über eigene Sensoren, die besondere Funktionen erfüllen. Im *Atmungs-System* befinden sich somatische und viszerale Mechanorezeptoren, die vorwiegend der Kontrolle der Atemmechanik (Atemfrequenz, Atemtiefe usf.) dienen. Die Chemorezeptoren registrieren die Kohlensäure-Sauerstoffspannung im Blut und stellen dementsprechend das Atemzugvolumen ein. Außerdem finden sich im Bronchialtrakt Nozizeptoren, die auf schädliche mechanische und chemische Reize reagieren.

Das *Herz-Kreislauf-System* verfügt vorwiegend über Druck- und Dehnungsrezeptoren, die an verschiedenen Stellen des Herzens (z.B. Dehnungsrezeptoren in den Vorhofwänden und Kammern) und in den Gefäßbahnen lokalisiert sind, z.B. die Barorezeptoren im Carotissinus und im Aortenbogen. Sie dienen vor allem der Stabilisation der Blutzirkulation und der Anpassung des Kreislaufs an neue Bedingungen z.B. bei Lagewechsel und physischer Belastung. Außerdem verfügt das Herz-Kreislauf-System noch über Mechanorezeptoren, die im Brustbereich und in der Körperperipherie (Pacini-Körperchen) lokalisiert sind. Erstere sind an den Empfindungen beteiligt, die im Brustraum durch die mechanischen Erschütterungen infolge der Herztätigkeit entstehen, letztere werden durch die Pulswellen, die bei jedem Herzschlag durch das Gefäßstrombett laufen, stimuliert.

Das *Gastrointestinale System* verfügt von der Speiseröhre bis zum Mastdarm über Dehnungsrezeptoren, die jedoch an den verschiedenen Stellen des Magen-Darm-Trakts zu unterschiedlichen Empfindungen führen (z.B. im Magen: Sättigungs- oder Völlegefühl; im Dünn- und Dickdarm: Schmerzen bei Überdehnung;

im Mastdarm: Stuhldrang). Auch thermische Reize werden wahrgenommen, allerdings nur in der Speiseröhre und im Analkanal.

Im *Nieren-System* spielen vor allem Mechanorezeptoren eine Rolle. Dehnung der Harnblase führt zu Harndrang. Aber auch Nozizeptoren können bei Stauungen des Harnflusses (z.B. durch Nierensteine) erhebliche Schmerzen (Koliken) hervorrufen.

3.2.1 Respiratorische Interozeption

Afferente Informationen aus dem Bronchialtrakt und dem Brustraum, die einer bewußten Wahrnehmung zugänglich sind, deuten meist auf eine Störung pulmonaler Funktionen hin oder hängen mit körperlicher Anstrengung zusammen (z.B. Atemnot bei physischer Überanstrengung). Fremdkörper, die in den Bronchialtrakt gelangt sind, lösen über die sogenannten irritant receptors einen Hustenreiz aus; Infektionen oder allergische Reaktionen führen zu Verengungen der Bronchien und Bronchiolen (= Atemwegsobstruktionen, z.B. bei Asthmatikern), die vor allem das Ausatmen erschweren.

Die experimentelle Überprüfung, inwieweit Personen für Atemwegsobstruktionen oder Änderungen des Atemwegswiderstandes überhaupt sensibel sind, erfolgt über spezielle Versuchsanordnungen, bei denen die Probanden gegen quantitativ abgestufte Widerstände im Atemluftstrom (sogenannte Siebwiderstände) anatmen müssen. Durch den Vergleich des physikalischen Obstruktionsgrades mit den Empfindungsurteilen der Probanden läßt sich mit Hilfe klassischer psychophysischer Methoden und Kennwerte (z.B. Weber-Quotient, Steven'sche Potenzfunktion) die sensorische Empfindlichkeit sowohl von Asthmatikern als auch von atemgesunden Personen bestimmen. Aufgrund einer Literaturübersicht und eigener Untersuchungen kommen Dahme und Mitarbeiter (Dahme et al., 1991) zu dem Schluß, daß schon bei atemgesunden Personen erhebliche Unterschiede in der Güte der Obstruktionswahrnehmung bestehen. Asthmatiker scheinen dadurch gekennzeichnet zu sein, daß sie bei der Interozeption experimentell provozierter Obstruktionen eher ungenau und unsicher sind. Im Vergleich zu Atemgesunden erwiesen sie sich als weniger empfindlich, wenn sie verschiedene Grade der Obstruktion unterscheiden sollten. Fast die Hälfte der Patienten zeigte eine ausgeprägte Neigung, den jeweiligen Atemwegswiderstand zu unterschätzen, was für die bereits erwähnte Wahrnehmungsdefizit-Hypothese sprechen würde. Außerdem fanden sich Zusammenhänge zwischen Wahrnehmungsunsicherheit und Krankheitsbewältigung. Asthmatiker, die ihren Atemwegswiderstand nur unzuverlässig einschätzen können, neigen zu größerer Angst vor einem Asthmaanfall und rufen häufiger den Notarzt.

Im Zusammenhang mit Entspannungsvorgängen spielt die respiratorische Interozeption eine untergeordnete Rolle. Gewöhnlich achten die Übenden kaum auf ihre Atmung, solange nicht ihre Aufmerksamkeit direkt auf sie gerichtet wird (z.B. bei der Atem-Übung des Autogenen Trainings oder bei meditativen Verfahren) oder sich plötzlich Unregelmäßigkeiten des Atemrhythmus oder Atemzug-Volumens einstellen. Gelegentlich treten Beklemmungsgefühle in der Brust auf oder es besteht der Drang, tief durchatmen zu müssen. In diesen Fällen führt gewöhnlich tiefes Durchatmen oder eine andere Lagerung des Körpers zum Verschwinden dieser Mißempfindungen. Zunehmende Warnsignale aus dem Bronchialtrakt in Form von Sensationen einer Atemwegsobstruktion sollten insofern beachtet werden, als sie möglicherweise die Fortführung einer Entspannungsmethode kontraindiziert erscheinen lassen (z.B. Bronchokonstriktion bei Asthmatikern).

3.2.2 Kardiovaskuläre Interozeption

Im kardiovaskulären Bereich nimmt die Wahrnehmung der Herztätigkeit (oder abgekürzt: Herzwahrnehmung) eine zentrale Stellung ein. Daß man das Herz bei körperlicher Anstrengung und Aufregung „bis an den Hals" schlagen spürt, ist jedem geläufig. Unter Ruhebedingungen jedoch ist die Herztätigkeit gewöhnlich nicht oder kaum wahrzunehmen. Zunächst ist also zu klären, ob und mit welcher Genauigkeit die Herztätigkeit wahrgenommen werden kann. Diesen Fragen ging die Interozeptionsforschung in Laborexperimenten und Feldstudien nach. Untersucht wurden gesunde Personen sowie Patienten mit spezifischen Störungsformen, zu deren Kernsymptomatik eine veränderte Wahrnehmung der Herztätigkeit zählt (z.B. Panikattacken, Herzangst-Syndrom).

a) Herzwahrnehmung bei Gesunden

Die Grundlagenforschung zur Herzwahrnehmung von Gesunden ging von der Frage aus, ob und mit welcher Genauigkeit Personen in der Lage sind, Veränderungen in der Herzschlagfolge wahrzunehmen. Dazu wurden zahlreiche Prüfverfahren entwickelt. Die bekanntesten Methoden sind die der Diskrimination von Änderungen in der Herzschlagfolge (Überblick bei Reed et al., 1990; Vaitl & Schandry, 1995). Die Herzwahrnehmung ist um so besser, je genauer das Wahrnehmungsurteil mit der tatsächlichen Herzschlagfolge übereinstimmt. Ein kardiovaskulärer Parameter spielt hierbei offensichtlich eine entscheidende Rolle, nämlich die Schlagkraft des Herzens, d.h. das bei jedem Herzschlag ausgeworfene Blutvolumen. Durch diese mechanische Erschütterung werden somatosensorische Rezeptoren im Brustraum stimuliert, die diese Information an höhere Zentren weiterleiten. Dafür spricht, daß Personen mit einem größeren Herzen, also auch mit einem größeren Schlagvolumen (Männer, Sportler usw), eine bessere Herzwahrnehmung haben als Personen mit einem kleineren Herzen.

Die Wahrnehmung der Herztätigkeit kann bei Entspannungsverfahren unter Umständen zu einer Störgröße werden, wenn z.B. über plötzlich auftretendes Herzrasen berichtet wird. Hier handelt es sich in der Regel um die Mißdeutung einer tatsächlich vorhandenen interozeptiven Wahrnehmung. Da solche Wahrnehmungen meist zu Beginn der Übungen auftreten und zu Irritationen führen, bedürfen sie einer sofortigen Richtigstellung. Wenn sich nämlich der Körper aus der aufrechten Position in eine waagrechte Lage begibt, kommt es aufgrund der Umverteilung des Blutes in Richtung des Brustraums zu einem Mehrangebot von Blut im rechten Herzen. Je weiter der Körper in die waagrechte Lage gebracht wird, um so mehr nimmt das Schlagvolumen des Herzens zu. Je größer das dadurch bei jedem Herzschlag ausgeworfene Blutvolumen ist und je kräftiger sich das Herz dabei aufgrund des Frank-Starling-Mechanismus kontrahiert, um so stärker sind auch die Erschütterungen im Brustraum sowie die Stimulation der dort befindlichen Mechanorezeptoren. Da die Probanden erst jetzt – und noch dazu in einer Ruheposition, in der sie keine stärkere Herztätigkeit erwarten würden (Fehlattribution) – ihr Herz stärker schlagen spüren, meinen sie, ihr Herz schlage „rascher" und fühlen sich durch das „Herzrasen" beunruhigt. Solche Körperlage-bedingten Herzsensationen werden von schlanken Personen häufiger berichtet als von übergewichtigen Personen, bei denen die Mechanorezeptoren im Brustraum womöglich besser gepuffert sind. Eine sachgerechte Erklärung, wie diese Sensationen physiologisch zustande kommen, hilft in den meisten Fällen, derartige Fehlinterpretationen zu korrigieren. Sollten sich diese negativ getönten Interozeptionen nicht abstellen lassen, hilft eine Hochlagerung des Oberkörpers, da hierdurch der Blutrückstrom zum Herzen aus den unteren Körperpartien verringert wird. In der Sitzposition verschwinden solche Sensationen meist völlig.

b) Feldstudie zur Herzwahrnehmung

In einer beispielhaften Feldstudie untersuchten Myrtek und seine Mitarbeiter (Myrtek et al., 1995) Patienten mit Herzneurose sowie Kontrollpersonen ohne kardiovaskuläre Symptomatik in verschiedenen alltäglichen Situationen. Über 24 Stunden registrierten sie fortlaufend das EKG, die körperliche Aktivität (mittels Aktometer) sowie das aktuelle emotionale und körperliche Befinden ihrer Patienten. Immer wenn sich im Laufe des Tages deutliche Anstiege der Herzrate ergeben hatten, die eine vorgegebene Schwelle überschritten und nicht durch physische Aktivitäten verursacht waren, erhielten die Patienten ein Signal (Feedback), wonach sie einstufen sollten, ob sie diese Änderungen in der Herztätigkeit verspürt hätten und welcher Art ihr augenblickliches Befinden sei. Daneben gab es noch zufällige Abfragen zu Zeiten, da sich die Herzrate nicht verändert hatte (Kontroll-Feedback). Weder Gesunde noch Patienten waren in der Lage, die im normalen Tagesablauf auftretenden Veränderungen ihres Herzschlages korrekt wahrzunehmen, selbst wenn diese beträchtlich waren. Besonders aufschlußreich ist in diesem Zusammenhang das Verhalten der Patienten. Wenn sie über Herzschmerzen berichteten oder sich emotional irritiert und unwohl fühlten, verhielt sich ihr EKG unauffällig, d.h. ähnlich wie in den beschwerdefreien Intervallen. Ihr Befinden und ihre Beschwerden korrelierten nicht mit irgendwelchen physiologischen Veränderungen. Daneben gab es Patienten, die sich während tatsächlicher Pulsbeschleunigungen unwohl gefühlt hatten. Sie waren nicht durch eine genauere Herzwahrnehmung gekennzeichnet, sondern dadurch, daß sie ihre Stimmung als unausgeglichen und depressiv-getönt einstuften, häufiger über ihren schlechten Gesundheitszustand klagten und sich außerberuflich stärker in Anspruch genommen fühlten. Es sind also eher psychologische Faktoren, die das Urteil der Patienten bestimmen, als tatsächliche kardiovaskuläre Veränderungen und deren korrekte Interozeption.

c) Psychopathologie der Herzwahrnehmung

Die Wahrnehmung der Herztätigkeit ist kein isolierter Vorgang, sondern sie ist eingebunden in den Kontext affektiver und emotionaler Reaktionen und spielt z.B. im Verhalten verschiedener Patientengruppen eine wichtige Rolle, wie z.B. bei Panikattacken und Herzangst-Syndrom. Wenn herzbezogene Befürchtungen und Ängste auftreten, ist zu fragen, ob dafür Veränderungen der kardiovaskulären Interozeption verantwortlich sind oder ob der Grund hierfür in anderen Faktoren als denen einer veränderten Herzwahrnehmung zu suchen ist. Die naheliegende Vermutung, daß in diesen Fällen die Sensibilität für Vorgänge am Herzen gesteigert sei, läßt sich empirisch nicht bestätigen. Es gibt zahlreiche Hinweise aus Labor- und Feld-Studien, daß die Wahrnehmung der Herztätigkeit während eines normalen Tagesablaufes äußerst ungenau ist, selbst wenn die Änderungen der Herzrate beträchtlich sind (Myrtek et al., 1995; Hartl, 1995). Was Gesunde und Patienten (z.B. mit Panikattacken, Herzangst-Syndrom, Arrhythmien) glauben, an ihrem Herzen wahrgenommen zu haben, wird nur zu einem geringen Teil direkt über Afferenzen aus dem kardiovaskulären Bereich bestimmt; weitaus größer ist der Einfluß, der sich aus kognitiven Bewertungsprozessen (Hartl, 1995) ergibt. Wenn beispielsweise aufgrund einer diabetischen Neuropathie die afferenten Leitungsbahnen beeinträchtigt oder zerstört sind, führt dies in der Regel zu einem Fehlen interozeptiver Informationen. Dies kompensieren die Patienten meist dadurch, daß sie sich stärker auf exterozeptive Informationen verlassen oder kognitive Bewertungsprozesse zu Hilfe nehmen. Möglicherweise spielt dabei auch die Inkonsistenz der Herzwahrnehmung bzw. die Unsicherheit darüber, was am Herzen wahrgenommen wurde, eine Rolle. In Felduntersuchungen an Patienten mit Panikattacken zeigte sich, daß sie öfter über Herzsensationen berichten und häufiger falschen Alarm schlagen als Gesunde. Zu bestimmten Zeiten sind sie in der Lage, Änderungen ihrer Herztätigkeit exakt zu unterscheiden; dann wiederum berichten sie, daß sie ihre Herztätigkeit überhaupt nicht wahrnehmen zu können. Aus der sensorischen Informationsverarbeitung ist bekannt, daß Widersprüche in der sensorischen Wahrnehmung, für die es keine plausible Erklärung gibt, gewöhnlich als aversiv erlebt werden und zu Sensationen führen, die Furcht oder Angst einflößen.

Diese Erkenntnisse sind auch für interozeptive Prozesse während der Entspannung von Bedeutung. Außer den oben geschilderten kardialen Veränderungen, die sich durch den Übergang in die waagrechte Position ergeben können, treten Herzsensationen relativ selten auf (außer bei Patienten mit Arrhythmien, Herzangst-Syndrom, Panikattacken usw.). Inkonsistente Wahrnehmungen von Körpervorgängen dagegen oder Unsicherheiten bezüglich dessen, was wahrgenommen wurde, sind dagegen nicht selten. Da solche Vorgänge die Gefahr in sich bergen, daß Fehlattributionen vorgenommen oder Befürchtungen geweckt werden, bedarf es seitens des Übungsleiters eines feinen Gespürs und geschickten Vorgehens, um dies frühzeitig, d.h. in statu nascendi zu erkennen und Erklärungsalternativen anzubieten.

3.2.3 Gastrointestinale Interozeption

Afferente Signale aus dem Magen-Darm-Trakt werden ebenfalls zentralnervös verarbeitet (Adàm, 1967). Sie sind beteiligt an der Verhaltenssteuerung (z.B. Nahrungsaufnahme, Stuhlentleerung) sowie an der Anpassung des Individuums an seine Umgebung. Ähnlich wie bei der neuromuskulären Aktivität die Interozeption an der Anstrengungs- und Überlastungsregulation beteiligt ist, spielt sie hier eine entscheidende Rolle bei der Regulation von Annäherungs- und Vermeidungsverhalten (vgl. Geschmacksaversions-Lernen; Garcia et al., 1974). Der Anteil jedoch, der der bewußten Wahrnehmung afferenter Signale aus dem Gastrointestinaltrakt dabei zukommt, ist äußerst gering (Whitehead, 1983).

Die distalen Reizbedingungen sind gewöhnlich Veränderungen der Motilität (z.B. des Magens) und Dehnungsreize (z.B. im Dickdarm). In der gastrointestinalen Interozeptionsforschung interessierten vor allem zwei Fragen: a) wie schwach können Dehnungsreize (Magenfüllung, Ballonreizung im Dickdarm) sein, damit sie gerade noch wahrgenommen werden (Schwellenbestimmung) und b) ob afferente Signale aus dem gastrointestinalen Trakt auch dann noch das Verhalten beeinflussen, wenn die Probanden nicht mehr angeben können, „etwas" gespürt zu haben. Löffler und seine Mitarbeiter (1989) konnten zeigen, daß bei Dickdarm-Reizung mit niedrigen Reizintensitäten die afferenten Signale zunächst „vorbewußt" verarbeitet werden, d.h., daß die Diskriminationsleistung in einem sprachfreien Verhaltenstest ansteigt, ohne daß die Probanden in der Lage gewesen wären, irgendwelche Angaben über Empfindungen bzw. deren Intensität zu machen. Erst wenn die Dehnungsreize weiter zunahmen und die Diskrimination einen gewissen Zuverlässigkeitsgrad erreicht hatte, waren sie auch in der Lage, anzugeben, im Dickdarmbereich „etwas" gespürt zu haben, dessen Intensität sich dann auch entsprechend der Zunahme des Dehnungsreizes genau einstufen ließ. Die afferenten Informationen aus dem Dickdarm-Bereich werden also in einem ersten Schritt auf der Grundlage von Sensationen verarbeitet, die zwar unterscheidbar, doch offensichtlich nicht stark genug sind, um gleichzeitig auch den subjektiven Bericht der Probanden darüber zu beeinflussen oder hierfür einen zuverlässigen Bezugsrahmen zu liefern.

Bei Entspannungsverfahren spielen Sensationen aus dem Magen- und Darmbereich keine große Rolle. Lediglich als passager auftretende Wahrnehmungen können sie sich während des Entspannungszustandes bemerkbar machen (vgl. spontane Entladungen während des Autogenen Trainings, s. Kapitel „Autogenes

Training"); sie gehen wahrscheinlich auf überschwellige Reizbedingungen in den Hohlorganen zurück (z.B. Leerkontraktionen des Magens). Die Wärmesensationen durch die Sonnengeflecht-Übung des Autogenen Trainings (s. entsprechenden Abschnitt im Kapitel „Autogenes Training"), sind wahrscheinlich vasomotorischen Ursprungs und der Oberflächensensibilität zuzuordnen. Der zugrundeliegende Mechanismus ist noch unbekannt.

4. Interozeption und Aufmerksamkeit

Interozeption ist, biologisch betrachtet, eine wichtige Komponente der Adaptation und zwar a) bei der psychophysiologischen Aktivierungsregulation (Kollenbaum, 1990) und b) bei der Verhaltenssteuerung (Whitehead, 1983). Dabei ist das Gewahrwerden interozeptiver Prozesse nicht unbedingt eine notwendige Voraussetzung für die Wirksamkeit und Güte dieser Anpassungsvorgänge (s.u. Stellenwert der Interozeption). Bei Entspannungsverfahren wird nun, im Unterschied zur alltäglichen, automatisch ablaufenden, der bewußten Wahrnehmung weitgehend entzogenen Handlungssteuerung (z.B. bei der Sättigungsregulation, Benutzung des Bewegungsapparates), die Aufmerksamkeit gezielt auf das Gewahrwerden von Körperprozessen gerichtet, und zwar mit dem Ziel, psychophysiologische Prozesse regulieren zu lernen.

Bischoff (1989) nennt fünf Größen, wodurch die Aufmerksamkeit auf interozeptive Prozesse gelenkt wird:
1. Stimulusmerkmale,
2. Wettstreit zwischen äußeren und inneren Reizen,
3. Erwartungen,
4. objektive Selbstaufmerksamkeit und
5. Lernprozesse.

Worauf sich die Aufmerksamkeit richtet, ist nicht eindimensional und beschränkt sich nicht nur auf das Wahrhaben eines Körpervorgangs, sondern ist stets auf mehreren Reaktionsebenen beschreibbar. Man unterscheidet dabei drei Ebenen:
die perzeptuelle,
die affektive und
die kognitive Ebene (Pennebaker, 1982).

Im entspannten Zustand können beispielsweise bei bestimmten Hautausgangs-Temperaturen Wärmesensationen in den Extremitäten auftreten (= perzeptuelle Ebene). Gleichzeitig erfolgt eine Bewertung dieser Sensationen auf der Lust-Unlust-Dimension (= affektive Ebene). Wenn das Wärmegefühl als angenehm empfunden wird, besteht der Wunsch, es länger aufrechtzuerhalten (= Annäherungsverhalten), ist die Wärmesensation zu intensiv (z.B. Gefühl geschwollener Hände), wird sie als unangenehm empfunden werden, und es besteht der Wunsch, sie abzustellen (= Vermeidungsverhalten). Generalisieren Wärmereaktionen z.B.

in die Gesichtsregion, mag dies den Eindruck eines „heißen Kopfes" erwecken, der als Benommenheit oder Beeinträchtigung der mentalen Frische interpretiert wird (= kognitive Ebene).

Entspannungssituationen sind durch ein „Abschalten" äußerer Reize gekennzeichnet. Anders als in Anstrengungssituationen, bei denen die ablaufende Tätigkeit die volle Aufmerksamkeit auf sich zieht und nur bei höheren Belastungsgraden Anstrengungssignale des Körpers wahrgenommen werden (rascher Puls, Atemnot, Muskelverspannungen), ist der Übende in der Entspannung allen möglichen, zufällig auftretenden externen und internen Reizeinflüssen ausgesetzt. Er ist ferner durch Instruktionen dazu angehalten worden, alles, was sich in seinem Körper ereignet, zwanglos und in frei schwebender Aufmerksamkeit zu beobachten und auf sich einwirken zu lassen. Dies ist kein zielloser Prozeß, sondern er unterliegt ebenfalls bestimmten Prinzipien. Hierbei spielt als aufmerksamkeitssteuernde Größe vor allem der „Wettstreit" zwischen äußeren und inneren bzw. zwischen verschiedenen inneren Reizen eine wichtige Rolle.

Diesem Thema hat Pennebaker (1982) zahlreiche Untersuchungen gewidmet. Ob die Aufmerksamkeit mehr auf externe oder interne Reize gerichtet wird, hängt nach seiner Auffassung von deren Auffälligkeit ab. Sind es die internen Reize, die im Vergleich zu den externen auffälliger sind, gilt die Aufmerksamkeit ihnen und umgekehrt. Die relative Reizarmut während einer Entspannungssituation fördert nach diesem Prinzip die Chance, daß vorwiegend innere Reize die Aufmerksamkeit auf sich ziehen. Analog zum Wettstreit zwischen externen und internen Reizen, kann es dann innerhalb der Kategorie interner Reize zu einem Wettstreit zwischen internen Reizen und Sensationen unterschiedlicher Attraktivität (z.B. Wärmesensationen vor Schweresensationen) kommen.

Der Ausgang dieses „Wettstreits" kann durch bestimmte Erwartungen bereits vorentschieden sein. Allein schon die Entspannungsinstruktionen samt den Begründungen, weshalb ein bestimmtes Verfahren angeboten wird, wecken Erwartungen, daß es etwas zu „erleben" gibt. All diese Hinweisreize bewirken eine Selektion der Aufmerksamkeitsprozesse. Grob vereinfachend kann man zwei extreme Erwartungskonstellationen unterscheiden:

Übertriebene Erwartungen; sie haben oft eine entspannungshemmende Wirkung und führen nicht selten zu Mißerfolgserlebnissen, wenn sich die in Aussicht gestellten Körpererlebnisse nicht sofort einstellen oder anders manifestieren als nach den Instruktionen zu erwarten gewesen wäre.

Untertriebene Erwartungen; es treten Körpersensationen auf, die bei fast allen Entspannungsverfahren und Ruhesituationen anzutreffen sind, die die Übenden aber nicht für möglich gehalten haben und von daher meinen, einer Täuschung zu unterliegen.

In beiden Extremfällen bedarf es seitens des Übungsleiters eines therapeutisch geschickten Vorgehens und einer physiologisch sachgerechten Information hinsichtlich der perzeptuellen Komponenten interozeptiver Prozesse, um eine Balance in der Erwartungshaltung herzustellen.

Ob und inwieweit sich die Aufmerksamkeit eines Individuums auf Vorgänge im eigenen Körper richtet, hängt von seiner Wahrnehmungshaltung ab. Es gibt individuelle Unterschiede in der sogenannten Selbstaufmerksamkeit. Sie besteht in der Tendenz, die eigene Person zum Gegenstand von Selbstreflexionen zu machen (Duval & Wicklund, 1972; Filipp & Freudenberg, 1989). Personen mit ausgeprägter Selbstaufmerksamkeit neigen dazu, physiologische Vorgänge sensibler wahrzunehmen als andere mit einer geringen Selbstaufmerksamkeit. Auch lassen sie sich bei der Beurteilung ihrer Körperprozesse weniger durch äußere Umstände beeinflussen oder sogar täuschen (z. B. durch Placebo-Instruktionen; vgl. Gibbson et al., 1979). Dies bedeutet aber nicht, daß ihre Wahrnehmung körperlicher Sensationen besser sein muß; denn Sensibilität für Körpervorgänge ist nicht gleichzusetzen mit interozeptiver Wahrnehmungsgenauigkeit.

Dies zeigt sich auch bei der Disposition, generell für Körperprozesse sensibel zu sein. Erfaßt wird dieses Merkmal z. B. über einen Fragebogen zur Wahrnehmung autonomer Funktionen (Autonomic Perception Questionnaire, APQ; Mandler et al., 1958). Gefragt wird nach persönlichen Körperempfindungen in Angst- und Freude-Situationen, die sich manifestieren in körperlichen Reaktionen wie Pulsschlag, Blutdruck, Atmung, Temperatur, Schweißaktivität, Magen-Darmaktivität und Muskelverspannung. Personen mit hohen Werten in diesem Test sind nun keinesfalls, wie man annehmen möchte, auch gleichzeitig bessere „Wahrnehmer" oder gar begabter für eine präzise Wahrnehmung von Signalen aus ihrem Körper. Stattdessen ist diese Tendenz zu gesteigerter Selbst-Aufmerksamkeit ein Zeichen für habituelle Ängstlichkeit (McFarland, 1975). Ähnliches gilt auch für die gesteigerte Sensibilität und Empfindlichkeit für Körperbeschwerden. Auch hier gilt: sie ist kein Zeichen für Wahrnehmungsgenauigkeit, wenn sich tatsächlich Veränderungen im Körper ergeben (z. B. Pulsbeschleunigungen, Änderungen der Handtemperatur oder der Schweißdrüsenaktivität; vgl. Pennebaker, 1982). Die Komplikationen, die sich daraus ergeben können, bestehen darin, daß vermeintliche interozeptive Signale überbewertet bzw. falsch interpretiert werden. Eine solche Idiosynkrasie manifestiert sich vor allem darin, daß häufiger „falscher Alarm" geschlagen wird, ohne daß hierfür, physiologisch gesehen, Anlaß bestanden hätte.

Solche aktuellen und situationsabhängigen Sensibilitätssteigerungen oder Fokussierungen der Aufmerksamkeit auf Körpervorgänge gehen wahrscheinlich auf Lernprozesse zurück. Mechanic (1979) nimmt an, daß die Überfürsorge der Eltern und ihre ständige Überwachung der Körperfunktionen ihrer Kinder dafür verantwortlich seien, daß diese in ihrem späteren Leben sensibler für Vorgänge in ihrem Körper sind und hypochondrische Züge entwickeln. Damit geht allerdings nicht einher, daß sich dadurch auch ihre Wahrnehmungsgüte für afferente Signale verbessert. Kern solcher lerntheoretischen Aussagen ist lediglich die Tatsache, daß eine gewisse Idiosynkrasie bzw. Überempfindlichkeit anerzogen ist. Als Störgröße können solche Vorgänge auch bei Entspannungsverfahren eine Rolle spielen, insbesondere dann, wenn sie stark ausgeprägt sind; meist leitet sich daraus eine Kontraindikation für bestimmte Entspannungsverfahren her.

Die Wahrnehmung für interozeptive Signale zu schärfen, muß nicht von vornherein ein Vorteil sein. Es gibt Umstände, unter denen eine verfeinerte Interozeption eher eine zusätzliche Störgröße als eine Hilfe darstellt.

Ein erhöhte Sensibilität für das Schlagvolumen des Herzens kann nach dem Einnehmen der Ruheposition, wie bereits dargestellt, zu Irritationen und Befürchtungen Anlaß geben, daß das Herz zu „rasen" oder unregelmäßig zu schlagen beginne. Es sind nicht nur Fehlattributionen dieser Art, die störend wirken, sondern auch die spontane oder bewußt vollzogene Ausrichtung der Aufmerksamkeit auf einen bestimmten Körperprozeß selbst. Schandry (1983) trainierte gesunde Probanden, ihre Herzschlagtätigkeit besser wahrnehmen zu können, und fand, daß dies zu einer Erhöhung der situativen Angstbereitschaft führte. Dies gilt jedoch nicht ohne Einschränkung. Die oft vertretene Meinung nämlich, Patienten mit funktionellen Herzbeschwerden oder einem Herzangst-Syndrom würden durch ein Feedback ihrer Herztätigkeit irritiert oder sogar noch weiter verängstigt, konnte nicht bestätigt werden (Vaitl et al., 1988). Die Tatsache allein, daß eine Körperfunktion sichtbar oder hörbar gemacht wird, stellt an sich noch keine Störgröße oder ein Moment der Hypersensibilisierung dar. Wenn überhaupt, dann sind es wahrscheinlich Wahrnehmungsvorgänge interozeptiver Natur, also gesteigerte oder inkonsistente Sensationen (s.o.), die zu einer Beunruhigung führen, nicht aber der „Dialog" mit einer Körperfunktion während eines Feedback-Trainings.

Es gibt also sehr spezifische Konstellationen von habituellen und aktuellen Persönlichkeitsmerkmalen, die eine präzise Interozeption vortäuschen können. Dies führt wiederum auf die Kernfrage zurück, inwieweit subjektive Berichte überhaupt zuverlässige und vertrauenswürdige Informationsquellen für interozeptive Vorgänge sein können. Die Ausrichtung der Aufmerksamkeit auf Vorgänge im Körper allein ist, wie wir gesehen haben, noch kein Garant dafür, daß Interozeption stattfindet. Die Äußerungen über Körpersensationen sind wahrscheinlich weit mehr durch Prozesse der Symbolisierung und Einflüsse aus dem sozialen Umfeld determiniert als durch Hinweisreize aus dem Körperinneren.

5. Interozeption und bewußte Wahrnehmung

Da Entspannungsverfahren die Selbstregulation von Aktivierungs- bzw. Deaktivierungsprozessen einüben, stellt sich die Frage, welcher Stellenwert der bewußten Wahrnehmung somatosensorischer und viszeraler Vorgänge dabei zukommt. Ist sie eine notwendige und hinreichende Bedingung dafür, daß Entspannung überhaupt gelingt?

Am heftigsten wurde diese Frage innerhalb der Biofeedback-Forschung diskutiert.

Ausgangsgedanke war, daß Lernen autonomer Reaktionen nur stattfinden kann, wenn es gelingt, Körpervorgänge, die der Wahrnehmung bislang unzugänglich waren oder im Schwellenbereich lagen, durch optische und akustische Signale in einem gewissen Umfang einer bewußten Wahrnehmung und damit einer willentlichen Einflußnahme zugänglich zu machen. Geschult werden sollte die Unterscheidungsfähigkeit für geringfügige Veränderungen bestimmter physiologischer Prozesse. Ist sie einmal erlernt, fällt es leichter, so wurde postuliert, die rückgemeldeten Körperfunktionen willentlich zu beeinflussen, also den Muskeltonus zu vermindern, die Herztätigkeit zu kontrollieren oder den Blutdruck zu senken. Untersucht wurden diese Annahmen vorwiegend im Bereich der Wahrnehmung der Herztätigkeit (Brener, 1977). Der Grund hierfür liegt in der relativ unaufwendigen Registrierbarkeit der Herztätigkeit (EKG), weniger dagegen in theoretischen Vorüberlegungen. Es herrschte bislang die Meinung, nur solche Probanden seien imstande, ihre Herzrate unter Feedback z. B. zu steigern oder zu senken, die gleichzeitig auch in der Lage sind, ihre Herztätigkeit wahrzunehmen.

Diese Grundannahme ist von der neueren Interozeptionsforschung in Zweifel gezogen worden (vgl. die Kritik von Whitehead, 1983). Gingen die frühen Arbeiten zur Herzwahrnehmung und zum Herzraten-Feedback noch von der Diskriminierbarkeit der Herzschlagfolge (also: Diskrimination von Intervalländerungen) aus, scheint es heute als gesichert, daß es, wenn überhaupt eine zuverlässige Diskrimination gelingt, die mechanische Aktion des pumpenden Herzens ist, welche die Herzwahrnehmung leitet (s.o.). Weiter hat die Interozeptionsforschung gezeigt, daß afferente Signale aus dem viszeralen Bereich (vor allem aus dem gastrointestinalen System) zu zuverlässigen Diskriminationsleistungen führen, ohne daß sich die Probanden dessen bewußt zu sein brauchen, d.h. daß das, was zur Diskrimination geführt hat, verbal nicht entsprechend wiedergegeben werden kann. Der Bericht über das, was vorgegangen ist, muß nicht notwendigerweise mit der Diskriminationsleistung korrespondieren. Für die Biofeedback-Forschung bedeutet dies, daß eine Kontrolle autonomer Funktionen selbst dann gelingt, wenn die Probanden nicht in der Lage sind anzugeben, wie sie diese Kontrolle zustande gebracht haben. Ähnliches gilt auch für Entspannungsverfahren: physiologisch kann sich eine Entspannungsreaktion einstellen, ohne daß diese Veränderungen bewußt wahrgenommen werden oder die Übenden darüber zuverlässig Auskunft geben können.

Nach dem gegenwärtigen Stand der Forschung erscheint es fraglich, ob die bewußte Wahrnehmung somatoviszeraler Prozesse überhaupt eine notwendige Voraussetzung für die Regulation des Verhaltens darstellt.

Implizites und explizites Wissen

Weiterhelfen kann in diesem Zusammenhang die Unterscheidung zwischen implizitem und explizitem Wissen. Dies soll anhand eines Beispiels aus dem Bereich der Neuropsychologie erläutert werden. Schacter und seine Mitarbeiter (Schacter et al., 1988) haben zeigen können, daß diese beiden Formen der Informationsverarbeitung bei Patienten dissoziiert sein können, die an neurologischen Störungen litten, wie z.B. Amnesie, Blindsehen, Prosopagnosie, Dyslexie und Aphasie. Bei Patienten, die blind sind, scheint es paradox anzunehmen, daß sie in gewissem Sinn zu einer „Wahrnehmung" von „nicht-gesehenen" Reizen fähig seien. Selbst wenn ihr Sehfeld in erheblichem Maße eingeschränkt ist, sind sie erstaunlicherweise dennoch in der Lage, bei einer visuellen Orientierungsaufgabe zu guten Ergebnissen zu kommen. Zihl (1980) verwendete, um dies zu demonstrieren, eine sakkadische Lokalisationsaufgabe, bei der die visuellen Reize sowohl in das intakte als auch in den geschädigten Bereich des Sehfeldes projiziert wurden. Es zeigte sich, daß nach einigen hundert Trainingsdurchgängen die Reize, die auf dem geschädigten Sehfeld erschienen, genauso präzise lokalisiert werden konnten (gemessen anhand von Sakkadensprüngen), daß sie nicht mehr von denen zu unterscheiden waren, die auf das intakte Sehfeld projiziert worden waren. Die Patienten müssen also im Laufe des Trainings ein implizites Wissen darüber erworben haben, wohin die visuellen Reize projiziert werden, ohne explizit angeben zu können, daß sie über ein solches Wissen verfügen. Daß sie darüber verfügen, dafür sprechen ihre Diskriminationsleistungen. Dieses Beispiel mag verdeutlichen, daß solche Leistungen des Organismus nur zutage gefördert werden können, wenn entsprechende Verfahren zu ihrem Nachweis existieren. Operante Methoden können hierbei sehr hilfreich sein. Sie werden beispielsweise in der Verhaltenspharmakologie verwendet, wenn es darum geht nachzuweisen, daß eine Diskrimination sowohl von subliminalen externen Reizen als auch von internen, in der Regel unentdeckbaren Reizen gelingt. Ähnliche Techniken haben Hefferline und Pereira (1966) verwendet, mit deren Hilfe sie die Existenz von subjektiv nicht-wahrnehmbaren und nur diffus repräsentierten körperlichen Vorgängen nachgewiesen haben. Diese Forschungsrichtung hat deutlich gemacht, daß das Ausmaß an Verhaltenskontrolle, vermittelt über afferente Signale aus dem Körperinneren, weitaus größer ist, als es je mit verbalen Methoden erfaßt werden könnte; denn sie basieren ausschließlich auf explizitem Wissen.

Stabilität und Instabilität

Im Unterschied zur Exterozeption, bei der die Reize physikalisch eindeutig zu definieren sind, handelt es sich bei interozeptiven Prozessen um instabile Verhältnisse zwischen dem distalen Reiz und der Empfindung (wenn überhaupt eine solche zustande kommt), sowie zwischen der Empfindung und dem Bericht darüber. Physiologische Vorgänge sind außerdem nicht stabil, sondern oszillieren und ändern sich im Laufe der Zeit sehr rasch. Wenn ein Proband beispielsweise Schwierigkeiten hat, genaue Angaben über seine Empfindungen zu machen, kann das einmal durch die Instabilität der afferenten Prozesse bedingt sein, zum anderen aber auch daran liegen, daß ihm eine entsprechende „Skala" (Ankerpunkt, Skalen-Faktor) fehlt, auf der er sein Urteil plazieren könnte. Die Ungenauigkeit einer Mitteilung muß daher nicht identisch sein mit einer ungenauen interozeptiven Wahrnehmung. Dieser prinzipielle Unsicherheitsfaktor ist bei Berichten über Interozeptionen während der Entspannung stets zu berücksichtigen.

Urteilsbildung

Ein weiterer Gesichtspunkt ist in diesem Zusammenhang von Bedeutung. Er betrifft die neueren Erkenntnisse auf dem Gebiet der Bezugssystem-Forschung (absolutes vs. relatives Urteil). Hier sind Zweifel entstanden, ob sogenannte absolute Urteile bei der Wahrnehmung physikalisch definierbarer, äußerer Reize überhaupt möglich sind. Sollte sich dieser Zweifel erhärten, ist zu fragen, woran sich die Urteilsbildung stattdessen orientiert. Einen Hinweis liefert die Konsistenztheorie der Urteilsbildung (Haubensak, 1992). Sie besagt, daß Versuchspersonen, die z. B. Größen von Quadraten zu beurteilen haben, auf ihrem Anfangsurteil beharren, selbst wenn sich die physikalischen Merkmale der einzustufenden Reize drastisch ändern. Sie entwickeln eine Konsistenz im Hinblick auf ihre anfängliche Skalierung, bzw. vermeiden alles, was zu einer Inkonsistenz ihres Urteilsverhaltens führen könnte. Um konsistent bleiben zu können, orientieren sie sich weitaus mehr an Umgebungsbedingungen (z. B. Instruktionen, Besonderheiten der Versuchsanordnung) als an den objektiven Merkmalen des Reizmaterials. Wenn solche Determinanten bereits in einer so einfach strukturierten Aufgabenstellung, wie z. B. der der Größenschätzung, am Werk sind, um wieviel höher muß dann die Wahrscheinlichkeit sein, daß bei so hochkomplexen Situationen, wie der Beurteilung interozeptiver Vorgänge, der Konsistenzdruck noch weiter zunimmt und die situativen Gegebenheiten ihre Dominanz als Orientierungshilfen behaupten?

6. Stellenwert der Interozeption bei Entspannungsverfahren

Kehren wir zurück zur Frage, welche Rolle die Interozeption bei Entspannungsverfahren spielt und fassen die nach dem heutigen Kenntnisstand wichtigsten Aspekte zusammen.

a) Interozeption ist mehrdimensional, d.h. die Verarbeitung von afferenten Signalen aus dem Funktionssystem A (z. B. neuromuskuläres System) muß nicht identisch sein mit der aus dem Funktionssystem B (z. B. vasomotorisches System). Die Wahrnehmungsfähigkeit für Signale des einen Systems kann durch völlig andere Prozesse determiniert sein als die für Signale aus einem anderen System. Eine Rolle spielen dabei
- die Rezeptor-Eigenschaften,
- die neurale Versorgung eines Funktionssystems mit afferenten Neuronen,
- die Transmission der afferenten Signale,
- die zentralnervöse Repräsentation und vorbewußte Verarbeitung („preconscious processing", Dixon, 1981),
- die Begleit-Entladungen aus anderen Systemen,
- die Einflüsse der Lerngeschichte und sozialen Bedingungen, unter denen die Auskunft über das Wahrgenommene erfolgt.

b) Die Wahrnehmung interozeptiver Reize wird durch die Übungsbedingungen, unter denen Entspannung gelernt wird, begünstigt: ruhige Umgebung, Ausblendung von Außenreizen, Hinweis durch die Instruktion auf bestimmte somatoviszerale Ereignisse und Erlebnisse.

c) Aufgrund des Wettstreits zwischen interozeptiven Reizen (competition of cues; Pennebaker, 1982) werden sich wahrscheinlich jene afferenten Signale in den Vordergrund schieben, die die Aufmerksamkeit der Übenden am stärksten auf sich ziehen: Schwere- und Wärmeerlebnisse, ruhige Atmung, Herzsensationen oder gastrointestinale Vorgänge.

d) Die Wahrnehmungsgüte wird aber nicht allein durch die „Durchsetzungsfähigkeit" von einzelnen internen Reizen bestimmt, sondern ebenso auch von den Urteilstendenzen der Individuen (Über- bzw. Unterschätzung des Wahrgenommenen; vgl. Bischoff, 1989).

e) Es gibt somatoviszerale Vorgänge, die im Rahmen von Entspannungsverfahren eingehender im Hinblick auf interozeptive Prozesse untersucht worden sind. Bedauerlicherweise sind dies nur sehr wenige, nämlich die neuromuskulären, die vasomotorischen und die kardiovaskulären Prozesse (s.o.). Über respiratorische und gastrointestinale Interozeption während der Entspannung liegen nur wenige Berichte vor. Aufgrund der Mehrdimensionalität des Konstrukts „Interozeption" und der wenigen vorliegenden Befunde sind insofern kaum generalisierbare Schlußfolgerungen möglich.

f) Darüber hinaus ist bekannt, daß das, was während der Entspannung bemerkt und erlebt wird, mannigfaltig sein kann und sich nicht nur auf Schwere- und Wärmesensationen beschränkt. Aufschlußreiche Beispiele sind die spontanen Begleiterscheinungen oder Entladungen, die während des Autogenen Trainings beobachtet werden konnten (vgl. Kapitel „Autogenes Training"). Dies wirft die Frage auf, ob diesen Phänomenen ein afferenter Input zugrunde liegt oder ob sie, wie Luthe (1969) postuliert, zentralnervösen Ursprungs sind. Dies würde bedeuten, daß interozeptive Sensationen in bestimmte Erfolgsorgane zentrifugal projiziert werden und dort den Eindruck hervorrufen, daß etwas zu „spüren" sei. Es spricht viel dafür, daß diese peripheren Erlebnisse und Eindrücke unter Entspannungsbedingungen begünstigt werden und nicht gleichgesetzt werden dürfen mit Sensationen afferenter Signale; vielmehr sind es vorübergehende Wahrnehmungsprodukte zentralnervösen Ursprungs. Damit ergibt sich die Schwierigkeit, klar unterscheiden zu können zwischen zentrifugal und zentripetal produzierten Sensationen.

Insofern bleibt Interozeption bei Entspannungsverfahren immer ein Zwitter-Phänomen.

g) Im Bereich der Aktivierung erfüllt die Interozeption eine wichtige Aufgabe bei der Anstrengungswahrnehmung und Verhaltenskontrolle. Hier dient sie der Aktivierungsregulation und Handlungsoptimierung. Dies gilt in Besonderheit für den motorischen, kardiovaskulären und gastrointestinalen Bereich.

Im Bereich der Deaktivierung aber, auf den hin sich die Übenden während der Entspannung bewegen, sind diese Verhältnisse nicht mehr gegeben, so daß hier die Frage zu stellen ist, welche Funktion der Interozeption bei einem derartigen körperlichen Zustand überhaupt zukommt. Die bekannten Schwere- und Wärmesensationen sind die einzigen psychophysiologischen Vorgänge, die mit einer gewissen Konsistenz auftreten, unabhängig davon, mit welchem Verfahren Entspannung eingeleitet wurde. Dazu kommen noch relativ schwer abzugrenzende Begleitentladungen, die sich aufgrund der verminderten sympathoadrenergen Erregungsbereitschaft spontan einstellen (vgl. Kapitel „Psychophysiologie der Entspannung"). Diese Sensationen erlangen im Laufe der Entspannungsübungen insofern einen besonderen Stellenwert, als sie Indikatoren einer sich ausbildenden Entspannungsreaktion sind. Sie sind allerdings nur so lange von Bedeutung, als sich eine Entspannungsreaktion noch nicht stabil entwickelt hat und zu ihrer subjektiven Wahrnehmbarkeit Zeichen nötig sind, die sich gegenüber anderen inneren Reizzuständen durch ihre Intensität, positive Valenz und gute Lokalisierbarkeit durchsetzen und die Aufmerksamkeit des Übenden auf sich ziehen.

h) Dieser gerade geschilderte Stellenwert von Interozeption bleibt aber im Laufe eines Entspannungstrainings nicht notwendigerweise erhalten. Er ändert sich oder kann sogar gänzlich verloren gehen. Dies besagt, daß Interozeption nur von vorübergehender Bedeutung innerhalb des Entspannungsgeschehens ist. Diese transiente Funktion von Interozeption gilt es im Auge zu behalten, um ihren Stellenwert richtig einzustufen. Je weiter ein Entspannungstraining fortschreitet, um so rascher und um so leichter ist eine Entspannungsreaktion samt ihren neurovegetativen und zentralnervösen Korrelaten hervorzurufen. Alles läuft weitgehend automatisch ab; konditionierte Reaktionsanteile spielen dabei eine entscheidende Rolle. In diesem Trainingszustand sind interozeptive Signale zur Korrektur eines sich ändernden Entspannungszustands keineswegs mehr nötig. Er ergibt sich „automatisch". Je rascher dieser Automatismus erreicht wird, um so eher kann auf Hilfssensationen, die die Interozeption liefert, verzichtet werden. Hier ist eine Analogie zur Funktion der Interozeption zu sehen, die sie auf dem aktiven Pol, nämlich bei der Anstrengungsregulation spielt. Sobald ein optimales neuromuskuläres Tonusniveau eingestellt und die Handlungsabläufe energetisch optimiert sind, versinken die Wahrnehmungssignale aus diesem System wieder in ihre Anonymität. Dies bedeutet aber keinesfalls, daß sie nicht doch noch in einer „vorbewußten" Weise in Kraft sind und das Verhalten steuern, z.B. im Sinne eines impliziten Wissens oder als Hinweisreize. Daraus folgt, daß Interozeption nur am Anfang einer Trainingssequenz eine zu kultivierende und zu präzisierende Größe darstellt, die aber nach Erreichen des Ziels, nämlich nach Herbeiführen eines Entspannungszustands auf einen Hinweisreiz hin, wieder vernachlässigt werden kann. Dies bedeutet natürlich nicht, daß nicht andere interozeptive Signale im Laufe eines Entspannungstrainings auftauchen können, die von den oben genannten völlig unabhängig und verschieden sind. Ihnen kommt aber eher eine passagere Bedeutung, womöglich im Sinne von spontanen Entladungen zu, oder sie stellen eine Störgröße dar, insofern sie den erreichten Entspannungszustand und seinen automatischen Ablauf unterbrechen, beeinträchtigen oder zunichte machen.

i) Eine ähnlich negative Bedeutung erhalten auch jene passager auftretenden interozeptiven Sensationen, die im Widerspruch zu bekannten Sensationen stehen oder die zur Inkonsistenz des Wahrgenommenen führen. Wie bereits bei der Herzwahrnehmung dargelegt, ist es nicht die Genauigkeit und Güte der Wahrnehmung der Herzschlagfolge, die mit Angst einhergeht, sondern der Wechsel von Phasen präziser Wahrnehmung mit solchen defizitärer Wahrnehmung, also die Wahrnehmungs-Inkonsistenz. Bei Entspannungsverfahren können die schon erwähnten spontanen Begleit- und Entladungserscheinungen zentralnervösen Ursprungs zu solchen Inkonsistenzerlebnissen führen und vorspiegeln, daß sich „eigenartige" und „fremde" Vorgänge im Körper abspielen. Die Konsistenz stiftende Maßnahme besteht in diesen Fällen darin, daß der erfahrene Übungsleiter „wahre" von „vorgespiegelten" Interozeptionen unterscheidet und sie dem unter Umständen irritierten Schüler plausibel macht.

j) Entspannungsverfahren, die sich ausschließlich mit den körperlichen Reaktionen beschäftigen, verlieren rasch an Attraktivität. Einmal deswegen, weil sich bestimmte Sensationen rasch einstellen, stabilisieren und dann wieder in die Anonymität versinken, zum anderen, weil die höhere Attraktivität einer Entspannungsmethode darin besteht, neben somatotropen Übungsschritten auch mentale Übungen anzuschließen (vgl. Oberstufen-Übungen des Autogenen Trainings; vgl. auch Kapitel „Imaginative Verfahren").

Literatur

Adàm, G. (1967). *Interoception and behavior*. Budapest: Akadémiai Kiadó.

Bayles, G.H., & Cleary, P.J. (1986). The role of awareness in the control of frontalis muscle activity. *Biological Psychology, 22*, 23–35.

Birbaumer, N. & Schmidt, R.F. (1996). 3. Auflage. *Biologische Psychologie*. Berlin, Heidelberg, New York: Springer-Verlag.

Bischoff, C. (1989). *Wahrnehmung der Muskelspannung*. Göttingen, Toronto, Zürich: Hogrefe.

Brener, J. (1977). Visceral perception. In J. Beatty & J. Legewie (Eds.), *Biofeedback and behavior*. (pp. 235–259). New York: Plenum.

Cervero, F. & Morrison, J.F.B. (Eds.) (1986). *Progress in brain research. Vol. 67. Visceral sensation*. Amsterdam: Elsevier.

Chernigovskiy, V.N. (1967). *Interoceptors* (G. Onischenko, Trans.), Washington, D.C.: American Psychological Association.

Dahme, B., König, R., Nußbaum, B. & Richter, R. (1991). Haben Asthmatiker Defizite in der Symptomwahrnehmung? Quasi-experimentelle und experimentelle Befunde zur Interozeption der Atemwegsobstruktion. *Psychotherapie, Psychosomatik, Medizinische Psychologie, 41*, 490–499.

Davidson, R.J. & Hiebert, S.F. (1971). Relaxation training, relaxation instruction, and repeated exposure to a stressor film. *Journal of Abnormal Psychology, 78*, 154–159.

Dixon, N. (1981). *Preconscious processing*. New York: Wiley.

Duval, S. & Wicklund, R.A. (1972). *A theory of objective self-awareness*. New York: Academic Press.

Filipp, S.-H. & Freudenberg, E. (1989). *Der Fragebogen zur Erfassung dispositionaler Selbstaufmerksamkeit (SAM-Fragebogen)*. Göttingen, Toronto, Zürich: Hogrefe.

Garcia, J., Hankins, W.G. & Rusiniak, K.W.

(1974). Behavioral regulation of the milieu interne in man and rat. *Science, 185*, 824–831.

Gibbons, F.X., Carver, C.S., Scheier, M.F. & Hormuth, S.E. (1979). Self-focused attention and the placebo effect: Fooling some of the people some of the time. *Journal of Experimental and Social Psychology, 54*, 263–274.

Hartl, L. (1995). A clinical approach to cardiac perception. In D. Vaitl & R. Schandry (Eds.), *From the Heart to the Brain*. Frankfurt, Berlin, Bern, New York, Paris, Wien: Lang. S. 251–263.

Haubensak, G. (1992). The consistency model: A process model for absolute judgments. *Journal of Experimental Psychology: Human Perception and Performance, 18*, 303–309.

Hefferline, R.F. & Pereira, T.B. (1963). Proprioceptive discrimination of a covert operant without its observation by the subject. *Science, 139*, 834–835.

Horstman, D.H., Weiskoff, R. & Robinson, S. (1979). The nature of perception of effort at sea level and high altitude. *Medicine and Science in Sports and Exercise, 11*, 150–154.

Jacobson, E. (1938). *Progressive relaxation*. Chicago: Univ. of Chicago Press.

Jaenig, W. (1995). Neuroanatomy and function of cardiovascular afferents. In D. Vaitl & R. Schandry (Eds.), *From the Heart to the Brain*. Frankfurt, Berlin, Bern, New York, Paris, Wien: Lang. S. 5–34.

Kojo, I. (1985). The effects of mental imagery on skin temperature and skin temperature sensation. *Scandinavian Journal of Psychology, 26*, 314–320.

Kollenbaum, V.-E. (1990). *Interozeption kardiovaskulärer Belastung bei Koronarpatienten*. Frankfurt, Bern, New York, Paris: Lang.

Lehrer, P.M., Batey, D.M., Woolfolk, R.L., Remde, A. & Garlick, T. (1988). The effect of repeated tense-release sequences on EMG and self-report of muscle tension: An evaluation of Jacobsonian and Post-Jacobsonian assumptions about progressive relaxation. *Psychophysiology, 25*, 562–569.

Lehrer, P.M., Goldberg, L. & Levi-Minzi, S. (1991). Psychophysics of muscle tension in psychiatric inpatients. *Biofeedback and Self-Regulation, 16*, 131–141.

Löffler, K. (1989). *Methodenuntersuchungen zur Psychophysiologie gastrointestinaler Reaktionen*. Frankfurt/M.: Lang.

Luthe, W. (Ed.), (1969). *Autogenic therapy. Vol. I – VI*. New York: Grune & Stratton.

Mandler, G., Mandler, J.M. & Uviller, E.T. (1958). Autonomic feedback: The perception of autonomic activity. *Journal of Abnormal and Social Psychology, 56*, 367–373.

McFarland, R.A. (1975). Heart rate perception and heart rate control. *Psychophysiology, 12*, 402–405.

Mechanic, D. (1979). Development of psychological distress among young adults. *Archiv of General Psychiatry, 36*, 1233–1239.

Mihevic, P.M. (1981). Sensory cues for perceived exertion: A review. *Medicine and Science in Sports and Exercise, 13*, 150–163.

Myrtek, M., Stiels, W. Herrmann, J.M., Brügner, G., Müller, W., Höppner, V. & Fichtler, A. (1995). Emotional arousal, pain, and ECG changes during ambulatory monitoring in patients with cardiac neurosis and controls: Methodological considerations and first results. In D. Vaitl & R. Schandry (Eds.), *From the Heart to the Brain*. Frankfurt, Berlin, Bern, New York, Paris, Wien: Lang. S. 319–334.

Pennebaker, J.W. (1982). *The psychology of physical symptoms*. New York: Springer.

Reed, S.D., Harver, A. & Katkin, E.S. (1990). Interoception. In J.T. Cacioppo & L.G. Tassinary (Eds.), *Principles of psychophysiology. Physical, social, and inferential elements*. Cambridge: Cambridge University Press. S. 253–291.

Schacter, D.L., McAndrews, M.P. & Moscovitch, M. (1988). Access to consciousness: Dissociations between implicit and explicit knowledge in neuropsychological syndroms. In L. Weiskrantz (Ed.), *Thought without language*. (pp. 242–278). Oxford: Clarendon Press.

Schandry, R. (1983). On the relation between the improvement of cardiac perception and the increase of emotional experience. *Psychophysiology, 20*, 468.

Sime, W.E., DeGood, D.E. (1977). Effect of EMG biofeedback and progressive muscle relaxation training on awareness of frontalis muscle tension. *Psychophysiology, 14*, 522–530.

Stilson, D.W., Matus, I. & Ball, G. (1980). Relaxation and subjective estimates of muscle tension: Implications for a central efferent theory of muscle control. *Biofeedback and Self-Regulation, 5*, 19–36.

Vaitl, D. (1996). Interoception. *Biological Psychology, 42* (1,2), 1–27.

Vaitl, D. & Gruppe, H. (1991). Baroreceptor stimulation and changes in EEG and vigilance. In P.B. Persson & H.R. Kirchheim (Eds.) *Baroreceptor reflexes. Integrative functions and clinical aspects*. Berlin, Heidelberg, New York; Springer. S. 293–313.

Vaitl, D. & Schandry, R. (Eds.) (1995). From the Heart to the Brain. Frankfurt, Berlin, Bern, New York, Paris, Wien: Lang.

Vaitl, D., Ebert-Hampel, B. & Kuhmann, W. (1988). Cardiac feedback training in patients with cardiophobia. In T. Elbert, W. Langosch, A. Steptoe & D. Vaitl (Eds.), Behavioural medicine in cardiovascular disorders. (p. 307–323). New York, London: Wiley & Sons.

Vogel, W. (1967). Veränderungen der Hautdurchblutung im Autogenen Training während der ersten 9 Übungswochen. Med. Dissertation, Univ. Tübingen.

Whitehead, W.E. (1983). Interoception: Awareness of sensations arising in the gastrointestinal tract. In R. Hölzl & W.E. Whitehead (Eds.), *Psychophysiology of the gastrointestinal tract*. (pp. 333–350). New York, London: Plenum Press.

Zihl, J. (1980). „Blindsight": Improvement of visually guided eye movements by systematic practice in patients with cerebral blindness. *Neuropsychologia, 18*, 71–77.

II. Entspannungsverfahren

Zur Geschichte der Hypnose und der Entspannungsverfahren

Heinz Schott und Barbara Wolf-Braun

1. Einführung

Der folgende Beitrag zur Geschichte der Entspannungsverfahren bezieht sich vor allem auf die Hypnose, die historisch bisher am besten erforscht wurde. Der Hypnotismus (bzw. sein Vorläufer, der „animalische Magnetismus" bzw. „Mesmerismus") stellt überhaupt den Ursprung der wichtigsten europäischen psychotherapeutischen Verfahren dar. Bei der Darstellung der Entwicklung weiterer Entspannungsverfahren (wie meditative Verfahren, konzentrative Bewegungstherapie, Progressive Relaxation) trifft man auf die Schwierigkeit, daß bisher kaum ideen-, kultur- oder sozialhistorische Studien zu ihrer Entwicklung und Rezeption im 20. Jahrhundert existieren. Es gibt wohl „präsentistische" Darstellungen der Aufeinanderfolge von Personen, von Verfahren und den dazugehörigen Theorien, jedoch fehlt die Rekonstruktion der Institutionalisierung und Professionalisierung und des sie bedingenden politischen, ökonomischen und soziokulturellen Kontextes.

In der bahnbrechenden Arbeit von H.F. Ellenberger (1973, S. 89) zur Psychotherapiegeschichte wird das Jahr 1775 als historisches Entstehungsdatum für die moderne medizinische Psychologie, Psychotherapie und Psychosomatik genannt. Zu dieser Zeit fand eine Konfrontation zwischen dem Arzt Franz Anton Mesmer und dem Exorzisten Johann Joseph Gassner statt, die später als Auseinandersetzung zwischen der Aufklärung und den Mächten der Tradition bezeichnet wurde. 1775 exorzierte der Landpfarrer Gassner in Ellwangen in Württemberg, in Gegenwart vieler Zeugen (Vertreter der Kirche, des Adels, Ärzte). Im Rahmen einer Untersuchungskommission wurde Mesmer eingeladen, der behauptete, ein neues Prinzip, den „tierischen Magnetismus" entdeckt zu haben. Er demonstrierte, wie er nur durch Berührung mit seinem Finger verschiedene körperliche Symptome bis zu Krampfanfällen hervorrufen und zum Verschwinden bringen konnte. Diese Phänomene entsprachen denen, die Gassner unter Berufung auf den Exorzismus hervorrief. Mesmer erklärte nun, daß Gassner seine Patienten durch tierischen Magnetismus heile, ohne es selbst zu merken. Gassners Sturz (er wurde in eine kleine Gemeinde versetzt, mit der Auflage, nunmehr mit Besonnenheit und unter strenger Befolgung der Vorschriften des römisch-katholischen Rituals zu exorzieren) eröffnete den Weg für eine Heilmethode, die nicht mehr an religiöse Vorstellungen gebunden war und den Erwartungen einer „aufgeklärten" Epoche entsprach.

2. Franz Anton Mesmer (1734–1815) und der animalische Magnetismus

Franz Anton Mesmer hatte in Wien Medizin studiert, 1755 mit seiner Dissertation „De influxu planetarum in corpus humanum" – zu deutsch: „Über den Einfluß der Planeten auf den menschlichen Körper" – die Doktorwürde erlangt. Er heiratete 1767 eine reiche Witwe und ließ sich in Wien als Arzt nieder. Er lebte auf einem prächtigen Landsitz, war mit den Musikern Gluck, Haydn und der Familie Mozart befreundet. Die erste Oper Mozarts „Bastien und Bastienne" wurde in Mesmers Garten aufgeführt. Ursprünglich behandelte Mesmer seine Patienten mit Magneten, kam jedoch mehr und mehr zu der Überzeugung, daß er dieselben Effekte auch ohne sie erzielen konnte. Der Erfolg Mesmers bescherte ihm viele Gegner und Neider, insbesondere nach der (erfolgreichen) Behandlung einer blinden Pianistin, der Maria-Theresia Paradis. Ärzte bestritten die Realität dieser Heilung und ihre Eltern erzwangen den Abbruch der Therapie, da die Patientin als Geheilte ihre Berühmtheit als blinde Musikerin und möglicherweise eine großzügige finanzielle Unterstützung durch die Kaiserin Maria-Theresia aufs Spiel gesetzt hätte.

1777 verließ Mesmer Wien und seine Frau, die er nie mehr wiedersehen sollte; 1778 kam er nach Paris. Er eröffnete eine Praxis, wo er Patienten aus den höchsten Gesellschaftsschichten gegen hohe Honorare magnetisierte. 1779 veröffentlichte er sein System in 27 Punkten, das folgende Grundprinzipien enthält:

▸ Das Universum ist erfüllt von einem subtilen physikalischen Fluidum, das Menschen, Erde und Himmelskörper sowie einzelne Menschen untereinander verbindet. Dieses Fluidum bezeichnete Mesmer als tierischen oder animalischen Magnetismus (im Gegensatz zum mineralischen Magnetismus), von dem jeder Mensch eine gewisse Menge besitze und das manche auf andere übertragen können.
▸ Krankheiten entstehen aus der ungleichen Verteilung dieses Fluidums im Körper, die Wiederherstellung des Gleichgewichts führt zur Genesung.
▸ Bestimmte Techniken ermöglichen es, das Fluidum zu kanalisieren, aufzubewahren und anderen Personen zu übermitteln.
▸ Dadurch werden „Krisen" hervorgerufen und Krankheiten geheilt.

Die Krisen waren der künstlich hervorgerufene Beweis für die Krankheit und das Mittel zu ihrer Heilung. Diese Thesen lassen sich in Mesmers berühmten Ausspruch „Es gibt nur eine Krankheit und eine Heilung" zusammenfassen. Der Mesmerismus oder tierische Magnetismus wurde als Universalmittel angesehen, er könne „die Medizin zu höchster Vollkommenheit bringen". Mesmer verzichtete auf die Verwendung von Medikamenten (bis auf magnetisiertes Wasser), behandelte durch Handauflegen, Blicke, Luftstriche (die mesmeristischen Striche oder „Passes"), Übertragen des Fluidums durch ein Rohr. Oft genügte aber auch nur seine bloße Nähe, z.T. wurden Fernheilungen berichtet. Mesmer entwickelte auch eine Methode der Kollektivbehandlung, indem er seine Patienten rund um ein Baquet gruppierte (eine Art Zuber als Nachahmung der kürzlich erfundenen Leydener Flasche), das das Fluidum konzentrieren sollte. Aus dem Baquet ragten Eisenstäbe, die die erkrankten Körperstellen berührten. Zudem waren die Patienten durch ein Seil miteinander verbunden, große Spiegel an den Wänden sollten das Fluidum reflektieren und die Behandlung wurde durch Musik unterstützt, wobei Mesmer häufiger selbst auf seiner Glasharmonika spielte. Die Patienten äußerten eigenartige Körperempfindungen (Wärme, Kälte…) und verfielen häufig der Reihe nach in Krisen bzw. Konvulsionen, begleitet von unwillkürlichen Bewegungen des gesamten Körpers, lauten Schreien, Weinen, Schluckauf, Lachen, während andere völlig ruhig blieben (vgl. Rapport des Commissaires chargés par le Roi de l'examen du Magnétisme Animal, 1784). Es gab auch eine Behandlung für die Armen im Freien am „magnetisierten Baum".

Mesmer faßte seine Schüler in einer Gesellschaft zusammen (Société de l'Harmonie, Ellenberger, 1973, S. 106), „eine seltsame Mischung aus Geschäftsunternehmung, privater Schule und Freimaurerloge"; durch Unterzeichnung einer Subskription konnte man in die Lehre Mesmers eingeweiht werden. In ihr standen Ärzte und Laienmagnetiseure gleichberechtigt nebeneinander, es wurden zahlreiche Zweigstellen in anderen französischen Groß- und Kleinstädten eröffnet (z.B. Metz, Nancy, Straßburg). In den Statuten der Gesellschaft wurde die strikt medizinische (und nicht okkultistische) Aufgabe und ihr rein philanthropischer Charakter betont: keine finanzielle Vergütung der Behandlungen. Es kam zu einer regelrechten Magnetismus-Mode, insbesondere soll es in fast jedem Regiment magnetisierende Offiziere gegeben haben (de Villers, 1978).

1784 wurden vom König zwei Untersuchungskommissionen einberufen, zu der Wissenschaftler zählten wie der Astronom Bailly, der Chemiker Lavoisier, der Arzt Guillotin, der amerikanische Gesandte Benjamin Franklin. Offiziell wurde die Fluidumtheorie zum Stein des Anstoßes genommen. Die Kommissionen kamen zu dem Schluß, man habe keine Beweise für die physikalische Existenz eines „magnetischen Fluidums" finden können; therapeutische Wirkungen wurden nicht geleugnet, aber der „Einbildung" zugeschrieben (Rapport des Commissaires chargés par le Roi de l'examen du Magnétisme Animal, 1784).

In der neueren sozialhistorischen Mesmer-Forschung erscheint Mesmer als Aufklärer und Citoyen, dessen Heilungskonzept republikanische Ziele verfolgte und den revolutionären Strömungen der Französischen Revolution entgegenkam (Darnton, 1983). Auch die medizinhistorische Analyse des tierischen Magnetismus hat inzwischen ergeben, daß Mesmer als medizinischer Forscher auf der Höhe seiner Zeit war und seine Fluidumtheorie der zeitgenössischen Diskussion über die unwägbaren physikalischen Substanzen („Imponderabilien") entsprach, daß er eindeutig als Vertreter der Medizin der Aufklärung anzusehen ist (Schott, 1984/85). Wie oben gezeigt, grenzte sich Mesmer deutlich von den okkulten Traditionen ab, er wollte Phänomene wie Besessenheit, Konvulsionen vom Aberglauben befreien, bot eine rein physikalisch-mechanistische Erklärung, an der er sein Leben lang festhielt. Mit der Ablehnung der Fluidumtheorie durch die zeitgenössische Medizin scheiterte Mesmers Hauptziel: die Anerkennung des tierischen Magnetismus als eine wissenschaftliche Heilkunde. Nach dem Mesmerismus-Forscher Anzouvi deutet vieles darauf hin, daß der eigentliche Grund der Ablehnung des tierischen Magnetismus nicht primär an der Fluidumtheorie lag. Vielmehr zeigte die Praxis Mesmers Phänomene, die dem Ideal der Aufklärung widersprachen. Die Krisen, Konvulsionen, Ohnmachten, die sich täglich um das Baquet ereigneten, die offensichtliche Macht des Magnetiseurs über seine Patienten, bedeuteten für die Mitglieder der Untersuchungskommission den Triumph des Irrationalen, des Affektiven und Dämonischen. In einem für den König verfaßten Geheimbericht denunzierten sie die erotische Anziehung des männlichen Magnetiseurs auf die magnetisierte Patientin (Burdin & Dubois, 1841). Besonders die Krisen wurden als sittliche Gefahr betrachtet, denn für die Zeitgenossen Mesmers waren Konvulsionen und Koitus gleichen Ursprungs; die Kommissare stellten fest, daß besonders Frauen den Mesmerismus schätzten, insbesondere die mit den Konvulsionen verbundenen Lustgefühle. Nach Anzouvi konnten die Frauen von 1780 am Baquet in aller Öffentlichkeit ihre Sehnsüchte, ihre Sensibilität, ihre Leidenschaft zeigen. Im 18. Jahrhundert (und nicht nur in dieser Zeit) wurde der Frau ein paradoxer Status zugewiesen: es wurden ihr Gefühle zugeordnet, die an die natürlichen Funktionen ihres Geschlechts gebunden waren: Menstruation, Schwangerschaft, Stillen und damit verbunden: Liebe, Zärtlichkeit, Sensibilität. Andererseits wurde angenommen, daß sie diese Sensibilität für Krankheiten besonders anfällig machte, die in enger Beziehung zu ihrer Körperlichkeit gesehen wurden: Hysterie, Vapeurs, Einbildungswahn. Frauen mußten sensibel, aber frigide sein (Anzouvi in de Villers, 1978), um sich vor diesen Krankheiten zu schützen.

Eines der wichtigsten Motive der Gegner des tierischen Magnetismus war somit die Ablehnung des damit verbundenen Ausdrucks der weiblichen Sexualität. Zum anderen fühlten sich sicherlich viele Ärzte durch den Allmachtsanspruch des tierischen Magnetismus bedroht, der behauptete, daß jeder nach einer Initiation magnetisieren könnte, wodurch ihre Ausbildung in Frage gestellt wurde.

Der Vorwurf der Erotisierung zieht sich wie ein roter Faden durch die Geschichte des tierischen Magnetismus und später der Hypnose: schon 1785 erhob sich in Paris ein Streit über die Frage, ob eine Magnetisierte einen unmoralischen Befehl des Magnetiseurs ausführen würde. Magnetiseure des 19. Jahrhunderts wie Deleuze, Gaulthier, Charpignon wiesen nachdrücklich darauf hin, daß der Magnetiseur sehr vorsichtig sein müsse. Auch Teste (1846) warnte vor der Gefahr nicht nur sexueller Verführung, sondern vor der Möglichkeit, in eine echte Liebesbeziehung zu geraten. Ende des 19. Jahrhunderts begründete Meynert, bei dem Sigmund Freud als Assistent gearbeitet hatte, seine Ablehnung des Hypnotismus mit der Tatsache, daß die Gesamteinstellung der Frau zum Hypnotiseur von starken sexuellen Untertönen begleitet sei und daß sexuelle Gefühle auch bei hypnotisierten Männern eine Rolle spielten (Meynert, 1889/90).

Die 1891 gebildete Kommission der British Medical Association zur Untersuchung des Hypnotismus gab folgende Empfehlung: „…under no circumstances should female patients be hypnotized, except in the presence of a relative or a person of their own sex" (Bramwell, 1903). Und der Vater des Autogenen Trainings, J.H. Schultz schrieb 1924: „Neben Aberglauben, Sensationsgier und Lebensfaulheit ist als wesentliche innere Ursache falscher Einstellung des Nervösen zu Hypnose und Suggestion das Hineinbringen erotischer Motive zu nennen. Es ist bekannt, daß in der normalen Frauenseele, aber auch in vielen weichen Jünglingen und Männern ein durchaus erotischer, in primitiven Fällen sogar sexueller Drang nach Überwältigung und Vergewaltigung liegt… Nicht nur äußerlich unangenehme Situationen sind hier zu fürchten, hemmungslose sexuelle Attacken gegen den Arzt, unvermitteltes Einschießen erotischer Phantasien in hypnotische Dämmerzustände mit nachträglicher Überzeugung wirklichen Erlebens usw., sondern besonders auch die ganze Verfälschung der Situation. Den Hingebungssüchtigen unter den Nervösen wird die Hypnose Genuß und Selbstzweck, über dem das eigentliche Ziel der Arbeit, die dem Nervösen meistens nicht im Innersten erfreuliche Gesundung, nur gar zu gern vergessen wird. Die älteren Hypnoseforscher vor etwa fünfzig Jahren kannten solche Fälle sehr wohl, legten sie aber der damals noch vielfach unkritisch überschätzten Hypnose als solcher zur Last und sprachen von „Hypnosesucht" oder „Hypnomanie". Daß Patienten, deren erotische Anforderungen abgewiesen werden, nur allzu leicht aus begeisterten Adepten zu haßerfüllten Feinden werden, ist begreiflich und eben gerade für die unbeherrschte Abhängigkeit vieler Nervöser vom Gefühlsleben charakteristisch" (Schultz, 1924).

In diesen Darstellungen scheint die Gefahr nicht nur vom Hypnotiseur auszugehen (Gefahr der Vergewaltigung in Hypnose oder im magnetischen Schlaf), sondern auch von dem/der Patienten/in. Vielleicht war dies mit einer der Gründe für die Aufgabe der Hypnose durch Sigmund Freud.

Nach Zerwürfnissen mit seinen Schülern und der Ablehnung durch die wissenschaftliche Medizin verschwand Mesmer aus Paris. Über sein weiteres Leben in den folgenden zwanzig Jahren ist nur sehr wenig bekannt. Kurz vor seinem Tode zog er nach Meersburg am Bodensee, wo er am 5. März 1815 in der Nähe seines Geburtsortes Iznang starb.

Wichtig an der Lehre Mesmers war der Begriff des Rapports: der Magnetiseur müsse sich auf seinen Patienten „einstimmen", um eine Heilung zu ermöglichen; der Magnetiseur wurde als das therapeutische Agens der Heilung angesehen, seine (physikalisch definierte Kraft) liege in ihm selbst.

Ein Schüler Mesmers, der *Marquis de Puységur* (1751–1825), entdeckte an einem seiner ersten Patienten, Victor Race, einem jungen Bauern, der in seinen Diensten stand, eine eigenartige „Krise", als er ihn magnetisierte: er verfiel in einen Schlaf, in dem er wacher und bewußter schien als in normalem Wachzustand. In diesem Zustand konnte er seine eigene Krankheit diagnostizieren, den Verlauf ihrer Entwicklung voraussehen und die geeignete Behandlung angeben. Nach dem Erwachen konnte er sich an nichts mehr erinnern. Die Ähnlichkeit dieses magnetischen Schlafes mit dem natürlichen Somnambulismus (dem Schlafwandeln) wurde bald erkannt. Daher wurde er als „künstlicher Somnambulismus" bezeichnet.

Mit Puységur wurde von der Fluidum-Theorie Abstand genommen und die Beziehung zwischen Patient und Magnetiseur in den Mittelpunkt des Interesses gerückt, damit entstand eine psychologische Theorie des Phänomens: es wurde eine Übertragung der geistigen Kraft des Magnetiseurs auf den Patienten angenommen und die Bedeutung des Vertrauens des Somnambulen, des Rapports zwischen Magnetiseur und Patient betont. Die Lösung des Problems wurde in die Arzt-Patient-Beziehung verlegt. Sicherlich hatte auch die Kritik der Gegner des tierischen Magnetismus an der Fluidum-Theorie zu dieser Verlagerung der Interpretation nach innen geführt.

Der portugiesische Priester José Custodio di *Faria* (1755–1819) beeinflußte ebenfalls die Weiterentwicklung des Somnambulismus. In seinem 1819 veröffentlichten Werk „De la cause du sommeil lucide" nahm er Abstand von der Fluidum-Theorie. Den Somnambulismus bezeichnete er als luciden Schlaf und führte den Begriff der Konzentration ein. Er betonte die Rolle des Patienten, indem er die Bedeutung der inneren Eigenschaften und Fähigkeiten der Patienten unterstrich, in einen solchen Zustand eintreten zu können. Er nahm an, daß der Somnambulismus durch den Flüssigkeitszustand des Blutes und eine bestimmte „psychische Beeinflußbarkeit" hervorgerufen würde.

Trotz aller Kritik wurde der tierische Magnetismus bzw. der künstliche Somnambulismus weiter praktiziert (bis ins 20. Jahrhundert, einige der heute praktizierten Verfahren der Alternativmedizin zeigen deutliche Parallelen zum tierischen Magnetismus, z.B. die Geistheilung).

Mit dem Aufstieg der naturwissenschaftlichen Medizin in der Mitte des 19. Jahrhunderts stieg der Druck, unsichtbare Fluida, okkulte Kräfte und vitalistische Prinzipien von der Wissenschaft fernzuhalten. In der renommierten medizinischen Zeitschrift „The Lancet" wurden massive Attacken gegen den Mesmerismus gestartet. Magnetiseure wurden als Quacksalber und Schwindler bezeichnet; es wurde gefordert, Ärzte, wie den Professor John Elliotson (1791–1868) von der Londoner medizinischen Fakultät und den Chirurgen James Esdaile (1808–1859), der mit Hilfe mesmeristischer Anästhesie zahlreiche Operationen durchgeführt hatte, aus dem Ärztestand zu entfernen (vgl. Wakley, 1842/43).

Vom tierischen Magnetismus nahmen drei miteinander verwobene Bewegungen ihren Ausgang: 1. die tiefenpsychologische Wende der Romantik, 2. die psychotherapeutische Wende (Entstehung des Hypnotismus im 19. Jahrhundert, die suggestive Wachpsychotherapie), 3. die Synthese dieser beiden Ansätze in der Psychoanalyse Sigmund Freuds (vgl. Schott, 1985).

3. Die tiefenpsychologische Wende der deutschen Romantik

Paradoxerweise gab gerade Mesmer, der sich stets von psychologischen oder okkultistischen Deutungen seiner Lehre abgrenzte, den Anstoß zur Erforschung des sog. unbewußten Seelenlebens und zur Konfrontation der „romantischen Medizin" mit der „Nachtseite" des menschlichen Lebens: mit Schlaf, Traum, Somnambulismus (Schlafwandeln). Bei den Romantikern wie Gotthilf Heinrich Schubert, der selber wie viele seiner Kollegen als junger Arzt mit dem tierischen Magnetismus experimentierte, ging es im magnetischen Schlaf um die Wahrnehmungen der tiefsten

Seelenregungen im Rapport zum Magnetiseur, um die Offenbarung einer „Vorahnung" einer künftigen höheren Welt, wo der Mensch als „zweylebendes Wesen" in Erscheinung tritt (vgl. Schubert, 1808). Der Spätromantiker Carl Gustav Carus hingegen interpretierte den tierischen Magnetismus psychologisch: als Ausdruck des unbewußten Seelenlebens. Carus begriff den Rapport als eine „Art von Vermählung zweier Nervenleben", „und insofern hat auch das magnetische Verhältniß allerdings etwas mit Geschlechtsliebe gemein, welche letztere ebenfalls in ihren höchsten Stimmungen das Bewußte in das Unbewußte eintaucht" (vgl. Carus, 1846). Die Sympathie ist die Voraussetzung der magnetischen Heilwirkung, die durch eine „Ueberwirkung des Unbewußten einer Seele auf das Unbewußte der anderen" zustande kommt (vgl. Carus, 1846). Der tierische Magnetismus gab der Medizin der Romantik den Anstoß, nach der verborgenen Natur im Menschen zu fragen; psychologische und psychosomatische Dimensionen von Kranksein und Gesundung rückten zum ersten Mal explizit in das Blickfeld der Ärzte. Die Heilkraft wurde von der äußeren in die innere Natur des Menschen verlegt: nicht mehr vom Sternenzelt, sondern aus der Tiefe des eigenen Unbewußten fließen uns die Kraftströme zu. Gleichzeitig blieb die Vorstellung eines direkten zwischenmenschlichen Einflusses erhalten, wenn z.B. nach Carus das Unbewußte des einen auf das Unbewußte des anderen „überwirken" kann. Insgesamt schwankten die Romantiker zwischen physiologischen, psychologischen, spiritualistischen und manchmal sogar spiritistischen Erklärungsansätzen, ohne diese als Gegensätze anzusehen.

4. Die psychotherapeutische Wende

4.1 James Braids Suggestionstheorie

Im Jahr 1841 besuchte der englische Augenchirurg James *Braid* (1795–1860) eine Vorführung des Magnetiseurs Lafontaine. Er überzeugte sich, daß die Phänomene echt waren. Er führte den magnetischen Schlaf nicht auf den äußeren Einfluß des Magnetiseurs, sondern auf die innere Selbstbeeinflussung, die Autosuggestion des Magnetisierten zurück. Dessen Konzentration auf eine bestimmte Vorstellung erzeuge den „nervösen Schlaf", den Braid nun als erster Mediziner durch seinen Begriff der Hypnose (abgeleitet vom griechischen Hypnos = Schlaf) definierte und damit eine neue Ära medizinischer Forschung und Therapie einleitete. Hypnose schien nunmehr aller magischen Rituale entledigt und rein psycho-physiologisch erklärbar, als „Macht des Geistes über den Körper" (vgl. Braid, 1846). In seinen Experimenten induzierte er Hypnose, indem er die Personen auf ein leuchtendes Objekt starren ließ. Er meinte, normaler Schlaf und nervöser (hypnotischer) Schlaf wären gänzlich zu unterscheiden, formulierte ursprünglich eine rein physiologische Theorie der Hypnose, unterstrich aber bald die Rolle der Erwartung, der Nachahmung, der Einbildung und der Suggestion. Suggestibilität wurde als ein allgemeines Charakteristikum und nicht als spezifischer von der Hypnose hervorgerufener Zustand bezeichnet. Vielmehr sei Hypnose eher ein Mittel, um diese natürliche geistige Fähigkeit zu verstärken. Die Effekte der Hypnose sind nur Verstärkungen von Funktionen oder Fähigkeiten, die wir alle im Wachzustand in schwächerem Maße besitzen. Er stellte fest, daß Suggestionen auf visuellem, taktilem, auditivem, olfaktorischem Weg zustandekommen können und führte auch Experimente mit Placebos (Scheinmedikamenten) durch, um die Rolle des impliziten Glaubens, der Hoffnung und des Vertrauens nachzuweisen (vgl. Braid, 1844/45). Braid war einer der ersten, der Hypnotismus als wissenschaftliche Untersuchungsmethode einführte. Seine chirurgische Praxis und seine Experimente mit Hypnose führten ihn zur Betrachtung der Pathogenität von Ideen. In „The Physiology of Fascination" (1855) nannte Braid den Zustand, in dem der Geist durch eine dominierende Idee besessen ist, „Monoideismus". Er stellte klar heraus, daß Ideen krank machen, aber auch heilen können (was sich der Hypnotiseur zunutze macht, indem er heilende Suggestionen erteilt).

Braids Psychophysiologie stellte eine erste psychosomatische Theorie dar, in der Imagination, Erwartungshaltung, Aufmerksamkeit und ihre physiologischen Korrelate in ein dualistisches Konzept integriert wurden (vgl. Kravis, 1988).

4.2 Die Blütezeit des Hypnotismus (1880–1900), die Schulen von Nancy und der Salpêtrière

Obwohl der Hypnotismus als wissenschaftliches Konzept sich scharf vom Mesmerismus abgrenzte, war er in der Öffentlichkeit kaum von diesem unterscheidbar. Beide Ansätze wurden von Laienmagnetiseuren auch häufig vermischt. Besonders in der Zeit von 1860 bis 1880 waren Magnetismus und Hypnotismus so sehr in Verruf geraten, daß ein Arzt, der sich ihrer bediente, seine wissenschaftliche Laufbahn aufs Spiel setzte. „Bekanntlich nahmen dieselben Ärzte, welche der Pest und der Cholera gegenüber muthig stand hielten, bis in die jüngste Zeit Reissaus, wenn Mesmer'sche Versuche angestellt wurden" (Benedikt, 1880, S. 77).

Zu Ende des 19. Jahrhunderts wurde der Hypnotismus wie der Mesmerismus zu Anfang des Jahrhunderts in der Laienmedizin als Hausmittel angepriesen, zahlreiche Gebrauchsanleitungen wurden veröffentlicht.

Zu den wenigen, die weiterhin öffentlich hypnotisierten, gehörte der Landarzt Auguste Ambroise *Liébeault* (1823–1904), von dem die Schule von Nancy ausging. Er hypnotisierte, indem er dem Patienten befahl, ihm in die Augen zu sehen und ihm suggerierte, er werde schläfrig; wenn der Patient entsprechend reagierte, versicherte ihm Liébeault, er sei von seinen Symptomen befreit. Er nahm nur Honorare, die seine Patienten ihm freiwillig als Bezahlung anboten, weshalb er von seinen Ärztekollegen als Narr bezeichnet wurde (und als Quacksalber, weil er hypnotisierte). Jede Krankheit wurde auf diese Weise behandelt. 1882 besuchte ihn der Professor für Innere Medizin der Universität von Nancy, Hippolyte *Bernheim* (1840–1919), der von seinen Erfolgen gehört hatte und sein Bewunderer, Schüler und Freund werden sollte.

Bernheim führte die Hypnose an der Klinik ein, er soll seine Station in der Klinik sehr autoritär geführt und auch seine Patienten auf autoritäre Weise hypnotisiert haben. Im Gegensatz zu dem Neurologen Charcot erklärte er, Hypnose sei kein pathologischer Zustand, der nur bei Hysterikern vorkomme, sondern sie beruhe auf der Wirkung von Suggestion. Suggestion bedeutete für Bernheim die automatische Umsetzung einer Vorstellung in Handlung unter Umgehung der kritischen Vernunft, sozusagen ein Reflexvorgang, den Bernheim „Vorstellungsdynamik" nannte (vgl. Bernheim, 1892).

Er nahm an, daß alle Menschen diese Eigenschaft in unterschiedlichem Maß besäßen. Die Suggestion könne jedoch nur dann wirksam werden, wenn der Mensch suggestibel ist, d.h. wenn seine cerebrale Kontrolle außer Gefecht gesetzt werden kann. Nur zu diesem Zweck sollte die Hypnose angewandt werden. Das Hypnotisieren selber war für Bernheim wiederum nur ein spezifisches Suggerieren: mit beruhigenden Worten sollte die Vorstellung des Schlafes eingegeben werden. Das Wort wurde hierfür als das einfachste und beste Mittel angesehen. „Das Wort allein genügt", meinte Bernheim. Im hypnotischen Zustand versuchte er dann, durch entsprechende verbale Suggestionen die Symptome zum Verschwinden zu bringen. Bernheim beschrieb auch die Tatsache, daß der bewußte oder „unbewußte Widerstand", wenn er stark genug ist, die Suggestion verhindern könne (vgl. Schott, 1984). Auf diese Weise behandelte Bernheim Erkrankungen des Nervensystems, des Magen-Darm-Trakts, Menstruationsstörungen, Rheumatismus… Mit der Zeit benutzte er die Hypnose immer seltener und behauptete, dieselben therapeutischen Wirkungen durch Suggestion im Wachzustand zu erzielen. Dieses Verfahren bezeichnete die Schule von Nancy nun als Psychotherapie (vgl. Bernheim, 1891). Es ist das erste Mal, daß dieser Begriff in seiner heutigen Bedeutung in der Medizin erscheint. Die Schule von Nancy bestand aus einer Gruppe von Psychiatern, die sich Bernheims Theorie und Methoden aneigneten. Zu ihnen gehörten die Ärzte Albert Moll und Schrenck-Notzing, Krafft-Ebing, der Russe Bechterew, der Engländer Bramwell, Boris Sidis und Morton Prince aus den Vereinigten Staaten. Ein besonderer Vertreter war auch der Schweizer August Forel, Professor für Psychiatrie und Direktor der Heilanstalt Burghölzli, der einen Ambulanzdienst für hypnotische Behandlung organisierte (vgl. Forel, 1935). Zwei weitere Anhänger der Schule von Nancy waren die Holländer *Van Eeden* und *Van Renterghem*, die 1887 in Amsterdam eine psychotherapeutische Klinik gründeten, in der mit Hypnose und Suggestion gearbeitet wurde.

An der Spitze der straff organisierten Schule der Salpêtrière von Paris stand der damals wohl berühmteste Neurologe, Jean-Martin *Charcot* (1825–1893). 1870 hatte er die Leitung einer Station mit Patientinnen übernommen, die unter „Krämpfen" litten. Er bemühte sich, Methoden zu entwickeln, um hysterische von epileptischen Krämpfen zu unterscheiden, untersuchte die Hysterie und ab 1878 den Hypnotismus, wobei ihm seine begabtesten hysterischen Patientinnen als Versuchspersonen dienten. Er kam zu dem Schluß, daß Hypnose in drei unterschiedlichen Stadien mit jeweils charakteristischen Symptomen durchlaufen werde: Lethargie, Katalepsie, Somnambulismus. Diese Forschungsergebnisse trug er 1882 an der

Académie des Sciences vor, jener Institution, die im Laufe des vergangenen Jahrhunderts den tierischen Magnetismus dreimal verurteilt hatte. Die Académie nahm seinen leidenschaftlichen Vortrag positiv auf: die Hypnose war somit wieder ein Thema, mit dem sich die Wissenschaft offiziell auseinandersetzen konnte. Charcot stellte die Hypnose in einen pathologischen Kontext, er meinte, sie sei eine Art experimenteller Neurose, die nur bei Hysterikern zu erzielen sei. Daß so viele Menschen hypnotisiert werden konnten, bewies nur, wie viele latent hysterisch waren. Damit stand die Schule der Salpêtrière im Gegensatz zur Schule von Nancy, die die Ansicht vertrat, jeder sei mehr oder weniger hypnotisierbar.

Pierre *Janet* (1895) zeigte später deutlich, welche methodologischen Fehler Charcot auf dem Gebiet der Erforschung der Hysterie und Hypnose gemacht hatte, wodurch willkürliche Beschreibungen der „Großen Hysterie" und des „großen Hypnotismus" entstanden. Vor allem war sich Charcot nicht bewußt, daß die von ihm postulierten drei Stadien der Hypnose den Patientinnen antrainiert worden waren. Zugleich besprach er die Fälle in Anwesenheit der Patientinnen, so daß es zu einer Art gegenseitiger Suggestion zwischen Charcot, seinen Mitarbeitern und den Patientinnen kommen mußte. Auch waren bestimmte Patientinnen die Stars der Vorlesungen, an denen ganz Paris teilnahm: Ärzte, Studenten, Schriftsteller, eine neugierige Menge. Die von Charcot erwarteten Phänomene zu produzieren, war für die „grandes hystériques" sicherlich eine Möglichkeit, Aufmerksamkeit zu erlangen und vielleicht auch eine List der Ohnmacht, eine subversive Form von Widerstand gegen äußere Deutungsmuster (vgl. Smith-Rosenberg, 1984).

Vor allem in den letzten 20 Jahren des 19. Jahrhunderts war das wissenschaftliche und öffentliche Interesse für die Fragen, die der Hypnotismus aufwarf, sehr groß. Besondere Aufmerksamkeit schenkte man bestimmten Krankheitsbildern wie dem Somnambulismus, der multiplen Persönlichkeit, der Hysterie. Die Hypnose wurde als der „Königsweg zum Unbewußten" angesehen (vgl. Ellenberger, 1973), einen weiteren Zugang zum Unbewußten bildeten Methoden des Spiritismus, der ab Mitte des 19. Jahrhunderts aus Amerika Europa erreichte: die Verwendung von Medien, automatisches Schreiben, das Schauen in den Kristall. Es entstand eine neue Wissenschaft: die Parapsychologie. Myers und Guerney gründeten 1882 in England die „Society for Psychical Research", die sich mit der wissenschaftlichen Untersuchung paranormaler Phänomene, wie Telepathie, Hellsehen, Trance, multiple Persönlichkeit, befaßte.

In den Theatern und privaten Salons wurden unzählige mesmeristische, hypnotische und spiritistische Sitzungen durchgeführt. Ärzte und Wissenschaftler waren häufig eher Zuschauer der Kraft der Suggestion (vgl. Dingwall, 1967), wurden erstmals durch die Auftritte der professionellen Bühnen-Hypnotiseure, wie Hansen und Donato auf die Phänomene der Hypnose aufmerksam, so z.B. der Breslauer Neurologe Heidenhain oder der Turiner Professor für Psychiatrie, Enrico Morselli. Albert Moll schrieb 1889 in seinem Lehrbuch über Hypnose (vgl. Moll, 1890) über die Rolle der Bühnen-Hypnotiseure: „…es ist sicher, daß sie der Wissenschaft…einen großen Dienst geleistet haben, da ohne sie diese eigenthümlichen Zustände uns wahrscheinlich heute noch ganz unbekannt wären…(es) sei ausdrücklich erwähnt, daß sie...in ehrlichster Weise sich den Vertretern der Wissenschaft behufs wissenschaftlicher Untersuchungen zur Verfügung stellten".

Gleichwohl kam es mit der Verwissenschaftlichung des Hypnotismus zu einer (sicherlich nicht immer unbegründeten) Entwertung der Praxis der Laien. Es kam zu vehementen Auseinandersetzungen anläßlich des ersten internationalen Kongresses für experimentellen und therapeutischen Hypnotismus, der vom 8. bis zum 12. August 1889 in Paris stattfand, über die Gefahren der Hypnose, wobei im Zuge der Professionalisierung der Hypnose das Verbot von Auftritten der Laienmagnetiseure gefordert wurde. Die Hypnose sollte nur Ärzten vorbehalten sein, die sie zu Heilzwecken benutzen würden. Vertreter der Schule von Nancy hatten diesbezüglich eine liberalere Haltung (besonders Bernheim, Liébeault und Delboeuf). Delboeuf warf den Ärzten vor, sie wollten den Hypnotismus aus standespolitischen Interessen monopolisieren und ihre Praxis z. B. durch Psychologen (zu denen er sich selbst zählte) verbieten und prangerte die häufig laienhafte Anwendung der Hypnose durch Ärzte an (vgl. Bérillon, 1890). Auch Bernheim betonte, daß das klassische Medizinstudium keineswegs einen Arzt für die Praxis der Hypnose vorbereiten würde.

Auch die Frage der Willensfreiheit hypnotisierter Personen, der Möglichkeit von Verbrechen in Hypnose, wurde in der Öffentlichkeit breit diskutiert. Die Schule von Nancy bejahte diese Möglichkeit, während die Schule der Salpêtrière dies leugnete (vgl. Harris, 1985; Laurence, 1988).

1888 veröffentlichte Max Dessoir eine Bibliographie des modernen Hypnotismus, die 801 neuere Titel aus der wissenschaftlichen Literatur enthielt (vgl. Dessoir, 1988). 1890 fügte er 382 neue Titel hinzu, von denen sich ein Großteil mit dem Problem der Verbrechen in Hypnose beschäftigte.

Es ist festzuhalten, daß sich besonders die Hypnoseärzte um die wissenschaftliche Anerkennung des sogenannten therapeutischen Hypnotismus bemühten und daß es ihnen gelang, eine internationale Wissenschaftlergemeinschaft zu bilden und eine neue medizinische Disziplin zu begründen. Sie waren die Vorkämpfer einer medizinischen Psychologie und Psychotherapie und forderten mit Vehemenz die Einführung von Psychologie- und Hypnosekursen in das Medizinstudium (vgl. Forel, 1896, 1903). Trotzdem blieben sie weiter Außenseiter einer seit der Mitte des 19. Jahrhunderts primär somatisch orientierten Medizin.

1892 wurde in Deutschland die „Zeitschrift für Hypnotismus, Suggestionstherapie, Suggestionslehre und verwandte psychologische Forschungen" gegründet, die 1894 in „Zeitschrift für Hypnotismus, Psychotherapie sowie andere psychophysiologische und psychopathologische Forschungen" umbenannt wurde. Es war die erste deutschsprachige psychotherapeutische Fachzeitschrift. 1902 wurde sie in „Journal für Psychologie und Neurologie" umgewandelt.

Bedeutend für die weitere Entwicklung der Hypnoseforschung und der Entspannungsverfahren waren die Arbeiten des späteren Hirnforschers Oskar *Vogt* (1870–1959). Er war von Forel mit dem Hypnotismus vertraut gemacht worden und wurde auch Forels Nachfolger als Herausgeber der Zeitschrift für Hypnotismus. Vogt benutzte die „hypnotische Hypermnesie", um vergessene Erlebnisse und

Wahrnehmungen ins Bewußtsein zurückzuholen[1]. Er arbeitete zum Teil mit einem „gebildeten" Patientenkreis (besonders in Alexandersbad, einem Badeort der Kaiserzeit), was ihn dazu führte, die Umschaltung in Hypnose der Selbstentscheidung der Person zu überlassen, in Form einer „Autohypnose" (die damals übliche autoritäre Induktionsform der Hypnose über Befehle stieß offensichtlich bei einem „gehobeneren" Publikum häufig auf Widerstände). Er schilderte die erhöhte Fähigkeit seiner Versuchspersonen zu psychologischer Selbstbeobachtung im Zustand der Hypnose (Autohypnose als „seelisches Mikroskop"). Schließlich gelang ihm die experimentelle Erzeugung von Neurosen und deren Heilung durch Hypnose. Des weiteren entwickelte er die Technik der fraktionierten Hypnose, durch die auch schwer Hypnotisierbare in einen hypnotischen Zustand versetzt werden können. Dabei wurden die Selbsterfahrungen von Patienten in Hypnose systematisch erfaßt und zur Grundlage der nächstfolgenden Behandlung gemacht, wodurch die Mitarbeit der Patienten angeregt und eine der Individualität des jeweiligen Patienten besser angepaßte Form der Hypnosetherapie erzielt wurde. Durch Übung brachte er seine Patienten dazu, selbsttätig die hypnotische Umschaltung zu vollziehen. Auf dieser von Oskar Vogt als „prophylaktische Ruhepausen" bezeichneten Entspannung baute J.H. Schultz bereits in den Jahren 1908–1912 die Grundkonzeption seines Autogenen Trainings auf.

5. Die Hypnose um die Jahrhundertwende

Um die Jahrhundertwende erschienen zahlreiche Veröffentlichungen zur therapeutischen Anwendung der Hypnose: das Spektrum reichte von ihrer Anwendung bei Entfettungskuren, bei Epilepsie, bis zur Heilung bei Morphinismus, Alkoholismus, Skorbut und Anämie, Magen- und Darmstörungen, Neurosen, Melancholie, Neurasthenie, Gelenkserkrankungen und der Beeinflussung unheilbar organischer Erkrankungen (Düsterbehn, 1974).

In der großen Auseinandersetzung über den Hypnotismus manifestierten sich einige der zentralen Ängste des Bürgertums in der Zeit des ausgehenden 19. Jahrhunderts: das Verhalten einzelner Individuen, die sklavisch den Befehlen eines dahergelaufenen Bühnenhypnotiseurs folgten, aber auch das kulturelle und soziale Leben wurden in einem pathologischen Kontext gesehen (Guarnieri, 1990). Man beklagte den Zerfall moralischer und religiöser Werte. In Frankreich schrieb Théodule Ribot über eine sich ständig ausbreitende „maladie de la volonté" (eine Art Krankheit durch Willensschwäche), die in somnambulistischen Zuständen gipfele; in den Vereinigten Staaten diagnostizierte der Psychiater George Beard (1869) eine sogenannte amerikanische Nervosität, die Neurasthenie. Diese Krankheit sei durch die Erschöpfung nervöser Energien verursacht und gefährde besonders Angehörige

---

1 Nach Vogt bedeutet Hypermnesie das Bewußtmachen vergessener bzw. verdrängter Erlebnisse in Hypnose aufgrund des Fortfalls von Hemmung bzw. Verdrängung.

der oberen Sozialschichten, die über eine entwickeltere nervöse Organisation verfügten und dadurch für Streß anfällig seien. Er sagte voraus, daß sich diese funktionale Störung in der modernen Gesellschaft weit verbreiten würde, nicht nur in Amerika.

Auf diesem Hintergrund entstand die Notwendigkeit, entsprechende Behandlungsverfahren zur Beseitigung psychophysischer Fehlregulationen zu entwickeln. Es wurde bereits der Hypnose an sich – auch ohne Heilsuggestion – ein therapeutischer Wert zugestanden, indem sie bei „Reizzuständen des Nervensystems" „eine dem natürlichen Schlafe ähnliche, entschieden beruhigende Wirkung" äußere (vgl. Löwenfeld, 1897).

Man deutete die Neurasthenie als Ausdruck des Versagens der Person in ihrem sozialen Bezugssystem, gekennzeichnet durch den Mangel an Willenskraft und Selbstdisziplin, teilweise auch in Zusammenhang mit konstitutioneller Nervenschwäche.

6. Sigmund Freuds Synthese

Sigmund Freud war bei Charcot, Bernheim und dem Wiener Heinrich Obersteiner mit der Hypnose vertraut gemacht worden. Zudem hatte er zwei Werke Bernheims sowie die poliklinischen Vorträge Charcots (vgl. Bernheim, 1886, 1891; Charcot, 1892–94) übersetzt. Freud führte bei seiner Schöpfung der Psychoanalyse die beiden Strömungen der Romantik und des Hypnotismus zusammen: die Theorie des Unbewußten, dessen Äußerungen zu entschlüsseln sind und die Praxis der hypnotischen Suggestion, die als therapeutisches Agens wirkt (vgl. Schott, 1985). Freud arbeitete ursprünglich als Hypnose- und Suggestivtherapeut, bevor er seine Technik der freien Assoziation, des freien Einfalls im Wachzustand, zum Angelpunkt der psychoanalytischen Technik machte, mit der er das verdrängte Seelenleben aufdecken wollte. Er führte die Suggestion auf die „Übertragung" zurück:

„…wir müssen gewahr werden, daß wir in unserer Technik die Hypnose nur aufgegeben haben, um die Suggestion in der Gestalt der Übertragung wiederzuentdecken" (vgl. Freud, 1917).

Freud meinte damit die unbewußte Übertragung einer kindlichen Gläubigkeit und Gehorsamkeit auf die Person des Arztes, die alle Kennzeichen der Liebe, der „Übertragungsliebe", wie er sie auch bezeichnet hat, zeige.

Somit beruhte für Freud die Wirkung der Fremdsuggestion auf einer bestimmten Art von Autosuggestion (was auch der Ansicht Bernheims entsprach), die er nun als Übertragung begriff: die Übertragung kindlicher Einstellungen gegenüber anderen Personen. Sein Schüler Ferenczi analysierte das Suggestionsproblem noch weitgehender. Er unterschied zwei Mittel des Suggerierens: die Angst und die Liebe. Die früheren Hypnotiseure, so meinte er, schienen „instinktiv in allen Details gerade jene Arten des Ängstigens und Liebseins zur Einschläferung und zum Gefügigmachen gewählt zu haben, deren Wirksamkeit sich seit Jahrtausenden in dem Verhältnis der Eltern zum Kind bewährt hat" (vgl. Ferenczi, 1909). Die mit Angst und Einschüchterung arbeitende Hypnosetechnik nannte Ferenczi die „Vaterhypnose", die mit Zärtlichkeit und Einschmeicheln verbundene Technik die „Mutterhypnose". Nach Freud sollte in der Analyse die Suggestion in Form der Übertragung zugunsten der Einsicht in die Realität ausgeschaltet werden. Im Gegensatz zur Suggestivtherapie erfordere dies die bewußte Überwindung der Widerstände im Wachzustand, die nur durch „eine schwere Arbeitsleistung" zu bewerkstelligen sei (vgl. Freud, 1917). Freud zog auch eine scharfe Trennungslinie zwischen psychoanalytischer und hypnotischer Verwendung der Suggestion: „Die hypnotische Therapie sucht etwas im Seelenleben zu verdecken und zu übertünchen, die analytische etwas freizulegen und zu entfernen. Die erstere arbeitet wie eine Kosmetik, die letztere wie eine Chirurgie" (vgl. Freud, 1917). Die Ablehnung der (zu seiner Zeit vorwiegend autoritären „Vater-") Hypnose durch Freud wird von vielen Hypnosetherapeuten heute als ein großer Schlag gegen dieses Verfahren in der Psychotherapie gewertet (vgl. Pattie, 1967).

Die um 1900 erscheinende Laienliteratur zum Hypnotismus überschritt die Zahl der wissenschaftlichen Veröffentlichungen zu diesem Thema. Beispielsweise erschien 1908 ein Buch mit dem Titel „Die geheimen Mächte der Hypnose und Suggestion, oder: der Weg, im Leben glücklich Erfolge zu erringen. Lehrbuch des Hypnotismus, Magnetismus und Suggestion" in 23 Auflagen (vgl. Gordon, 1908). Magnetismus und Hypnotismus wurden als Allheilmittel zu Gesundheit, Glück und Erfolg angepriesen.

7. Der erste Weltkrieg und die Weimarer Republik

Den suggestiven und hypnotischen Verfahren wurde durch die Behandlung der Kriegsneurotiker erneut Aufmerksamkeit geschenkt. Der Neurotiker wurde eingeschätzt als „ein trotzköpfiges Kind, das nicht den Heilung suchenden, sondern einen der Heilung widerstrebenden... Willen hat, ...so ist es auch zu behandeln, wie ein strenger aber wohlwollender Erzieher ein solches behandelt...". Den erkrankten Soldaten wurden allgemein „ethische Minderwertigkeit und antisoziale Neigungen" sowie „besondere Neigung zur Simulation" unterstellt (so z.B. der Wiener Psychiater Stransky).

Besonders verbreitet war eine Form der indirekten Wachsuggestion, die „Kaufmann-Kur", eine Methode, die den „mangelnden Gesundungswillen" unter Anwendung von Gewalt, Schmerz (Applikation empfindlicher faradischer Ströme an der erkrankten Stelle oder an besonders empfindlichen Körperstellen) und Befehl anging. Über bei dieser „Kur" auftretende Todesfälle wurde berichtet (vgl. Riedesser & Verderber, 1985; Jolowicz, 1927).

Ähnlich war die von dem Psychiater Ernst Kretschmer (1888 – 1964) entwickelte „Protreptik" zur Behandlung funktioneller, hysterischer Symptome aufgebaut, die auch in Friedenszeiten angewandt wurde (vgl. Kretschmer, 1959).

In den zwanziger Jahren wurden zahlreiche experimentelle Untersuchungen über physiologische Veränderungen unter Hypnose durchgeführt und somit erste Grundlagen für die psychosomatische Medizin geschaffen. Der spätere Jungianer Gustav Richard Heyer demonstrierte den Einfluß der Psyche auf die Magen-Darmtätigkeit und zeigte, daß die Zusammensetzung des Magensaftes einer in Hypnose suggerierten Nahrung entsprach. 1925 wurde ein Sammelband „Psychotherapie und Psychogenese körperlicher Symptome" (vgl. Schwarz, 1925) über diese psychophysiologischen Arbeiten veröffentlicht. Parallel dazu entstand eine große Zahl von Ausführungen über die Beziehungen zwischen Hypnose und Psychoanalyse und zum Suggestionsbegriff. Straus (1927) gab eine vielbeachtete sozialpsychologische Deutung des Suggestionsbegriffs, in dem er das Gemeinschaftserlebnis, das „Wir-Erleben" als Grundvoraussetzung für die Suggestion ansah. Hypnose kam auch bei der Schmerzausschaltung bzw. -minderung in der Chirurgie, in der Gynäkologie und Zahnmedizin zum Einsatz (Düsterbehn, 1974).

In der Öffentlichkeit weithin bekannt wurde die *zweite Schule von Nancy* unter der Leitung des Apothekers Emile *Coué* (1857–1926). Durch ihn wurde der Aspekt der Autosuggestion bei der Hypnose wieder populär. Coué (1912) ging ähnlich wie Freud von der Realität des unbewußten Seelenlebens aus. Jedoch wurde für ihn Krankheit nicht durch die Verdrängung psychischer Erlebnisinhalte ins Unbewußte ausgelöst, sondern durch das Wuchern pathogener Autosuggestionen im Unbewußten, die dessen Energien fehlleiten. Autosuggestion wurde als Naturkraft gesehen, „die uns angeboren ist; unser Leben lang spielen wir mit ihr". Im Gegensatz zu Freud, der unbewußte, pathogene Gedanken, die verdrängt sind, freisetzen wollte, schlug Coué einen gegenläufigen Weg ein: er versuchte, bewußte Autosuggestionen ins Unbewußte zu versenken, um dessen Einbildungskraft auf ein bestimmtes Ziel (einen Vorsatz) hinzulenken. Der Coué-Schüler Charles *Baudouin* (1926) sprach von der „Zielstrebigkeit der Suggestion", die er mit einem Magneten verglich, der „auf eine ganze Kette von Gedanken gleichsam mit magnetischer Anziehungskraft einwirkt. (…) So zeigt die Suggestion eine Zielstrebigkeit, die mit der des Willensaktes vergleichbar ist, mit dem Unterschiede, daß das Auffinden und die Zusammenordnung der Mittel hier unbewußt erfolgen".

In der außermedizinischen Literatur (insbesondere in Lehrerzeitungen) wurde die Lehre Coués besonders verbreitet, es handelte sich um eine regelrechte Modeerscheinung.

In den zwanziger Jahren wurde auch wie in keinem Zeitabschnitt zuvor die kriminelle Bedeutung der Hypnose (und Autosuggestion nach Coué sowie des nach wie vor praktizierten Mesmerismus) von medizinischer und juristischer Seite hervorgehoben. Das vehement geforderte Verbot von Hypnose durch Laien ist auf dem Hintergrund einer „Krise der Medizin" und der damit verbundenen „Kurpfuscherdebatte" zu sehen. Man schätzt, daß es zu Beginn der dreißiger Jahre ca. 50.000 nicht approbierte Heilbehandler in Deutschland gab, was in etwa der Gesamtzahl der Ärzte entsprach (vgl. Haug, 1985). Diese Laienbehandler, die mit Naturheilkunde, Homöopathie, Mesmerismus, Hypnose, Couéismus u. a. behandelten, genossen das Vertrauen der Bevölkerung und stellten eine ernsthafte

Konkurrenz für die Ärzte dar. Zudem fühlten sich zahlreiche ärztliche Vertreter durch das Krankenkassenwesen in ihrem Status und ihrer Autorität bedroht. Durch die Anwendung entsprechender Heilmethoden konnte diesem Autoritätsverlust entgegengewirkt werden. So sollte z. B. nach dem in den zwanziger Jahren sehr populären Chirurgen und Kassengegner Erwin Liek Psychotherapie als Vehikel zur Festigung der absoluten Autorität des Arztes dienen, sie habe in der suggestiven und intuitiven Beeinflussung des Patienten auf der Grundlage eines im „Irrationalen" wurzelnden „Glaubens" des Patienten an den Arzt und seine Methoden sowie in der Stärkung des Patientenwillens zur Gesundheit zu bestehen (vgl. Liek, 1926).

Es war die Zeit der „charakterologischen Wende" der Psychotherapie (vgl. Schröder, 1989), die nun als persönlichkeitsformende und wissenschaftlich fundierte Intervention begriffen wurde. Auf dem Hintergrund einer psychagogischen „Nacherziehung" gewannen die suggestiv-entspannenden Verfahren immer mehr an Bedeutung.

1926 hielt J.H. Schultz (1884–1970) erstmals einen Vortrag über eine Methode, die er als „autogene Organübungen", zwei Jahre später als „Autogenes Training" bezeichnete. Mit dem Autogenen Training leistete er einen wichtigen Beitrag für die Aufnahme der Psychotherapie in die klinische Medizin. Wie erwähnt, handelte es sich um eine Weiterentwicklung der „prophylaktischen Ruhepausen" Oskar Vogts. Der Schwerpunkt wurde dabei auf „das Autogene" gelegt, d.h. daß der Patient selbst den Entspannungszustand herstellt, der ihn für Autosuggestionen zugänglich macht. Es ist auffallend, daß seit Beginn des zwanzigsten Jahrhunderts Atmung, Stimme und Bewegung in ihrer Erlebnisbedeutung für den gesunden und kranken Menschen neu entdeckt wurden. Es war die Zeit der Lebensreform, mit Bestrebungen zu einer Erneuerung der gesamten Lebensführung, bes. auf dem Gebiet der Ernährung, Kleidung, Wohnung, Gesundheitspflege; der Jugendbewegung, der Ausdruckstanz- und Körperkulturbewegung, der pädagogischen Reformbewegung. Man befürchtete eine Ent-Individualisierung und Vermassung des Menschen aufgrund von Industrialisierung und Verstädterung, Umstrukturierung der Wohn- und Arbeitsverhältnisse, Rationalisierung und Spezialisierung. Eine neue Bewertung der Leiblichkeit bei gleichzeitigem Abbau der Dominanz des intellektuellen Prinzips sollte die Entfaltung der dem Individuum immanenten Natur bewirken.

Zwischen 1900 und 1933 wurden zahlreiche Gymnastiksysteme und -schulen entwickelt, mit unterschiedlichen, meist künstlerisch-pädagogischen Zielen, die sich 1925/26 im „Deutschen Gymnastik-Bund" zusammenschlossen. Besonders bekannt wurden die Schule von Hedwig Kallmeyer, die wie ihre Lehrerin Geneviève Stebbins, an Konzentration, Entspannungsfähigkeit und Atmung arbeitete, im Sinne der Förderung des klassischen Ideals der inneren und äußeren Harmonie, die Schule der Ärztin Bess Mensendieck, die eine spezielle Entspannungsgymnastik für Frauen entwickelte, sowie von der Tänzerin Elsa Gindler (1885–1961), auf die die konzentrative Bewegungstherapie zurückgeht.

Bewegungs- und Atemtherapie als psychotherapeutische Verfahren sind vor allem im Münchener psychotherapeutischen Arbeitskreis 1925 bis 1938 gepflegt worden, um Gustav Richard Heyer, Lucy Heyer-Grote (1931, 1942, 1970) und Max Steger. Wichtige Impulse für die psychotherapeutische Atemtherapie kamen von der „Rotenburger Schule" von Clara Schlaffhorst und Hedwig Andersen sowie von der Krankengymnastin Alice Schaarschuch und dem Atemtherapeuten Cornelis Veening (der auch G.R. Heyer behandelte; vgl. Hennig & Praegert, 1977).

Ziel dieser Ansätze war nicht so sehr Entspannung, sondern eine Stärkung des Körperbewußtseins und Persönlichkeitserweiterung, auf dem Hintergrund der Annahme der phänomenologischen Anthropologie, daß wir nicht nur einen Körper haben, sondern daß wir auch unser Leib sind. Der Einfluß der in den zwanziger Jahren entstandenen atem- und bewegungstherapeutischen Methoden auf die Ideengeschichte der deutschen Psychosomatik ist bisher noch nicht untersucht worden.

Aufgrund ökonomischer und wirtschaftlicher Krisen nach dem ersten Weltkrieg verschlechterte sich die soziale Lage und damit der Gesundheitszustand der deutschen Bevölkerung massiv.

Gleichzeitig formierte sich eine psychotherapeutische Bewegung, eine sich als Avantgarde verstehende Generation von Ärzten, die sich seit 1928 in der allgemeinen ärztlichen Gesellschaft für Psychotherapie sammelte und die in Opposition zu einer „materialistisch-biologistischen" Psychiatrie den Einsatz von Psychotherapie auf breiter Basis forderte. Es entstanden Überlegungen, Ärzte stärker in die psychotherapeutische Versorgung einzubeziehen. Je nach Indikation sollte „große" (konfliktbearbeitende) oder „kleine" Psychotherapie durchgeführt werden, wobei letztere besonders für die Allgemeinpraktiker gedacht war und aus Aussprache und insbesondere Anleitung zur Entspannung (Autogenes Training) bestehen sollte. Die Forderung nach kostensparenden Kurzzeittherapien dürfte wesentlich zur Expansion der Entspannungsverfahren beigetragen haben.

8. Entwicklungen im Nationalsozialismus

Mit der Verfolgung und Vertreibung jüdischer und sozialistischer Psychotherapeuten verlor die Psychotherapie ihre wichtigen Repräsentanten; es kam zur Abspaltung emanzipatorischer Ansätze. Die Ablehnung der Freudschen Psychoanalyse als „seelenzerfasernde Überschätzung des Trieblebens" (vgl. Zapp, 1980), als „jüdisch-materialistisches Machwerk" durch die Nationalsozialisten war eindeutig. Trotzdem sah man die Bedeutung einer „Neuen Deutschen Seelenheilkunde". Nach dem Leiter der Deutschen Allgemeinen Ärztlichen Gesellschaft für Psychotherapie, M.H. Göring, sollte sie dem seelisch Kranken die „rechte Einstellung zum Leben" wiedergeben, eine „Umstellung von der Ichhaftigkeit zur Wirhaftigkeit" bewerkstelligen und den „Grund des Versagens nicht in einer Überarbeitung, sondern in der falschen Einstellung zur Arbeit" erblicken (vgl. Goering, 1935). In diesem Sinn stellte auch J.H. Schultz (1935) das Autogene Training in den Kontext einer „ärztlichen Seelenführung", die es auf „Disziplinierung", „Abhärtung" und „Leistungssteigerung" absehe.

1936 wurde auf Veranlassung des Reichsärzteführers und des Reichsministeriums des Inneren das Deutsche Institut für psychologische Forschung und Psychotherapie in Berlin gegründet, mit dem offiziellen Ziel, eine „Neue Deutsche Seelenheilkunde" herauszuarbeiten, zu lehren und eine Poliklinik zu unterhalten. Leiter des Instituts war der Adlerianer Matthias Heinrich Göring, Vetter des preußischen Ministerpräsidenten Hermann Göring.

Für die Ausbildungsabteilung waren G.R. Heyer und J.H. Schultz zuständig; Schultz leitete auch die poliklinische Abteilung, in der neben tiefenpsychologischer Behandlung Hypnose, Autogenes Training, Massage, Bewegungs-, Atem- und Stimmtherapie praktiziert wurden. U.a. gab es eine Abteilung „Bewegung, Atmung, Ton", an der L. Heyer-Grote tätig war.

Insgesamt gelang es der Psychotherapie im Nationalsozialismus, sich zu etablieren, aber um den Preis einer Kette von Konzessionen (vgl. Lockot, 1985; Cocks, 1987), unter dem obersten Ziel einer Anpassung von Individuen an die herrschende Sozialordnung.

Es bestand eine größere Nähe zwischen der „Deutschen Psychotherapie" bzw. „Deutschen Seelenheilkunde" und der „biologischen Medizin" (Naturheilkunde) als zur offiziellen Psychiatrie (aufgrund der gemeinsamen Außenseiterposition gegenüber der naturwissenschaftlich orientierten bzw. psychiatrischen Schulmedizin; vgl. Lockot, 1985). Insbesondere der Naturarzt Alfred *Brauchle* vertrat eine „seelische Naturheilkunde" unter Anwendung suggestiver „Ausstreuung von Heilgedanken". In den 30er Jahren führte er im Rudolf-Heß-Krankenhaus in Dresden mit seinen Patienten suggestive Massensitzungen nach Coué durch und bot ein entsprechendes Fortbildungsprogramm für Ärzte an.

Die Stellung des Hausarztes wurde im Sinne einer Gesundheits- und Leistungserziehung aufgewertet, er sollte als geistiger Führer der deutschen Familie im Rahmen der kleinen Psychotherapie „als Lehrer der Entspannung, der Ruhe, der Gelassenheit und vor allem …als Schlaflehrer" tätig werden (vgl. Künkel, 1938). Hier wurde auf die programmatischen Ansätze der zwanziger Jahre zurückgegriffen.

Auch in den Kriegsjahren kamen die suggestiven Verfahren und die Hypnose wieder verstärkt zur Anwendung: „Kriegszitterer" psychotherapeutisch zu behandeln wurde von den Heerespsychiatern in der Regel abgelehnt. Besonders katastrophal sei es, sie psychoanalytisch zu behandeln. Am ehesten wurde noch erwogen, sie mit Suggestion oder Hypnose von „der psychotherapeutischen Gruppe J.H. Schultz usw." behandeln zu lassen (vgl. Lockot, 1985).

Das Deutsche Institut für psychologische Forschung und Psychotherapie in Berlin wurde 1945 von sowjetischen Offizieren in Brand gesetzt, nachdem bekannt wurde, daß M.H. Göring SS-Angehörige dort versteckt hatte; es wurde dabei vollständig zerstört.

9. Entwicklungen nach dem zweiten Weltkrieg

In den Nachkriegsjahren wurden in Deutschland im Zusammenhang mit den Fortschritten der psychosomatischen Medizin sowohl die Hypnose als auch besonders das Autogene Training weiter ausgebaut. Insgesamt wurde die Aktivität des Patienten stärker betont, sowohl beim Autogenen Training als auch bei der gestuften Aktivhypnose von Ernst Kretschmer, die eine Übergangsform vom Autogenen Training zur Hypnose darstellt. Sein Schüler, D. Langen (1913–1980), übernahm in Mainz die Hypnoseforschung.

1948 wurde die Allgemeine ärztliche Gesellschaft für medizinische Psychotherapie unter der Leitung von Ernst Kretschmer wieder gegründet, 1959 kam es zur Gründung der Deutschen Gesellschaft für ärztliche Hypnose.

In der ehemaligen DDR sahen sich Psychotherapeuten und Psychologen in der Traditionslinie Oskar Vogts. Zwischen 1950 und 1962 kam es zu einer allmählichen Institutionalisierung der Psychotherapie in der DDR; Hypnose und Autogenes Training dürften die vorrangig praktizierten Verfahren gewesen sein. In Jena entwickelte G. Klumbies die Ablationshypnose unter Benutzung von Schallplattenmusik während der Durchführung des Autogenen Trainings.

In der nichtmedizinischen Nachkriegsliteratur Deutschlands standen Schriften über Yoga an erster Stelle, gefolgt von Veröffentlichungen über Hypnose und Entspannung bzw. Autogenes Training. Bereits in den zwanziger Jahren waren mehrere von Europäern verfaßte Monographien über asiatische Versenkungsmethoden und einzelne Aufsätze in medizinischen Zeitschriften erschienen (vgl. Schultz, 1934). Auch in theosophischen, anthroposophischen Kreisen und in der von der amerikanischen Christian Science kommenden Neu-Geist-Bewegung beschäftigte man sich mit Yoga als religiöser Methode (vgl. Jung, 1963), aber einem breiteren Publikum war er noch nicht bekannt. Dies änderte sich in den Nachkriegsjahren schlagartig: Yoga übernahm die Rolle des Hypnotismus und Couéismus der Weimarer Republik als Quelle der Lebensbemeisterung, zur Entwicklung „geheimer Kräfte von Körper, Seele und Geist, Überwindung von Schwächen, Hemmungen, Fehlern und Minderwertigkeitsgefühlen".

Auf der einen Seite wurden meditative Praktiken aus dem Osten (wie Hatha-Yoga, transzendentale Meditation, Zen-Meditation) seit der Weimarer Republik, aber besonders seit den fünfziger Jahren bei uns bekannter. Auch innerhalb der Psychotherapie entstanden meditative Praktiken: hierzu gehören die Oberstufe des Autogenen Trainings, die von J.H. Schultz bereits 1929 dargestellt wurde, die aktive Imagination nach C.G. Jung, das 1955 von H. Leuner eingeführte Katathyme Bilderleben (wobei er die von C.G. Jung entwickelte Definition für die psychologische Interpretation der Symbole übernahm).

Das Prinzip, selbständig aufsteigende Imaginationen in den therapeutischen Prozeß zu integrieren, geht auf Breuer und Freud (1895) zurück. Der Internist C. Happich entwickelte 1922 eine Methode der meditativen Kontemplation unter Verwendung der Imaginationen und deren Symbolgehalt.

Zahlreiche Entspannungsverfahren wurden weiterentwickelt bzw. im deutschsprachigen Raum aus dem Ausland verstärkt übernommen: z.b. die konzentrative Bewegungstherapie, die Funktionelle Entspannungstherapie nach Marianne Fuchs, meditative Ansätze, wie Yoga, Musiktherapie, Progressive Relaxation, Biofeedback. In den letzten 15 Jahren kamen weitere Verfahren hinzu: T'ai Chi, Shiatsu, Kum Nye, Feldenkrais und Alexander-Methode, verschiedene körpertherapeutische Verfahren, z.T. in der Traditionslinie der Bioenergetik nach dem Freud-Schüler Wilhelm Reich.

1974 stellte Marianne Fuchs (* 1909) die von ihr entwickelte „Funktionelle Entspannung" vor. Auch sie erhielt Anregungen von der Schule Schlaffhorst-Andersen und von Elsa Gindler sowie aus der anthropologischen Medizin und besonders aus der Gestaltkreislehre Viktor von Weizsäckers. Die Funktionelle Entspannung versteht sich als tiefenpsychologisch fundierte Therapie mit dem Ziel, auf verbalem und nonverbalem Weg (durch Förderung des Atem-Eigenrhythmus) eine verfeinerte Selbstwahrnehmung zu erreichen.

Helmut Stolze berichtete 1958 zum erstenmal über die von ihm so benannte „Konzentrative Bewegungstherapie" und lehrte sie seit 1959 im Rahmen der Lindauer Psychotherapiewochen (zusammen mit Gertrud Heller und Miriam Goldberg); wie erwähnt geht sie auf die Gymnastik-Schule von Elsa Gindler zurück. Bei diesem Verfahren steht nicht so sehr die muskuläre Entspannung im Vordergrund, sondern die gesteigerte Aktivitätsbereitschaft, die Bereitstellung der jeweils benötigten Spannung und eine sich daraus ergebende verbesserte Ökonomie der Kräfte.

Seit den sechziger Jahren wird im deutschsprachigen Raum die Progressive Relaxation von E. Jacobson rezipiert, vor allem in Zusammenhang mit der Verbreitung der Verhaltenstherapie in den siebziger Jahren, der sie in vereinfachter Form als einleitende Entspannungstechnik dient. Der behavioristische Physiologe Edmund Jacobson hat bereits in den zwanziger Jahren seine Selbstentspannungstechnik auf der Grundlage einer psychophysiologischen Muskelarbeit entwickelt; durch das systematische Erleben von muskulären Spannungs- und Entspannungszuständen sollten überflüssige Energieaufwendungen eingespart werden (vgl. Jacobson, 1977).

Methoden des Biofeedback (die Kontrolle unwillkürlicher oder vegetativer Körperfunktionen durch die Rückmeldung von normalerweise nicht direkt wahrnehmbaren physiologischen Prozessen wie Herzfrequenz, Blutdruck, elektrische Muskel- oder Hirnaktivität durch ein wahrnehmbares Signal) wurden erst seit den siebziger Jahren in größerem Ausmaß bekannt, in Zusammenhang mit den Entwicklungen der modernen Elektronik, die eine störungsfreie Erfassung auch schwacher biologischer Signale ermöglichen.

Es gibt eine Reihe früher Untersuchungen über die Kontrolle von vegetativen Funktionen, die teilweise zu einem Zeitpunkt entstanden, als die Konditionierungsmethoden noch nicht bekannt waren. Z.B veröffentlichte Tarchanoff (1885) eine Untersuchung über willkürliche Beschleunigung der Herzfrequenz (zit. nach Zeiner, 1977). Die Ärzte Stefan Miller und Jerzy Konorski führten in den zwanziger Jahren in Warschau Experimente über physiologische Mechanismen der operanten

Konditionierung durch (Konorski & Miller, 1937). Sie waren der Ansicht, viszerale Reaktionen seien nur klassisch konditionierbar. In diesem Zusammenhang ist auch auf die bereits erwähnten Ergebnisse der experimentellen Untersuchungen vegetativer Phänomene an hypnotisierten Personen in den zwanziger Jahren hinzuweisen, obwohl diese Untersuchungen z.T. nicht im Kontext der expliziten Erforschung von Konditionierungsprozessen durchgeführt wurden.

Auffallend ist der Wandel von der Betonung der Fremdsuggestion im Rahmen der autoritären Praxis der hypnotischen Verfahren in Richtung einer Betonung der Eigenaktivität und Autosuggestion des Patienten. In diesem Zusammenhang muß man sich fragen, ob die Bezeichnung der hypnotischen Verfahren als „zudeckend" noch zutrifft. Die Medizin verdankt dem Hypnotismus und der Suggestionslehre u.a. bedeutende Erkenntnisse in Bezug auf den Placebo-Effekt, die „Droge Arzt" (Balint) (der Suggestivfaktor zwischen Arzt und Patient, der in jede medizinische Maßnahme einfließt) und über die Zusammenhänge zwischen körperlichem und seelischem Geschehen.

Eine historische Betrachtung der Psychotherapie zeigt, in welchem Ausmaß sie von den jeweiligen kulturellen, politischen und ökonomischen Bedingungen abhängig ist und wie sie wiederum auf kulturelle Deutungsmuster Einfluß nimmt (dies demonstrierte z.B. die Hypnotismus-Debatte um die Jahrhundertwende, in der auch die ersten Theorien der Massenpsychologie entstanden). Sie macht auch deutlich, in welchem Maße sich die Psychotherapie im Sinne einer Anpassung der Persönlichkeit des Klienten/Patienten an gesellschaftlich gewünschte Normen vereinnahmen ließ. In der Geschichte der Hypnose sind sehr deutliche Wellenbewegungen zwischen enthusiastischer Annahme und strikter Ablehnung zu beobachten. Es scheint, als käme es seit 1780 alle hundert Jahre zu einer besonderen Renaissance der Beschäftigung mit ihren Pänomenen. Der Mesmerismus und der sich daraus entwickelnde Hypnotismus legten den Grundstein für die Psychotherapie, in deren Rahmen sich ab der Jahrhundertwende zahlreiche Methoden und Schulen bildeten, vor allem die Psychoanalyse. Das Thema „Entspannung" und die damit verbundenen Verfahren erschien erstmals zu Ende des 19. Jahrhunderts und wurde durch die kulturpessimistische Diagnose eines „nervösen Zeitalters" aktuell. Im Laufe des zwanzigsten Jahrhunderts konnten sich in Deutschland die hypnotischen und entspannenden Verfahren vor allem bei der Behandlung körperlicher Symptome im Rahmen der breiten Anwendung der Psychotherapie neben den anderen psychotherapeutischen Ansätzen behaupten. Auch beim Einsatz von Entspannungsverfahren sollte die Bewußtheit für den Leib, für die Entspannung, auf das Umfeld ausgedehnt werden, auf die Bedingungen und Hintergründe der Einschränkungen des Leibes. Diese lassen sich durch Übungen und Kontrolle nicht verändern, vielmehr besteht die Gefahr einer Funktionalisierung des Leibes für Produktion und Konsum. Hier ist exemplarisch die ethische Verantwortung aller Therapeuten angesprochen.

Literatur

Baudouin, Ch. (1926). *Psychologie der Suggestion und Autosuggestion*. Dresden: Sibyllen-Verlag.

Beard, G. M. (1869). Neurasthenia or nervous exhaustion. Boston: Medical & Surgical Journal.

Benedikt, M. (1880). Über Katalepsie und Mesmerismus. *Wiener Klinik, 6*, 73–92.

Bérillon, E. (Ed.) (1890). *Comptes Rendus du Premier Congrès International de l'Hypnotisme expérimental et thérapeutique, 8.–12. August 1889*. Paris: Doin.

Bernheim, H. (1888). *Die Suggestion und ihre Heilwirkung*. Wien: Deuticke.

Bernheim, H. (1891) *Hypnotisme, Suggestion, Psychothérapie*. Etudes nouvelles. Paris: Doin.

Bernheim, H. (1892). *Neue Studien über Hypnotismus, Suggestion und Psychotherapie*. Leipzig, Wien: Deuticke.

Bernheim, H. (1897). A propos de l'étude sur James Braid par le Dr. Milne Bramwell et de son rapport lu au Congès de Bruxelles. *Revue de L'Hypnotisme Expérimental et Thérapeutique, 12*, 137–145.

Braid, J. (1844/1845). Magic, mesmerism, hypnotism, etc, etc, historically and physiologically considered. *Med. Times, 11*, 203–204.

Braid, J. (1846). Die Macht des Geistes über den Körper. Eine experimentelle Untersuchung. In J. Braid (Ed.) (1882), *Der Hypnotismus. Ausgewählte Schriften*. Berlin: Paetel.

Braid, J. (1881). *Die Entdeckung des Hypnotismus*. Berlin: Paetel.

Bramwell, J. M. (1903). *Hypnosis, history, practice and theory*. London: Grant Richards.

Breuer, J. & Freud, S. (1895). *Studien über Hysterie*. Leipzig, Wien: Deuticke.

Burdin C. & Dubois F. (1841). *Histoire académique du Magnétisme Animal*. Paris.

Carus, C. G. (1846). *Psyche. Zur Entwicklungsgeschichte der Seele*. Reprint nach der 2., verb. u. verm. Aufl. Pforzheim 1860. Darmstadt: Wiss. Buchgesellschaft. 1975.

Charcot, J.-M. (1892–94) *Poliklinische Vorträge* (Bd. 1 übers. von S. Freud). Wien: Deuticke.

Cocks, G. (1987). *La psychothérapie sous le IIIe. Reich, L'Institut Göring*. Paris: Société d'Edition Les Belles Lettres.

Coué, E. (1912). Die Selbstbemeisterung durch bewußte Autosuggestion. Basel: Schwabe.

Darnton, R. (1983). *Der Mesmerismus und das Ende der Aufklärung in Frankreich*. München: Hanser.

de Villers, Ch. (1978). *Le magnétiseur amoureux*. Reprint von 1787. Einführung von François Anzouvi. Vrin, Paris.

Dessoir, M. (1888). Bibliographie des modernen Hypnotismus. Berlin: Duncker.

Dingwall, E. J. (Ed.) (1967). *Abnormal hypnotic phenomena, a Survey of Nineteenth Century Cases*. 4 Bände. London: Churchill.

Düsterbehn, G. (1974). *Die Entwicklung der Hypnose und ihrer Randgebiete von 1890 bis 1962. Dargestellt anhand einer Bibliographie.* Tübingen: Med. Diss.

Ellenberger, H. F. (1973). *Die Entdeckung des Unbewußten*. 2 Bde. Bern: Huber.

Ferenczi, S. (1909) (1970). *Schriften zur Psychoanalyse*. Bd. 1. (S. 12–47). Frankfurt: Fischer.

Forel, A. (1896). Der Hypnotismus in der Hochschule. *Zeitschrift für Hypnotismus, 4*, 1–8.

Forel, A. (1903). Hypnose vor der Ärztekammer. *Münchner Medizinische Wochenschrift*, 1389.

Forel, A. (1935). *Rückblick auf mein Leben*. Zürich: Europa-Verlag.

Freud, S. (1917). *Vorlesungen zur Einführung in die Psychoanalyse*. In: Gesammelte Werke, Bd. XI.

Fuchs, M. (1974). *Funktionelle Entspannung*. Theorie und Praxis einer organischen Entspannung über den rhythmisierten Atem. Stuttgart: Hippokrates.

Goering, M. H. (1935). Über Nervenleiden. In: *Zweite Reichstagung des Reichsverbandes der Naturärzte e.V. in Nürnberg vom 24.-26. Mai 1935* (pp. 32–36). Reichsverband der Naturärzte e.V. (Hg.). Stuttgart, Leipzig.

Gordon, F. (1908). Die geheimen Mächte der Hypnose und Suggestion. Oder: der Weg, im Leben glücklich Erfolge zu erringen. *Lehrbuch des Hypnotismus, Magnetismus und Suggestion*. Dresden.

Guarnieri, P. (1990). *The Psyche in „Trance": Inquiries into Hypnotism*. European University, Florence, Badia Fiesolana, San Domenico, EUI Working Paper HEC No. 90/6.

Happich, C. (1922). Das Bildbewußtsein als Ansatzstelle psychischer Behandlung. Zentralblatt für *Psychotherapie, 5*, 663.

Harris, R. (1985). Murder under hypnosis in the

case of Gabrielle Bompard: Psychiatry in the courtroom in Belle Epoque Paris. In W.F. Bynum, R. Porter, M. Sheperd (Eds.), *The Anatomy of Madness* Vol. II. (pp. 197–241). Institutions and Society. London, New York: Tavistock.

Haug, A. (1985). Die Reichsarbeitsgemeinschaft für eine Neue Deutsche Heilkunde (1935/36). In R. Winau & H. Müller-Dietz (Eds.), *Abhandlungen zur Geschichte der Medizin und der Naturwissenschaften*. Heft 50. Husum: Matthiesen.

Henning, A. & Praegert, E. (1977). Atemtherapie als Psychotherapie, In: *Die Psychologie des 20. Jahrhunderts*, Band III. (pp. 1274–1294). Zürich: Kindler.

Heyer-Grote, L. (1931). Gymnastik bei Neurosen und Psychosen. In E. Kretschmer & W. Cimbal (Eds.), *Bericht über den VI. Allgemeinen Ärztlichen Kongreß für Psychotherapie in Dresden*. (pp. 37–42). Leipzig: Hirzel.

Heyer-Grote, L. (1942). Über Hilfsmethoden der Psychotherapie, Gymnastik, Atmung, Massage, usw. In G.R. Heyer (Ed.), *Praktische Seelenheilkunde* (pp. 179–194). München, Berlin: Lehmann.

Heyer-Grote, L. (1970). *Atemschulung als Element der Psychotherapie*. Darmstadt.

Jacobson, E. (1977). The origins and development of progressive relaxation. *Journal of Behavior Therapy and Experimental Psychiatry*, 8, 119–123.

Janet, P. (1895). J.M. Charcot, son oeuvre psychologique. *Revue Philosophique*, 39.

Jolowicz, E. (1927). Die Suggestivtherapie. In K. Birnbaum (Ed.), *Die psychischen Heilmethoden*. (pp. 34–71). Leipzig: Thieme.

Jung, C. G. (1963). *Zur Psychologie westlicher und östlicher Religionen*. Zürich.

Konorski, J., Miller, S. (1937). On two types of conditioned reflex. *Journal of General Psychology*, 74, 144–146.

Kravis, N. M. (1988). James Braid's Psychophysiology: A Turning Point in the History of Dynamic Psychiatry. *American Journal of Psychiatry*, 145, 1191–1206.

Kretschmer, W. (1959). Protreptik. In V. E. Frankl, V.E. v. Gebsattel & J.H. Schultz, (Eds.), *Handbuch der Neurosenlehre und Psychotherapie*, Bd. IV. (pp.122–129). München, Berlin: Urban & Schwarzenberg.

Künkel, F. (1938). Der Hausarzt und die Psychotherapie. *Deutsche Medizinische Wochenschrift*, 64, 1730–1733.

Langen, D. (1974). *Bibliographie deutschsprachiger Veröffentlichungen über Hypnose, autogenes Training und andere Versenkungsmethoden 1890–1969*. Stuttgart: Hippokrates.

Laurence, J,-R. & Parry, C. (1988). *Hypnosis, Will and Memory, A Psycho-legal History*. New York, London: Guilford.

Liek, E. (1926). *Der Arzt und seine Sendung*. München.

Lockot, R. (1985). *Erinnern und Durcharbeiten. Zur Geschichte der Psychoanalyse und Psychotherapie im Nationalsozialismus*. Frankfurt/Main: Fischer.

Löwenfeld, L. (1897). *Lehrbuch der gesammten Psychotherapie*. Wiesbaden: Bergmann.

Meynert, T. (1889/1890). *Klinische Vorlesungen über Psychiatrie auf wissenschaftlichen Grundlagen*. Wien: W. Braunmüller.

Moll, A. (1890). *Der Hypnotismus*. 2. Aufl. Berlin: Kornfeld.

Myers, F.W.H. (1886). Multiplex Personality. *The Nineteenth Century*, 30, 648–666.

Pattie, F.A. (1967). A brief history of hypnotism. In J.E.Gordon (Ed.), *Handbook of clinical and experimental hypnosis*. New York: Mac Millan.

Rapport des Commissaires chargés par le Roi de l'examen du Magnétisme Animal, 1784, Paris.

Riedesser, P., Verderber, A. (1985). *Aufrüstung der Seelen. Militärpsychologie und Militärpsychiatrie in Deutschland und Amerika*. Freiburg: Dreisam-Verlag.

Schott, H. (1984). *Die „Suggestion" und ihre medizinhistorische Bedeutung. Bausteine zur Medizingeschichte*. Stuttgart: Steiner.

Schott, H. (1984/85). Zur Geschichte des Mesmerismus. Ergebnisse des internationalen Mesmer-Symposiums 1984 in Meersburg. *Zeitschrift für Geschichte, Volkskunde und Naturgeschichte des Gebietes zwischen Rhein, Donau und Bodensee* 41/42.

Schott H. (1985). *Franz Anton Mesmer und die Geschichte des Mesmerismus*. Wiesbaden: Franz Steiner.

Schröder, C. (1989). Programm und Wirksamkeit der „Neuen Deutschen Seelenheilkunde". In A. Thom & G. Caregorodcev (Eds.), *Medizin unterm Hakenkreuz* (pp. 283–306). Berlin: Volk und Gesundheit.

Schubert, G. H. (1808). *Ansichten von der Nachtseite der Naturwissenschaft.* Dresden: Arnoldsche Buchhandlung.

Schultz, J. H. (1924). *Suggestion und Hypnose.* Niels Kampmann.

Schultz, J. H. (1929). Gehobene Aufgabenstufen im Autogenen Training. *Bericht vom 4. allgemeinen ärztlichen Kongreß für Psychotherapie,* pp. 106–113.

Schultz, J. H. (1934). Der Yoga und die deutsche Seele. *Allgemeines ärztliches Zentralblatt für Psychotherapie, 7,* 61–69.

Schultz, J. H. (1935). Seelische Schulung, Körperfunktion und Unbewußtes. *Zentralblatt für Psychotherapie, 8,* 304–318.

Schultz, J. H. (1956). *Das autogene Training (Konzentrative Selbstentspannung).* 9. Aufl. (1. Aufl. 1932). Stuttgart: Thieme.

Schwarz, O. (1925). *Psychotherapie und Psychogenese körperlicher Symptome.* Wien.

Smith-Rosenberg, C. (1984). Weibliche Hysterie. Geschlechtsrollen und Rollenkonflikt in der amerikanischen Familie des 19. Jahrhunderts. In C. Honegger & B. Heintz (Eds.), *Listen der Ohnmacht. Zur Sozialgeschichte weiblicher Widerstandsformen.* Frankfurt/Main: Europäische Verlagsanstalt.

Straus, E. (1927). Über Suggestion und Suggestibilität. *Schweizerisches Archiv für Neurologie und Psychiatrie, 20.,* 23–43.

Tarchanoff, J.R. (1885). Über die willkürliche Acceleration der Herzschläge beim Menschen. Pflüger: *Archiv für Physiologie, 35,* 109–135.

Teste, A. (1846). *Manuel Pratique du Magnétisme Animal.* 3. Aufl. Paris: Baillère.

Wakley, T. (1842/43). Editorial. *Lancet, 1,* 192.

Zapp G. (1980). Psychoanalyse und Nationalsozialismus. Untersuchungen zum Verhältnis Medizin / Psychoanalyse während des Nationalsozialismus. Kiel: Med. Diss.

Zeier, H. (1977). Verhaltenskonditionierung durch Biofeedback. In *Die Psychologie des 20. Jahrhunderts,* Band IV, (p.. 766). Zürich: Kindler.

Hypnose

Hans-Christian Kossak

1. Historischer Abriß

1.1 Frühe Kulturen und Naturvölker

Lange bevor der allgemein benutzte Begriff „Hypnose" im 19. Jahrhundert geprägt wurde, haben die Völker früher Kulturen hypnotische Techniken angewandt. Schriftliche Aufzeichnungen reichen bis ins 2. Jahrtausend v.Chr. zurück (Prado, 1980). Hinweise sind bei den frühgeschichtlichen Sumerern im Gilgamesch-Epos zu finden, aber auch in der Mahabharata, den frühesten indischen Aufzeichnungen (um 400 v.Chr), bei den alten Ägyptern, z.B. von Pharao Ptolemäus. Der Äskulapkult im antiken Griechenland (ca. 400 v.Chr) bediente sich des Heilschlafes und des Traumheilens; er wird von Pausanias beschrieben (Machovec, 1979).

Auch viele Naturvölker der Gegenwart verwenden ähnliche Praktiken, so u.a. australische Medizinmänner (Elkin, 1945), Medizinmänner der Iban auf Borneo (Bongartz & Bongartz, 1987), in Afrika (Olivier, 1987) und Indien (Kakar, 1984).

Allen Praktiken ist gemeinsam, daß sie vorwiegend von Priestern (Medizinmännern, Schamanen) angewandt werden; sie nehmen monotone Handlungen (Schaukeln, Singen, Tanzen, Sprechen) bei sich und/oder dem Patienten vor. Dabei blicken sie meist ihre Patienten starr an. Je nach ihrem Weltbild meinen sie, mit ihrem Blick oder ihrem Geist „in die Seele ihrer Patienten eindringen" und dort Veränderungen vornehmen zu können. Meist sind dies Beschwörungen, Exorzismus, Heilungen; insgesamt sind es Interventionen an Symptomen, die wir heute als psychosomatisch bezeichnen würden.

Die so behandelten Menschen verfallen teilweise in Körperstarre, reagieren mit Zuckungen, stoßen unbekannte Laute aus, sprechen plötzlich von merkwürdigen Inhalten und scheinen im Schlaf in einer anderen Welt zu sein.

1.2 Entwicklungen in der Neuzeit

Nach der Neuentdeckung durch F.A. Mesmer, dem Streit zwischen den Schulen von Nancy und der Salpêtrière und der unberechtigten Ablehnung durch Freud, fand Hypnose ihre Aufnahme in den etablierten Wissenschaftsbereichen der Neuzeit (zum historischen Abriß s. das Kapitel „Zur Geschichte der Hypnose und der Entspannungsverfahren").

Die Hypnoseforschung wurde nach dem Zweiten Weltkrieg besonders in den USA schnell akzeptiert und an den Universitäten eingeführt, so daß sie seit 1961 ein von der American Medical Association anerkannter akademischer Lehrgegenstand ist. Entsprechend finden wir dort zahlreiche Forschungslabors und Psychotherapieeinrichtungen, die sich mit Hypnose befassen. Die internationalen Beiträge in Publikationen und auf Fachkongressen zeigen, daß sich die Forschung und Praxisanwendung weltweit erstreckt.

Die Entwicklung in Deutschland mag für gesamt Europa typisch sein. Hier gibt es bislang nur wenige Forschungseinrichtungen zur Hypnose; die Praxisanwendung nimmt erst seit Ende der siebziger Jahre zu, wie die von da an stetig steigende Anzahl von Publikationen, Ausbildungsangeboten und Kongressen zeigt.

1.3 Bereiche der Hypnoseforschung und -anwendung: Eine Übersicht

Da Hypnose auf sehr unterschiedlichen Gebieten angewandt wird, haben sich in den ersten Jahrzehnten dieses Jahrhunderts unterschiedliche Unterbereiche herausgebildet, die hier nur kurz umrissen und später näher dargestellt werden (s. Tabelle 1).

Tabelle 1: Ordnung der Hypnosebereiche.

Bereiche der Hypnose	Anwendungen
Experimentelle Hypnose	Grundlagenforschung zu z.B.: Meßbarkeit, Tests, Hypnotisierbarkeit, Wirkfaktoren, psychologische, physiologische Korrelate, Auswirkungen
Klinische Hypnose	Forschung und Praxisanwendung in klinischen Bereichen: Diagnostik und Therapie in: – Medizin – Psychologie, Psychiatrie – Zahnmedizin
Forensische Hypnose	Forschung und Anwendung im Gericht bei z.B.: Zeugenaussagen, Amnesien, Begutachtung, etc.
Sonstige Hypnoseanwendung	Sport: z.B. Streßabbau, Leistungverbesserung
Showbereich	Tierhypnose: Show- oder Pseudoverhalten, das u.a. auf Totstellreflexen beruht. Show- und Bühnenhypnose: Unterhaltung, meist durch Tricks unter dem Namen der Hypnose.

2. Definition der Hypnose

2.1 Unterschiede in der Begriffsbildung

Der Begriff der „Hypnose" wird von vielen Autoren ziemlich selbstverständlich für unterschiedliche Vorgänge verwandt, wodurch es leicht zu Mißverständnissen und falschen Vergleichen kommen kann.

Unter „Hypnose" kann man drei Abschnitte in der Vorgehensweise verstehen, die nachfolgend kurz umrissen und später ausführlicher dargestellt werden:

1. Einleitungsverfahren (= Induktion)

Mit bestimmten verbalen Techniken und motorischen Prozeduren bewirkt der Therapeut, daß der Patient seine Augen schließt, von der Umwelt abschaltet und sich nur noch an den Instruktionen des Therapeuten orientiert.

2. Entspannungsphase

Der Patient reagiert nun vorwiegend mit Entspannung und den typischen physiologischen Anzeichen.

3. Therapiephase

Es werden hierbei therapeutische Interventionen im Sinne der angestrebten Behandlung vorgenommen.

Diese phasenweisen Abfolgen der Stufen werden von den Autoren unterschiedlich als Hypnose definiert.

Im unscharfen Alltagsgebrauch verwenden viele Praktiker den Begriff bereits für die Einleitung im Sinne „Ich habe (die Einleitung der) Hypnose angewandt."

Für die Wissenschaft bedeutsam ist jedoch, daß diese Begriffsunterschiede zu zwei unterschiedlichen Definitionsgruppen der Hypnose geführt haben: die eine Gruppe sieht nur das als Hypnose an, was nach der Induktion (s.o.) als Entspannungsphase beschrieben wurde (so z.B. Edmonston, 1989). Gemeint ist damit die „reine Hypnose", unbeeinträchtigt von spezifischen therapiebezogenen Suggestionen.

Dem steht jene Gruppe von Wissenschaftlern gegenüber, die über diese Entspannungsdefinition hinaus Hypnose nur dann als wirksam ansehen, wenn sie mit spezifischen Suggestionen verbunden ist.

Diese Zweiteilung in der Definitionsauffassung führte dazu, daß zahlreiche klinische Untersuchungen zur Wirksamkeit der Hypnose sehr unterschiedliche Ergebnisse erbrachten, die nicht miteinander vergleichbar sind (Spinhoven, 1987). So vergleichen z. B. bei der Behandlung der Adipositas die einen die Auswirkungen der (Entspannungs-) Hypnose mit der Kontrollgruppe, während die anderen unter Hypnose ausführliche Therapieanweisungen und Handlungsinstruktionen verstehen.

Für die Entspannungsdefinition spricht, daß in dieser suggestionsfreien Phase tatsächlich alle physiologischen Reaktionen Entspannung signalisieren; fälschlicherweise wird daraus abgeleitet, daß die gesamte Hypnose mit Entspannung gleichzusetzen sei. Dies trifft jedoch nicht für die therapeutische Phase zu. Bei entsprechenden belastenden Therapieszenen sind hier sehr starke Affekte, Anspannung und Erregung zu beobachten.

Gegen diese Entspannungsdefinition sprechen die Experimente von Bányai & Hilgard (1976), die beweisen, daß unter Hypnose (in der sogenannten Entspannungsphase) sogar eine körperliche Belastung durch Treten eines Fahrradergometers stattfinden kann.

2.2 Abgrenzung gegenüber anderen Erlebensweisen

Bei dem Definitionsversuch hilft die Untersuchung, ob sich Hypnose von anderen Erlebensweisen wie Tagaktivität, Schlaf und Entspannung unterscheidet.

Hypnose unterscheidet sich von der *Tagaktivität* in einigen Bereichen, wobei es sich meist um graduelle Veränderungen und nicht unbedingt um Verhaltenssprünge oder abrupte Reaktionsweisen handelt. Insgesamt sind die Wahrnehmungsverarbeitung und die zentralnervösen Steuermechanismen veränderbar, was sich in den sogenannten hypnotischen Phänomenen (s.u.) ausdrückt.

In Hypnose und im *Schlaf* sind die Herz- und Atmungsfrequenz herabgesenkt, der Blutdruck erniedrigt, was deutlich für Entspannung spricht. Dagegen fehlen in Hypnose die für den Schlaf typischen Tiefschlaf- und REM-Phasen. Im Schlaf jedoch ist die Reflexerregbarkeit herabgesetzt, nicht dagegen in Hypnose (Hull, 1933). Das im Schlaf abgeleitete EEG unterscheidet sich ebenfalls deutlich von dem unter Hypnose aufgezeichneten (Evans, 1972), ebenso die elektrodermale Leitfähigkeit (Tart, 1963).

Die experimentellen Vergleiche von Hypnose und *Entspannung* zeigen, daß die physiologischen Wirkungen identisch sind (z.B. Wallace, Benson & Wilson, 1971; vgl. Kapitel „Psychophysiologie der Entspannung").

Der Vergleich mit der Zen-Meditation wiederum zeigt, daß Gemeinsamkeiten zwar in den o.g. Entspannungsparametern liegen; Unterschiede sind darin zu sehen, daß Hypnose ein aktives Kooperieren erfordert, während die Zen-Meditation ein absolutes Nichtstun zum Ziel hat (Kopp, 1988).

2.3 Definitionsversuch

Wie deutlich wurde – und in den nachfolgenden Abschnitten sicherlich noch deutlicher hervortreten wird – ist Hypnose nur schwer zu definieren.

Hypnose liegt dann vor, wenn bestimmte Einleitungsprozeduren vorgenommen wurden, durch welche eine aktive und komplexe (kognitive, emotionale, physiologische) Wahrnehmungs- und Erlebnisverarbeitung erfolgt. Die hypnotisierte Person ist zu jeder Zeit bei vollem Bewußtsein, jedoch in ihrer Aufmerksamkeit und Kritikfähigkeit eingeengt; so toleriert sie z. B. Widersprüche in ihrem Erleben und Verhalten. Hypnose ist jedoch kein einzigartiger Bewußtseinszustand, da durch andere Prozeduren (Entspannung, Tanz, Meditation) ähnliche oder sogar identische Phänomene erzeugt werden können. Hypnose bietet gegenüber diesen Prozeduren jedoch den Vorteil, daß die gewünschten Wirkungen schneller und gezielter zu erreichen sind.

3. Phänomene der Hypnose und ihre Wirkfaktoren

Von alters her waren es die sogenannten hypnotischen Phänomene, die Aufregung und Faszination hervorriefen und Hypnose mit ihren Wirkungen in den Bereich des Unfaßbaren und Magischen rückten.

Tabelle 2: Ordnungsschema der Phänomene.

1.	Kommunikation – Rapport	4.2	Allgemeine optische Wahrnehmungsveränderungen
2.	Veränderung der Willkürmotorik	4.3	Farbenblindheit
2.1	Ideomotorik	4.4	Blindheit, monokular, binokular
2.2	Katalepsie	4.5	Myopie
2.3	Armlevitation	4.6	Taubheit
2.4	Automatisches Schreiben	4.7	Geruch
		4.8	Analgesie und Anästhesie
3.	Veränderungen in den Nervensystemen	4.9	Körperschema
3.1	Kardio-vaskuläre Funktionen		
3.1.1	Herzfunktionen	5.	Veränderung von Gedächtnis und Zeit
3.1.2	Blutdruck	5.1	Altersregression
3.1.3	Periphere Durchblutung	5.2	Altersprogression
3.2	Thermoregulation	5.3	Zeitverzerrung
3.3	Speichelsekretion	5.4	Amnesie
3.4	Hautreaktionen: Blasenbildung		
3.5	Abwehrsysteme	6.	Veränderungen weiterer psychologischer Aspekte
3.5.1	Allergieaktion	6.1	Dissoziation
3.5.2	Immunsystem	6.1.1	Hidden Observer
3.6	Hirnfunktionen	6.1.2	Dissoziation in der Anästhesie
3.6.1	Cortexfunktionen	6.1.3	Unbewußtes Hören
3.6.2	Alpha-Aktivitäten	6.1.4	Unbewußtes Lernen
3.6.3	Hirnhemisphären	6.2	posthypnotischer Auftrag
		6.3	Trance Logie
4.	Veränderungen der Wahrnehmung und Wahrnehmungsverarbeitung		
4.1	Halluzinationen	7.	Selbsthypnose

Zur Einleitung dieser Phänomene bedarf es bestimmter Suggestionen. Diese müssen so anschaulich-konkret abgefaßt sein, daß sie für das angesprochene System zutreffen und dort „verstanden" werden. Die Suggestion „Ihr Oberbauch ist gut durchblutet" wird hier kaum Wirkungen zeigen, da die Person diese Informationen nicht mit entsprechenden Wahrnehmungen und Erfahrungen verbinden kann. Dagegen wird die Suggestion „Sie fühlen warme Sonnenstrahlen auf Ihrem Bauch" viel anschaulicher sein, da man hier auf bereits gemachte Erfahrungen zurückgreifen kann. In ähnlicher Weise sollten Verneinungen unterlassen bleiben. So wird die Suggestion „Sie haben in der Prüfung *keine* Angst" viel leichter das gesamte Reaktionsrepertoire der Angst aktivieren, während „Sie bleiben in der Prüfung *entspannt*" leichter Entspannungsreaktionen ermöglichen.

Die wichtigsten der zahlreichen hypnotischen Phänomene können hier nur im Überblick vorgestellt werden. Die experimentell teilweise nur schwer festzustellenden Mechanismen dieser Phänomene und die dadurch ausgelösten Methodik- und Theoriekontroversen können hier nicht erörtert werden. Eine Übersicht ist Tabelle 2 zu entnehmen.

3.1 Rapport

Der kommunikative Aspekt des Rapports ist für jegliche therapeutische Beziehung entscheidend. Da sich der Patient bei der Hypnose in sehr starkem Maße in die Obhut des Therapeuten begibt, muß dieser in besonderer Weise einfühlsam sein, den Patienten wertschätzen und sich auf seinen kognitiven Stil und seine Innenbilder einstellen. Darüber hinaus wird der Rapport auch durch nonverbale Suggestionen aufrechterhalten, was sich sogar physiologisch nachweisen läßt (Mirza, Petrisinsky & Doroshensko, 1984). In ihrem interaktionalen Ansatz nehmen Bányai und ihre Mitarbeiter (1989) sogar an, daß auch eine physiologische Wechselwirkung zum Therapeuten besteht.

Bei gutem Rapport wird die Stimme des Therapeuten zur einzigen Außenweltverbindung und bestimmt die Erlebensweisen des Patienten. Zur Aufrechterhaltung des Rapports ist es sinnvoll, daß der Patient in wechselseitiger Kommunikation mit dem Therapeuten steht, d. h. daß sich beide intensiv austauschen.

Rapportverlust, also Kommunikationsabbruch, kann durch übergroße Monotonie in der Instruktion, Fehlsuggestionen, Übermüdung des Patienten oder Therapeuten eintreten, ist durch entsprechende Instruktionen jedoch wiederherstellbar.

3.2 Veränderung der Willkürmotorik

Bereits im letzten Jahrhundert wurde beobachtet, daß allein die Vorstellung von Bewegungen entsprechende minimale kaum wahrnehmbare Muskelreaktionen bewirkt (Carpenter-Effekt; Ideomotorik), die genau an diesen Organen ableitbar sind (Jeglic, Roskar, Pajntar & Vodovnik, 1980). Dieses ideomotorische Prinzip ist die

Grundlage vieler hypnotisch induzierter Reaktionsweisen, besonders jedoch der nachfolgenden motorischen Reaktionsformen.

Katalepsie

Durch die Suggestionen können Unbeweglichkeit einzelner Körperteile (meist der Arme), aber auch des ganzen Körpers erzeugt werden; bei der wächsernen Biegsamkeit können die einzelnen Körperteile vom Therapeuten in unterschiedlichste Positionen gebracht werden und verharren über längere Zeit in dieser Stellung. Der oft demonstrierte Effekt, eine kataleptische Person als „menschliche Planke" wie eine Brücke über zwei Stuhllehnen zu legen, ist zwar wirkungsvoll und deshalb in Showauftritten beliebt, kann jedoch in gleicher Weise auch ohne Hypnose erzielt werden, jedoch nur über zwei bis drei Minuten (Collins, 1961).

Die über einen längeren Zeitraum hin bestehende Katalepsie z.B. eines Armes kann ohne Anstrengung aufrechterhalten werden, möglicherweise lösen sich hierbei einzelne Muskelgruppen automatisch in ihrer Haltefunktion ab.

Die therapeutische Relevanz besteht primär darin, daß ein von außen sichtbares und somit registrierbares Verhalten produziert wird, das den Patienten anschaulich von der Hypnosewirkung überzeugt.

Bei Personen z.B. mit Kontrollverlustängsten und Autoritätsproblemen ist diese Suggestion meist kontraindiziert.

Armlevitation

Durch Suggestionen der Leichtigkeit beginnt der angesprochene Arm langsam unwillkürlich nach oben zu schweben, was als nicht willentlich gesteuert und unbeeinflußbar erlebt wird. Dieses Phänomen wird in fast allen Hypnoseskalen verwandt, da es relativ einfach zu realisieren ist und gleichzeitig für den Patienten der motorisch schlüssige Beweis für die Wirksamkeit der Hypnose und der erreichten Entspannung ist.

Automatisches Schreiben

Grundannahme des „automatischen Schreibens" ist, daß in Hypnose jene unbewußten Anteile angesprochen werden, die unkontrolliert aktiv werden können (Hilgard, 1977). Die Person erhält Schreibblock und Bleistift sowie die Instruktion, daß sie alle (unbewußten) Inhalte mitteilen kann. Meist haben die Kritzeleien oder Schriftstücke mehr symbolischen Charakter oder sind sehr bruchstückhaft, können jedoch auch ausführliche Informationen enthalten (Cheek und LeCron, 1968). Dieses Phänomen tritt allgemein auch beim Telefon- und Konferenzkritzeln auf und ist somit nicht nur auf die Hypnose beschränkt.

Neben der sinnvollen therapeutischen Nutzung können derartige Mitteilungen überinterpretiert werden. In neuerer Zeit wird es mit Vorliebe von sogenannten Okkultisten als Beweis für die „Wirkungen" des Übersinnlichen benutzt.

Sonderformen sind automatisches Malen, Sprechen, Buchstabieren und Modellieren.

3.3 Veränderungen in den Tätigkeiten der Nervensysteme

Durch Hypnosesuggestionen können die unterschiedlichsten vegetativen Systeme angesprochen werden, vorausgesetzt die Suggestionen sind plastisch formuliert und gezielt darauf abgestimmt.

Kardiovaskuläre Effekte wie Veränderung der Herzrate (Collinson, 1970) oder Regulierung von ventrikulärer Tachykardie sind möglich (Wain, Amen & Oetgen, 1984), aber auch Blutdruckveränderungen (Jana, 1971) und Änderungen der peripheren Durchblutung, insbesondere Vasokonstriktionen, die bei Operationen (s.u.), Unfällen und hämophilen Patienten von Vorteil sein können (Dubin und Shapiro, 1974).

Ebenso ist auch die Thermoregulation beeinflußbar, sowohl der Unterschied der Hauttemperatur zur Kerntemperatur als auch der Temperaturunterschied in beiden Händen, der bis zu 9,2° C betragen kann (Roberts, Kewman & MacDonald, 1973).

Hautreaktionen

Berichtet wird zwar von hypnosebedingter Blasenbildung auf der Haut, die jedoch in dieser Form experimentell nicht bestätigt werden konnte, sondern vielmehr auf die Verbalsuggestionen zurückzuführen ist (Barber, 1961; Kaschel & Friedrich, 1990). Angenommen wird, daß hierfür zwar eine bestimmte Disposition vorliegen muß, bei der durchaus hautphysiologische Veränderungen (z.B. Freisetzung von histaminähnlichen Substanzen, Schwellung des Untergewebes) möglich sind (Whitlock, 1976; Elton, 1994).

Diese Auswirkungen lassen sich dann bei entsprechenden dermatologischen Erkrankungen (z.B. Schuppenflechte) nutzbar machen.

Abwehrreaktionen

Das klinische Experiment von Ikemi und Nakagawa (1962) ist für die Hypnosewirkung im psychophysiologischen Bereich richtungsweisend: Personen mit einer speziellen Allergie reagieren bei Hautkontakt mit japanischen Wachsbaumblättern mit starken Hautreizungen und Schwellungen. Erhalten sie die Suggestion, daß sie mit einem „neutralen" Blatt eines anderen Baumes berührt werden, jedoch Kontakt mit dem allergenen Blatt haben, so treten bei ihnen keine Hautreaktionen auf. Berühren sie aber das neutrale Blatt unter der Suggestion, daß es das Wachsbaumblatt sei, treten sofort die Allergiereaktionen auf.

Diese Hypnosewirkung nutzend wurden in unterschiedlichen Therapien somatogene wie psychogene Allergien wie z.B. Asthma und Heuschnupfen unter Hypnose behandelt (Anderson, 1982; Barbour, 1980). Auf diesen Hypnosewirkungen bauen die neuen Forschungsrichtungen der Psychoneuroimmunologie auf. In verschiedenen Experimenten wurde hier nachgewiesen, daß das Autoimmunsystem durch Hypnose beeinflußt werden kann, so z.B. in der Höhe des Plasmakortisols und in der Granulozytenzahl (Bongartz, 1986). Wahrscheinlich beeinflußt Hypnose sogar den „Tumor necrosis factor" im Abwehrsystem (Bongartz, 1990, 1996). Die klinische Relevanz liegt hier eindeutig in der Behandlung Krebskranker (s.u.).

Hirnfunktionen

Unter Hypnose wird die für Entspannung typische Alphaaktivität, aber auch die Betaaktivität des Gehirns verändert, speziell bei Hochsuggestiblen (vgl. auch Kapitel „Psychophysiologie der Entspannung). Hier ist besonders eine Verschiebung hin zu einer stärkeren rechtshemisphärischen Aktivierung von okzipital nach frontal festzustellen (Bányai, Mészáros & Csókany, 1982). Die hypnosebedingte mehr rechtshemisphärische Verarbeitung scheint zusätzlich beeinflußt zu sein von der Art der Aufgabenstellung, so z.B. der Emotionsverarbeitung (DePascalis, 1989). Hochsuggestible verfügen demnach über eine größere kortikale Verarbeitungsflexibilität. Diese Ergebnisse sollten jedoch nicht dahingehend überinterpretiert werden, daß die beiden Hirnhemisphären autonome Funktionssysteme sind, die isoliert arbeiten oder angesprochen werden können (Jasiukaitis et al., 1997).

3.4 Veränderungen der Wahrnehmung und Wahrnehmungsverarbeitung

Positive Halluzinationen sind subjektive Wahrnehmungen ohne objektive Reizgrundlage. Bei negativen Halluzinationen werden objektiv vorhandene physikalische Reize als nicht vorhanden erlebt. Halluzinationen können sich auf alle Wahrnehmungsbereiche erstrecken. Suggestionen bewirken somit eine eigenständige subjektive Realität, von der die betroffene Person überzeugt ist. Die durch Hypnose erzeugten Halluzinationen sind von den Halluzinationen anderer Genese durch die kontextbezogenen Imaginationen zu unterscheiden (Spanos, Bridgeman, Stam et al., 1982–83).

Bei sogenannten instabilen Wahrnehmungsgebilden (z.B. die Kippfigur des Necker-Würfels) wird suggestionsabhängig eine eigene Realität konstruiert (Kruse, 1989; Kruse et al., 1992). In ähnlicher Weise ist die hypnotisch bedingte Farbenblindheit, Blindheit, Taubheit zu bewerten (Cooperman, 1982; Feustle, 1985). Die Experimente zeigen, daß meßbare afferente (aufsteigende) Impulse vom Wahrnehmungsorgan ausgehen, dann jedoch – gesteuert durch die Suggestionen – selektive subkortikale Verarbeitungs- und Filterprozesse vorgenommen werden. Auf diesem Hintergrund sind auch hypnotisch erzeugte Analgesien und Anästhesien zu erklären. Als Beleg für diese Annahme gelten die Eiswasser-Experimente: die Versuchsperson erhält die Suggestion, daß ihre im Eiswasser befindliche Hand schmerzfrei und warm ist. Sie berichtet dementsprechend von keinerlei Mißempfindungen. Wird sie aber durch eine Zusatzsuggestion veranlaßt, durch automatisches Schreiben (s.o.) über ihre Empfindungen zu berichten, so drückt sie deutlichen Schmerz aus (Hilgard & Hilgard, 1975).

Weiterhin wurde experimentell festgestellt, daß das eigene Körperschema (hier die Armlänge) durch Hypnose deutlich verändert werden kann (Bongartz, 1983).

Die klinische Relevanz dieser Phänomene ist in der Psychotherapie von z.B. Ängsten gegeben, wenn Angstinhalte durch Suggestionen verfremdet werden; in der Chirurgie und Zahnmedizin sind die Möglichkeiten der hypnosebedingten Anästhesie vielfältig einsetzbar.

3.5 Veränderung von Gedächtnis und Zeitempfinden

Als spektakulär wird oft die *Altersregression* bewertet, da durch relativ einfache Suggestionen Erlebnisse und Handlungen von lang zurückliegenden Begebenheiten wieder aktualisiert werden. Im Theorienstreit wird einerseits eine reale psychophysiologische Regression angenommen, andererseits, daß es sich hier lediglich um ein Rollenspiel handelt (Hilgard, 1977; Weitzenhoffer, 1953). Meist sind es jedoch Mischformen, innerhalb derer die Person nur partiell, also im Rahmen bestimmter Funktionen oder Inhalte (z.B. Sprache, Emotionen gegenüber einer Person) regrediert, jedoch nie als gesamte Person. Die Spannbreite der Erscheinungen ist sehr groß; sie reicht von realer Reproduktionsgenauigkeit bis hin zu Konfabulationen. Infolgedessen fällt die jeweilige Zuordnung oft sehr schwer.

Meist werden Altersregressionen bis zu traumatischen Situationen in der Kindheit vorgenommen. Vereinzelt wird sogar von Regressionen berichtet, die bis zum Geburtszeitpunkt oder sogar bis zu pränatalen Situationen zurückgehen (Cheek, 1974). Dabei handelt es sich womöglich um Projektionen von Problemen.

Die Möglichkeit des Erlebens einer früheren Identität *(Reinkarnation)* unter Hypnose ist zwar gegeben, deren objektiver Wahrheitsgehalt wurde jedoch in zahlreichen Studien widerlegt (Baker, 1982; Parejko, Gaines & Katarzynski, 1975). Hier handelt es sich wohl mehr um zeitgeistbedingte Einstellungen, die diese Konfabulationen entstehen lassen und fördern.

Ebensowenig sind *Altersprogressionen* möglich. Sie werden als therapeutische Methode benutzt, um die Auswirkungen geplanter Handlungen (z.B. Ehescheidung) durch das Mittel der Distanzierung besser abschätzen zu können. Altersprogressionen sind demnach kognitive Strategien im Sinne eines Probehandelns (Kossak, 1997).

Unter Hypnose kann das subjektive Zeitempfinden im Sinne einer *Zeitverzerrung* deutlich verändert werden, wodurch Ereignisse subjektiv schneller oder langsamer ablaufen, was z. B. bei Schmerzanfällen oder Angstproblemen sinnvoll zu nutzen ist.

Bei der *Amnesie* können Erinnerungsverluste entweder hergestellt oder aufgehoben werden (Pettinati, Evans, Orne & Orne, 1981). Zum Testen der Hypnotisierbarkeit wird meist die Amnesie einer Zahl verwendet, es sind jedoch auch Amnesien komplexer kognitiver Strukturen möglich wie z. B. Vergessen von Rechenoperationen, Sinnzusammenhängen, Quelle des Erlernten.

3.6 Veränderung weiterer psychologischer Aspekte

Die nachfolgenden Reaktionsweisen oder Hypnosephänomene sind nur schwer im Sinne einer Klassifikation einzuordnen und werden daher gesondert behandelt.

Dissoziation

Durch Hypnose wird eine Dissoziation erreicht, d. h. es erfolgt eine Abspaltung verschiedener Funktionen oder Ich-Zustände, die unabhängig voneinander und unterschiedlich zueinander tätig sind, ohne dadurch zueinander in Widerspruch zu geraten (Hilgard, 1974; Fromm, 1978). Bei der Halluzination wird eine Dissoziation vom assoziativen Kontext vorgenommen; so kann der Geruch der Rose vom Anblick der Rosenblüte abgekoppelt und sogar mit dem Anblick eines anderen Gegenstandes verbunden werden.

Typisch ist die Metapher des „verborgenen Beobachters", die verdeutlicht, daß die hypnotisierte Person sich gleichzeitig als agierende und beobachtende Person wahrnimmt. In Hypnose sind demnach unterschiedliche aktive und passiv-beobachtende Teile unbewußt wirksam, jeweils unabhängig und ohne „Wissen" der anderen Teile (Knox, Morgan & Hilgard, 1974).

Dieses Phänomen kann klinisch genutzt werden, so z. B. bei der Altersregression, der Selbstbeobachtung oder der Beobachtung des angestrebten Idealbildes, aber auch bei der Schmerzkontrolle und der Anästhesie.

Posthypnotischer Auftrag

In Hypnose können Instruktionen oder Aufträge erteilt werden, die zu einem späteren Zeitpunkt lange nach Beendigung der Hypnose ausgeführt werden; so kann posthypnotisch ein bestimmtes Verhalten hervorgerufen werden, ebenso auch posthypnotische Amnesie und Wahrnehmungsveränderungen. Typisch ist, daß diese

Verhaltensweisen wie unter einem inneren Zwang ausgeführt werden und sogar Monate später noch wirksam sein können. Therapeutisch lassen sich derartige Mechanismen z.B. bei der Raucherentwöhnung oder in den Anfangsphasen von Selbstkontrollprogrammen sinnvoll einsetzen (Barnier & McConkey, 1999).

Trance-Logic

Hypnotisierte Personen können logische Unstimmigkeiten und Absurditäten ohne Beanstandungen tolerieren, d.h. in Trance herrscht eine eigenständige Logik vor. So kann die halluzinierte und reale Person ohne Widerspruch simultan, also zweimal, gesehen werden (Orne, 1959).

Was die einen Theorievertreter hier als Beweis für einen besonderen Zustand der „Trance" ansehen, nehmen andere lediglich als Hinweis darauf, daß unterschiedliche Aufforderungssituationen vorliegen, unabhängig von Hypnose und ihren Suggestionen (Spanos & Radtke, 1981).

3.7 Selbsthypnose

Die Möglichkeit, Hypnose selbst zu erzeugen und durchzuführen, wird ebenfalls als ein besonderes Phänomen angesehen; dieser Aspekt wird später (s. Formen der Hypnose) ausführlicher dargestellt.

3.8 Übergreifender Erklärungsversuch: Neurophysiologische Korrelate

Aus den zahlreichen Experimenten zu der Wirkung hypnotischer Phänomene wird deutlich, daß hier teilweise massive Veränderungen neurophysiologischer und psychologischer Reaktionsweisen möglich sind. Bei allen unterschiedlichen theoretischen Erklärungsansätzen sucht man theorieübergreifend nach neurophysiologischen Korrelaten der Hypnose. Die EEG-Untersuchungen zeigen, daß unter Hypnose ein bestimmter kognitiver Stil oder bestimmte kognitive Strategien angewandt werden, die besonders von den Hochsuggestiblen beherrscht werden (s. 6.3).

Da unter Hypnose auch so zentrale und auch sehr komplexe Phänomene wie z.B. Blutbild, Allergiereaktion und Taubheit für bestimmte Frequenzen beeinflußt werden können, liegt es nahe, zentralnervöse Verarbeitungsmechanismen dafür verantwortlich zu machen. Mehrere Untersuchungen zeigen, daß die Hypnosesuggestionen im Limbischen System, wahrscheinlicher aber im Hypothalamus wirksam werden. Diese funktionalen Systeme sind zentrale Schaltstellen für afferente und efferente Impulse bei der Verbindung zwischen niederen Funktionssystemen und dem Cortex. Hier werden wichtige Funktionen der somatischen, vegetativen und endokrinen Systeme gesteuert und kortikal durch feste Programme und

Einzelimpulse moduliert. Die Hypnosesuggestionen haben an dieser Stelle die Möglichkeit, die in den Hypnosephänomenen auftretenden Veränderungen durch Steuer- und Filterprozesse vorzunehmen (Kossak, 1992a; Rossi, 1997).

4. Theorien der Hypnose

Bei der theoretischen Erklärung der Hypnose tut man sich ebenfalls schwer, die Induktion und deren Wirkfaktoren sowie das dadurch bewirkte Erleben in einer einheitlichen Theorie zu fassen. Je nach wissenschaftlichem Standort geben die einzelnen Forscher unterschiedliche theoretische Definitionen.

Die Hauptrichtungen der Theorienbildung sollen hier knapp umrissen sein, so daß ein Querschnitt durch das Spektrum der gängigen Theorien erkennbar wird.

4.1 Neodissoziations-Theorie

In seinen Schmerzexperimenten stellt E.R. Hilgard fest, daß Versuchspersonen unter Hypnose keinerlei verbale Schmerzäußerungen treffen und äußerlich entspannt wirken, während die relevanten physiologischen Parameter deutlich Schmerzstreß signalisieren (s.o.; Hilgard & Hilgard, 1975). Dies veranlaßte ihn, die Dissoziationstheorie Janets (1925) aufzugreifen, nach der in Hypnose sowohl biologische und physiologische als auch bewußte und unbewußte Systeme voneinander abgekoppelt werden (dissoziiert sind) und getrennt voneinander weiterarbeiten. Hilgard (1974, 1977) nimmt an, daß es mehrere hierarchisch geordnete kognitive Kontrollsysteme gibt, die speziell unter der Wirkung von Hypnose unabhängig voneinander tätig werden können. Hilgard entwickelte hierzu die „Methode des verborgenen Beobachters (hidden observer)" (s.o.), eine speziell auf diese Dissoziation ausgerichtete Instruktion, mittels derer Personen von Erfahrungen berichten können, die ihnen bislang nicht bewußt zugänglich waren (Knox, Morgan & Hilgard, 1974).

4.2 Das Hypnosemodell Weitzenhoffers

Von einem weiteren Gründungsvater der modernen Hypnoseforschung, A.M. Weitzenhoffer, wurde die Theorie aufgestellt, daß Hypnose in drei Abstufungen erfolgt, die jeweils neurophysiologisch, lerntheoretisch und tiefenpsychologisch erklärt werden. Die durch Hypnose bewirkte Reaktion wird durch die Person selbst erzeugt und nicht durch den Therapeuten. Durch Vorstellungsbilder werden neurophysiologische Prozesse aktiviert, so daß der Gedanke an eine bestimmte Bewegung die meßbaren efferenten Impulse bewirkt.

Durch Reizgeneralisierung und stetige Rückmeldungen des Therapeuten an den Patienten wird eine fremderzeugte Suggestibilitätsgeneralisierung vorgenommen, so daß letztlich bereits einfache Innenbilder komplexe neurophysiologische, emotionale u. a. Reaktionen bewirken können. Dadurch wird das Bewußtsein eingeschränkt und ein veränderter Bewußtseinszustand erzeugt, vollkommene Dissoziation wäre dann erreicht (Weitzenhoffer, 1953, 1963).

4.3 Sozialpsychologische Theorien

Sarbin und Coe (1972) erklären Hypnose auf der Ebene sozialer Rollen. Danach wird das hypnotische Rollenverhalten durch die Suggestionen des Therapeuten bestimmt. Erforderlich ist dabei, daß die Eigenrolle mit der erwarteten Rolle möglichst kongruent sein sollte, um dadurch z. B. Angst abzubauen. Wesentlich dabei ist, welche Rollenerwartungen die Person gegenüber der neuen Rolle hat. Kann sie die an sie gestellten Erwartungen durch bestimmte Aufgaben aktiv überprüfen, wird sie diese Rolle um so leichter und besser übernehmen können. Dabei sind z. B. ihre kognitiven und motorischen Rollenfertigkeiten von Bedeutung, die ihr ermöglichen, mit dieser (Hypnose-) Rolle entsprechend umzugehen. Hinzu kommen dann noch die kulturellen, sozialen und aktuellen Rollenanforderungen, die sie gleichzeitig erfüllen soll. Letztlich ist dann der Konsens der Zuschauer (des Therapeuten) maßgeblich sowie ihre Rollenakzeptanz und die soziale Verstärkung ihres Rollenverhaltens (durch Mimik, Verbalisierung, Zustimmung usw.).

4.4 Tiefenpsychologische Orientierung

Die tiefenpsychologischen Schulen nehmen an, daß während der Induktion eine Übertragung erfolgt, der Patient seine Gefühle gegenüber früheren Bezugspersonen auf den Therapeuten überträgt und dabei teilweise regrediert. Bei dieser „Regression im Dienste des Ich" behält das Ich jedoch seine Kontrollfunktionen weitgehend bei. Da im Verlauf der Hypnose immer mehr Teile des Ich regredieren, entstehen Untersysteme des Ich und durch Energieverschiebungen können „Es-ähnliche" Phänomene der Hypnose entstehen wie z. B. Halluzinationen oder Altersregressionen (Gill & Brenman, 1961).

4.5 Behavioristische Theorien

Frühe behavioristische Ansätze sind bei Pawlow (1924) zu finden, der bei Hypnose von einer neurophysiologischen Inhibition bestimmter Hirnareale ausgeht. Für ihn erfolgt durch zunehmende Inhibition ein Übergang vom Wachsein über den Schlaf zur Hypnose. Seine Ansätze werden später widerlegt.

Hull (1933) beweist erstmals, daß Hypnose als Verhalten einzustufen ist, da sie den bekannten Lerngesetzen unterliegt.

In der Gegenwart bedeutsam ist der durch zahlreiche Experimente belegte Ansatz T. X. Barbers. Er weist nach, daß bestimmte Induktionsmethoden „hypnotisches Verhalten" bewirken. Wird z. B. die Situation vom Versuchsleiter als Hypnose definiert und suggeriert er Schlaf und Entspannung, so verhalten sich die Versuchspersonen ihren Vorstellungen gemäß anders als wenn diese Instruktionen nicht gegeben werden. Demnach spielen Erwartungshaltungen und Einstellungen gegenüber Hypnose eine wesentliche Rolle und bestimmen ebenfalls, auf welche Weise und wie intensiv die Person auf die Hypnosesuggestionen reagiert (Barber & DeMoor, 1972). Barber folgert daraus sogar, daß unter dem, was als Hypnose definiert wird, lediglich das Verhalten gezeigt wird, das auch im Alltagsleben auftreten würde (z. B. Barber, Spanos & Chaves, 1974).

4.6 Systemischer Ansatz

Mit seinem an der Familientherapie (z. B. Watzlawik, Weakland & Fisch, 1974) orientierten ökosystemischen Ansatz zeigt Fourie (Fourie & Lifschitz, 1987; Fourie, 1991) auf, daß Hypnose nur in einem sozialen Bezugssystem möglich ist und darin eine Komplementarität zwischen Therapeut und Patient besteht; die Bereitschaft und die Art der Reaktion in der Hypnose wird somit innerhalb dieses Systems ausgehandelt.

4.7 Kognitive Selbstorganisationstheorie

Aufbauend auf die Gestaltpsychologie bedienen sich Gheorghiu und Kruse (1991) multistabiler Reizmuster (z. B. Kippfiguren, Necker-Würfel) und zeigen hieran auf, daß die Kognitionen eine Eigenrealität konstruieren (autopoetische Funktion; Maturana & Varela, 1980). In der Hypnose werden ebenfalls eigene Realitäten konstruiert, Reize erhalten im Gehirn erst ihre Bedeutungszuweisung, die Trennung von „innen" und „außen" entfällt, das Gehirn hat durch seine Eigenkonstruktionen Autonomie.

4.8 Kontroverse „state" vs. „non-state"

Trotz der extrem unterschiedlichen Erklärungsversuche können hier grob zwei übergeordnete Erklärungsprinzipen abstrahiert werden.
    Auf der einen Seite wird Hypnose als „state", d. h. als geänderter, besonderer Bewußtseinszustand angesehen. Man benutzt hier die Begriffe „Trance", „Bewußtseinszustand", „Zustand der Hypnose". Danach wird in Hypnose ein qualitativ anderes Erleben und Verhalten als z. B. im Wachzustand gesehen. Typisch dafür ist der Mechanismus der Dissoziation. Vertreter der o. g. Theorien sind hier vor allem Hilgard und Weitzenhoffer. Die neueren Untersuchungen von Kruse u. a. (1992) sowie von Gheorghiu und Kruse (1991) weisen ebenfalls in diese Richtung.

Auf der anderen Seite steht der Theorienblock, der wiederum nachweist, daß Hypnose kein besonderer Bewußtseinszustand („non-state") ist, sondern solche Verhaltensweisen allein durch aufgabenmotivierende Instruktionen bewirkt werden, die im Alltagsleben ebenfalls anzutreffen sind. Unter diesen Bedingungen sind sie jedoch schneller und gezielter hervorzurufen. „Hypnose" ist hier ein operationaler Arbeitstitel. Seine Vertreter sind die der behavioristischen Ansätze, namentlich die von Barber et al (1974) und Spanos (1989).

Weitzenhoffer (1989) kommt bei der Betrachtung dieser zahlreichen Kontroversen letztlich zu dem Schluß, daß im Laufe der Geschichte der Begriff „Hypnose" benutzt wurde, um eine Vielzahl von verwandten, aber dennoch verschiedenen Bedingungen zu bezeichnen.

4.9 Praktische Bedeutung des Theoriestreits

Die Wichtigkeit bleibt unumstritten, eine möglichst einheitliche Erklärung und Theorie der Hypnose zu finden; die Grundlagenforschung ist hier weiterhin aufgerufen, bei dieser Klärung mitzuwirken. In der täglichen Therapiepraxis wird der Therapeut oder die Therapeutin jener Theorie mehr Bedeutung und „Richtigkeit" zusprechen, deren Anhänger er/sie ist. So wird z.B. der Verhaltenstherapeut weiterhin therapeutisch relevante Dissoziationen vornehmen, die er nach seinem Theorieverständnis z.B. als kognitive Umstrukturierung bezeichnen wird, ohne dabei einen veränderten Bewußtseinszustand annehmen zu müssen.

5. Die Durchführung der Hypnose

5.1 Indikation und Vorbereitung

Im klinischen Therapiealltag wird der Therapeut nach Durchführung seiner für seinen Berufszweig und seine Methoden typischen Diagnoseerhebungen die Indikation der Hypnose in Erwägung ziehen. Hypnose wird meist dann ausgewählt, wenn konventionelle Verfahren wenig erfolgreich waren (oder prognostisch nicht erfolgreich zu sein versprechen). Mittels der Hypnose möchte man zu Methoden gelangen, welche bislang nur schwer zugängliche Erlebensweisen des Patienten schneller oder gezielter ermöglichen wie z.B. Kindheitserinnerungen, Schmerzbewältigung, Angstkonfrontation (z.B. Kossak, 1985, 1987b). Hier kann Hypnose sowohl zur Diagnostik als auch zur Therapie verwandt werden; sie stellt gewissermaßen eine Optimierung und Ergänzung des konventionellen therapeutischen Rüstzeugs dar.

Meist werden die Patienten über die geplante Hypnoseanwendung informiert und ausführlich aufgeklärt. Bei vielen Personen dienen diese Aufklärungsgespräche dem Angstabbau, da die Mehrheit der Patienten negative Vorstellungen von der Hypnosewirkung mitbringt. Für den Angstabbau dienlich sind in diesem

Fall unterschiedliche Vorübungen bzw. Vortests. Erwähnt sei hier der Handfalte-Test, bei dem der Patient die Hände ineinanderfaltet und die Suggestion erhält, daß seine Hände nun so fest miteinander verbunden seien, daß er sie vorübergehend nicht voneinander lösen kann. Aus der Testwirkung kann der Patient dann entnehmen, daß er nicht einer Macht (des Therapeuten) ausgeliefert ist, sondern durch seine Kooperation bestimmen und geschehen lassen kann, was ihm zusagt. Daraus erwächst ein Vertrauensverhältnis, das es ihm immer mehr ermöglicht, sich auf die Interventionen einzulassen.

Bei anderen z.B. besonders ängstlichen Patienten erscheint es sogar sinnvoll, den Begriff „Hypnose" erst gar nicht zu erwähnen, sondern die Anwendung eines Entspannungsverfahrens anzukündigen.

5.2 Die Hypnoseinduktion

Die Einleitung der Hypnose erfolgt durch bestimmte Techniken oder „Zeremonien", die dazu dienen, die Person immer mehr zu entspannen, bis sie es schließlich zuläßt, die Augen zu schließen. Sie geht immer mehr zu den vom Therapeuten vorgegebenen Innenbildern über und nimmt so in bestimmten Bereichen immer weniger von den sie umgebenden Reizen wahr. Die verbalen Suggestionen des Therapeuten werden hier zur einzigen Verbindung zur Außenwelt. Seine Suggestionen nehmen in der Erlebenswelt des Patienten Realcharakter an und können diese während der Hypnose ersetzen.

Wirkfaktoren der Induktion

Alle Induktionstechniken sind darauf ausgerichtet, eine Aufmerksamkeitseinengung zu bewirken. Typisch ist z.B. die Fixation der Augen auf einen Punkt (z.B. an der Wand, Zeigefinger des Therapeuten). Hierdurch wird das wahrzunehmende Umfeld eingeengt, die Ablenkung verringert, und der Patient kann sich immer mehr auf die Stimme des Therapeuten konzentrieren. Die Verbalisierungen werden anfangs meist monoton vorgetragen und bewirken dadurch ebenfalls Entspannung.

Durch die lange Augenfixierung treten gewöhnlich rein physiologisch bedingte Ermüdungserscheinungen auf (z.B. Augenröte, Lidflattern, vorübergehende Pupillenerweiterung), deren Erscheinungsform und Auftretenszeitpunkt der Therapeut kennt. Wenn er während seiner Suggestionen den Patienten genau beobachtet, so wird er die Anzeichen für diese Veränderungen sofort erkennen und zurückmelden. Da der Patient diese Ermüdungsanzeichen selbst erst etwas später oder in anderer Form wahrnimmt, entsteht bei ihm nun der Eindruck, der Therapeut habe ihm diese Verhaltensweisen suggeriert.

Die geschickte Suggestion basiert nicht auf der Macht des Therapeuten, sondern ist lediglich sein geschicktes Feedback über die beim Patienten ablaufenden

Prozesse. Es wird also deutlich, daß Hypnose ein interaktiver Prozeß ist, der die Kooperation beider Partner erfordert.

Besonders am Anfang dieser Kommunikation muß der Therapeut Formulierungen für seine Instruktionen finden, die der Patient plastisch nachvollziehen kann und die seine Kooperation weiter begünstigen. Er wird hier vorwiegend positive Formulierungen benutzen und solche, die beim Patienten eine „Ja-Haltung" bewirken. Das sind gewöhnlich Aussagen, die immer zutreffen und denen man nur zustimmen kann (z.B. „Sie sitzen hier auf dem Stuhl"; „Sie spüren, wie Ihre Arme auf Ihren Oberschenkeln ruhen"). Je mehr solche Aussagen zutreffen und bestätigt werden können, um so eher und besser wird der Patient kooperieren.

Induktionsmethoden

Es gibt zahlreiche und sehr unterschiedliche Induktionsmethoden, die jedoch alle den genannten Prinzipen der Aufmerksamkeitseinengung, Monotonie und positiven Einstellung dienen. Zu unterscheiden sind hier Techniken, die ausschließlich verbal wirken, sodann Suggestionen, die mit unterschiedlichsten Augenfixationsformen verbunden sind. Historisch bekannt ist hier vor allem die Faszinationsmethode, bei der sich Therapeut und Patient nah gegenübersitzen und sich tief in die Augen sehen; da dieses Vorgehen aber mit zu viel Nähe verbunden ist, wird sie meist als aufdringlich und distanzlos erlebt (was Freud u.a. dazu veranlaßte, gleich die gesamte Hypnose aufzugeben). Weiterhin ungebräuchlich geworden ist die frühere Pendelmethode, bei der ein vor den Augen schwingendes Pendel fixiert werden soll.

Neben den Fixationsmethoden haben die rein verbalen Methoden Ericksons (s.u.), spezielle Sprachmuster, immer mehr an Bedeutung gewonnen.

Beispiel für eine Induktion nach der Augenfixationsmethode: (Wird langsam, monoton, und in einzelnen Abschnitten wiederholt formuliert.)

„Sie sitzen ganz entspannt und ruhig... und beobachten nun einen kleinen Punkt vor Ihnen auf dem Tisch,... ja, vielleicht den Punkt auf dem Zettel dort drüben... schauen ihn weiterhin ruhig an .. nach einiger Zeit bemerken Sie dann, wie dieser kleine Punkt für Sie stärker hervortritt, während alles ringsum immer blasser und unschärfer wird, immer mehr wie durch Nebel zu sehen ist... Dabei merken Sie, wie Ihre Augenlider immer schwerer und schwerer werden, ihre Augen zu brennen anfangen... und es Sie richtig Mühe kostet, die Augen offen zu halten... bis zu dem Punkt, wo Sie merken, daß die Augen ganz von allein zufallen... usw..."

5.3 Die Entspannungsphase

In der nun einsetzenden Entspannungsphase werden bei der therapeutischen Anwendung meist Ruhebilder eingesetzt. Es sind angenehme und beruhigende Szenen aus dem Erfahrungsbereich des Patienten, die dazu dienen, seine Entspannung zu vertiefen, seine „Ja-Haltung" und damit seine Kooperation weiter fördern – und eine Überprüfung seiner Imaginationsfähigkeit erlauben. Meist werden als Ruhebilder Urlaubsszenen vom Meeresstrand oder vom Waldspaziergang gewählt. Hier lassen sich dann alle nur denkbaren Erlebnis- und Wahrnehmungsqualitäten einführen.

Beispiel (wird langsam, mit kurzen Pausen und Wiederholungen vorgetragen):

„Sie befinden sich an Ihrem Strand am Mittelmeer. Die Sonne scheint angenehm warm auf Ihr Gesicht; Sie spüren deutlich die angenehme Wärme auf Ihrer Haut und genießen Sie. Dabei weht ein ganz leichter Wind, der angenehm über die Arme und Haare streicht, den Sie als leichtes Kitzeln bemerken… Dabei hören Sie ganz deutlich das Auf und Ab der Wellen, hören wie sie kommen und gehen. Wie Sie so am Strand liegen, schmecken Sie auch deutlich die salzige Luft, schmecken auf Ihren Lippen den leichten Salzgeschmack…"

Aus der Mitarbeit des Patienten und aus dem Nachgespräch läßt sich dann eruieren, welche Wahrnehmungskanäle bzw. welche Art von Innenbildern bevorzugt werden. Meist sind es optische Bilder, Temperaturempfindungen und Gerüche, aber auch Geräusche und Bewegungserfahrungen. Auf dem Hintergrund dieser Informationen wird der Therapeut dann anschließend die nachfolgenden Innenbilder bzw. Suggestionen aufbauen und so die Mitarbeit weiter fördern und erleichtern.

5.4 Die Therapiephase

Die Behandlungsphase wurde oben bereits kurz umrissen. Je nach Therapieform werden hier unterschiedliche Hypnosemethoden und -techniken angewandt, die unten im Abschnitt „Anwendungsbereiche der Hypnose" näher beschrieben sind.

An dieser Stelle ist hervorzuheben, daß es vom jeweiligen Therapieansatz und von der gegenwärtigen Problemstellung des Patienten abhängt, wie häufig Hypnose eingesetzt wird. So wird in einem Fall ein einmaliger Blick in die Vergangenheit mit Hypnose ausreichen, während bei anderen Fällen die Therapie episodisch oder kontinuierlich mit Hypnose begleitet werden muß.

Wenn Hypnose nicht allein als Entspannungsverfahren, sondern als Bestandteil eines komplexen und strukturierten Therapieprogramms eingesetzt wird, übertrifft ihre Effektivität die der konventionellen Psychotherapieverfahren deutlich.

5.5 Die Beendigung der Hypnose

Nach Abschluß der angestrebten Interventionen wird die Hypnose dadurch beendet, daß der Therapeut eine Realitätsrückorientierung vornimmt. Meist erfolgt diese durch den einfachen Hinweis, daß die Hypnose beendet sei und der Patient nun die Augen öffnen könne. Je nach Intensität der Mitarbeit benötigt man zur Rückorientierung einige Sekunden oder wenige Minuten.

Mitunter wird die irreale Frage gestellt, was passieren könnte, falls man nicht auf diese Weise „aufgeweckt" werden würde. In einem solchen Fall würde der Patient nach wenigen Minuten von sich aus die Augen öffnen.

Nach der Hypnosesitzung treten keine Amnesien gehäuft auf, wie allgemein befürchtet wird. Vielmehr sind gleich viele Amnesien festzustellen wie bei anderen Kommunikationen oder Psychotherapiesitzungen – vorausgesetzt, der Patient hat keine psychologischen Gründe, das Erlebte nicht erinnern zu wollen (Evans & Thorn, 1966).

5.6 Die Therapeut-Patient-Beziehung

Während bis in unser Jahrhundert hinein immer noch angenommen wurde, die Macht- und Willensübertragung des Therapeuten sei ausschlaggebend für die Effekte, zeigen die modernen Untersuchungen durchgängig, daß die Kommunikation und Beziehung beider positiv gestaltet sein muß, um angemessene Ergebnisse zu erzielen (Bányai et al., 1998; Hodge, 1976); denn beide befinden sich in einem Kommunikationssystem und sind voneinander abhängig (Fourie & Lifschitz, 1987).

Wesentlich für diese gute Beziehung ist der Schutzraum, den der Patient erhalten muß. Er befindet sich in einer relativ intimen Situation, zeigt reduzierte Aufmerksamkeit und liefert sich durch seine Mitteilungen und Gefühlsäußerungen dem Therapeuten aus. Das dadurch bedingte erhöhte Maß an Verletzlichkeit erfordert bei den Therapeuten Kompetenz, Zutrauen, Verantwortlichkeit und Sensibilität (Lazar & Dempster, 1984).

Die theoretische Einordnung dieser Therapeut-Patient-Beziehung kann sowohl tiefenpsychologisch als Übertragung und Gegenübertragung angesehen werden als auch systemisch oder auf lerntheoretischer Ebene in Form eines gemeinsamen Feedbacks im Sinne eines kybernetischen Prozesses (Kossak, 1997).

6. Suggestionen, Hypnotisierbarkeit, Persönlichkeit, Tiefe

6.1 Suggestion

Der Begriff der Suggestion ist durch Kommunikationsaspekte gekennzeichnet, die einen starken Aufforderungscharakter besitzen. Es werden Alternativen gegeben und Wahlfreiheiten gelassen; durch den Aufforderungscharakter der Suggestion wird jedoch nur *eine* Möglichkeit ausgewählt (Gheorghiu, 1989).

Hypnose ist auch ohne Suggestionen anwendbar und wird dann – wie oben dargestellt – als reine Entspannung definiert (Edmonston, 1989). In Hypnose ist die Reaktionsmöglichkeit auf Suggestionen (= Suggestibilität) allerdings deutlich erhöht (Weitzenhoffer, 1963).

Die hypnotische Kommunikation ist u.a. gekennzeichnet durch die reduzierte Kritikfähigkeit gegenüber der Gesamtsituation und gegenüber den darin gegebenen Suggestionen, was deutlich macht, daß Suggestionen wesentliche, aber nicht notwendige Bedingungen im Gesamtprozeß des Hypnosegeschehens darstellen (Kossak, 1997, S.188).

Somit ist zu unterscheiden zwischen einer allgemeinen Suggestibilität (ohne Hypnose) und der Suggestibilität in Bezug auf die hypnotische Reaktionsfähigkeit, die als Hypnotisierbarkeit bezeichnet wird. Unglücklicherweise werden diese Begriffe jedoch oft als Synonyme verwendet. Besonders betont sei aber, daß Suggestibilität keinesfalls mit Gutgläubigkeit, Tölpelhaftigkeit oder Dummheit gleichgesetzt werden darf.

6.2 Hypnotisierbarkeit und ihre Messung

Wie bereits oben erwähnt, ging man in den historischen Anfängen nach Mesmer davon aus, daß der Hypnotiseur durch eine bestimmte Macht bei seinen Versuchspersonen/Patienten unterschiedliche Tiefenzustände erzielen kann. Bis in unser Jahrhundert hinein wurde die Tiefe der Hypnose als ein Maß für die Hypnotisierbarkeit angesehen.

Hypnotisierbarkeit wird heute mit besonderen Tests gemessen, die den erforderlichen Kriterien entsprechen, die ein modernes Testverfahren erfüllen muß, wie z.B. Gültigkeit und Zuverlässigkeit (Weitzenhoffer, A.M., 1997).

Fast alle Hypnosetests enthalten zwei unterschiedliche Aufgabengruppen: Aufgaben, mit denen *offene motorische Reaktionen* bewirkt werden, die also der Fremdbeurteilung deutlich zugängig sind – und Aufgaben, die *verdeckte Verhaltensweisen* wie Erfahrungen, Gefühle, Gedanken überprüfen. Sie sind meist nur allein der Versuchsperson zugänglich (Kirsch, 1997; Dixon et al., 1996).

Das bekannteste und intensiv erforschte Verfahren ist die aus zwölf Testaufgaben bestehende Stanford Hypnotic Susceptability Scale (Weitzenhoffer & Hilgard, 1959; s. Tabelle 3).

Die Testwerte weisen eine Normalverteilung auf; anhand von Normierungen lassen sich Stanine-Werte, also quantitative Vergleichswerte der Suggestibilität, ermitteln.

Aus der Verteilungskurve der Hypnotisierbarkeit (s. Abbildung 1) wird deutlich, daß ca. 15% der Probanden nur sehr gering hypnotisierbar sind, während ca. 15% besonders gut auf Hypnosesuggestionen ansprechen.

Für den Test SHSS und seine Nachfolger wurden Parallel-, Gruppen- und Kurzformen entwickelt sowie Übersetzungen und Normierungen für unterschiedliche Länder vorgenommen (z.B. Lamas, Valle-Inclan & Blanco, 1989; Zachariae et al., 1996; Kallio et al., 1999). Für Kinder wurden zwei unterschiedliche Altersformen entwickelt (Morgan & Hilgard, 1978/79b). Weiterhin liegen auch klinische Anwendungsskalen vor, mit denen die Suggestibilität im klinischen Bereich erfaßt werden kann (z.B. Orne & O'Connell, 1967; Morgan & Hilgard, 1978/79a).

Tabelle 3: Übersicht über die Testaufgaben der Stanford Hypnotic Susceptibility Scale SHSS (Weitzenhoffer und Hilgard, 1959).

Art der Suggestion	Nr. Aufgabe, Suggestion
positive Suggestionen	1. Aufrecht stehen und dann schwanken bis zum Fallen nach rückwärts. 2. Augenfixation eines Punktes, bis die Augen von allein zufallen. 3. Waagerecht ausgestreckter Arm sinkt herab. 7. Die voneinander entfernten ausgestreckten Hände nähern sich.
negative Suggestionen	4. Arm ist so schwer, daß er nicht angehoben werden kann. 5. Zusammengefaltete Hände können nicht voneinander gelöst werden. 6. Arm ist steif, kann nicht gebogen werden. 8. Sprechhemmung des eigenen Namens. 10. Fest geschlossene Augen können nicht geöffnet werden.
komplexe Suggestionen	9. Akustische Halluzination: Hören einer Fliege. 11. Posthypnotischer Auftrag. 12. Amnesie der Zahl 6.

6.3 Hypnotisierbarkeit: Erlernt oder Persönlichkeitsmerkmal?

Die Hypnotisierbarkeit ist altersabhängig (s. Abbildung 2). Sie steigt bis zum Alter von neun bis zwölf Jahren an, danach nimmt sie langsam ab (Barber & Calverley, 1963; London, 1963; Stukát, 1958). Zusammenhänge mit möglichen entwicklungsbedingten kognitiven Verarbeitungsstilen sind hier naheliegend, wurden jedoch noch nicht näher untersucht.

Hier stellt sich die Frage, ob Hypnotisierbarkeit eine erlernbare Fähigkeit oder eine konstante Persönlichkeitsvariable darstellt. Langzeitstudien von über zehn Jahren zeigen, daß die Hypnotisierbarkeit bei Testwiederholung relativ stabil

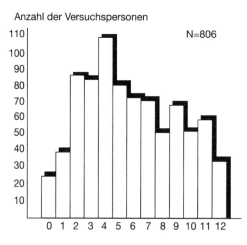

Abb. 1: Verteilung der Testwerte in der SHSS-A. Die Testwerte wurden in Einzeltests mit der Stanford Hypnotic Susceptibility Scale, Form A ermittelt. Die am wenigsten reagiblen Versuchspersonen erreichten 0 Punkte, die hochhypnotisierten 12 Punkte (nach Hilgard & Hilgard, 1975, S. 81).

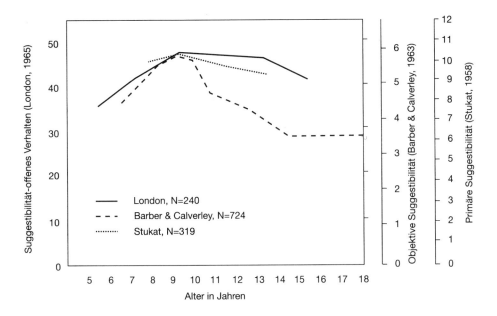

Abb. 2: Änderungen von Suggestibilität und Lebensalter.
Obwohl sehr unterschiedliche Skalen benutzt werden, die verschiedene Verhaltensweisen messen, besteht eine hohe Übereinstimmung in der Suggestibilität (nach Hilgard & Hill, 1971).

bleibt (r = .60; Morgan, Johnson & Hilgard, 1974). Danach ist die hypnotische Suggestibilität eine überdauernde kognitive Fähigkeit.

Zwischen Suggestibilität und anderen Persönlichkeitsvariablen wie den im Minnesota Multiphasic Personality Inventory (MMPI) gemessenen oder anderen wie z.B. Extraversion oder Geschlecht, bestehen keinerlei Zusammenhänge (z.B. Bester & Grobler, 1983; DePascalis & Imperiali, 1981).

Der Stabilitätsannahme widersprechen vor allem jene Experimente, die sich an der Verhaltenstheorie orientieren. Danach kann vorausgehende sensorische Deprivation (Barabasz & Barabasz, 1989), die positive Einstellungshaltung gegenüber Hypnose (Barber & Calverley, 1964), ein beobachtetes erfolgreiches Modell (Zimbardo, Rapaport & Baron, 1969) sowie kontingentes Biofeedback (Wickramasekera, 1976) durchaus die Hypnotisierbarkeit erhöhen.

Dies ist ein Hinweis darauf, daß Hypnose und Lernen gleiche Einflußgrößen aufweisen. Möglicherweise sind die dabei beteiligten motivationalen und sozialen Faktoren identisch (Spanos, 1989).

Die Auswirkung der Person des Therapeuten auf die Hypnotisierbarkeit ist umstritten. Einerseits besteht man unbedingt auf der Anwesenheit des Therapeuten, andererseits werden zahlreiche Testaufgaben zu Standardisierungszwecken vom Tonband vorgegeben, wodurch keinerlei Beeinträchtigungen der Ergebnisse auftreten. Angemerkt sei, daß die Hypnotisierbarkeit des Therapeuten selbst keinen Einfluß darauf hat, wie gut er selbst hypnotisieren kann.

In der therapeutischen Beziehung sind vom Therapeuten jedoch jene Variablen zu verwirklichen, die jeder erfolgreiche Therapeut zeigt, wie z. B. Kongruenz, Wärme und positive Wertschätzung des Patienten (u. a. Rogers, Gendlin, Kiesler & Truax, 1967).

6.4 „Highs" und „Lows"

Hoch-Hypnotisierbare („Highs") verfügen über eine bessere Aufmerksamkeitsfokussierung und eine höhere imaginative Fähigkeit, die sich durch besondere Lebhaftigkeit und Plastizität der Vorstellungen auszeichnet (Crawford & Allen, 1983; Tellegen & Atkinson, 1974). Sie können mehr mit ganzheitlichen (holistischen) Denkstrategien arbeiten, während die Gering-Hypnotisierbaren („Lows") mehr analytisch vorgehen (Crawford, 1988).

Typisch für die Hoch-Hypnotisierbaren ist in Hypnose der Wechsel ihrer Hirnaktivitäten (Alpha-Dichte) von der linken zur rechten Hirnhälfte und zum Frontalbereich hin, über den die Gering-Hypnotisierbaren nicht verfügen (Mészáros et al., 1989).

6.5 Das Problem der hypnotischen Tiefe

Früher wurde die Tiefe der Hypnose (meist als „Trance-Tiefe" bezeichnet) als ein Zeichen für deren Qualität angesehen; dabei geht man von dem Konzept des „veränderten Bewußtseins" aus. Die Anhänger der „non-state"-Theorie (s. o.) zeigen hier auf, daß keine reliablen physiologischen Meßwerte zu finden sind, die mit der „Tiefe" verbunden sein könnten (z. B. Spanos, 1982).

Insgesamt ergeben sich große Meßprobleme, da einerseits die subjektiven Berichte quantitativ schwer zu erfassen sind, andererseits sich die Einschätzungen des Verhaltens kaum von denen der Hypnotisierbarkeit unterscheiden. Insgesamt ist das Konzept der „Tiefe" testtheoretisch und methodisch sehr umstritten.

Die zahlreichen in der klinischen Praxis angewandten sogenannten Vertiefungstechniken sind möglicherweise nur Verfahren, mit denen bewirkt wird, daß sich der Patient intensiver auf die Suggestionen und damit seine provozierten Innenbilder einläßt.

7. Klassische vs. indirekte Hypnose

Vom amerikanischen Psychotherapeuten Milton H. Erickson (1901–1980) wurden spezielle Prinzipien der Hypnoseanwendung herausgearbeitet, die sich in einigen Punkten von der bislang bekannten Hypnoseform unterscheiden. Daraus hat sich eine neue Form des methodischen Vorgehens entwickelt.

7.1 Grundprinzipien der indirekten Methode

Von den zahlreichen Prinzipien sollen hier nur die genannt sein, die grundsätzlich und besonders typisch für diese Methode sind.

a) Utilisation (= Nutzbarmachung)
   Hypnosesuggestionen sollten keinen Druck auf den Patienten ausüben, sondern so gestaltet sein, daß sie sich Inhalte seines Bezugssystems nutzbar machen. So wird die motorisch unruhige Person demnach nicht zur Ruhe ermahnt, sondern ihre Agitiertheit wird vielmehr geschickt in die Suggestionen einbezogen und somit positiv zur Einleitung der Hypnose genutzt.
   Auf diese Weise können kaum Ablehnungen oder Widerstände entstehen; da der Patient stets Inhalte seines Verhaltens oder Denkens bestätigt bekommt, entwickelt er eine Ja-Haltung. Er kann also zunehmend mehr den unterschiedlichen Suggestionen zustimmen, da er durch sie nicht beeinträchtigt wird (Erickson, Rossi & Rossi, 1978).

b) Indirekte Suggestionen
   Es wird eine spezielle Form der Kommunikation aufgebaut, die frei von Anweisungen ist. Durch eingefügte Begriffe (Einstreutechnik) werden Assoziationen wachgerufen oder eine gewünschte Reaktionsform wie z.B. die Handlevitation wird durch kleinste Rückmeldungen nahegelegt und aufgebaut; der Patient hat im Sinne der Suggestionsdefinition (s.o.) alle Wahlfreiheiten, die später in Richtung auf das gewünschte Verhalten (z.B. Armlevitation) eingeengt werden.
   Durch spezielle Formulierungen, Satzbetonungen, Satzkonstruktionen und Sprechpausen werden individuelle Hervorhebungen vorgenommen, die indirekt als Suggestionen in die Richtung des gewünschten Prozesses führen.

c) Unbewußte Suchprozesse und Metaphern
   Vor einem tiefenpsychologischen Hintergrund wird angenommen, daß das Unterbewußtsein Informationen besitzt, die es noch zurückhält. Entsprechend muß es durch unbewußte Methoden angeregt werden, unbewußte Suchprozesse durchzuführen. Entsprechend werden auf das Problem zutreffende Metaphern, Anekdoten oder Wortspiele benutzt (Erickson & Rossi, 1979; Hammond, 1990; Peter, 1991).

7.2 Das Schisma der Hypnose?

Das etwa seit 1975 immer bekannter werdende Hypnoseverfahren Ericksons traf in seinem Entstehungszeitraum in den vierziger und fünfziger Jahren auf eine relativ autoritär geführte Hypnoseform. Sie zeichnete sich durch sehr direkte Suggestionen, einengende Anweisungen und einen insgesamt autoritären Instruktionsstil der Therapeuten aus, wie er noch aus den Zeiten Freuds tradiert worden war. Die neue Form Ericksons entsprach demgegenüber mehr dem Zeitgeist bedingten partnerschaftlichen Vorgehens junger Therapeuten.

Zur Abgrenzung beider Formen entwickelten sich zeitweilig starke Trennungslinien, die jede Form für sich wiederum extremer werden ließ, um sich gegeneinander um so deutlicher abzugrenzen. So entwickelten sich zahlreiche Mythen um die Person Ericksons, die ihm eine therapeutische Ausschließlichkeit zuschrieben, seine Originalität überbewerteten und seine Vielfalt und Kreativität im Umgang mit anderen Methoden vernachlässigte (Hammond, 1986).

Inzwischen ist jedoch überall deutlich geworden, daß die historisch gewachsenen direkten Suggestionen von keinem modernen Psychotherapeuten mehr angewandt werden. Sie benutzen mehr und weniger stark bildhafte oder indirekte Formulierungen. Der frühere Ausschließlichkeitsanspruch der radikalen Methodenvertreter reduzierte sich; es erfolgt mehr eine Integration, vor allem von „konventionellen" Therapieverfahren.

7.3 Experimentelle Vergleiche

Abgesehen davon, daß sich manche Vorgehensweisen methodisch nur schwer miteinander vergleichen lassen, zeigen die Vergleiche zwischen direkter und indirekter Hypnose dennoch, daß beide Formen keinerlei Einfluß auf die Hypnotisierbarkeit haben (Spinhoven, Baak, van Dyck & Vermeulen, 1988) und sie auch im therapeutischen Einsatz gleichermaßen erfolgreich sind (z.B. Edwards, 1979).

Wie in der Vergangenheit deutlich wurde, sind die Indikationsbereiche beider Hypnosemethoden gleichwertig; da manche Personen bestimmte Kommunikationsformen bevorzugen, ist die für sie entsprechende Methode auszuwählen; so bevorzugen Studenten beispielsweise mehr die permissive Form (Coyle, 1982). Letztlich wird die Wirkung mehr bestimmt von der Fähigkeit des Therapeuten und seinem ideologischen oder theoretischen Standpunkt.

8. Formen und Varianten der Hypnose

Die historische Hypnose (so wie sie Freud noch anwandte) benutzte meist Verbots- und Gebotssuggestionen (z.B.: „Sie werden einen streifen Arm bekommen, wenn Sie ein Glas mit Alkohol trinken wollen"). Mit zunehmender Demokratisierung und Verfeinerung der Behandlungsmöglichkeiten erkannte man, daß Therapeut und Patient partnerschaftlich zusammenarbeiten. Entsprechend wird die moderne Hypnose kausalorientiert und partnerschaftlich durchgeführt.

8.1 Fremd- und Selbsthypnose

Braid, der Namensgeber der Hypnose, wandte erstmalig experimentelle Selbsthypnose an (Braid, 1843). Die gegenwärtige Diskussion befaßt sich damit, inwiefern Selbst- und Fremdhypnose (Auto-und Heterohypnose) unterschiedliche oder ähnliche Prozesse darstellen. So kann man z. B. die sogenannte Autobahnhypnose beobachten, bei der durch die monotone Reizkonstellation während des Autofahrens auf der Autobahn Benommenheit und Absenzen auftreten können. Die Diskussion geht so weit, daß man überlegt, ob die in Anwesenheit des Therapeuten durchgeführte selbsteingeleitete Hypnose eventuell Fremdhypnose sein kann (Fromm, Brown, Hurt et al., 1981).

Gardner (1981) schlägt hier, recht pragmatisch, eine behavioristische Definition vor: wird der einleitende Stimulus vom Therapeuten verwaltet, liegt Fremdhypnose vor; produziert die Person den Stimulus selbst, so handelt es sich um eine Selbsthypnose.

Letztlich wird im klinischen Bereich die Selbsthypnose vom Therapeuten vermittelt und dann immer mehr vom Patienten selbstverwaltet.

Experimentelle Vergleiche über die Wirkung von Fremd- und Selbsthypose liegen kaum vor, da über deren Ähnlichkeit weiterhin Zweifel bestehen, es also fraglich ist, ob die für Fremdhypnose geltenden Befunde und Annahmen ohne weiteres auf Selbsthypnose übertragbar sind (Johnson, Dawson, Clark & Sikorski, 1983).

In der Alltagspraxis der Psychotherapie geht man jedoch rein pragmatisch vor und wendet Selbsthypnose im gleichen Indikationssinn wie Fremdhypnose an.

Wenn der Patient bereits nach wenigen Sitzungen mit der Induktion, Durchführung und Wirkung der Hypnose vertraut ist, wird er dazu angeleitet, immer mehr der erlernten Unterteile (Induktion, Suggestionen usw.) selbst herbeizuführen. Als praktisch und schnell wirksam haben sich hier Tonbandkassetten-Aufzeichnungen erwiesen. Sie werden während der Therapiesitzung aufgenommen und dienen so dem Patienten als Instruktion für später. Nach einigem Üben damit wird er dann immer mehr in der Lage sein, auch ohne diese Hilfsmittel Hypnose durchzuführen. Wesentlich ist dabei, daß die therapeutischen Suggestionen klar abgesprochen werden – und daß der Patient die Beendigung der Hypnose eigenständig vornimmt. Er kann sich dabei sogar auf vorher genau festgelegte Zeitabschnitte trainieren.

Die Indikation der Selbsthypnose ist überall dort gegeben, wo Selbstkontrollmethoden erforderlich sind wie z.B. bei Schmerzen, Ängsten, Streßbewältigung; also in nahezu allen Indikationsbereichen der Hypnose. Da die moderne kognitive Verhaltenstherapie immer mehr zu Selbstkontrollstrategien übergeht, wird in diesem Behandlungsbereich die Bedeutung der Selbsthypnose weiter zunehmen (Fromm & Kahn, 1990; Kossak, 1990; Sanders, 1990; Dinges et al., 1997; Lang et al., 1996).

8.2 Hypnose bei Kindern und Jugendlichen

Bei Kindern bedarf Hypnose besonderer Modifikationen; so muß z.B. die Verbalinstruktion dem jeweiligen Entwicklungsstand und Sprachverständnis des Kindes angepaßt sein. Bei Kleinkindern werden demnach präverbale Techniken (z.B. kinästhetische Erfahrungen) sinnvoll sein, im Vorschulalter einfache Verbaltechniken (z.B. kleine Geschichten, Kaleidoskopbetrachtung), bei jüngeren Grundschulkindern sind Fernsehgeschichten sehr beliebt, in denen ein Held die Probleme des Kindes löst. Bei Jugendlichen und Heranwachsenden können komplexere Suggestionen benutzt werden, die vereinfachte Formen der Erwachseneninstruktionen sind (Gardner & Olness, 1981; Kohen et al., 1990; Mrochen, 1990a, 1990b).

Die Anwendungsbereiche entsprechen denen des Erwachsenenalters. Grenzbereiche sind dort zu sehen, wo das Kind als Symptomträger einer Veränderung und somit einer Anpassung unterzogen werden soll, nicht jedoch kausalorientiert gearbeitet wird.

Weiter sollte man bei Kindern Immobilitätssuggestionen unterlassen, da sie zu sehr als übermächtige Fremdbeeinflussung erlebt werden können. Weiter ist darauf zu achten, daß Kinder die veränderten Erlebensweisen der Hypnose nicht mit Negativempfindungen verbinden. Je mehr ein Kind in der Hypnose aktiv mitbeteiligt wird, um so weniger können derartige unangenehme Wirkungen auftreten.

8.3 Fraktionierte Hypnose

Grundprinzip der von Vogt (1895) entwickelten Methode ist die Wiederholung. Die wie gewohnt induzierte Hypnose wird nach kurzer Zeit wieder unterbrochen, jedoch nicht aufgelöst, um dann erneut wieder eingeleitet zu werden usw. Durch diese Wiederholungen kann eine tiefere Entspannung bewirkt werden. Hier werden die Grundprinzipien der Lerntheorie (differentielle Verstärkung und Shaping) angewandt. Indikationen sind nach Vogt besonders bei schwer hypnotisierbaren Personen zu sehen. In der modernen Psychotherapie würde der Indikationsbereich der fraktionierten Hypnose eher bei Patienten mit Widerständen und Kontrollverlustängsten angesiedelt sein.

8.4 Gestufte Aktivhypnose

Kretschmer (1946) erstellte die Basis für die von Langen (1967) weiterentwickelte Modifikationsform der gestuften Aktivhypnose. Auf die Grundübungen der Entspannung des Autogenen Trainings folgen selbsthypnotische Übungen. Der Patient wendet dann aus seiner seelischen Analyse gewonnene wandspruchartige Leitsätze an.

Grenzen des Verfahrens werden von Langen nicht angegeben, liegen aber bestimmt dort, wo sie generell bei der Hypnose vorzufinden sind, nämlich bei Personen, die zur Realitätsflucht neigen (Kossak, 1986a, b).

8.5 Autogenes Training

J.H. Schultz (1884–1970) entwickelte aus der Hypnose ein Verfahren, das zeitökonomischer und schneller erlernbar ist und besser einzeln oder in Gruppen selbstverwaltet werden kann. Hierzu verwandte er einige Elemente der Selbsthypnose und nannte das Verfahren „Autogenes Training" (Schultz, 1932).

(Einzelheiten hierüber finden sich im Kapitel „Autogenes Training".)

Vergleiche zwischen Autogenem Training und Hypnose zeigen, daß Hypnose als reine Entspannung (ohne Suggestionen) und Autogenes Training nahezu gleiche Effekte erzielen, während Hypnose, verbunden mit entsprechenden therapeutischen Suggestionen, effektiver ist (z. B. Delmonte, 1984).

8.6 Neurolinguistisches Programmieren (NLP)

Das in den letzten Jahren stark propagierte Neurolinguistische Programmieren (NLP) stellt eine Art Ableitung aus der Hypnose dar. Die Begründer des Verfahrens (Bandler & Grinder, 1975) nahmen eine Analyse der Therapiegespräche bedeutender und erfolgreicher Psychotherapeuten vor, um daraus die effektivsten Variablen zu extrahieren. Danach nehmen sie Interventionen in Verbindung mit zahlreichen hypnoseähnlichen Suggestionsstrategien vor. Ihr Vorgehen ist meist symptomorientiert.

Die einzelnen Interventionen oder Theorien sind Plagiate von bestehenden etablierten Therapieformen wie z. B. der Verhaltenstherapie; die vorgegebenen Wirkvariablen sind also entweder anderweitig längst bekannt oder selbst äußerst spekulativ. So wird z. B. behauptet, aus der Blickrichtung eines Menschen dessen Denk- und Imaginationsrichtung erkennen zu können, was bislang empirisch nicht belegt werden konnte (z. B. Bliemeister, 1988).

9. Anwendungsbereiche der klinischen Hypnose

Unter den Anwendungsfeldern der Hypnose ist der klinische Bereich der umfangreichste und bedeutsamste. Von der historischen Entwicklung her begannen die Anwendungen im medizinischen Bereich, wobei wahrscheinlich viele der berichteten und behandelten Krankheiten psychosomatische Problemstellungen bzw. Krankheiten waren. Bedingt durch die Entwicklungen der modernen Psychologie und Psychotherapie erhält Hypnose in diesen Bereichen ihre wesentliche Anwendungsbreite und -vielfalt. Hypnoseanwendung in der Zahnmedizin erfuhr in den letzten Jahren ebenfalls einen relativen Aufschwung, insbesondere durch den zunehmenden Wunsch nach naturnahen und medikamentenarmen Behandlungsmethoden.

Der Einsatz der Hypnose im forensischen Bereich ist vorwiegend in den USA bekannt. Er wird in Deutschland durch die Gesetzgebung eingeschränkt. Literaturberichte sind im Bereich der Hypnoseanwendung im Sport sehr selten, da die einzelnen Trainingszentren ihre individuellen „Geheimwaffen" ungern weitergeben.

Die nachfolgende Darstellung der Anwendungsfelder kann aufgrund der äußerst umfangreichen Praxismöglichkeiten nur stichwortartig als Übersicht vorgenommen werden.

9.1 Hypnose in der Medizin

In den einzelnen Studien oder Fallberichten zur Hypnoseanwendung kommen sehr unterschiedliche Verfahren zur Anwendung, die einerseits in symptombezogenen Suggestionen, andererseits in komplexen (psychotherapeutischen) Interventionen bestehen. Je nach Krankheit und psychodynamischem Hintergrund wird man sich hier für entsprechende Vorgehensweisen entscheiden. So wird die Anwendung der Hypnose z.B. bei Operationen, bei Schuppenflechte oder in der Notaufnahme einer Klinik bei einem Verbrennungspatienten symptom- oder verfahrensorientiert sein; dagegen wird z.B. der an Colitis ulcerosa und auch der an Krebs erkrankte Patient eine Behandlung erhalten, in der Hypnose in einem ursachenorientierten Rahmen einer Psychotherapie angewandt wird.

In dieser Übersicht der Behandlungsmöglichkeiten sind u.a. zu nennen:
- Internistische Erkrankungen
  Zum Beispiel kardiovaskuläre und gastrointestinale Erkrankungen wie Herzrhythmusstörungen, Refluxösophagitis, Colitis ulcerosa.
- Allergische und dermatologische Erkrankungen
  Exemplarisch sind zu nennen: Asthma, Heuschnupfen, Neurodermitis, Psoriasis, Verbrennungen (z.B. Kossak, 1987b; Elton, 1994; Wyler-Harper, 1993, 1996).
  Beispiel: Werden Verbrennungspatienten möglichst schnell mit Hypnose behandelt, bewirkt diese nicht nur eine Schmerzlinderung, sondern auch geringere Ödembildungen und eine schnellere Heilung mit geringeren Komplikationen (Margolis, Domangue, Ehleben & Shrierer, 1983; Dobkin de Rios & Friedman, 1987).
- Onkologische Erkrankungen und Probleme
  Neben den körperlichen Problemen der Krebserkrankung stellen sich zahlreiche psychische Probleme ein. Zunehmend mehr Therapeuten nehmen durch Hypnose eine Aktivierung des Immunsystems vor und erreichen damit Heilungen, zumindest deutliche Verlängerungen der Lebenszeit (Newton, 1984; Simonton, Mathews-Simonton & Sparks, 1980; Simonton, 1995).
  Die durch chirurgische Eingriffe oder durch die Chemotherapie bedingten Nebenwirkungen wie Schmerzen, Erbrechen, Ängste, Gewichtsabnahme, Hoffnungslosigkeit, Schlafstörungen, Entstellungsproblematik usw., werden ebenfalls in sehr komplexen Therapieprogrammen mit Hypnose behandelt (Gardner, 1976; Peter & Gerl, 1984; Zeltzer & LeBaron, 1983).
- Gynäkologie
  Problemstellungen wie z.B. verschiedenartige Menstruationsbeschwerden, aber auch die Geburtsvorbereitung und schmerzreduzierte Geburt, werden mit Hyp-

nose therapeutisch angegangen. Erreicht werden damit z. B. Verbesserungen des fötalen Wohlbefindens (Fuchs, 1990), Reduktion der Anästhetika, bessere Kooperation bei der Geburt, Verkürzung der Geburtsdauer, für die Mutter bewußtes Erleben der gesamten Geburt, keine Nebenwirkungen für das Kind (Münch, 1990; Zema & Canevari, 1981).

– Chirurgie und Anästhesie
Bereits seit dem Altertum sind kleine und große Eingriffe unter Hypnose – ohne zusätzliche pharmakologische Narkose- oder Schmerzmittel – durchgeführt worden, z. B. bei Kaiserschnitt, Gebärmutterentfernung, Hauttransplantationen (Finer, 1980; Crawford et al., 1998; Weisenberg, 1998; Tan et al., 1997).

– Sonstige medizinische Indikationsbereiche der Hypnose
Therapeutische Wirkungen der Hypnose können auch erzielt werden bei z. B. Fehlsichtigkeit, Tinnitus aurium (Ohrenklingeln), besonders in Kombination mit verhaltenstherapeutischen Selbstkontrollmethoden (Joisten, 1992), ebenso bei neurologischen Problemen wie z. B. Torticollis, Parkinsonerkrankung und bei der Rehabilitation von Schlaganfallwirkungen.

9.2 Hypnose in der Psychologie, Psychotherapie und Psychiatrie

Bereits in den Anfängen der modernen Psychotherapie wurde Hypnose eingesetzt und verhalf zur Entstehung der Psychoanalyse, bis sie schließlich fälschlicherweise von Freud verworfen wurde. Da die Psychoanalyse und tiefpsychologisch orientierte Therapien in den Anfangsjahrzehnten unseres Jahrhunderts dominierten, sind in diesem Bereich folglich auch die meisten Veröffentlichungen zu finden; dort wurde sogar der Begriff der „Hypnoanalyse" geprägt.

Da Hypnose keine eigenständige Therapieform ist, sondern als Mittel zur Verbesserung und Vertiefung einer bestehenden Therapieform dient, wurden im Laufe der Zeit entsprechende Integrationen mit nahezu allen bekannten Psychotherapieformen wie z. B. Verhaltenstherapie, Familientherapie, Psychodrama vorgenommen.

Die Beiträge aus diesen Therapiebereichen sind bislang noch relativ selten und haben erst eine kurze Tradition. Im Gegensatz dazu hat die Kombination von Verhaltenstherapie mit Hypnose in den letzten Jahren einen relativ großen Umfang angenommen. Frühe Ansätze sind bereits bei Wolberg (1948) und Wolpe (1961) zu finden. Umfassende verhaltenstheoretische Erklärungen und Darstellungen der Induktion und Hypnoseanwendung in der Verhaltensmodifikation liegen bereits vor (Kossak, 1997, 1991a).

Der Vorteil der Hypnoseanwendung in der Psychotherapie besteht u. a. darin, daß nahezu alle für eine Therapie erforderlichen Szenen aus der Vergangenheit und Gegenwart der Patienten auf der Imaginationsebene herstellbar sind und dort beobachtet und im Sinne der Therapie verändert werden können.

Als Beispiele sind u. a. zu nennen:
- Angstprobleme
Es werden umfassende tiefenpsychologische Aufarbeitungen oder verhaltenstherapeutische Konfrontationen und Probehandlungen vorgenommen (Kossak, 1983, 1987a; Kraiker, 1991).
- Eßprobleme
Die zahlreichen Eßprobleme unterschiedlicher Genese und Ausprägung wie z.B. bei Adipositas, Anorexie, Bulimie werden erfolgreich mit komplexen Methoden behandelt, bei denen Hypnose teilweise zentrale, teilweise ergänzende Bedeutung hat (Vanderlinden & Vandereycken, 1990).
- Schlafstörungen
Klassische Schlafstörungen, aber auch Pavor nocturnus und sogar Narkolepsie und Schlaflähmung werden erfolgreich unter Hypnose behandelt, wie in Einzelfallberichten dargestellt (z.B. Schneck, 1980).
- Depressionen
Je nach Genese sind verschiedene Depressionsformen wirkungsvoll in der Kombination von z.B. Verhaltenstherapie und Hypnose zu heilen (Kossak, 1991b).
- Sexualstörungen
Bei zahlreichen psychosexuellen Funktionsstörungen besteht der besondere Vorteil der Hypnoseanwendung darin, daß die oft zur Therapie erforderlichen Partnerübungen durch entsprechende Imaginationen und imaginierte Handlungen ersetzt werden können. Ähnliches gilt für sexuelle Abweichungen (Fuchs, 1989; Christmann & Hoyndorf, 1990).
- Lern- und Leistungsstörungen, Examensängste
Bei der Problematik der Lern- und Leistungsstörungen liegen sehr vielschichtige Syndrome mit entsprechend mehrdimensionalen Verursachungen vor. Mit komplexen Behandlungsprogrammen können mittels Hypnose Lerntechniken und die Behaltensrate verbessert werden, ebenso Selbstbekräftigung und der Abbau von Examensstreß (Kossak, 1995).
- Schizophrene Störungen
Während früher Hypnose bei schizophrenen Störungen kontraindiziert schien, wird sie in den letzten Jahren zunehmend häufiger und ohne die befürchteten Nebenwirkungen eingesetzt (Lavoie & Sabourin, 1980; Maurer, 1992).
- Neuere Entwicklungen
In letzter Zeit haben besonders die psychotherapeutischen und mit Hypnose kombinierten Behandlungen von Krebspatienten (s.o.), Schmerzproblemen und Verbrechensopfern zugenommen (Hilgard & Hilgard, 1975; Fromm, 1990).

Insgesamt sind über diese hier nur stichwortartig aufgezeigten Möglichkeiten alle im psychotherapeutischen Bereich vorliegenden Erkrankungen und Störungen mit einer durch Hypnose unterstützten Psychotherapie zu behandeln.

9.3 Hypnose in der Zahnmedizin

Für die Indikationen der Hypnose in der Zahnheilkunde gibt es unterschiedliche Bereiche, die von den eigentlichen zahnheilkundlichen chirurgischen, schmerzreduzierenden und präventiven Anwendungen bis zur Angstbehandlung reichen – und dann teilweise oder ganz in die Kompetenzen der Psychotherapeuten übergehen können.

- Angst- und Schmerzprobleme
  Hypnose dient hier zur Entspannung des Patienten, besonders bei langen, schmerzhaften und sehr unangenehmen Eingriffen (Kunzelmann & Dünninger, 1987; Thompson, 1999; Mehrstedt, 1999).
- Operativer Bereich
  Angewandt werden Verfahren zur Schmerzreduktion, Anästhesie und Analgesie, so daß der Medikamentenbedarf reduziert werden kann (Enqvist, Bystedt & Konow, 1991).
- Sonstige Indikationsbereiche
  Bei Problempatienten wie z.B. Kindern, Hämophilen oder Parkinsonkranken ist Hypnose eine gute Interventionsmöglichkeit, aber auch bei Behandlungsnebenwirkungen wie Würgen oder Erbrechen (Somer, 1999; Schmierer & Kunzelmann, 1990; Swiesky-Sacchetti & Margolis, 1986).

9.4 Forensische Hypnose

In den USA ist die Anwendung der Hypnose zur Aufhebung von z.B. schockbedingten Amnesien bei der Zeugenbefragung zugelassen. Entsprechend wurden hierfür umfangreiche methodische und ethische Richtlinien aufgestellt (Brown, 1985).

Insgesamt ergeben sich bei Zeugenbefragung und Begutachtung zahlreiche komplizierte Problemstellungen, bei denen Hypnose bereits klare Indizien erbringen konnte. Die unter Hypnose gewonnenen Informationen sollten jedoch aufgrund der mannigfaltigen Fehlverarbeitungsmöglichkeiten lediglich zur Hypothesenfindung dienen, die es durch Zusatzverfahren zu verifizieren gilt.

9.5 Hypnose in der Sportpsychologie

Wie bereits oben erwähnt, wird über die Anwendung der Hypnose im Sport nur selten in Veröffentlichungen berichtet. Insgesamt gibt es experimentelle Belege und auch Einzelfallberichte, die aufzeigen, daß mittels Hypnose Leistungsverbesserungen erzielt werden können. Meist handelt es sich hierbei um psychotherapeutische Behandlungen von emotionalen Blockierungen, Ängsten und tiefliegenden seelischen Problemen.

10. Grenzen, Kontraindikationen, Gefahren

Stets war das Mystische und damit potentiell Gefahrvolle der Hypnose im Gespräch, wie es durch Sensationsberichte und Kriminalfilme vermittelt wird. Über die Grenzbereiche der Hypnose gibt es jedoch zahlreiche und experimentell abgesicherte Berichte.

10.1 Vergleiche

In ausführlichen experimentellen Vergleichsstudien konnte festgestellt werden, daß Hypnose weniger Nebeneffekte (wie z.B. Kopfschmerz) bewirkt als andere vergleichbare Interventionen der Psychotherapie (Coe & Ryken, 1983). Mitunter wird zwar berichtet, daß unter Hypnose z.B. Psychosen ausgelöst würden. Die genaue Analyse zeigt jedoch, daß in solchen Fällen bereits eine psychotische Entwicklung vorlag und ihr Ausbrechen wahrscheinlich durch jede andere therapeutische Intervention bewirkt worden wäre. „Die Gefahren der Hypnose sind tatsächlich vorhanden, aber sie sind genau diese, die jede psychotherapeutische Beziehung begleiten, nicht größer, nicht geringer" (Conn, 1968, S. 21).

10.2 Indikationsgrenzen

Wie bei allen konventionellen psychotherapeutischen Behandlungsformen gilt auch bei der Hypnose, daß sie nur nach ausführlicher Diagnostik und Indikationsstellung angewandt werden sollte. Rein symptomorientiertes Vorgehen sollte nur in begründeten Fällen erlaubt sein. Die Indikationsgrenzen sind wie bei allen psychotherapeutischen Verfahren sehr stark mit der Fachkompetenz des Hypnotiseurs verbunden (s.u.; Kossak, 1997).

Bei der Indikation sollten einige Einschränkungen beachtet werden: Personen mit Kontrollverlustängsten sollten nur langsam mit Hypnose vertraut gemacht werden, während bei Personen mit Realitätsflucht sehr genau zu diagnostizieren ist, ob gerade die Imaginationswelt der Hypnose dieses kognitive Vermeiden begünstigt (Kossak, 1986a, b). Bei Suizidverdacht sollte besonders vorsichtig, u.U. sogar nur stationär behandelt werden.

10.3 Fachkompetenz, Ausbildung, Praxis

Da die Methoden der Hypnose relativ leicht zu erlernen sind und mitunter äußerst verblüffende Wirkungen erzielen, ist es bei der zunehmenden Nachfrage für einige Fachleute verführerischer geworden, Hypnose weniger im Gesamtkontext eines Diagnose- und Therapiesystems als methodisch begründet, d.h. nach geplanter Indikation einzusetzen. Zu leicht wird sie als reine Technik ohne therapeutische Einbettung ausschließlich symptomorientiert angewandt.

Da bei der Hypnosebehandlung eine gute und enge Therapeut-Patient-Beziehung mit sehr viel Nähe erforderlich ist, muß eine gut reflektierte Behandlung erfolgen, die keinerlei Macht- und Autoritätsansprüche, persönliche Beziehungswünsche und persönliche Abhängigkeiten ermöglicht.

Grundsätzlich sollte Hypnose nur von den Fachleuten (Psychologe, Arzt) angewandt werden, die in ihrem jeweiligen Fachgebiet kompetent und berufserfahren sind; so wird dann auch die Hypnoseanwendung bei Problemgruppen wie z.B. Anorektikern oder Psychotikern sinnvoll und hilfreich sein.

Gleichzeitig sollten diese Fachpersonen über eine fundierte theoretische und praktische Zusatzausbildung in Hypnose verfügen, die mit entsprechender Supervision verbunden ist (Gruenewald, 1991). Die Gesetzgebung in Israel ist hier seit 1984 beispielhaft und setzt klare Grenzen (Kleinhauz, 1991).

Der graue Markt der namenlosen Anbieter in Zeitungsannoncen zeigt eindeutig, daß zahlreiche Laien und selbsternannte „Experten" laufend gegen das Heilpraktiker- und Psychotherapeutengesetz verstoßen. Nach einer eigenen bundesweiten Befragung von Hypnose-Fachleuten werden hier Techniken und psychologische Theorien angewandt, die bar jeglicher Fachorientierung und wissenschaftlichen Fundierungen sind.

Oft werden sogenannte Aversionstherapien (gegen Eßprobleme, Spielsucht, Nikotin- und Alkoholprobleme usw.) unter Hypnose vorgenommen. Dabei werden meist sogenannte Verbots- oder Gebotssuggestionen gegeben (s.o.), die aus den Anfängen dieses Jahrhunderts stammen und fachlich vollkommen veraltet sind. Die meist ohne Diagnostik und somit unreflektierte Anwendung der Aversionssuggestionen setzt ausschließlich am Symptom an. Gelingen die Suggestionen, so wird die Person ihres Symptoms möglicherweise entledigt, die Ursachen wirken jedoch weiter; z.B. kann das abgebaute Überessen nicht mehr kompensiert werden und die dahinterliegende Störung (z.B. eine Depression) wirkt sich daraufhin direkt aus. Hinzu kommt, daß unsachgemäß ausgeführte Aversionsbehandlungen leicht generalisieren können, also im hier gewählten Beispiel Erbrechen in allen Eßbereichen auftreten kann. Letztlich werden die seit langem diskutierten ethischen Probleme der Normanpassung und Bestrafung durch eine Aversionstherapie hier vollkommen unbeachtet gelassen (Walter & Grusec, 1977).

In gleicher Weise werden Reinkarnationstherapien angeboten, deren wissenschaftlicher Ansatz in unserem Kulturkreis sehr umstritten ist (s.o.), da mit und ohne Hypnose sehr leicht irgendwelche „Erinnerungen" provoziert werden können (Baker, 1982; Parejko, Gaines & Katarzynski, 1975).

10.4 Zum Begriff der „Hypnotherapie"

Der Begriff der „Hypnotherapie" ist äußerst kritisch zu betrachten. In Amerika bezeichnet er meist die Kombination von Hypnose und Psychoanalyse. Einige Fachleute bezeichnen die von ihnen durchgeführte Hypnoseform nach Erickson (s.o.) in Anlehnung an den amerikanischen Begriff als „Hypnotherapie". Leider grenzt dieser Begriff nicht eindeutig von jenen ab, die unter der durchaus werbewirksamen Bezeichnung „Hypnotherapie" symptomorientierte Anwendung von Hypnosetechniken verstehen.

Da Hypnose stets ein Verfahren ist, das im Kontext eines konventionellen Psychotherapieverfahrens eingesetzt wird, wie z. B. Psychoanalyse oder Verhaltenstherapie (s. o.), gibt es keine eigenständige Therapieform im Sinne einer „Hypnotherapie". Vielmehr handelt es sich hier um eine Psychoanalyse oder Verhaltenstherapie, die unter Hypnose durchgeführt wurde.

10.5 Anwendungsprobleme

Klinische Beobachtungen zeigen, daß gerade in der Hypnose Suggestionen sehr individuell befolgt werden, mitunter werden sie sogar als verschlüsselte Mitteilungen aufgefaßt.

Beispiel: Ein Dozent nimmt mit einer Studentin eine Hypnosedemonstration vor und beendet die Sitzung mit der Instruktion, nun nach Hause zu gehen. Die im College lebende Studentin wird wenig später unruhig und verspürt den Drang, in ihre weit entfernte Heimatstadt fahren zu müssen (Cheek & LeCron, 1969). Dies macht deutlich, daß die Suggestionsformulierungen genau vorgeplant und ihre Auswirkung überprüft werden sollten.

Käufliche Hypnose-Kassetten stellen hier ein Problem dar, da neben einer fraglichen Selbstindikation durchaus Fehlreaktionen provoziert werden können.

Bei der Anwesenheit Dritter während der Hypnosesitzung sollte überprüft werden, inwiefern diese Personen die Suggestionen ungewollt für sich selbst aufnehmen und befolgen. Auf jeden Fall wird hier eine intensive Zurücknahme der Hypnose erforderlich sein.

10.6 Mißbrauch

Vereinzelt sind Berichte über sexuellen Mißbrauch unter Hypnose zu finden. Wiederholt wurde hier nachgewiesen, daß die Anwendung von Hypnose diese Übergriffe nicht ermöglichte, wohl aber, daß die aufgebauten Beziehungsverhältnisse erleichternd wirkten (Orne, 1983; Hoencamp, 1991; MacHovec, 1991; Perry, 1979). Mittels Hypnose kann jedoch die Selbst- und Umweltwahrnehmung verändert werden. So kann die Suggestion von Hitze eine Person dazu veranlassen, sich subjektiv am heißen Badestrand zu erleben und sich dann zu entkleiden. Dies wiederum kann durchaus zum Mißbrauch bei Patientinnen führen (Perry, 1979).

Mitunter wird von Hypnoseanwendungen auf Partys berichtet, so von einem amerikanischen Zahnarzt, der auf einer Feier seine Patienten veranlaßt, sich wie eine Frau zu verhalten und dadurch dessen latente homosexuellen Probleme aufbrechen läßt (Rosen, 1956). Ähnliche Gefahren sind bei der Showhypnose (s. u.) gegeben.

Belegt ist auch jener Fall, bei dem eine Patientin aus stationärer Psychotherapie entlassen wird. Da sie Angst vor dem Autofahren und vor den Schmerzen bei der Zahnbehandlung hat, wird ihr bei der Entlassung der posthypnotische Auftrag erteilt, stets zu einer bestimmten Zeit angst- und schmerzfrei zum Zahnarzt zu fahren. Als sich zufällig ihr Zeitplan verschiebt, verursacht sie in ihrer Angst einen Autounfall.

10.7 Grenzen

Wie jedes andere Verfahren so hat auch Hypnose – unabhängig von der Fachkompetenz der Therapeuten – ihre Grenzen. Hypnose ist zwar bei besonders problematischen Patienten hilfreich, sind deren Widerstände jedoch besonders groß, wird auch hier nur ein langwieriges zeitaufwendiges Vorgehen hilfreich sein – unabhängig davon, ob mit oder ohne Hypnose.

Laien verbinden mit Hypnose oft die Vorstellung, sie sei universell, rasch wirksam und stets anwendbar.

An erster Stelle stehen meist Vorstellungen des Manipulativen. Experimentell belegt ist, daß niemand gegen seinen Willen hypnotisiert werden kann und niemand in Hypnose etwas tut, was gegen seine sonstige Moral verstoßen würde. Anstiftung zu kriminellen Handlungen unter Hypnose ist also nicht möglich – eine entwickelte Moral vorausgesetzt (Orne, 1983). Ebenso kann niemand mittels Hypnose einer anderen Person seinen Willen aufzwingen (Laurence & Perry, 1983; Orne & Evans, 1965). Diese Annahmen entstammen meist verschiedenen Ängsten und werden von der Kriminal- und Comicliteratur bereitwillig aufgenommen, um so wieder als Scheinbeweise in die Meinungsbildung einzufließen (Kossak, 1999).

Oft wird von Laien die irreale Konstruktion vorgenommen, was passieren könnte, wenn der Hypnotiseur während der Behandlung sterbe oder weggehe und seinen Patienten in Hypnose zurücklasse. Hier zeigen experimentelle Untersuchungen, daß der durch Hypnose hervorgerufene Entspannungszustand ohne Rücknahme durch den Therapeuten nicht länger als ca. zwanzig Minuten dauert. Also wird in einem solchen Fall der Patient von sich aus die Sitzung beenden.

In äußerst seltenen Fällen treten bei der Rücknahme Probleme auf, z.B. wenn der Patient nicht sofort erwacht. Hierbei handelt es sich jedoch um pathologische Reaktionsweisen z.B. von Personen, die sich aus der Fürsorge des Therapeuten nicht lösen wollen; letztlich stehen Beziehungsprobleme dahinter (z.B. Kossak, 1986a, b).

10.8 Tierhypnose

Von alters her ist bekannt, daß man z.B. ein Huhn blitzschnell auf den Rücken drehen und es so „hypnotisieren" kann, daß es steif liegen bleibt. Von zahlreichen Tieren (Stabheuschrecken, Kaninchen, Schlangen, Krebsen usw.) werden ähnliche Reaktionsweisen berichtet. Einige Autoren ziehen daraus den Schluß, daß hierin eine phylogenetische Gemeinsamkeit zwischen Mensch und Tier bestehe (Jovanovic, 1991). Es werden hierfür sogar vergleichbare neurophysiologische Daten herangezogen, so z.B. daß bei „hypnotisierten" Tieren, die durch plötzliche Rückenlage immobilisiert und evtl. sogar mit Gurten fixiert sind, ebenfalls eine Verschiebung der Hemisphärenaktivitäten stattfinde (Simonov, 1990).

Nach ausführlichen Vergleichen ist der Autor der Auffassung, daß es sich bei der sogenannten Tierhypnose u.a. um Totstellreflexe, Begattungsreflexe sowie um konditionierte Verhaltensweisen handelt. So ist das Kaninchen nicht von der Schlange hypnotisiert, sondern es verfällt bei ihrem Anblick in Schreckstarre.

Die scheinbare, äußerliche Ähnlichkeit des Verhaltens mit seinen Folgeerscheinungen mag zu diesen Analogieschlüssen verführen (Kossak, 1997).

Die von Zirkusdompteuren angewandten „hypnotischen" Blicke bewirken keinesfalls das Stillstehen des gefährlichen Krokodils, sondern er weiß um das Verhalten seiner Schützlinge und kann darauf seine Showwirkung zeitgenau abstimmen.

10.9 Bühnen- und Show-Hypnose

Die Show- oder Bühnenhypnose bedient sich zahlreicher Tricks und Techniken, die unter dem werbewirksamen Namen der Hypnose „verkauft" werden. Bereits durch die vorherige Reklame in den Medien werden im Publikum Erwartungshaltungen erzeugt, die ein Kooperieren im Sinne der gewünschten Showeffekte begünstigen. Durch leicht zu realisierende, mehrstufige Selektionstests werden dann die Kooperationswilligsten aus dem Publikum ausgesondert; wahrscheinlich sind das gerade diejenigen, die besonders gut zu hypnotisieren sind. Beobachtungen dieses Vorgehens zeigen, daß dies ca. 10% des Publikums sind, was in etwa der bekannten Quote der Hoch-Hypnotisierbaren entspricht.

Der soziale Druck, sich auf der Bühne nicht lächerlich zu machen sowie die permanenten Verstärkungen durch den Applaus fördern eine Kooperation im Sinne der Show. Das dann gezeigte merkwürdige oder alberne Verhalten unter „Hypnose" kann die Person stets mit der Hypnosewirkung begründen bzw. entschuldigen, selbst wenn es nur ein unter sozialem Druck entstandenes Rollenspiel ist (Meeker & Barber, 1971).

Zahlreiche für den Zuschauer faszinierende Effekte, wenn nicht sogar der Großteil der Show, beruht auf reinen Tricks, die in keinerlei Zusammenhang mit Hypnose stehen. Die „Kataleptische Brücke" (s.o.), bei der eine Person „starr wie ein Brett" an Nacken und Unterschenkeln auf Stuhllehnen plaziert wird, ist von fast allen Personen auch ohne Hypnose in gleicher Weise produzierbar, es darf nur nicht länger als 2 bis 3 Minuten dauern (Collins, 1961). Auch das scheinbar gefährliche Liegen auf einem Nagelbrett, auf Glasscherben, Gehen über Glasscherben und Feuerlaufen etc. ist von jeder Person ohne jegliche „hypnotische" Vorbereitung schmerz- und gefahrlos zu absolvieren, sie muß sich nur dazu überwinden. Selbst wenn dann noch eine andere Person auf dem Brustkorb der auf den Scherben oder Nägeln liegenden Demonstrationsperson steht, verteilt sich der Druck auf die zahlreichen Auflagepunkte so gleichmäßig, daß er für diese kurze Zeit schmerzfrei auszuhalten ist (Kossak, 1997, 1999).

Da dies alles äußerst spektakulär aussieht, glaubt der Laie kaum, daß er ebenfalls dazu in der Lage wäre, – ohne ein irgendwie „verändertes Bewußtsein".

Bei anderen Demonstrationen zur Wirkung von „Hypnose" werden wiederum instruierte Mitspieler eingesetzt, um die versprochenen Effekte sicher zu präsentieren – und tatsächlich ist hier die Grenze zu Zaubertricks schnell überschritten, die mit apparativen Hilfen Übersinnliches vortäuschen.

Nicht vergessen werden sollte jedoch bei allen showmäßigen Vortäuschungen, daß durchaus Hypnose angewandt wird. Die Einleitung erfolgt meist mit einem effektvollen Fingerschnipsen, auf das die Personen aus dem Publikum konditioniert werden. Die Gefahr einer Generalisierung auf andere Situationen ist hier nicht zu unterschätzen.

Üblich in den Shows sind Halluzinationen („Du bist nackt"; „Die Zitrone schmeckt wie ein Apfel"), Amnesien („Du hast die Zahl 7 vergessen"; „Du hast alles vergessen") und Altersregressionen („Du bist 2 Jahre alt"), aber auch emotionale Zustände werden erzeugt („Du erlebst nun etwas ganz Trauriges").

Zur grölenden Belustigung werden hier Diskothekenbesucher oder Kunden eines neuen Einkaufscenters unterhalten. Es wird mit Gefühlszuständen gespielt, und Personen werden in einem Zustand besonderer Hilfsbedürftigkeit manipuliert. Zu leicht kann hier die Gefahr bestehen, daß sich durch die allgemein gehaltenen Suggestionen für eine Person Inhalte verselbständigen und ein Abgleiten in psychoseähnliche Zustände möglich ist (Kleinhauz & Beran, 1981). Leider ist über diese psychisch schädigende Nebenwirkung in der Fachliteratur nur wenig bekannt, da die nach der Show auftretenden Negativwirkungen selten mit diesen Manipulationen in Verbindung gesetzt werden. Nur äußerst selten können somit Anklagen erhoben werden (Echterling, 1991).

Die z.B. in Schweden seit Anfang dieses Jahrhunderts geltenden Gesetze zum Verbot der Showhypnose (und in Israel seit 1984) sollten in Deutschland zum Schutz der unaufgeklärten Bevölkerung ebenfalls ihre Anwendung finden.

Literatur

Anderson, E.L. (1982). Effects of hypnotic induction on the nasal congestion of 24 hayfever sufferers. Diss., The Union for Experimenting Colleges and Universities.

Baker, R.A. (1982). The effect of suggestion on past-lives regression. American Journal of Clinical Hypnosis, 25, 71–76.

Bandler, R., Grinder, J. (1975). The structure of magic I. Palo Alto, CA: Science and Behavior Books.

Bányai, E., Gössi-Greguss, A.C., Vágo, P., Varga, K. & Horváth, R. (1988). Interactional approach to understanding of hypnosis: Theoretical background an main findings. In R. van Dyck, P. Spinhoven, A. van der Does, (Eds.), Hypnosis: Currrent theory, research and practice. Amsterdam: University Press.

Bányai, E., Hilgard, E.R. (1976). A comparison of active-alert hypnotic induction with traditional relaxation induction. Journal of Abnormal Psychology, 85, 218–224.

Bányai, E., Mészáros, I. & Csókany, L. (1982). Interaction between hypnotist and subject: A social psychological approach (preliminary approach). In D. Waxman, P.C. Misra, M. Gibson, M.A. Baker (Eds.), Modern trends in hypnosis. New York: Plenum Press (97–108).

Barabasz. A.F., Barabasz, M. (1989). Effects of restricted environmental stimulation: Enhancement of hypnotizability for experimental and chronic pain control. International Journal of Clinical and Experimental Hypnosis, 37, 217–231.

Barber, T.X. (1961). Physiological effects of „hypnosis". Psychological Bulletin, 58, 390–419.

Barber, T.X., Calverley, D.S. (1963). „Hypnotic like" suggestibility in children and adults. Journal of Abnormal and Social Psychology, 66, 589–597.

Barber, T.X., Calverley, D.S. (1964). Toward a theory of hypnotic behavior: Effects on suggestibility of defining the situation as hypnosis and defining response to suggestion as easy. Journal of Abnormal and Social Psychology, 68, 585–592.

Barber, T.X., DeMoor, W. (1972). A theory of hypnotic induction procedures. American Journal of Clinical Hypnosis, 15, 112–135.

Barber, T.X., Spanos, N.P. & Chaves, J.F. (1974). Hypnosis, imagination, and human potentialities. New York: Pergamon Press.

Barbour, J. (1980). Medigrams: Self hypnosis and asthma. Ermerivan Family Physician, 21, 173.

Barnier, A.J., McConkey, K.M. (1999). Hypnotic and Posthypnotic Suggestion: Finding Meaning in the Message of the Hypnotist. Clinical and Experimental Hypnosis, 47, 192–208.

Bernheim, H. (1886). De la suggestion et de ses applications à la thérapeutique. Paris: Doin.

Bernheim, H. (1917). Automatisme et suggestion. Paris: Libraire Felix Alcan.

Bliemeister, J. (1988). Empirische Überprüfung zentraler theoretischer Konstrukte des Neurolinguistischen Programmierens (NLP). Zeitschrift für Klinische Psychologie, 17, 21–30.

Bongartz, B., Bongartz, W. (1987) „Nangap semengat" (Die Seele fangen): Trance bei den Schamanen der Iban in Nordborneo. Experimentelle und klinische Hypnose, 3, 43–47.

Bongartz, W. (1983). Veränderte Wahrnehmung in Hypnose: Der Einfluß von subjektiv erlebter Armverlängerung in Hypnose auf die kinästhetische Längendiskrimination. Experimentelle und klinische Hypnose, 1, 64–71.

Bongartz, W. (1986). Abnahme von Plasmacortisol und weißen Blutzellen nach Hypnose. Experimentelle und klinische Hypnose, 1, 101–197.

Bongartz, W. (1990). Hypnose und immunologische Funktionen. In D. Revenstorf (Hg.), Klinische Hypnose. Berlin: Springer, 116–136.

Bongartz, W. (1996). Der Einfluß von Hypnose und Streß auf das Blutbild. Psychohämatologische Studien. Frankfurt, Berlin: Peter Lang.

Braid, J. (1843). Neurohypnology, or the rationale of nervous sleep considered in relation with animal magnetism. London: J. Churchill.

Brown, R.J. (1985). Hypnosis in Canadian law. American Journal of Clinical Hypnosis, 27(3), 153–158.

Cheek, D.B. (1974). Sequential head and shoulder movements appearing with age-regression in hypnosis to birth. American Journal of Clinical Hypnosis, 16, 261–266.

Cheek, D.B., LeCron, L.M. (1968). Clinical hypnotherapy. New York: Grune und Stratton.

Christmann, F., Hoyndorf, S. (1990). Sexuelle Störungen. In D. Revenstorf (Hg.), Klinische Hypnose. Berlin: Springer (254–265).

Coe, W.C., Ryken, K. (1983). Hypnosis and risk to human subjects. American Psychologist, 34, 673–681.

Collins, J.K. (1961). Muscular endurance in normal and hypnotic states: A study of suggested catalepsy. Honors thesis, Dept. of Psychol., University of Sidney.

Collinson, D.R. (1970). Cardiological applications of the control of the automatic nervous system by hypnosis. American Journal of Clinical Hypnosis, 12, 150.

Conn, J.H. (1968). Hypnosynthesis: Psychobiological principles in the practice of dynamic psychotherapy utilizing procedures. International Journal of Clinical and Experimental Hypnosis, 16, 1–25.

Cooperman, S.B. (1982). Hypnotically induced changes in visual perception. Diss. Univ. of California, Irvine.

Coyle, R.B. (1982). A comparison of authorita-

rian and permissive techniques used in hypnosis. Diss., Ball State Univ.
Crasilnek, H.B. (1980). Clinical assessment and preparation of the patient. In G.D. Burrows, L. Dennerstein (Eds.), Handbook of hyponosis and psychosomatic medicine. Amsterdam: Biomedical Press. 105–118.
Crawford, H.J. Allen, S.N. (1983). Enhanced visual memory during hypnosis as mediated by hypnotic responsiveness and cognitive strategies. Journal of Experimental Psychology: General, 112, 662–685.
Crawford, H.J., Knebel, T., Kaplan, L., Vendemia, J.M.C., Xie, M., Jamison, S., Pribram, K.H. (1998). Hypnotic Analgesia: 1. Somatosensory Event-Related Potential Changes to Noxious Stimuli and 2. Transfer Learning to Reduce Chronic Low Back Pain. Clinical and Experimental Hypnosis, 46, 92–132.
DePascalis, V. (1989). Hypnotic susceptibility, Alpha waves and 40-Hz EEG Rhythm, and personality. In V.A. Gheorghiu, P. Netter, H.J. Eysenck, R. Rosenthal (Eds.), Suggestion and Suggestibility. Berlin: Springer, 221–240.
DePascalis, V., Imperiali, M.G. (1984). Personality, hypnotic susceptibility and EEG response: Preliminary study. Perceptual and Motor Skliss, 59, 371–378.
Delmonte, M. (1984). Meditation, similarities with hypmoidal states and hypnosis. International Journal of Psychosomatics, 31, 24–34.
Dinges, D.F., Wayne, G.W., Orne, E.C., Bloom, P.B., Carlin, M.M., Bauer, N.K., Gillen, K.A., Shapiro, B.S., Ohene-Frempong, K., Dampier, C., Orne, M.T. (1997). Self-Hypnosis Training as an Adcunctive Treatment in the Management of Pain Associated With Sickle Cell Disease. Clinical and Experimental Hypnosis, 45, 417–432.
Dixon, M, Labelle, L., Laurence, J.-R. (1996). A Multivariate Approach to the Prediction of Hypnotic Susceptability. Clinical and Experimental Hypnosis, 44, 250–264.
Dobkin de Rios, M., Friedman, J.K. (1987). Hypnotherapy with Hispanic burn patients. International Journal of Clinical and Experimental Hypnosis, 35, 87–94.
Dubin, L.L., Shapiro, S.S. (1974). Use of hypnosis to faciliate dental extraction and homostasis in a classic hemophiliac with a high antibody titer to factor VIII. American Journal of Clinical Hypnosis, 17, 79–83.
Echterling, G. (1991). Risiken der Bühnenhypnose. Hypnose und Kognition, 8, 31–36.
Edmonston, W.E. (1989). Conceptual clarification of hypnosis and its relationship to suggestibiliy. In V.A. Gheorghiu, P. Netter, H.J. Eysenck, R. Rosenthal (Eds.), Suggestion and Suggestibility /Theory and Research. Berlin: Springer (69–78).
Edwards, W.H. (1979). Direct versus indirect hypnosis for the relief of chronic pain in spinal cord injured patients. Diss. United States International University.
Elkin, A.P. (1945). Aboriginal men of high degree. Sidney: Australian Publ. Co.
Elton, D. (1994). Hypnotherapy in the treatment of dermatological conditions. In: G.D. Burrows, R. Stanley (eds.): Contemporary International Hypnosis. Chichester, New York; Wiley, 249–254.
Enqvist, B., Bystedt, H. & von Konow, L. (1991). Preoperative hypnotherapy and preoperative suggestions in general anaesthesia: Somatic responses in maxillo-facial surgery. Hypnos, Swedish Journal of Hypnosis in Psychotherapy and Psychosomatic Medicine, 18, 72–77.
Erickson, M.H., Rossi, E.L. (1979). Hypnotherapy an exploratory casebook. New York: Irvington.
Erickson, M.H., Rossi, E.L. & Rossi, S.L. (1978). Hypnose: Induktion – psychotherapeutische Anwendungen – Beispiele. München: Pfeiffer.
Evans, F.J., (1972). Hypnosis and sleep. Techniques for exploring cognitive activity during sleep. In E. Fromm, E.R. Shor (Eds.), Hypnosis: Research developments and perspectives. Chicago: Aldine, 43–84.
Evans, F.J. Thorn, W.A.F (1966). Two types of posthypnotic amnesia: Recall amnesia and source amnesia. International Journal of Clinical and Experimental Hypnosis, 14, 162–179.
Feustle, G. (1985). Hypnotisch induzierte Taubheit. Experimentelle und klinische Hypnose, 1, 153–165.
Finer, B. (1980). Hypnosis and anaesthesia. In G.D. Dengrove, L. Dennerstein (Eds.), Handbook of hypnosis and psychosomatic medicine. Amsterdam: Biomedical Press. 293–306.
Fourie, D. (1991). Family hypnotherapy, Erickson

or system? Journal of Family Therapy, 13, 53–71.
Fourie, D.P. Lifschitz, S. (1978). Ein ökosystemischer Ansatz der Hypnose. Rationale Kerngedanken und einige Folgerungen. Experimentelle und klinische Hypnose, 3. 1–22.
Fromm, E. (1978). Dissoziative and integrative processes in hypnoanalysis. In E. Dengrove (Ed.), Hypnosis and behavior therapy. Springfield: C. Thomas, 278–284.
Fromm, E. (1990). The hypnoanalytic treatment of development deficit caused by early incest. In R. Van Dyck, Ph. Spinhoven, A.J., W. Van der Does, Y.R. Van Rood, W. De Moor (Eds.), Hypnosis: Current theory, research and practice. Amsterdam: University Press, (181–188).
Fromm, E. Brown, D.P. Hurt, S.W. Oberlander, J.Z., Boxer, A.M. u. Pfeifer, G. (1981). The phenomena and characteristics of self-hypnosis. International Journal of Clinical and Experimental Hypnosis, 34, 189–246.
Fromm, E., Kahn, S. (1990). Self-Hypnosis. New York: Guilford Press.
Fuchs, K. (1989). Hypnotherapie männlicher Impotenz. Experimentelle und klinische Hypnose, 5, 103–116.
Fuchs, K. (1990). Existiert ein Einfluß von mit der Mutter durchgeführten Hypnosesitzungen auf das Wohlbefinden des Fötus innerhalb des Uterus? Experimentelle und klin. Hypnose, 4, 1–6.
Gardner, G.G. (1981). Teaching self-hypnosis to children. International Journal of Clinical and Experimental Hypnosis, 29, 300–312.
Gardner, G.G., Olness, K. (1981). Hypnosis and hypnotherapy with children. New York: Grune und Stratton.
Gheorghiu, V.A. (1989). The difficulty in explaining hypnosis: Some conceivable solutions. In V.A. Gheorghiu, P. Netter, H.J. Eysenck, R. Rosenthal (Eds.), Suggestion and Suggestibility: Theory and research. Berlin: Springer, (99–112).
Gheorghiu, V.A., Kruse, P. (1991). A psychology of suggestion: An integrative perspective. In J.F. Shumaker (Ed.), Human suggestibility: Advances in theory, research, and practice. New York: Routledge, Chapman and Hall, Inc.
Gill, M.M., Brenman, M. (1961). Hypnosis and related states. New York: International Universities Press.
Gruenewald, D. (1991). Ein Überblick über Gefahren und Komplikationen bei der klinischen Hypnose. Hypnose und Kognition, 8, 13–19.
Hammond, D.C. (1986). Mythen um Erickson und die Ericksonsche Hypnose. Experimentelle und klinische Hypnose, 2, 5–16.
Hammond, D.C. (1990). Handbook of hypnotic suggestions and metaphors. New York: Norton and Company.
Hilgard, E.R. (1974). Toward a neodissociation theory: Multiple cognitive controls in human functioning. Perspectives in Biology and Medicine, 17, 301–316.
Hilgard, E.R. (1977). Devided consciousness. Multiple controls in human thought and action. New York: Wiley.
Hilgard, E.R. (1979). Divided consciousness in hypnosis: The implications of the hidden observer. In E. Fromm, R.E. Shor (Eds.), Hypnosis: Developments in research and new perspectives. New York: Aldine.
Hilgard, E.R., Hilgard J. (1975). Hypnosis in the relief of pain. Los Altos: W. Kaufmann.
Hodge, J.R. (1976). Contractual aspects of hypnosis. International Journal of Clinical and Experimental Hypnosis, 24, 391–399.
Hoencamp, E. (1990). Sexual abuse and the abuse of hypnosis in the therapeutic relationship. International Journal of Clinical and Experimental Hypnosis, 38, 283–297.
Hull, C.V. (1933). Conditioning and the voluntary control of the pupillary light reflex. Journal of General Psychology, 8, 3–51.
Ikemi, J., Nakagawa, J. (1962). A psychosomatic study of courageous dermatitis. Kyushu Journal of Medical Sciences, 13, 335–350.
Jana, H. (1971). Cardiovascular and respiratory changes in suggested smoking. Journal of the American Institute of Hypnosis, 12, 143–146.
Janet, P.J.M. (1925). Psychological healing: A historical and clinical study (Trasl.: E. und C. Paul). New York: Cromwell-Collier and Macmillan.
Jasiukaitis, P., Nouriani, B., Hugdahl, K., Spiegel, D. (1997). Relateralizing Hypnosis: Or, Have We Been Barking Up The Wrong Hemisphere? Clinical and Experimental Hypnosis, 45, 158–177.
Jeglic, A., Roskar, E., Pajntar, M. & Vodovnik, L. (1980). The influence of hyper-suggestion on the fatigue of electrically stimulated muscles. In M. Pajntar, E. Roskar, N. Lavric (Eds.), Hypno-

sis in psychosomatic medicine, Slovenic Society of Clinical and Experimental Hypnosis, 127–132.

Johnson, L., Dawson, S.L., Clark, J.L. & Sikorski, K. (1983). Self-hypnosis versus hetero-hypnosis: Order effects and sex differences in behavioral and experimental impact. International Journal of Clinical and Experimental Hypnosis, 31, 139–154.

Joisten, H. (1992). Hypnotherapeutische Ansätze bei komplexem chronischen Tinnitus. In G. Goebel (Hg.), Der komplexe chronische Tinnitus. Berlin: Quintessenz.

Jovanovic, U. (1991). Historische Entwicklungen der Hypnose. In D. Revenstorf (Hg.), Klinische Hypnose. Berlin: Springer, (7–23).

Kakar, S. (1984). Schamanen, Heilige und Ärzte. München: Biederstein.

Kallio, S.P.I., Ihamuotiala, M.J. (1999). Finnish Norms for the Harvard Group Scale of Hypnotic Susceptibility, Form A. Clinical and Experimental Hypnosis, 47, 227–235.

Kaschel, R., Friedrich, B. (1990). Dermatosen und Hauterscheinungen. In D. Revenstorf (Hg.), Klinische Hypnose. Berlin: Springer, (304–328).

Kirsch, I. (1997). Suggestibility or Hypnosis: What Do Our Scales Really Measure? Clinical and Experimental Hypnosis, 45, 221–225.

Kleinhauz, M. (1991). Negative Reaktionen bei der Anwendung von Hypnose: Handhabung, Vorsichtsmaßnahmen und das israelische Hypnose-Gesetz. Hypnose und Kognition, 8, 1–12.

Kleinhauz, M., Beran, B. (1981). Missues of hypnosis: A medical emergency and its treatment. International Journal of Clinical and Experimental Hypnosis, 29, 148–164.

Knox, V.J., Morgan, A.H. & Hilgard, E.R. (1974). Pain and suffering ischemia: The paradox of hypnotically suggested anaesthesia as contradicted by reports from the „hidden observer". Archives of General Psychiatry, 30, 301–316.

Kohen, D.P., Olness, K.N., Colwell, S.O., Heimel, A. (1990). Entspannung und mentales Vorstellungstraining in der pädiatrischen Sprechstunde – Selbsthypnose in der Behandlung von 505 Kindern und Jugendlichen. Hypnose und Kognition, 7, 30–40.

Kopp, J. (1988). „Er sitzt auf seiner Matte und tut nichts". Pater Enomiya-Lassalle, Meister der Integration des Zen-Weges in das christliche Leben. Erfahrungen und Erwägungen. In G. Stachel (Hg.), Übung der Kontemplation. Christen gehen den Zen-Weg. Mainz: Grünewald. 31–61.

Kossak, H.-C. (1983). Integration der Hypnose in das Konzept der Verhaltenstherapie: Eine Fallstudie. Experimentelle und klinische Hypnose, 1, 45–56 (1983).

Kossak, H.-C. (1985). Verhaltenstherapie unter Hypnose: Selbstkontrolltraining mit dem „hypnotischen Begleiter". Experimentelle und klinische Hypnose, 1, 113–142.

Kossak, H.-C. (1986a). Gefahren, Kontraindikationen und Grenzen der Hypnose. Experimentelle und klinische Hypnose, 2, 17–32.

Kossak, H.-C. (1986b). Gefahren, Kontraindikationen und Grenzen der Hypnose (2). Experimentelle und klinische Hypnose, 2, 109–124.

Kossak, H.-C. (1987a). Verhaltenstherapie generalisierter Sozialängste. Experimentelle und klinische Hypnose 3, 13–28.

Kossak, H.-C. (1987b). Verhaltenstherapie nächtlicher Asthmaanfälle: Kognitive Umstrukturierung unter Hypnose. Hypnose und Kognition, 4, 41–57.

Kossak, H.-C. (1989). Hypnose: Ein Lehrbuch. Weinheim: Psychologie Verlags Union.

Kossak, H.-C. (1990). Verhaltenstherapeutische Selbstkontrollmethoden unter Hypnose. Verhaltenstherapie und psychosoziale Praxis, 22, 199–224.

Kossak, H.-C. (1991a). Hypnose und Verhaltenstherapie: Ein kurzer Rückblick. In B. Peter und C. Kraiker (Hg.), Hypnose und Verhaltenstherapie. Bern: Huber, 40–45.

Kossak, H.-C. (1991b). Brechdurchfälle, Depressionen und Examensprobleme. Fallbesprechung. In B. Peter und C. Kraiker (Hg.), Hypnose und Verhaltenstherapie. Bern: Huber, 81–92.

Kossak, H.-C. (1995). Studium und Prüfungen besser bewältigen. Neue Wege, mit Lern- und Leistungsproblemen in Schule und Studium umzugehen. 2. erw. Aufl. Weinheim: Psychologie Verlags Union

Kossak, H.-C. (1997). Hypnose: Ein Lehrbuch. Weinheim: Psychologie Verlags Union, 3. erw. Auflage.

Kossak, H.-C. (1999). Hypnose und die Kunst des Comics. Ein Bilder- und Lernbuch zur Wirkung und Realität der Hypnose. Heidelberg: Carl-Auer-Systeme.

Kraiker, C. (1991). Agoraphobie. Fallbeschreibung. In B. Peter, C. Kraiker, D. Revenstorf (Hg.), Hypnose und Verhaltenstherapie. Huber: Bern. 46–54.

Kretschmer, E. (1946). Über gestufte aktive Hypnoseübungen und den Umbau der Hypnosetechnik. Deutsche medizinische Wochenschrift, 71, 281–283.

Kruse, P. (1989). Some suggestions about suggestion and hypnosis: Some radical constructivistic solutions. In V.A. Gheorghiu, P. Netter, E.J. Eysenck, R. Rosenthal (Eds.), Suggestion and Suggestibility. Berlin: Springer, (91–98).

Kruse, P., Stadler, M., Pavelkovic, B. & Gheorgiu, V.A. (1992) Instability and cognitive order formation: Self-organization prinziples, psychological experimentes, and psychotherapeutic interventions. In G. Schiepek, W. Tschacher, E.J. Brunner, H.Haken (Eds.), Self-Organization and Clinical Psychology. Berlin: Springer.

Kunzelmann, K.-H., Dünninger, P. (1987). Kann man Funktionstörungen mit hypnosuggestiver Therapie behandeln? Zahnärztliche Mitteilungen, 77(18), 1991–1995.

Lamas, J.R., Del Valle-Inclan, F., Blanco, M.J. & Diaz, A.A. (1990). Spanish Norms for the Harvard Group Scale of Hypnotic Susceptability, Form A. International Journal of Clinical and Experimental Hypnosis, 37, 264–273.

Lang, E.V., Yoice, J.S., Spiegel, D., Hamilton, D., Lee, K.K. (1996). Self-Hypnotic Relaxation During Interventional Radiological Procedures: Effects on Pain Perception and Intravenous Drug Use. Clinical and Experimental Hypnosis, 44, 106–119.

Langen, D. (1961). Die gestufte Aktivhypnose. Stuttgart: Thieme.

Laurence, J.R., Perry, C. (1983). Forensic hypnosis in the late nineteenth century. International Journal of Clinical and Experimental Hypnosis, 31, 266–283.

Lavoie, G., Sabourin, M. (1980). Hypnosis and schizophrenia: A review of experimental and clinical studies. In G.D. Dengrove, L. Dennerstein (Eds.), Handbook of hypnosis and psychosomatic medicine. Amsterdam: Biomedical Press. 377–420.

Lazar, B.S., Dempster, C.R. (1984). Operator variables in successful hypnotherapy. International Journal of Clinical and Experimental Hypnosis, 32, 28–40.

London, P. (1963). The Children's Hypnotic Susceptability Scale. Palo Alto, CA: Consulting Psychologists Press.

Machovec, F. (1979). The cult of Asklepios. American Journal of Clinical Hypnosis, 2, 85–90.

MacHovec, F. (1991). Komplikationen bei der Hypnose: Das Risiko verringern. Hypnose und Kognition, 8, 21–30.

Margolis, C.G., Domangue, B.B., Ehleben, C. & Shrier, L. (1983). Hypnosis in the early treatment of burns: A pilot study. American Journal of Clinical Hypnosis, 26, 9–15.

Maurer, J. (1992). Die Anwendung hypnotherapeutischer Techniken bei schizophrenen Psychosen. Klinische und experimentelle Hypnose, 7, 11–21.

Maturana, H.R., Varela, F.J. (1980). Autopoesis and cognition: The realization of the living. Boston: Reidel.

Meeker, W.B., Barber, T.X. (1971). Toward an explanation of stage hypnosis. Journal of Abnormal Psychology, 77, 61–70.

Mehrstedt, M. (1999). Hypnose und verhaltenstherapeutische Techniken für Kinder mit Zahnbehandlungsängsten. Hypnose und Kognition, 16, 91–102.

Mészáros, I., Crawford, H., Szabó, C., Nagy-Kovács, A. & Révész, Z. (1989). Hypnotic susceptability and cerebral hemisphere preponderance: Verbal-imaginal discrimination task. In V.A. Gheorghiu, H.J. Eysenck, R. Rosenthal (Eds.), Suggestion and Suggestibility. Berlin: Springer, 183–190.

Mirza, D.G., Petrisinsky, V.V., Doroshensko, V.A. (1984). Elektrophysiological correlates of rapport in hypnosis. PSI Research, 3 (3–4), 103–108.

Morgan, A.H., Johnson, D.L., Hilgard, E.R. (1974). The stability of hypnotic susceptability: A longitudinal study. International Journal of Clinical and Experimental Hypnosis, 22, 249–257.

Morgan, A.H., Hilgard, E.R. (1978/79a). The Stanford Hypnotic Clinical Scale for Adults. American Journal of Clinical Hypnosis, 21, 134–147.

Morgan, A.H., Hilgard, E.R. (1978/79b). The Stanford Hypnotic Clinical Scale for Children.

American Journal of Clinical Hypnosis, 21, 148–169.
Mrochen, S. (1990a). Zum Stand der Forschung in der Kinderhypnose. Hypnose und Kognition, 7, 41–49.
Mrochen, S. (1990b). Die Ansätze von M.H. Erickson und F. Baumann in der hypnotherapeutischen Arbeit mit Kindern und Jugendlichen. Hypnose und Kognition, 7, 76–80.
Münch, F. (1990). Geburtshilfe. In D. Revenstorf (Hg.), Klinische Hypnose. Berlin: Springer. 355–362.
Newton, B.W. (1984). Hypnose in der Behandlung von Krebspatienten. Hypnose und Kognition, 1, 5–16.
Olivier, L. (1987). The use of hypnosis as a therapeutic technique by traditional African healers. Hypnos. Swedish Journal of Hypnosis and Psychosomatic Medicine, 14, 174–182.
Orne, M.T. (1959). The nature of Hypnosis: Artifact and essence. Journal of Abnormal and Social Psychology, 58, 277–299.
Orne, M.T. (1983). Kann man unter Hypnose jemanden zwingen, etwas zu tun, was er sonst nicht tun würde? Experimentelle und klinische Hypnose, 1, 19–33.
Orne, M.T., Evans, F.J. (1965). Social control in the psychological experiment: Antisocial behavior and hypnosis. Journal of Personality and Social Psychology, 1, 189–200.
Orne, M.T., O'Connell, D.N. (1967). Diagnostic ratings of hypnotizability. International Journal of Clinical and Experimental Hypnosis, 15, 125–133.
Parejko, J., Gaines, G., Katarzynski, D. (1975). 100 cases of reincarnation. II. Journal of the American Institute of Hypnosis, 16(5), 206–207.
Pawlow, I.P. (1924). The identity of inhibition with sleep and hypnosis. Scientific Monographs, 17, 603–608.
Peter, B. (1991). So let's meet at Mesmer's grave and be mindful of Erickson. Hypnos, Swedish Journal of Hypnosis in Psychotherapy and Psychosomatic Medicine, 18, 8–18.
Peter, B., Gerl, W. (1984). Hypnotherapie in der psychologischen Krebsbehandlung. Hypnose und Kognition, 1, 56–69.
Pettinati, H.M., Evans, F.J., Orne, E.C. & Orne, M.T. (1981). Restricted use of success cues in retrieval during posthypnotic amnesia. Journal of Abnormal Psychology, 90, 345–353.
Prado, F.N. (1980). Hypnosis history in Mesopotamia archeology. Paper presented at: 11th International Congress of Hypnosis and Psychosomatic Medicine, Den Haag.
Roberts, A.H. Kewman, D.G. MacDonald, H. (1973). Voluntary control of skin temperature: Unilateral changes using hypnosis and feedback. Journal of Abnormal Psychology, 82, 163–168.
Rogers, C.R., Gendlin, E.I., Kiesler, D.J. & Truax, C.B. (1967). The therapeutic relationship and its impact: A study of psychotherapy with schizophrenics. Madison: University of Wisconsin Press.
Rosen, H. (1956). Hypnosis, mental hygiene and the dentist-hypnotist. Paper presented at: Annual meeting of the American Dental Association meting, New York.
Rossi, E.L. (1986). The psychobiology of mind-body healing. New concepts of therapeutic hypnosis. New York: W.W. Norton.
Sanders, S. (1990). Clinical Self-Hypnosis. Hove: Guilford Press.
Sarbin, T.R., Coe, W.C. (1972). Hypnosis: A social psychological analysis of influence communication. New York: Holt, Rinehart and Winston.
Schmierer, A., Kunzelmann, K.H. (1990). Hypnose in der Zahnheilkunde. In D. Revenstorf (Hg.), Klinische Hypnose. Berlin: Springer. 363–389.
Schneck, J.M. (1980). Hypnotherapy for narcolepsy. International Journal of Clinical and Experimental Hypnosis, 28, 95–100.
Schultz, J.H. (1932). Das Autogene Training. Leipzig-Stuttgart: Thieme.
Simonov, P. (1990). Animal hypnosis. Paper presented at 5th European Congress of Hypnosis in Psychotherapy and Psychosomatic Medicine. Konstanz.
Simonton, C. O. (1995). Psychoneuroimmunologie, die Seele, Beratung und Krebs (1995). Experimentelle und klinische Hypnose, 11, 41–47.
Simonton, O.C., Mathews-Simonton, S., Sparks, T.F. (1980). Psychological intervention in the treatment of cancer. Psychosomatics, 21, 226-233.

Somer, E. (1999). Hypnobehaviorale und hypnodynamische Interventionen bei Kiefergelenkstörungen. Hypnose und Kognition, 16, 59–72.
Spanos, N.P. (1982). A social psychological approach to hypnotic behavior. In G. Weary, H. Mirels (Eds.), Integration of clinical and social psychology. New York: Oxford University Press.
Spanos, N.P. (1989). Interpretational sets, hypnotic responding, and the modification of hypnotizability. In V.A. Gheorghiu, P. Netter, H.J. Eysenck, R. Rosenthal (Eds.), Suggestion and Suggestibility. Berlin: Springer, 169–176.
Spanos, N.P., Bridgeman, M., Stam, H.J., Glynn, M. & Saad, C.L. (1982–83). When seeing is not believing: The effects of contextual variables on the reports of hypnotic hallucinators. Imagination, Cognition and Personality, 2, 195–209.
Spanos, N.P., Radtke, H.L. (1981). Hypnotic visual hallucinations as imaginings: A cognitive-social psychological perspective. Imagination, Cognition and Personality, 1, 147–170.
Spinhoven, Ph. (1987). Hypnosis and behavior therapy: A Review. International Journal of Clinical and Experimental Hypnosis, 35, 8–31.
Stukát, K.G. (1958). Suggestibility: A factorial and experimental analysis. Stockholm: Almquist and Wiksel.
Swiersky-Sacchetti, T., Margolis, C.G. (1986). The effects of a comprehensive self-hypnosis training program on the use of Factor VIII in severe hemophilia. International Journal of Clinical and Experimental Hypnosis, 34, 71–83.
Tan, S.-Y., Leucht, C.A. (1997). Cognitive-Behavioral Therapy for Clinical Pain Control: A 15-Year Update and Its Relationship to Hypnosis. Clinical and Experimental Hypnosis, 45, 396–416.
Tart, C.T. (1963). Hypnotic depth and basic skin resistance. International Journal of Clinical and Experimental Hypnosis, 11, 81–92.
Tellegen, A., Atkinson, G. (1974). Openness to absorbing and self-altering experiences („absorption"), a trait relates to hypnotic susceptability. Journal of Abnormal Psychology, 83, 268–277.
Thompson, S. (1999). Hypnose in der Behandlung von Zahnbehandlungsängsten. Hypnose und Kognition, 16, 73–90.
Vanderlinden, J., Vandereycken, W. (1990). Hypnosis in the treatment of eating disorders. Hypnos, Swedish Journal of Hypnosis in Psychotherapy and Psychosomatic Medicine, 17, 64–70.
Vogt, O. (1895). Zur Kenntnis des Wesens und der psychologischen Bedeutung des Hypnotismus. Zeitschrift für Hypnotismus, 3, 277–340.
Wain, H.J., Amen D.G., Oetgen, W.J. (1984). Cardiac arrhythmias and hypnotic intervention: Advantages, disadvantages, precautions, and theoretical considerations. American Journal of Clinical Hypnosis, 26, 1–4.
Wallace, B., Benson, H. (1972). The physiology of meditation. Scientific American, 226,, 85–90.
Walter, G.C., Grusec, J.E. (1977). Punishment. San Francisco: W.H. Freeman.
Watzlawik, P., Weakland, J.H., Fisch, R. (1974). Change. Principles of problem formation and problem resolution. New York: Norton.
Weisenberg, M. (1998). Cognitice Aspects of Pain and Pain Control. Clinical and Experimental Hypnosis, 46, 44–61.
Weitzenhoffer, A.M. (1953). Hypnotism: An objective study on suggestibility. New York: Wiley.
Weitzenhoffer, A.M. (1963). General techniques of hypnosis. New York: Grune and Stratton.
Weitzenhoffer, A.M. (1989). Betrachtung der Hypnotisierbarkeit. Mehr als dreißig Jahre später. Experimentelle und klinische Hypnose, 5, 63–73.
Weitzenhoffer, A.M., Hilgard, E.R. (1959). Stanford Hypnotic Susceptability Scale, Forms A and B. Palo Alto, Cal.: Consulting Psychologists Press.
Weitzenhoffer, A.M. (1997). Hypnotic Susceptability; A Personal and Historical Note Regarding the Development and Naming of the Stanford Scales. Clinical and Experimental Hypnosis, 45, 126–143.
Whitlock, F.A. (1976). Psychophysiologische Aspekte bei Hautkrankheiten: Zum psychosomatischen Konzept in der Dermatologie. Erlangen: perimed.
Wickramasekera, I. (1976). Effects of sensory restriction on susceptability to hypnosis: A hypothesis and more preliminary data. In I. Wickramasekera (Ed.), Biofeedback, behavior therapy and hypnosis. Chicago: Nelson-Hall.
Wolberg, L.R. (1948). Medical Hypnosis: The

practice of hypnotherapy (2Vols.) New York: Grune and Stratton.

Wolpe, J. (1961). The systematic desensitization treatment of neuroses. Journal of Nervous and Mental Diseases, 112, 189.

Wyler-Harper, J. (1993). Behandlung von Heuschnupfen mit Hypnose. Experimentelle und klinische Hypnose, 9, 117–125.

Wyler-Harper, J., Bircher, A.J., Langewitz, W., Kiss, A. (1996). Hypnose und allergische Reaktionen. Experimentelle und klinische Hypnose, 12, 49–71.

Zachariae, R., Sommerlund, B., Molay, F. (1996). Danish Norms for the Harvard Group Scale of Hypnosis, 44, 140–152.

Zeltzer, L., LeBaron, S. (1983). Hypnotische und nicht-hypnotische Interventionen zur Linderung von Schmerz und Angst unter schmerzhaften Eingriffen bei krebskranken Kindern und Jugendlichen. Experimentelle und klinische Hypnose, 1, 1–8.

Zema, V., Canevari, M. (1981). Indagine su 100 bambini nati de parto in ipnosi. Rivista Internazionale di Psicologia e Ipnosi, 22, 239–244.

Zimbardo P.G., Rapaport, C., Baron, J. (1969). Pain control by hypnotic induction of motivational states. In P.G. Zimbardo (Ed.), The comparative control of motivation. Glenview, Ill.: Scott, Foresman and Company.

Autogenes Training
Dieter Vaitl

1. Einführung

Das Autogene Training zählt zu den bekanntesten Entspannungsverfahren im klinischen und außerklinischen Bereich. Vor allem in Europa hat es, wie kein anderes Entspannungsverfahren, breite Anerkennung in der Inneren Medizin, in der Psychiatrie und Psychotherapie, aber auch als Selbsthilfetechnik gefunden. Im englischsprachigen Bereich war es dagegen bis vor zwanzig Jahren weitgehend unbekannt. Sein Bekanntheitsgrad nahm erst nach den englischen Publikationen von Luthe (1969), einem Schüler von J.H. Schultz, zu.

Ziel und Funktionsweise des Autogenen Trainings sind am besten zu verstehen, wenn man seine Herkunft aus der Hypnoseforschung im Auge behält.

Um die Jahrhundertwende vertrat der Berliner Neuropathologe Oskar Vogt die Ansicht, daß Hypnose und Schlaf auf gleiche Weise gesteuert seien, nämlich durch ein reflektorisch arbeitendes Schlafzentrum. Für ihn war Hypnose ein künstlich induzierter, partieller Schlaf. Um die Phänomene des Schlafes besser untersuchen zu können, hypnotisierte er seine Probanden während einer Sitzung mehrmals hintereinander und befragte sie anschließend über ihre Empfindungen und Erfahrungen. Es waren vor allem Ruhe und Entspannung sowie Schwere- und Wärmesensationen, die von fast allen Probanden spontan als typische Erlebnisse berichtet wurden. Sie galten für Vogt seither als zuverlässige Indikatoren dafür, daß eine Hypnose-Einleitung geglückt war. Sehr bald bemerkte er, daß viele seiner Probanden nach einer Reihe von Hypnose-Sitzungen in der Lage waren, sich selbst in einen hypnotischen Zustand zu versetzen, Ruhe und Entspannung zu erleben sowie Schwere und Wärme in den Gliedmaßen zu spüren. Dies war der erste Schritt zur sogenannten Autohypnose. Nach einer solchen „autohypnotischen Ruhe" fühlten sich die Probanden erfrischt, berichteten über nachlassende Erschöpfung und stellten außerdem fest, daß körperliche Beschwerden, z.B. Kopfschmerzen und Verspannungen verschwunden waren oder zumindest an Intensität verloren hatten.

Angeregt durch diese Beobachtungen, begann der Berliner Psychiater und Neurologe Johannes Heinrich Schultz (1884 bis 1970) das therapeutische Potential, welches der Autohypnose innezuwohnen schien, genauer zu erforschen, nicht zuletzt auch dadurch angespornt, daß er selbst unter Asthma litt und mit dieser Methode seine Beschwerden zu lindern trachtete. Er suchte vor allem nach Alternativen zur damals üblichen Hypnotherapie, bei der ihm einige nachteilige Aspekte aufgefallen waren; nämlich die Passivität, in die die Patienten durch die Hypnose versetzt wurden, sowie die Abhängigkeit vom Hypnotiseur, der sie sich nur schwer entziehen konnten. Schon bald machte er die Beobachtung, daß es intelligenten

Personen besonders gut gelang, sich selbst „in Hypnose" zu versetzen, d.h. jene Empfindungen von Ruhe, Entspannung, Schwere und Wärme zu empfinden, die als Zeichen einer geglückten Hypnose angesehen wurden. Daraufhin bat er seine Patienten, sich jene Instruktionen, die sonst der Hypnotiseur vorsprach, selbst zu geben und sich währenddessen ein Gefühl der Schwere in den Gliedmaßen sowie Wärme in den Extremitäten und im ganzen Körper vorzustellen. Diese regelmäßig auftretenden körperlichen Erscheinungen hielt er für eine selbsterzeugte, d.h. „autogene", psychovegetative „Umschaltung" in einen Ruhezustand, wozu es keines Hypnotiseurs mehr bedufte und womit den Patienten eine gewisse Selbstregulation körperlicher Vorgänge eröffnet wurde. Von hier aus war es nur ein kleiner Schritt zu versuchen, ob außer diesen beiden noch andere körperliche Funktionen „autogen" zu beeinflussen wären. So gesellten sich zu den beiden ersten Grundübungen der „Schwere" und „Wärme" noch weitere Übungen hinzu, wie z.B. die Konzentration auf die Herztätigkeit (sogenannte Herz-Übung) oder der Versuch, die Atemtätigkeit zu regulieren (sogenannte Atem-Übung). Weiter beobachtete Schultz, daß bei agitierten und verspannten Patienten durch ein warmes Bad und das Auflegen von kalten Kompressen auf die Stirn körperliche Beruhigung und Lockerung zu erzielen war. Diese Effekte versuchte er nun ebenfalls „autogen" herbeiführen zu lassen, indem er seine Patienten bat, sich auf Wärmesensation im abdominellen Bereich (sogenannte Sonnengeflecht-Übung) zu konzentrieren oder sich vorzustellen, daß die Stirn kühl werde (sogenannte Stirnkühle-Übung). Diese sechs, physiologisch orientierten Übungen (Schwere, Wärme, Regulation der Herztätigkeit und der Atmung, Wärme in der Bauchregion und Stirnkühle) bildeten fortan den Kern des Verfahrens, das J. H. Schultz „Autogenes Training" nannte.

Der Begriff „Training" bringt zum Ausdruck, daß es sich um ein übendes Verfahren handelt, welches zwar von einem Fachmann nahegebracht und vermittelt wird, aber nur dann zu den gewünschten physiotropen Effekten führt, wenn das Individuum diese Übungen über einen mehr oder weniger langen Zeitraum hin selbst durchführt. Daß aber gerade der Begriff „Training" zu Haltungen und Einstellungen führen kann, die einer körperlichen Entspannung zuwider laufen, hat Schultz schon früh erkannt. Er spricht im Untertitel seines Standardwerks über das Autogene Training, 1932 erstmals publiziert, von einer „konzentrativen Selbstentspannung" (Schultz, 1973). Hiermit ist eine spezielle Form der Konzentration gemeint: eben nicht jene, die in einer aktiven, willentlich gesteuerten und zielgerichteten Hinwendung der Aufmerksamkeit auf bestimmte Objekte und Vorgänge besteht, sondern eine „passive Konzentration", die sich mit Begriffen wie gleichschwebende Aufmerksamkeit oder diffus-passive Wahrnehmung körperlicher Vorgänge umschreiben läßt. Schultz sah in der passiven Konzentration eine notwendige Vorbedingung dafür, daß sich die angestrebten physiologischen Effekte einstellen.

Im Laufe der Jahre wurden die Verfahrensvorschriften für die obengenannten sechs Standardübungen, auch Unterstufen-Übungen genannt, noch weiter verfeinert und um die sogenannten Oberstufen-Übungen, die man als meditative Übungen bezeichnen kann, erweitert (s.u.).

Gerade die historische Entwicklung des Autogenen Trainings macht deutlich, daß Auswahl und Abfolge, z.B. der sechs Unterstufen-Übungen mehr oder weniger zufällig entstanden sind, also keine physiologische Notwendigkeit dafür besteht, sie in einer fest vorgeschriebenen Reihenfolge und Form durchzuführen. Die einzelnen Übungsteile lassen sich sehr wohl miteinander kombinieren; je nach klinischer Fragestellung sind Abwandlungen der Standard-Übungen möglich, vorausgesetzt, derartige Abwandlungen orientieren sich an den durch die jeweiligen Übungen angestoßenen physiologischen Prozessen.

In seiner heutigen Form ist das Autogene Training eine klinische Behandlungsform, eine therapiebegleitende und -unterstützende Form der Selbstkontrolle sowie eine Methode zur Selbsthilfe. Es basiert auf drei Hauptprinzipien:
▶ Reduktion und Dämpfung extero- und interozeptiver Stimulation;
▶ mentale Wiederholung psychophysiologisch adaptierter Selbstinstruktionen;
▶ kognitive Aktivität in Form von „passiver Konzentration".

Nach Schultz (1973) lassen sich drei Übungskomplexe unterscheiden:
▶ Psychophysiologische Standard-Übungen (sogenannte Unterstufen-Übungen),
▶ meditative Übungen (sogenannte Oberstufen-Übungen) und
▶ spezielle Übungen.

Der bekannteste und im klinischen Bereich verbreitetste Übungskomplex sind die Standard-Übungen; die Oberstufen-Übungen finden dagegen seltener Verwendung, was nicht ausssschließt, daß Übungsteile aus diesem Komplex mit den Standard-Übungen kombiniert werden können. Dasselbe gilt auch für die speziellen Übungen.

Die breiteste empirische Basis haben unbestritten die Standard-Übungen, sowohl im Hinblick auf ihre Wirkweise als auch auf ihre praktische Anwendung. Aus diesem Grunde liegt auch der Schwerpunkt dieses Kapitels auf diesen Übungsteilen. Am Anfang stehen dabei praktische Aspekte der Durchführung dieser Entspannungsmethode. Daran schließen sich Überlegungen zu ihrer Funktionsweise und klinischen Effektivität an. Einführungen in die Grundlagen, Technik und Anwendung des Autogenen Trainings finden sich in den Monographien von Schultz (1973), Luthe (1969), Hoffmann (1977) und Krampen (1992).

Bei den Unterstufen-Übungen handelt es sich im wesentlichen um physiotrope Methoden. Wie bei keinem anderen Entspannungsverfahren ist daher beim Autogenen Training ein breites physiologisches und psychologisches Grundwissen Voraussetzung für eine erfolgreiche Anwendung dieser Methode. Das Standardverfahren umfaßt im allgemeinen a) bestimmte Rahmenbedingungen, unter denen geübt wird, und b) die einzelnen Unterstufen-Übungen selbst.

2. Rahmenbedingungen

Die Rahmenbedingungen umfassen die Vorbereitungsphase, die Übungsposition und das „Sich Zurücknehmen".

2.1 Vorbereitungsphase

Zur Vorbereitung zählen psychologische und verfahrenstechnische Maßnahmen sowie die Wahl einer geeigneten Übungsposition.
    Die allgemeine, *psychologische Vorbereitung* umfaßt vier Schritte:

▸ Zunächst wird der autogene Charakter der Übungen betont, d.h., daß all jene Ängste, Befürchtungen und übertriebenen Hoffnungen abgebaut werden, die sich daraus ergeben, daß Autogenes Training fälschlicherweise für eine Form von Hypnose gehalten wird.
▸ Der nächste Schritt zielt auf die Motivierung der Übungsteilnehmer ab. Ihnen muß versichert werden, daß dieses Training nicht nur bei wenigen, dafür besonders geeigneten Personen Erfolg hat, sondern bei jedem spürbare Effekte hinterläßt, solange die Übungen nur konsequent über einen bestimmten Zeitraum hin durchgeführt werden. Vor allem ist der Hinweis wichtig, daß die angestrebten körperlichen Veränderungen nichts Außergewöhnliches oder gar Absonderliches darstellen, sondern lediglich Funktionsreserven, die in jedem Menschen biologisch angelegt sind, freisetzen bzw. reaktivieren.
▸ Ferner stellt der Hinweis auf die prinzipielle Erlernbarkeit der Methode ein weiteres motivierendes Moment dar, d.h. daß auch bei der Entwicklung neuer vegetativer Fertigkeiten ebenso beharrlich geübt werden muß wie beim Erlernen neuer motorischer Fertigkeiten (z.B. Radfahren, Tennisspielen).
▸ Sowohl bei der Vorbereitung als auch bei der Durchführung der Übungen hat sich in der Praxis das Prinzip bewährt, den Übenden eingangs möglichst wenig Erklärungen über die Wirkweise und Hintergründe der einzelnen Übungen zu geben; stattdessen sollte man sie zunächst selbst Erfahrungen während der Übungen machen lassen, die allerdings dann nach den einzelnen Übungen detailliert erörtert und besprochen werden müssen (s. Rundgespräch).

Die *verfahrenstechnischen Vorbereitungen* beziehen sich auf zwei Bereiche:
a) Zunächst müssen äußere Störeinflüsse reduziert und die Konstanz der Übungsbedingungen gewährleistet sein, da externe und interne Störreize den Übungsverlauf unterbrechen, so daß es gerade in der sensiblen Phase des Anlernens nicht zu dem erforderlichen Ruheerlebnis und dem Gewahrwerden bestimmter physiologischer Veränderungen kommen kann.
b) Da es sich bei den physiologischen Reaktionen, die eingeübt werden, sehr wahrscheinlich um eine konditionierte Entspannungsreaktion handelt, müssen die Hinweisreize aus der Umgebung konstant gehalten werden, um einen Konditionierungsprozeß überhaupt erst in Gang zu bringen. So können z.B. plötzliche

Geräusche (Telefon, Türenschlagen, Hundegebell) häufig zu Schreckreaktionen führen, die in der Anlernphase des Trainings als äußerst unangenehm empfunden werden. Die Übungen sollten daher stets in einem ruhigen Raum, bei gedämpfter Beleuchtung und in einer bequemen Haltung (s. Übungsposition) durchgeführt werden.

2.2 Übungsposition

Ob für das Üben eine liegende oder sitzende Position günstiger sei, wurde vielfach diskutiert (Schultz, 1973; Hoffmann, 1977; Krampen, 1991).

Ursprünglich wurde das Autogene Training im Sitzen bei möglichst entspannter Körperhaltung (sogenannter Droschkenkutscher-Sitz) durchgeführt (praktische Einzelheiten finden sich bei Krampen, 1991). Das Üben im Liegen ist gegenüber dem Droschkenkutscher-Sitz insofern von Vorteil, als gerade zu Beginn des Trainings die gewünschten physiologischen Reaktionen der ersten beiden Unterstufen-Übungen, nämlich die neuromuskuläre Entspannung und die periphere Vasodilatation, im Liegen wesentlich rascher gebahnt werden als in der Sitzhaltung. Außerdem ist ein Gefühl des Abschaltens und Ausruhens eher mit dem Liegen als mit dem Sitzen verknüpft. Dies spiegelt sich auch darin wider, welcher Übungsposition der Vorzug gegeben wird (s. Abbildung 1). Jeder zweite Übungsteilnehmer würde lieber im Liegen als im Sitzen üben. Dies bedeutet aber keineswegs, daß ausschließlich in liegender Haltung geübt werden soll. Der Übergang von der liegenden zur sitzenden Position erscheint allerdings erst dann sinnvoll, wenn die Effekte einzelner Unterstufen-Übungen prompt auftreten, sich weitgehend stabilisiert haben und vor allem gegen Veränderung der Umgebungsbedingungen resistent geworden sind. Der Nachteil des Liegens besteht darin, daß es das Einschlafen begünstigt.

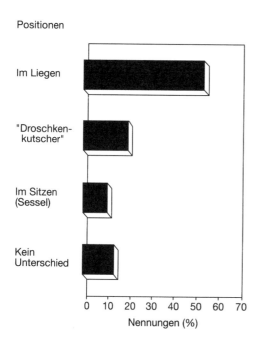

Abb. 1: Bevorzugte Übungshaltung (n=99 Probanden. In Anlehnung an Susen, 1979).

2.3 Vorgeschaltete Übungen

Sofort mit der ersten Unterstufen-Übung des Autogenen Trainings zu beginnen, würde die Übungsteilnehmer wahrscheinlich überrumpeln. Insofern erscheint es sinnvoll, kurze einleitende und anbahnende Übungsteile dem eigentlichen Training vorzuschalten. Sie bestehen darin, daß die Probanden gebeten werden, sich zunächst einmal mit geschlossenen Augen ruhig hinzulegen und für eine kurze Weile (etwa drei Minuten) all jene Vorgänge in ihrem Körper unvoreingenommen zu beobachten, die sich spontan ergeben. Diese Form der Selbstbeobachtung läßt sich einige Male (zwei- bis dreimal) wiederholen, ehe mit den Unterstufen-Übungen begonnen wird.

2.4 Rundgespräch

Wichtig ist dabei, daß nach jeder vorgeschalteten Übung sowie später auch nach jedem Übungsteil, ein Rundgespräch darüber stattfindet, was die Übenden erlebt haben. Dabei können in der Regel leicht vermeidbare oder erklärbare Störeinflüsse zur Sprache kommen. Hierzu zählen bekannte Anfangsschwierigkeiten, wie z.B. die Augen geschlossen zu halten, vermehrter Speichelfluß, deutliche Wahrnehmung des Herzschlags, Unkonzentriertheit, Unruhe oder auch die Angst, daß irgend etwas Unkontrolliertes geschehen könnte. Von vielen wird auch, gerade wenn zu mehreren geübt wird, spontanes Magenknurren als störend und peinlich empfunden. Manche befürchten, daß sie vom Übungsleiter, während sie ungeschützt daliegen, beobachtet werden könnten. Manche Probanden wagen außerdem nicht, sich zu bewegen, um z.B. einen Juckreiz zu beseitigen oder eine unbequeme Position zu korrigieren.

Durch dieses vorsichtige Herantasten lassen sich übertriebene Befürchtungen, Fehlinterpretationen von Körpervorgängen oder Störreize aus der Umgebung miteinander besprechen und in ihrem übungshemmenden Einfluß abschwächen bzw. verhindern, noch ehe mit dem eigentlichen Training begonnen wird. Auch sollte in der Vorbereitungsphase darauf hingewiesen werden, daß die Übungen des Autogenen Trainings zwar einschlaffördernd wirken, daß aber, um einen Trainingseffekt an sich zu verspüren, das Einschlafen vermieden werden sollte, selbst wenn des öfteren das Bedürfnis unbezwinglich erscheint, sich dem Einschlafen zu überlassen.

2.5 Einleitungsprozedur

Einleitung und Abschluß der Unterstufen-Übungen sollte jeweils nach einem festgelegten Ritual erfolgen. Als günstig hat sich hier erwiesen, wenn vor den einzelnen Unterstufen-Übungen eine Selbstinstruktion zur Ruhe und Entspannung gegeben wird (sogenannte Ruhe-Tönung). Die Formel „Ich bin ruhig, ganz ruhig" dient dem schrittweisen Abschalten von einströmenden Gedanken, Vorstellungsbildern und Assoziationsketten; sie kann im Laufe der Übung eine allgemeine Ruheempfindung initialisieren. Diesem Vorgehen könnte man entgegenhalten, daß Ruhe und Entspannung das Ziel des ganzen Verfahrens sei, also jene Selbstinstruktion eher an das Ende als an den Anfang der Übung gehörte (vgl. Hoffmann, 1977). Betrachtet man aber die Vorgänge, die während der Unterstufen-Übungen ablaufen, unter lernpsychologischen Gesichtspunkten, so erscheint es sinnvoll, eine Selbstinstruktion der genannten Form konstant vor die einzelnen Übungen zu setzen; denn nur so besteht eine gewisse Chance, daß die Formel „Ich bin ruhig, ganz ruhig" die Funktion eines Hinweisreizes erhält, auf den hin nach längerem Üben, die gewünschten Reaktionen dann als konditionierte Reaktionen auftreten. Die potentiell diskriminative Funktion einer solchen Selbstinstruktion ist vor allem dann von Vorteil, wenn durch die Unterstufen-Übungen bereits eine stabile Entspannungsreaktion (vgl. Kaptiel „Psychophysiologie der Entspannung") aufgebaut werden konnte und nun durch eine solche initiale Selbstinstruktion als konditionierte Reaktion aufgerufen wird. Je stringenter die Kopplung zwischen Selbstinstruktion und physiologischen Reaktionen (z.B. Entspannungsreaktion) ausgebildet und verstärkt worden ist, desto wahrscheinlicher wird ihre Übertragbarkeit auch auf Situationen, die sich von der gewöhnlichen Übungssituation unterscheiden.

2.6 Zurücknehmen

Da es während der Unterstufen-Übungen zu einer deutlichen physiologischen Deaktivierung kommt, z.B. zur Reduktion des neuromuskulären Tonus oder zu Veränderungen der Durchblutungsverhältnisse, muß nach Abschluß der Übungen wieder ein normales Aktivierungsniveau hergestellt werden. Geschieht dies nicht oder nur unzureichend, können Mißempfindungen oder vegetative Fehlregulationen die Folge sein: z.B. Benommenheit, Abgeschlagenheit, Kopfdruck, Übelkeit, zu niedriger Blutdruck. Die Rückführung auf ein normales Aktivierungsniveau sollte stets in derselben Weise erfolgen:
a) Anspannung der Arm- und Beinmuskulatur (= Zurückführen des gesenkten neuromuskulären Tonus auf ein Normalniveau),
b) Zwei bis drei tiefe Aus- und Einatmungszüge und
c) Öffnen der Augen.

Selbst wenn der Anfänger während der Übung kein Gefühl tiefer Entspannung oder spezifische physiologische Reaktionen an sich hat feststellen können, ist es nötig, bereits vor den ersten Übungen die Technik des Zurücknehmens in straffer und unnachgiebiger Form dem Übenden abzuverlangen und systematisch bereits in der Vorbereitungsphase einzuüben.

2.7 Gruppengröße

Das Autogene Training kann sowohl individuell als auch in Gruppen durchgeführt werden. Ein individuelles Training scheint immer dann angebracht, wenn aufgrund der Persönlichkeitsstruktur oder der zu erwartenden Komplikationen ein besonderes Eingehen auf den Patienten/Klienten und seine Probleme erforderlich ist. Auch wenn Autogenes Training zur alleinigen Therapie im Sinne einer aufdeckenden Psychotherapie wird, sollte individuell und nicht in Gruppen gearbeitet werden (vgl. auch das Vorgehen von Luthe, 1969).

Die Durchführung des Autogenen Trainings in Gruppen ist der Regelfall. Dies betrifft sowohl die Anlern- als auch die Übungsphase. Der Vorteil dieses Vorgehens besteht darin, daß wesentlich mehr Informationen ausgetauscht, weitaus mehr der üblichen Störfaktoren und Befürchtungen besprochen und abgebaut werden können als dies im Individualverfahren möglich ist. Danach bemißt sich die Gruppengröße. Sie sollte so klein gehalten werden, daß der Übungsleiter nach den einzelnen Übungen die persönlichen Erlebnisse der Kursteilnehmer erkunden und eingehend besprechen kann. Die optimale Gruppengröße liegt zwischen sechs und zwölf Personen. Im Durchschnitt empfinden Kursteilnehmer eine Gruppengröße von neun Teilnehmern als angenehm und richtig (Susen, 1979).

3. Allgemeine Struktur der Unterstufen-Übungen: die Formeln

3.1 Standard-Formeln

Die sechs Unterstufen-Übungen des Autogenen Trainings sind nach einem sehr einfachen Schema aufgebaut: Der Übende spricht sich „im Geist" bestimmte Formeln vor, deren Form, Inhalt und Abfolge nach folgenden Prinzipien aufgebaut sind:
▶ Der Inhalt der Formel bezieht sich direkt auf einen physiologischen Effekt (z.B. „der rechte Arm ist schwer").
▶ Inhalt und Abfolge der verschiedenen Formeln müssen auf die funktionalen physiologischen Gegebenheiten und Möglichkeiten abgestimmt sein, die mit einer gewissen Wahrscheinlichkeit während der einzelnen Übungen auftreten können (z.B. neuromuskuläre Entspannung und periphere Gefäßerweiterung).
▶ Aussage-Struktur und Inhalt der Formel sollten nicht aktive und zielgerichtete Anstrengungen der Patienten betonen, sondern eine passive, mehr auf den Zufall ausgerichtete Einstellung gegenüber den körperlichen Reaktionen, wie sie sich spontan ergeben, nahelegen (z.B. „Mein rechter Arm ist warm", und nicht „Ich wünsche, daß mein rechter Arm warm wird").
▶ Die Formeln sollten keine Negationen enthalten (z.B. „Meine Füße sind warm" und nicht: „Meine Füße sind nicht mehr kalt").
▶ Der Inhalt der Formel sollte dem augenblicklich erreichten funktionalen Zustand des Übenden angepaßt sein und gegebenenfalls geändert werden. Wenn

beispielsweise der rechte Arm soweit entspannt ist, daß er vom Übenden nicht mehr wahrgenommen wird, erübrigt sich die Formel „Mein rechter Arm ist schwer"; sie sollte dann durch die Formel ersetzt werden „Mein rechter Arm ist leicht" (Luthe, 1969).

Daneben existieren noch weitere Formeln, die der Vollständigkeit halber erwähnt werden sollen.

Unterstützende Formeln

Hierzu zählen die Fomeln wie z.B. „Ich bin ruhig, ganz ruhig", die zur Einleitung der Standard-Übungen gewählt werden können oder dann vorgegeben werden, wenn ein Wechsel von einer zur anderen Unterstufen-Übung stattfindet. Sie sollen die durch die spezifischen Formeln erreichten Effekte weiter verstärken und stabilisieren helfen.

Organspezifische Formeln

Sie sprechen topographisch und physiologisch andere Körperbereiche an als die herkömmlichen Standard-Formeln, z.B. den Schulter-Nackenbereich. Solche Formeln sind immer dann angezeigt, wenn eine einzelne Komponente eines pathophysiologischen Prozesses unter autogene Kontrolle gebracht werden soll. So z.B. beim Asthma bronchiale, bei dem der Vorgang der Expiration erschwert ist. Hier kann statt der Standardformel „Es atmet mich" noch eine weitere Formel verwendet werden, die den Ausatmungsvorgang bei Asthmatikern erleichtert (wie z.B. „Atem strömt leicht und warm aus"). Wichtig ist dabei jedoch, daß sie nicht zu Beginn des Autogenen Trainings, sondern jeweils am Ende vorausgegangener Standard-Übungen eingesetzt werden. Zumindest müssen die passive Konzentration sowie die Übungen „Schwere", „Wärme" und „Atmung" (s.u.) bereits gelingen und eine generelle Entspannungsreaktion auf einen Hinweisreiz hin (z.B. Vorstellung von Ruhe) abrufbar sein.

Vorsatz-Formeln (bzw. formelhafte „Vorsatzbildung")

Die formelhaften Vorsatzbildungen beziehen sich nicht, wie bei den bekannten Standardformeln oder organspezifischen Formeln auf eng umschriebene physiologische Effekte, sondern haben bestimmte Verhaltensänderungen sowie Umstrukturierung von Erlebnis- und Reaktionsweisen zum Ziel, die in der Regel sehr komplex sind und mit einem spezifischen Problembereich des Probanden zu tun haben. So kann eine Formel z.B. zum Inhalt haben, daß der Übende sich vornimmt, mit größerer Gelassenheit und Indifferenz auf Einflüsse seiner Umgebung zu reagieren, die ihn bislang stets heftig aufgeregt haben (Beispiel: „Ich rede mit den Menschen ganz ruhig, klar und frei"; zur Konstruktion und Funktion der formelhaften Vorsatzbildung vgl. Thomas, 1969).

Experimentelle Formeln

Hierzu zählen spezielle Formeln, deren physiologische und psychologische Wirkung erst noch erforscht werden muß. In diesem Sinne ist natürlich jede neue organspezifische Formel zu diesen experimentellen Formeln zu rechnen, soweit sie probehalber zur Veränderung bestimmter pathophysiologischer Vorgänge eingesetzt wird.

Bei der Konstruktion dieser vier Arten von speziellen Formeln sind besondere Gesichtspunkte zu berücksichtigen:

a) Es muß jener Körperbereich genau beschrieben sein, an dem eine Änderung stattfinden soll; zumindest muß in der Vorstellung der Übenden jener Bereich klar umgrenzt sein, es sollte eine präzise Lokalisation möglich sein. Gibt es Schwierigkeiten damit, so sollten auf jeden Fall Hilfen angeboten werden, um die Vorstellung, an welcher Stelle des Körpers ein bestimmter Effekt zu erwarten ist, zu erleichtern.

b) In den speziellen Formeln sind die zu erwartenden Effekte so zu formulieren, daß sie den möglichen (d.h. wahrscheinlichsten) physiologischen Reaktionen entsprechen, zumindest ihnen nicht zuwider laufen. Soll z.B. in einem Körperteil Unempfindlichkeit gegenüber Schmerzreizen vorgestellt werden, so ist eine Formel, die eine Kälteempfindung an dieser Stelle anspricht, physiologisch sinnvoller als eine Formel mit entgegengesetztem Inhalt, nämlich eine Wärmeempfindung: lokalisierte Vasokonstriktionen unterdrücken Schmerzreize eher als eine durch Vasodilatation hervorgerufene Mehrdurchblutung. Sollen dagegen Schmerzen unterdrückt werden, die aufgrund einer mangelnden Sauerstoffversorgung des Gewebes (sogenannter hypoxischer Schmerz) zustandekommen, wäre ein auf die Vasokonstriktion abzielender Formelinhalt kontraindiziert. Sinnvoller dagegen scheint ein Formelinhalt, der eine Gefäßerweiterung anspricht.

Außerdem ist auf den Verlauf, den eine physiologische Funktion nehmen kann und in welcher Weise diese vom Individuum wahrgenommen wird, zu achten (s. auch Kapitel „Psychophysiologie der Interozeption"). So wird z.B. bei der Sonnengeflecht-Übung der Charakter der strömenden Wärmeausbreitung besonders angesprochen, da sich im Leibbereich die Wärme nicht, wie in den Extremitäten, als Prickeln oder relativ stabile Wärmesensation bemerkbar macht, sondern sich eher in Wellen ausbreitet und möglicherweise während der Ausatmung verstärkt wahrgenommen werden kann.

c) Wie die psychophysiologische Forschung zur Imagination gezeigt hat (s. die Kapitel „Imagination und Entspannung" und „Imaginative Verfahren"), sind bei der Ausbildung von Vorstellungen, was in einem bestimmten Körperbereich geschieht, die respondenten Repräsentationen innerhalb eines Netzwerkes besonders auszuarbeiten, um in der Peripherie entsprechende physiologische Reaktionen mitzuerzeugen. Formeln, deren einzelne Komponenten zu sehr die semantischen oder perzeptuellen Repräsentationen einer Vorstellung ansprechen, scheinen demgegenüber weniger geeignet.

d) Die spezifischen Formeln sollten keine verbalen Komponenten enthalten, die auch nur im geringsten eine aktive und nicht eine passive Konzentration induzieren.

3.2 Anwendung der Formeln

Zwei Fragen sind im Zusammenhang mit der Anwendung der Fomeln von Bedeutung:
Sollen die Formeln auto- oder hetero-instruktiv gegeben werden?
Wie häufig soll die Vorgabe der Formeln erfolgen?

Die erste Frage ist in der Vergangenheit sehr eingehend erörtert worden. Es geht dabei um das Vorsprechen der Formeln durch den Übungsleiter (=hetero-instruktiv) oder das Vorstellen bzw. innere Vorsprechen durch den Übenden selbst (=auto-instruktiv). Der Grundidee des Autogenen Trainings ensprechend sollte stets das auto-instruktive Vorgehen angestrebt werden. Hetero-instruktive Schritte dienen lediglich der Annäherung an dieses Ziel. So wird der Übungsleiter zunächst einmal den Formelinhalt, seine Bedeutung und Handhabung erläutern. In einführenden Probe-Übungen kann er die Formeln in gewissen Zeitabständen (etwa 30 bis 40 Sekunden) vorsprechen. Dies sollte immer dann erfolgen, wenn neue Formeln eingeführt und an vorangegangene angefügt werden (z.B. die Atem-Übung an die Schwere- und Wärme-Übung). Damit aber sollte seine hetero-instruktive Unterstützung beendet sein. Seine Hauptaufgabe als Übungsleiter wird hauptsächlich darin bestehen, die Erfahrungen, die während der Übungen gemacht wurden, mit den Trainingsteilnehmern nach den einzelnen Übungsabschnitten zu besprechen, physiologische Begleiterscheinungen richtig zu gewichten, Mißerfolgserlebnisse, z.B. infolge mangelnder Konzentration und einschießender Gedanken, abzubauen und zum Weiterüben zu motivieren.

Die Frage, wie oft sich der Übende die Formeln vorsagen soll, läßt sich nicht quantitativ, sondern nur funktional beantworten. Denn neben der spezifischen Funktion, bestimmte physiologische Effekte hervorzurufen, erfüllen die Formeln noch die zusätzliche Aufgabe, die „passive Konzentration" aufrecht zu erhalten. Dies gelingt aber nur, wenn der Übende seine Aufmerksamkeit als passiver Beobachter des Geschehens gleichbleibend auf den Inhalt der jeweiligen Formel (z.B. auf die Wärmesensation im Arm) ausrichtet, ohne dadurch in die Haltung zu verfallen, die angesprochenen Effekte absichtsvoll erzwingen zu wollen. Die Formeln sollten dabei wie in einem Film oder in einer Tonaufzeichnung im Übenden ablaufen. Natürlich gelingt dies nicht auf Anhieb über einen längeren Zeitraum. Luthe

(1969) empfiehlt daher, die Übungssegmente anfänglich nicht über 90 Sekunden auszudehnen. Das Üben mit einer bestimmten Formel (z.B. Schwere-Übung) kann in einzelne, aufeinander folgende, durch das „Sich-Zurücknehmen" voneinander getrennte Übungssegmente fraktioniert sein. Es gilt das Prinzip: je häufiger und kürzer, um so besser! Mit zunehmender Übung lassen sich die Übungssegmente dann zeitlich weiter ausdehnen, vorausgesetzt, die passive Konzentration bleibt währenddessen erhalten. Es hängt also vom individuellen Übungsfortschritt ab, wie dicht die Formeln während eines Übungssegments aneinandergereiht werden: darin besteht die Kunst. Folgen sie zu dicht aufeinander, droht die passive Konzentration in ein absichtsvolles, leistungsorientiertes Bemühen um Effekte überzugehen, folgen sie in zu weiten Abständen, besteht die Gefahr, daß man einschläft oder den einschießenden Gedanken zu großen Spielraum läßt. Den „goldenen Mittelweg" muß jeder, der das Autogene Training erlernt, für sich selbst herausfinden. Aus diesem Grund ist auch die Verwendung von Tonbandhilfen unangebracht. Zwar können solche Stützen in der Anlernphase übungserleichternd wirken (vielleicht als Gedächtnisstützen), aufgrund ihres starren zeitlichen Rasters und ihres hetero-instruktiven Charakters aber verhindern sie, diesen „goldenen Mittelweg" individuell herauszufinden. Zudem wird die Generalisierung bzw. die Übertragung einer Entspannungsreaktion auf andere als die Übungssituation erschwert, weil dann nicht die Selbstinstruktionen, sondern die automatischen, extern vorgegebenen Formeln und Anweisungen als Hinweisreize für die Auslösung einer Entspannungsreaktion konditioniert worden sind.

4. Standardübungen des Autogenen Trainings

4.1 Schwere-Übung

4.1.1 Durchführung

Ziel der ersten Standardübung ist die neuromuskuläre Entspannung. Da sie sich nicht gleichzeitig in allen Teilen der Willkürmotorik ausbreitet, wird hier schrittweise und bereichsspezifisch vorgegangen. Zunächst soll erreicht werden, daß sich die quergestreifte Muskulatur des dominanten Armes entspannt. Dies geschieht mit der Formel: „Mein rechter Arm ist schwer" (bei Linkshändern: „Mein linker Arm ist schwer"). Dabei soll sich der Übende sowohl die Position seines Armes als auch das Gefühl der Schwere vergegenwärtigen. Über Tastsinn, Lagesinn und Gewichtssinn kommen diese Vorstellungen von perzeptuellen Informationen zustande, die die Konzentration auf jenen Körperteil erleichtern helfen. Je häufiger diese Standard-Übung in kurzen Intervallen durchgeführt wird, um so rascher und sicherer stellt sich ein Gefühl der Schwere ein. Topographisch gesehen ergibt es jedoch eine große Variation hinsichtlich des Armbereichs, in welchem Schwereempfindungen auftreten (Unterarm, Oberarm, Schultergürtel). Etwa 75% einer unausgelesenen Stichprobe von Personen, die das Autogene Training erstmals erlernten, erreichten bereits in der ersten Übungswoche ein Schweregefühl, das dann über den gesamten weiteren Verlauf von sechs Wochen konstant blieb. Dies trifft allerdings nur für solche Personen zu, die diese Technik in einer privaten Praxis erlernten, während andere, die einen Volkshochschulkurs mitmachten, dieses Entspannungserlebnis erst in der dritten Übungswoche hatten (Susen, 1979).

Zu ähnlichen Ergebnissen kommt auch Luthe (1969). In einer Gruppe von 200 Personen berichteten etwa 60% bereits nach der ersten Sitzung über ein Schweregefühl im trainierten Arm. In jener Gruppe, die kein Schwere-Erlebnis hatte, gaben 65% an, nicht entspannt gewesen zu sein. Im Liegen breiten sich die Schwere-Empfindungen leichter über den gesamten Armbereich aus als im Sitzen, bei dem diese Empfindungen hauptsächlich in der Hand-Unterarm-Region lokalisiert sind.

Bereits während der Schwere-Übung kommt es zu verschiedenartigen somatomotorischen und vegetativen Begleiterscheinungen, die den Übungsfortgang ungünstig beeinflussen können, wenn sie nicht im Rahmen des Rundgesprächs nach der Übung besprochen und gewichtet werden. Diesen Begleiterscheinungen ist ein eigener Abschnitt (s. 6.) gewidmet.

Da sich die angestrebte neuromuskuläre Entspannung nicht allein auf den trainierten Arm beschränkt, sondern auch auf andere Körperteile übergehen kann, muß im einzelnen Fall entschieden werden, welche zusätzlichen Formeln an die Grundformel „Mein rechter Arm ist schwer" angeschlossen werden, um eine solche Generalisierung zu unterstützen. Hat jemand spontan in beiden Armen ein Schweregefühl, so kann die Formel „Beide Arme sind schwer" hinzugefügt werden. Es ließe sich dann beispielsweise folgende Sequenz von Schwere-Formeln bilden: „Mein rechter Arm ist schwer" (mehrmals wiederholt)... „Mein linker Arm ist schwer" (mehrmals wiederholt)... „Beide Arme sind schwer" (mehrmals wiederholt)... Dabei sollte zumindest am Anfang einer Übungsperiode stets darauf geachtet werden, daß die Grundformel „Mein rechter Arm ist schwer" am Beginn einer solchen Formelsequenz steht, um den bereits in Gang gesetzten Konditionierungsprozeß weiter zu stabilisieren.

Erst wenn sich im Verlauf der Übung zeigen sollte, daß bereits bei Einnahme der Ruheposition oder zumindest unmittelbar danach (z.B. 30 Sekunden) in beiden Armen ein deutliches Schweregefühl auftritt, kann die Formel „Beide Arme sind schwer" am Anfang einer neuen Formelsequenz zur weiteren Generalisierung des Schwereerlebnisses stehen.

Der nächste Körperbereich, in dem ein Schwereerlebnis zu erwarten ist, sind die Beine. Hier kann dann analog zur Übung der Armschwere die Formel für die Schwere in den Beinen gegeben werden (zunächst also z.B. „Mein rechtes Bein ist schwer" bzw. „Mein linkes Bein ist schwer" und anschließend „Beide Beine sind schwer"). Abfolge und Dauer der einzelnen Übungsteile samt den dazugehörigen Formelsequenzen hängen im Einzelfall jeweils davon ab, inwieweit sich die Übenden auf die Formeln passiv konzentrieren können.

Eine Verkürzung der einzelnen Übungsintervalle auf etwa 15 Sekunden ist immer dann angezeigt, wenn die Klienten über Konzentrationsmangel klagen. Ermutigend wirkt dabei der Hinweis, daß es keineswegs nötig sei, die gewünschten Effekte stets in voller Stärke wahrzunehmen, sondern daß die einzelnen Übungsschritte vielmehr immer in der gleichen Weise durchgeführt werden, d.h. daß die Formelsequenz immer gleich bleiben sollte. Bei Personen, bei denen sich beispielsweise die Schwereempfindungen im rechten Arm rasch einstellen und sich dann schrittweise auf andere Körperbereiche ausdehnen, kann, wenn sie ihre passive Konzentration aufrechterhalten, der Übungszeitraum ausgedehnt werden, jedoch nicht über fünf bis zehn Minuten hinaus.

4.1.2 Physiologische Effekte der Schwere-Übung

Das physiologische Korrelat dieser Übung besteht in einer Verminderung des neuromuskulären Tonus, wobei vor allem die Skelettmuskulatur der Extremitäten relativ sensibel reagiert (von Eiff & Jörgens, 1963). Eine formelunspezifische Generalisation der Tonusminderung auf andere Muskelpartien wird zwar angenommen, ist aber empirisch nicht nachgewiesen. Schultz (1973) berichtet, daß durch die muskuläre Entspannung die motorische Chronaxie verändert wird. Die Erregungsschwellen sind dabei im allgemeinen erhöht. Die elektrisch und mechanisch ausgelösten Muskelkontraktionen zeigen während der Schwere-Übung nur teilweise Veränderungen, wie sie während des Schlafes zu beobachten sind (z. B. Verschwinden des T-Reflexes bei Weiterbestehen des H-Reflexes). Versuche, die neuromuskuläre Entspannung als einen spezifischen, d.h. formelabhängigen Effekt nachzuweisen, erbrachten teilweise widersprüchliche Befunde oder aber die Methoden, mit denen diese Effekte nachgewiesen werden sollten, waren unangemessen.

Was die neuromuskuläre Tonusminderung während des Autogenen Trainings betrifft, müssen im Laufe der Übungen zwei unterschiedliche, miteinander interagierende Prozesse angenommen werden. Der erste besteht wahrscheinlich darin, daß durch die entspannte und lockere Haltung die afferenten Signale aus der Halte- und Stützmotorik reduziert werden. Dies sind formel-unspezifische Veränderungen, die sich bei fast allen Entspannungsverfahren nachweisen lassen.

Ein zweiter Prozeß scheint aber im Laufe der Übung an Bedeutung zu gewinnen. Er besteht in einer Reduktion der Aktivität des alpha- und gamma-motorischen Systems, wodurch die Sensibilität der Muskelspindeln verändert wird. Dadurch wird die sogenannte Vorspannung der Skelettmuskulatur weiter verringert und die Auslösbarkeit von Reflexen vermindert. Solche Effekte stellen sich aber nur dann ein, wenn der zentrifugale Impulseinstrom aus supraspinalen Bereichen nachläßt und auch die höheren Steuerungszentren der Willkürmotorik relativ inaktiv geworden sind, d.h. wenn auch eine gewisse „mentale" Beruhigung eingetreten ist (Einzelheiten hierzu finden sich im Kapitel „Psychophysiologie der Entspannung"). Dann kann es zu den bekannten Phänomenen kommen, daß der Übende zwar noch den willentlichen Impuls verspürt, die Gliedmaßen zu bewegen, sich aber außerstande fühlt, eine grobmotorische Bewegung auszuführen.

Neben der Reduktion der motorischen Aktionspotentiale sind auch während der Schwere-Übung Anstiege des neuromuskulären Tonus beobachtet worden (vgl. Luthe, 1969). Sie gehen wahrscheinlich auf eine Steigerung des allgemeinen psychophysiologischen Aktivierungsniveaus zurück, wofür es verschiedene Gründe gibt: einströmende Gedanken, Erinnerungen an aufregende Situationen, allgemeine Initial-Unruhe, unbequeme Trainingsposition oder Konzentrationsmangel.

Außer neuromuskulären Veränderungen stellen sich im Durchschnitt während der ersten Standard-Übung noch andere, relativ unspezifische physiologische Veränderungen ein, die für eine Entspannungsreaktion sprechen, so z.B. eine Verlangsamung der Atemfrequenz, eine Abnahme der Herzrate, eine Vasodilatation sowie eine Abnahme der elektrodermalen Leitfähigkeit. Diese Veränderungen sprechen im allgemeinen für eine Dämpfung des sympathikotonen Aktivierungsniveaus (Luthe, 1969).

4.2 Wärme-Übung

4.2.1 Durchführung

Bereits während der Schwere-Übung können spontan an verschiedenen Stellen des Körpers Wärmesensationen auftreten. In der zweiten Unterstufen-Übung werden diese nun systematisch ausgebaut. Zusammen mit der Schwere-Übung zählt sie zum Standardrepertoire des Autogenen Trainings.

Im allgemeinen sollte mit der Wärme-Übung erst dann begonnen werden, wenn sich in allen Extremitäten rasch und sicher ein Gefühl der Schwere erzeugen läßt. Luthe (1969) nimmt an, daß nach drei bis vier Wochen regelmäßigen Übens der Schwere bei etwa 60% der Probanden bereits spontan Wärmesensationen in den verschiedensten Körperregionen auftreten.

Die Standardformel der Wärme-Übung ist analog zu der der Schwere-Übung konstruiert. Sie lautet: „Mein rechter Arm ist warm". Sehr häufig treten zunächst Wärmeempfindungen in den Händen und im Unterarm auf. Zu Anfang der Übungen sind diese Sensationen sowohl topographisch als auch zeitlich noch sehr instabil. Treten sie aber regelmäßig auf, so können sie von erheblicher Intensität sein. Die Probanden berichten dann von einem intensiven Prickeln oder Stechen in den Fingern oder von einem Dickerwerden der Hände bis hin zu einem schon unangenehmen Gefühl des Angeschwollenseins von Hand und Fingern. Im Unterarm dagegen sind diese Sensationen nicht so deutlich ausgeprägt oder eindeutig zu lokalisieren. So kann das Wärmegefühl den ganzen Unterarm erfassen oder sich nur auf dessen Oberfläche beschränken. Susen (1979) beobachtete, daß Berichte über Wärmesensationen bereits in der zweiten Übungswoche deutlich zunehmen, unmittelbar nachdem die Übungsteilnehmer mit dieser Übung begonnen hatten. In der dritten Übungswoche berichten schon mehr als 60% über deutliche und gleichbleibende Wärmegefühle im Unterarm. Dieser Prozentsatz blieb über die nachfolgenden drei Übungswochen hin relativ konstant.

Sehr häufig klagen die Übenden darüber, daß es ihnen schwerfalle, ein Gefühl der Wärme auch in den Beinen zu erzeugen. Dies kann verschiedene Ursachen haben. Außer technischen Fehlern (falsche Trainingsposition, mangelnde neuromuskuläre Entspannung) können hierfür auch konstitutionelle Faktoren verantwortlich sein. Besondere Schwierigkeiten mit dieser Übung haben vor allem Personen, die zu kalten Füßen und Händen neigen, Raucher sind oder an peripheren Durchblutungsstörungen leiden. Es gelingt ihnen zwar, nach längerem Üben ein Wärmegefühl in den Händen zu erreichen, das Wärmegefühl in den Beinen aber, vor allem in den Füßen, stellt sich nur schwer ein. Unterstützende Maßnahmen (z.B. Auflegen von wärmenden Decken, warmes Fußbad zu Beginn der Übung) können diese Übung erleichtern helfen. Auch läßt sich häufig durch eine Verlängerung der Übungsperioden ein positiver Effekt erzielen, sofern die Übenden in der Lage sind, die passive Konzentration aufrechtzuerhalten. Auf keinen Fall aber soll die Wärme-Übung über einen längeren Zeitraum als zwei bis drei Wochen ausgedehnt werden; denn die nachfolgenden Standardübungen, und hier vor allem die Atemübung, können noch einen zusätzlichen Wärmeeffekt produzieren (Luthe, 1969).

Der funktional-psychologische Vorteil dieser Übung besteht zweifellos darin, daß die Wärmesensationen relativ deutlich wahrgenommen und einigermaßen präzise lokalisiert werden können. Aufgrund der physiologischen Vorgänge, die zu einer peripheren Vasodilatation führen, eignet sich die Intensität und Ausbreitung des Wärmegefühls bestens als Indikator für den Grad der bereits erreichten Entspannung. Damit verfügen die Übenden über ein „Meßinstrument", das eine Rückmeldung darüber liefert, ob und inwieweit sie körperlich entspannt sind. Noch mehr als die Schwere-Übung kann deshalb das Wärmeerlebnis die Funktion einer positiven Verstärkung übernehmen, welche die Übenden darin bestärkt, die Übungen des Autogenen Trainings weiter fortzusetzen. Schon möglichst früh (d.h. schon während der Schwere-Übung) sollten sie daher auf etwaige Wärmeerlebnisse aufmerksam gemacht werden, um sie zu versichern, daß ihr Üben Erfolg hat und die Wärmesensationen, gleich welcher Art sie sind, keineswegs unerwünschte, sondern äußerst erwünschte Begleiterscheinungen darstellen. Aus diesem Grund erscheint es auch sinnvoll, die Wärme-Übung bereits dann an die Schwere-Übung anzuschließen, wenn noch keine generalisierte neuromuskuläre Entspannung (z.B. in den Beinen, im ganzen Körper) erreicht worden ist. Da, physiologisch betrachtet, eine Interaktion zwischen Abnahme des normalen muskulären Tonus und der peripheren Vasodilatation besteht, sollten diese beiden Übungen stets als ein „Übungspaket" angeboten werden.

Vorsichtsmaßnahmen

Bei dieser zweiten Unterstufen-Übung ist Vorsicht und Behutsamkeit vor allem bei Patienten geboten, die über Symptome berichten, die für eine starke Reaktion des Herz-Kreislauf-Systems sprechen. Hierzu zählen vor allem Klagen über Benommenheit, über ein Gefühl der Leere im Kopf, über Anfangssymptome einer Ohnmacht und ähnliche Erscheinungen. Sollten diese Beschwerden während oder nach dieser Übung nur gelegentlich auftreten, kann durch besondere Formeln eine Minderung der Wärmesensation in bestimmten Körperregionen erreicht und dadurch eine Besserung des Befindens erzielt werden. Sollten die Beschwerden aber regelmäßig und mit zunehmender Intensität auftreten, muß auf jeden Fall das Autogene Training abgebrochen werden.

4.2.2 Physiologische Effekte der Wärme-Übung

Die Wärmesensationen in den Extremitäten haben ein eindeutiges physiologisches Substrat, nämlich die periphere Gefäßerweiterung (Vasodilatation). Einzelheiten hierzu finden sich im Kapitel „Psychophysiologie der Entspannung". Temperaturmessungen während der Wärme-Übung haben gezeigt, daß die Fingertemperatur im Durchschnitt um 0,2° bis 3,5° C zunehmen kann, wobei dieser Effekt in den distalen Zonen stärker ist als in den proximalen (Polzien, 1965a). Aus der Biofeedback-Forschung und aus anderen psychophysiologischen Untersuchungen (Emotion und Gefäßdurchblutung, s. Taub, 1977) ist bekannt, daß sich die periphere Vasodilatation unter willentliche Kontrolle bringen läßt. Eine notwendige Voraussetzung dafür ist die Reduktion des alpha- und beta-adrenergen Impulseinstroms über das sympathische Nervensystem (vgl. Kapitel „Biofeedback"). Verringert sich der Sympathikotonus, so werden die Blutgefäße in den Hautarealen von Hand und Unterarm erweitert, wodurch mehr Blut in die Peripherie fließt. Diese hämodynamische Reaktion ist genau jener entgegengesetzt, die bei körperlicher und geistiger Belastung auftritt. Hier werden nämlich die Hautgefäße durch den Sympathikus-Einfluß enger gestellt, während die zu den Arbeitsmuskeln führenden Blutgefäße erweitert sind und somit dort ein erhöhtes Blutangebot sicherstellen. Die bei körperlicher und geistiger Entspannung eintretende periphere Vasodilatation ist zusammen mit anderen physiologischen Veränderungen ein relativ zuverlässiges Zeichen dafür, daß sich die sympatho-adrenerge Aktivität reduziert hat. Die von vielen Personen berichteten Sensationen des Prickelns und Kribbelns, z.B. in den Händen, sind Zeichen einer sich anbahnenden Mehrdurchblutung.

Der vasodilatorische Effekt tritt bereits bei der vorangegangenen Schwere-Übung auf. Dies zeigt Abbildung 2 sehr deutlich.

Hier sind die Wärmetransportzahlen (Diehl, 1987) für einen Übungszeitraum von insgesamt neun Wochen dargestellt. Der parallele Kurvenverlauf deutet darauf hin, daß es keine Seitendifferenzen in den vasomotorischen Reaktionen der Finger gibt. Interessant ist, daß die Wärme-Übung selbst zu keiner weiteren Steigerung der Vasodilatation mehr führt; es kommt sogar zu einer geringfügigen Abnahme der Wärmetransportzahlen. Dies wird damit erklärt, daß die Probanden versuchen, durch besondere Anstrengung noch intensivere Wärmesensationen zu produzieren als sie ohnehin schon verspüren. Dadurch wird möglicherweise über eine Steigerung der sympatho-adrenergen Aktivität genau das Gegenteil, nämlich eine Reduktion der Vasodilatation, bewirkt (Diehl, 1987).

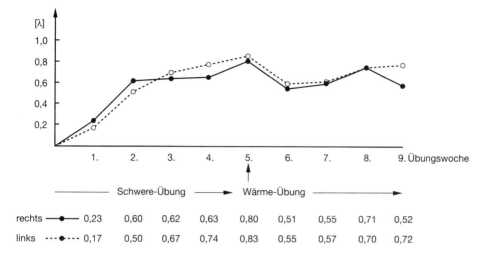

Abb. 2: Darstellung der mittleren Veränderungen der Wärmetransportzahlen (λ) als Zeichen für periphere Durchblutungsänderungen in der rechten (●——●) und linken (○——○) Hand während der Schwere- und Wärme-Übung des Autogenen Trainings. Beobachtungszeitraum: neun Wochen.
[Aus Vogel, 1967]

Die vasomotorischen Reaktionen während des Autogenen Trainings haben einen charakteristischen Verlauf (vgl. Abbildung 3). Nach einer Phase einfacher Ruhe, bei der noch nicht geübt wird, kommt es in der Anfangsphase (a) zu einer kurzfristigen Vasokonstriktion. Daran schließt sich die eigentliche Hauptreaktion (b) an. Darauf folgen die „Schlußzacke" (c) und die Nachreaktion (d). Dieser Reaktionsverlauf kann, abweichend von der Darstellung in Abbildung 3, verschie-

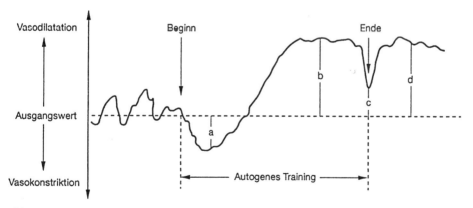

Abb. 3: Durchschnittlicher Verlauf der peripheren Durchblutung während der Schwere- und Wärme-Übung des Autogenen Trainings. Unmittelbar nach Übungsbeginn kommt es vorübergehend zu einer Vasokonstriktion (a), daran schließt sich als Hauptreaktion eine Vasodilatation (b) an, nach Abschluß der Übung nimmt die Vasodilatation kurzfristig ab (c; sogenannte Schlußzacke), steigt dann aber wieder an (d; sogenannte Nachreaktion).
[In Anlehnung an Khodaie, 1970]

dene Verlaufsformen annehmen, die schematisch in Abbildung 4 (A–C) dargestellt sind:

A Nach einem raschen Anstieg wird ein Plateau erreicht, welches während der gesamten Übungszeit beibehalten wird; diese Verlaufsform fand sich vor allem bei Personen, die das Autogene Training sehr gut beherrschten und es beliebig lange ausdehnen konnten.

B Relativ diskontinuierliche Zunahme der Vasodilatation, die dann nach einer gewissen Zeit abzunehmen beginnt; dies ist charakterisitsch für Personen, die sich nur kurze Zeit (max. drei bis fünf Minuten lang) auf die Übungen konzentrieren konnten und

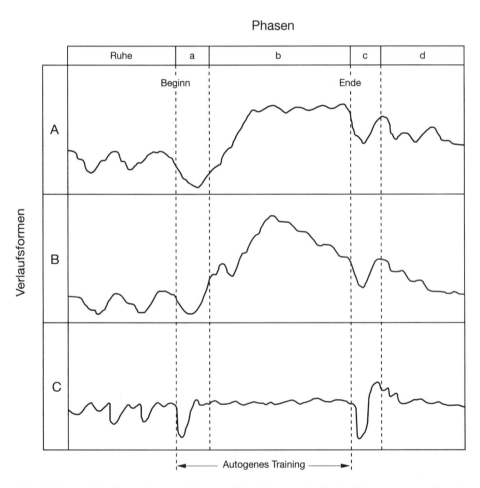

Abb. 4: Schematische Darstellung verschiedener Verlaufsformen (A-C) der Wärmetransportzahlen (Index für periphere Durchblutung) während der Übungen des Autogenen Trainings und einzelner Übungsphasen (a = initiale Vasokonstriktion, b = Hauptreaktion, c = Schlußzacke, d = Nachreaktion). Zur Erläuterung der Verlaufsformen A bis C vgl. Text.
[In Anlehnung an Khodaie, 1970]

C eine flache Hauptreaktion, d.h. während der Übung stellt sich keine Vasodilatation ein.

Nach Abschluß der Übung kommt es bei allen drei Verlaufsformen zu einer Vasokonstriktion, wahrscheinlich infolge der rascheren Atmung und des Sich-Zurücknehmens (Diehl, 1987).
 Die Vasomotorik verhält sich in den Extremitäten unterschiedlich. In der Regel sind die Wärmetransportzahlen in den Fingern stets höher als in den Zehen. Auch dauert es länger, bis in den Zehen die maximalen Wärmetransportzahlen erreicht werden: der Maximalanstieg ist in den Fingern bereits nach vier bis fünf Minuten, in den Zehen dagegen erst nach fünf bis sieben Minuten Übungsdauer erreicht (Diehl, 1987). Hierfür sind verschiedene Faktoren verantwortlich: unterschiedliche Hautkapillarisierung, stärkere Verhornung der Zehen oder ausgeprägtere kortikale Repräsentation der Hand gegenüber dem Fuß (Khodaie, 1970).
 Daß bei den Wärmesensationen auch klassisch konditionierte Reaktionsanteile eine Rolle spielen, wird durch die Beobachtung unterstützt, daß die Hauttemperatur bereits dann ansteigt, wenn die Übenden ihre Trainingsposition eingenommen haben, ohne daß vorher schon eine trainingsspezifische Formel verwendet worden wäre (Kleinsorge & Klumbies, 1967).

4.3 Herz-Übung

4.3.1 Durchführung

Die Herz-Übung hat im Anschluß an die ersten beiden Unterstufen-Übungen zum Ziel, die psychophysiologischen Effekte der Schwere- und Wärmeformeln noch weiter zu verstärken. Die entsprechende Formel lautet: „Herz schlägt ruhig und gleichmäßig". Der Inhalt dieser Formel deutet bereits an, daß es sich bei dieser Übung keinefalls um eine Verlangsamung des Herzschlags handelt, sondern eher um eine Konzentration auf die Gleichmäßigkeit, mit der die einzelnen Herzschläge aufeinander folgen.
 Diese Übung ist in dreifacher Hinsicht problematisch. Erstens fehlt dem Übenden ein so feines Diskriminationsvermögen, das ihm erlauben würde, die spontanen Variationen der Herzschlagfolge genau festzustellen. Zweitens ist fraglich, ob bei der Konzentration auf das Herz und seine spontane Tätigkeit eine Entspannungsvertiefung eintritt. Und drittens ist unter physiologischen Gesichtspunkten die Durchführung der Herz-Übung vor der nachfolgenden Atem-Übung insofern wenig sinnvoll, als die Atemtätigkeit die Herzaktivität beeinflussen kann.
 Zusammen mit der nachfolgenden Atem-Übung kann man die Herz-Übung als eine sogenannte Rhythmus-Übung bezeichnen, bei der es darauf ankommt, an irgendeiner Stelle des Körpers ein gleichmäßiges Pulsieren festzustellen und sich diesem automatischen Geschehen passiv zu überlassen, um dadurch das Gefühl der Entspannung noch weiter zu verstärken. Es geht also hier, im Unterschied zu den

ersten beiden Unterstufen-Übungen, nicht um die Herbeiführung einer physiologischen Reaktionsveränderung, sondern eher um das gelassene und ruhige Beobachten eines körperlichen Funktionsverlaufes.

Herkömmlicherweise verfährt man bei dieser Übung wie folgt: der Übende wird gebeten, in der Liegeposition seine rechte Hand in der Herzgegend auf den Brustkorb zu legen, um dort die Pulsationen des Herzens zu spüren. Um im rechten Arm störende Muskelverspannungen zu vermeiden, kann unter den rechten Ellbogen ein Kissen oder eine Decke geschoben werden, so daß der rechte Unterarm mühelos in einer horizontalen Position zum Brustkorb verweilen kann. Diese Trainingsposition wird gleich zu Beginn der Übung eingenommen. Es folgen in der bereits bekannten Weise zunächst die Formeln für Schwere und Wärme, woran sich dann die Formel „Herz schlägt ruhig und gleichmäßig" anschließt.

Im allgemeinen fällt diese Übung nicht leicht. Nicht selten geschieht es, daß die bereits erreichten Effekte der Schwere- und Wärme-Übung wieder verschwinden, sobald diese Übung eingeführt wird. Dafür gibt es mehrere Gründe. So kann es z. B. schwerfallen, den Herzschlag in der Herzregion zu spüren, während an anderen Körperstellen, z. B. in der Rückengegend, in den Händen oder am Hals, Pulsationen zu bemerken sind. Andererseits können manche Personen gerade dann durch diese Übung erheblich irritiert werden, wenn sie plötzlich Irregularitäten ihres Herzschlages feststellen. Nach Luthe (1969) liegt der Prozentsatz an Patienten, die während der Herz-Übung unangenehme Erfahrungen gemacht hatten, relativ hoch (49%). Die Zunahme von krampfähnlichen Sensationen (10,2%), Herzraten-Zunahmen (24,5%), Schmerzerlebnissen (20,4%), Druckempfindungen in der linken Brust, verbunden mit zirkulatorischen Veränderungen (16,3%) sowie unangenehme Gefühle in der Herz-Brust-Gegend (28,6%) machen deutlich, wie sensibel vor allem Patienten mit psychosomatischen Störungen auf diese Übung reagieren. Außerdem wurden, allerdings von einem nur geringen Prozentsatz der Patienten (etwa 14%), Störungen der normalen Atemtätigkeit berichtet, so z. B. rascher Atem, Schwierigkeiten beim Durchatmen und Gefühle von Atemnot.

Es muß eine klare Indikation bestehen, wenn diese Übung im Anschluß an die ersten beiden Unterstufen-Übungen durchgeführt wird; denn
a) es ist bislang unbekannt, wodurch die oben geschilderten Irritationen während der Herz-Übung zustande kommen,
b) es existieren keine geeigneten Gegenmaßnahmen, um mit diesen Störungen fertig zu werden, und
c) es können die durch Schwere- und Wärme-Übung erzielten Übungserfolge durch die Herz-Übung wieder zunichte gemacht werden.

4.3.2 Physiologische Effekte der Herz-Übung

Obwohl Änderungen der Herzrate nicht Ziel dieses Übungsteils sind, nimmt die Herzrate bereits während der beiden ersten Unterstufen-Übungen ab; dies spricht für eine allgemeine psychophysiologische Deaktivierung infolge der körperlichen

Untätigkeit. Durch die Herz-Übung selbst wird jedoch keine weitere, d.h. formelspezifische Abnahme der Herzrate mehr erreicht. Luthe berichtet, daß bei Patienten, die an Tachykardie litten, ein langsamerer Herzschlag allein schon durch die Schwere-Übung erzielt wurde. Ihre Herzrate verlangsamte sich während dieser Übungsphase um 5 bis 15% gegenüber einem Ausgangsniveau vor dieser Übung von 76 Schlägen/Minute. Ebenfalls während der Schwere-Übung war gelegentlich ein Anstieg der ST-Strecke sowie eine Zunahme der T-Welle im EKG zu beobachten (Polzien, 1965b). Diese Veränderungen korrelierten jedoch nicht mit Veränderungen der Herzrate. Kreislaufanalysen während der Herz-Übung wurden von Drunkenmölle und Lantzsch (1973) durchgeführt, wobei sich als primärer Übungseffekt eine Abnahme des Schlagvolumens bei gleichbleibender Herzrate fand.

4.4 Atem-Übung

4.4.1 Durchführung

Diese Übung ist, ähnlich wie die Herz-Übung, ebenfalls eine sogenannte Rhythmus-Übung, bei der es darauf ankommt, sich dem spontanen Verlauf von Ein- und Ausatmung zu überlassen. Dabei wären beispielsweise Formeln wie „Ich atme ruhig" nicht sehr hilfreich, da sie aufgrund ihrer verbalen Struktur zu sehr ein aktives Eingreifen in diesen physiologisch weitgehend automatisch ablaufenden Vorgang bedeuten würden. Demgegenüber erwies sich die Formel „Es atmet mich" als geeigneter, da sie den Charakter des passiven Sich-Überlassens stärker betont. Dies gilt es auch bei der Instruktion vor Übungsbeginn zu berücksichtigen; denn jedes bewußte Beobachten des Atemvorgangs oder gar die willentliche Manipulation desselben können zu störenden Unregelmäßigkeiten in der Atmung führen. Unterstützt werden kann der Prozeß der passiven Konzentration noch dadurch, daß die Übenden Vorstellungen von Vorgängen zu Hilfe nehmen, die das rhythmische Ein- und Ausatmen symbolisieren (z.B. Pendelbewegungen, Wellenbewegungen, das Auf-und-Ab der Bauchdecke). Die meisten Übungsteilnehmer berichten spontan, daß ihnen dieser Übungsteil sehr zusage und ihre körperliche Entspannung dadurch noch weiter vertieft würde. Dieser zusätzliche Effekt ist wahrscheinlich darauf zurückzuführen, daß die passive Aufmerksamkeit über längere Zeit hin auf die Vorstellung rhythmischer Vorgänge ausgerichtet ist. Der kontinuierliche Fluß des Auf- und-Ab der Atemtätigkeit hält wahrscheinlich durch seine Monotonie und Automatie eine passiv-konzentrative Haltung besser aufrecht als die Formeln der ersten beiden Unterstufen-Übungen. Bevor aber mit der Übung begonnen wird, sollten die Übenden darauf hingewiesen werden, daß sie eine für sie angenehme Vorstellung herausfinden sollten, die am besten diese Art von Rhythmizität symbolisiere und als angenehm empfunden werde.

Wird auf die Herz-Übung verzichtet, kann die Atemübung als dritte Unterstufen-Übung an die Schwere- und Wärme-Übung angeschlossen werden. Sollte sich nach längerem Üben bereits spontan bei Einnahme der Übungsposition ein

Schwere- und Wärmegefühl einstellen, kann die Phase der Wärme- und Schwereformeln relativ kurz sein und die Atemformeln unmittelbar angeschlossen werden, da sie im allgemeinen das Gefühl von Schwere und Wärme noch weiter verstärken.

Bei bestimmten Indikationen erweisen sich Modifikationen der Atemformel als sinnvoll (z. B. für Patienten mit Asthma bronchiale, s. o.).

4.4.2 Physiologische Effekte der Atem-Übung

Bei der Atemübung kommt es zu einer Verlangsamung der Atemfrequenz. Außerdem ist ein Überwiegen der Bauch- gegenüber der Brustatmung zu beobachten (Abbildung 5, oben). In schwächerer Ausprägung sind diese charakteristischen Veränderungen bereits während der Schwere- und Wärme-Übung vorhanden. Außerdem tritt innerhalb des Atemzyklus eine Verlängerung der Inspirations- und der Expirationsphasen auf (Luthe, 1969; s. Abbildung 5, unten). Der Atemrhythmus pendelt sich im allgemeinen auf eine flache, gleichmäßige Atmung mit relativ langen Pausen zwischen Inspiration und Expiration ein.

4.5 Sonnengeflecht-Übung

4.5.1 Durchführung

Ausgangspunkt dieser Übung war die Beobachtung, daß die lokale Anwendung von Wärme in der Bauchregion spezifische psychophysiologische Effekte hervorruft. So wurde von Physiotherapeuten und Klinikern berichtet – auf solche Erfahrungen stützte sich vor allem Schultz bei der Entwicklung dieses Übungsteils –, daß sich nach Anwendung von Wärme in der Bauchregion eine Muskelentspannung einstellte und Patienten daraufhin besser einschlafen konnten.

Ziel dieser Übung ist also, ein Wärmegefühl in jener Leibregion zu erzeugen, welche sich vom unteren Brustbein bis etwa zum Nabel hin erstreckt (auch als Magengrube oder Oberbauch bezeichnet). Darunter, im Leibesinneren, befindet sich zwischen Wirbelsäule und Magen ein Nervenknoten (Ganglion coeliacum oder Oberbauchganglion), von dem aus strahlenförmig (ähnlich wie Sonnenstrahlen; daher der Begriff „Sonnengeflecht" oder plexus solaris) Nervenäste des Sympathikus zu den verschiedenen Hohlorganen, wie Magen, Leber, Milz, Bauchspeicheldrüse, Dünn- und Dickdarm und Nebennierenrinde ziehen. Das Sonnengeflecht ist somit eine wichtige Umschaltstelle des sympathischen Nervensystems (vgl. Abbildung 6).

Natürlich ist es schwer, sich vorzustellen, daß dieses Nervengeflecht warm werden soll. Allein schon der Begriff „Sonnengeflecht" erzeugt bei manchem ein gewisses Unbehagen, da man sich darunter nichts ähnlich Konkretes vorstellen kann, wie dies bei der vorangegangenen Schwere-, Wärme- und Atem-Übung noch leicht möglich war. „Sonnengeflecht" ist nichts anderes als ein Lokalisationsbe-

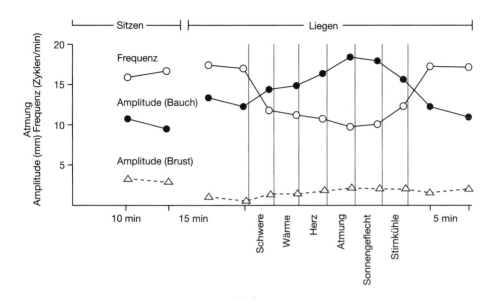

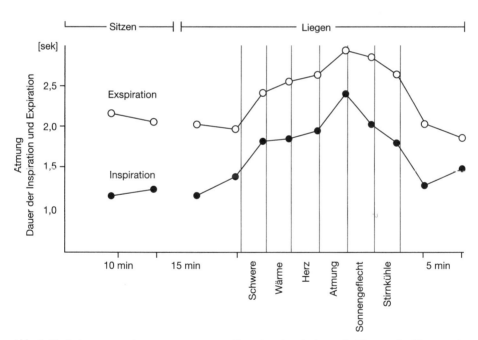

Abb. 5: Veränderung von Atmungswerten vor, während und nach den sechs Unterstufen-Übungen des Autogenen Trainings.
oben: Veränderungen der Atemfrequenz (o——o), der Amplituden der Bauchatmung (●——●) und der Amplituden der Brustatmung (△——△).
unten: Veränderungen der Dauer der Einatmungs- (Inspiration; ●——●) und Ausatmungszyklen (Expiration; o——o).
(Nach Luthe, 1969)

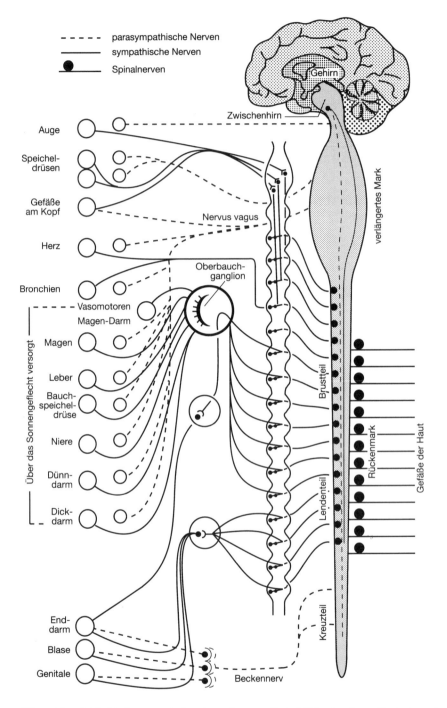

Abb. 6: Neurale Verbindungen zwischen dem „Sonnengeflecht" (Oberbauchganglion), den präganglionären Nerven aus dem sympathischen Grenzstrang und den über postganglionäre Nerven versorgten Organen.
(Nach Hoffmann, 1977)

griff, der ohne weiteres durch die Begriffe „Magen" oder „Leib" ersetzt werden kann.

Die traditionelle Formel lautet: „Sonnengeflecht strömend warm". Damit wird ein Wärmeerlebnis in dieser Region angesprochen, welches sich allmählich ausbreitet und ein Gefühl des Strömens erzeugt. Es kann beispielsweise von irgendeinem Punkt im Magenbereich ausgehen oder aus einer anderen Leibregion in diesen Bereich einströmen.

Das Wärmeerlebnis, das hier entsteht, unterscheidet sich sowohl quantitativ als auch qualitativ vom Wärmeerlebnis in den Extremitäten. Ein Unterschied besteht darin, daß es sich nicht spontan einstellt, sondern dazu eine längere Übungszeit erforderlich ist. Auch qualitativ sind die Wärmesensationen von jenen in den Extremitäten verschieden; sie treten zu Beginn meist in Wellen auf, die sich, wie bereits erwähnt, über einen bestimmten Bereich der Bauchregion ausbreiten. Außerdem hält das Wärmegefühl im Leibbereich nach Abschluß der Übung meist noch an und verschwindet nicht so rasch wie die Wärmesensationen in den Extremitäten. Um ein Gefühl dafür zu vermitteln, können Hilfen angeboten werden, die reaktionskonforme Vorstellungen anbahnen. So kann z.B. ein Schluck Alkohol oder das Auflegen einer warmen Decke, eines leicht erwärmten Heizkissens oder der eigenen Hand auf den Bauch deutlich machen, welcher Art die durch die Übung angestrebten Effekte und Sensationen sein könnten.

Mit dieser Übung sollte im allgemeinen erst dann begonnen werden, wenn sich Schwere und Wärme in den Extremitäten sowie eine gleichmäßige und ruhige Atmung ohne Schwierigkeiten einstellen. In der Mehrzahl der Fälle wird nach ein bis sechs Wochen regelmäßigen Übens über Wärmeerlebnisse in der abdominalen Region berichtet.

4.5.2 Physiologische Effekte der Sonnengeflecht-Übung

Es liegen nur vereinzelt Berichte über typische Veränderungen im Gastrointestinaltrakt während des Autogenen Trainings vor (Luthe, 1969; Ikemi et al., 1965). Während der Schwere-Übung ließ sich eine Zunahme der gastrischen Motilität mit starken Kontraktionsbewegungen beobachten. Beide Formeln „Mein Bauch ist warm" und „Sonnengeflecht strömend warm" führten zu einer Tonussteigerung der glatten Muskulatur des Magens und zu einem Muster von schnellen, kräftigen, aber irregulären Kontraktionen. Nach Beendigung dieser Übung zeigte die gastrische Motilität wieder das gleiche Muster wie vor Beginn des Trainings. Luthe berichtete außerdem von einer Zunahme der gastrischen Temperatur nach 20-minütiger Übung mit der Formel „Mein Bauch ist warm". Während dieser Übung stieg auch die Säureproduktion des Magens deutlich an. Diese Reaktion war außerdem mit einem deutlichen Anstieg der Schleimhautdurchblutung verbunden. Untersuchungen an Einzelfällen zeigten, daß das Autogene Training auch die motorischen Reaktionen und den Blutfluß im Dickdarm beeinflußt. An zwei Patienten mit irritablem Dickdarm konnte erst dann ein vermehrter Blutzufluß und eine Steigerung der Peristaltik festgestellt werden, nachdem zu den vorangegangenen Unterstufen-Übungen die Wärme-Übung für den abdominalen Bereich hinzugekommen war. Die bislang vorliegenden Befunde genügen jedoch nicht, um die beobachteten Effekte im gastrointestinalen Bereich eindeutig auf diesen Übungsteil zurückzuführen.

4.6 Stirnkühle-Übung

4.6.1 Durchführung

Diese Übung geht auf klinische Beobachtungen zurück. Hyperaktive und unruhige Patienten ließen sich beruhigen, wenn ihnen kalte Kompressen auf die Stirn gelegt wurden (Schultz, 1973). Daß die Stirnkühle-Übung die letzte der Unterstufen-Übung des Autogenen Trainings ist, hat nichts damit zu tun, daß sie vielleicht die schwerste von allen sei, sondern sie wurde zufällig hinzugefügt, nachdem die anderen fünf Übungen bereits erfunden waren: also eine historische und keine physiologisch begründete Sequenz.

Die klassische Formel lautet: „Stirn angenehm kühl". Das Ziel dieser Übung und mögliche Abänderungen der Formel sollten den Übenden, ähnlich wie bei den vorangegangenen Übungen, begründet werden. Von den physiologischen Effekten her betrachtet, stellen neben der neuromuskulären Entspannung die vasodilatatorischen Prozesse einen Kernpunkt des Autogenen Trainings dar, welche durch die Atem-Übung noch weiter verstärkt werden. Gelingen diese Übungen, stellt sich aufgrund der Sympathikolyse (vgl. Kapitel „Psychophysiologie der Entspannung") eine vermehrte Vasodilatation ein, die an manchen Stellen des Körpers als angenehm empfunden wird, an anderen dagegen nicht. Diese Gefäßerweiterungen betreffen auch die Hautregion von Gesicht und Stirn. Gerade in der liegenden Position kann es häufig zu einer Mehrdurchblutung der Gesichts- und Stirnpartie kommen. Es hängt von der Sensibilität und Vorerfahrung der Übenden ab, ob die Durchblutungszunahme in diesen Regionen als angenehm bzw. unangenehm empfunden wird. Gerade im Kopfbereich kann eine Mehrdurchblutung zu unangenehmen Sensationen (z.B. „dicker, dumpfer Kopf") führen. Hieraus leitet sich der Stellenwert der Stirnkühle-Übung ab. Sie stellt sozusagen ein Kontrastprogramm zur allgemeinen Vasodilatation dar, die im gesamten Körper kraft der vorangegangenen Übungen abläuft. Dies kann auch dadurch zum Ausdruck gebracht werden, daß die traditionelle Formel „Stirn angenehm kühl" durch andere Formeln ersetzt wird, wie z.B. „Kopf leicht und klar". Da das Autogene Training auf geistige Frische und Wachheit abzielt, ist der psychotrope Effekt, nämlich einen „klaren Kopf" zu behalten, naheliegend. Da die Unterstufen-Übungen der Schwere, Wärme und der Atemregulation am meisten dazu beitragen, eine körperliche Entspannung herbeizuführen, ist die Stirnkühle-Übung eigentlich nur in jenen Fällen angezeigt, bei denen es zu einer vasomotorischen Überreaktion im Stirn- und Gesichtsbereich gekommen ist.

Zu beachten ist bei dieser Übung auch, daß es sich um „Kühle" und nicht um „Kälte" der Stirnregion handelt. Manche Personen versuchen den gewünschten Erfolg dadurch herbeizuführen, daß sie sich vorstellen, sie hielten z.B. ihren Kopf unter eiskaltes Wasser oder legten Eiswürfel auf ihre Stirn. Diese Vorstellungen können bei manchen Probanden zu vasospastischen Reaktionen führen, die Kopfschmerzen verursachen. Besonders gefährdet sind hier jene Patienten, die unter Migräne leiden. Als hilfreich haben sich dabei Vorstellungen eines kühlen Luftstroms, der über die Stirn und das Gesicht streicht, erwiesen. Wird das Training der Stirnkühle über eine bis drei Wochen ausgedehnt, stellen sich Empfindungen einer angenehmen Kühle in der Stirn- und Gesichtsregion bei etwa 70% der Übenden ein (Luthe, 1969).

4.6.2 Physiologische Effekte der Stirnkühle-Übung

Temperaturmessungen an der Stirn haben gezeigt, daß die Erwärmung dieser Hautregion während der ersten beiden Unterstufen-Übungen den gleichen Verlauf nimmt wie die Hauttemperatur in den Extremitäten. Es ist keineswegs so, daß die Hautdurchblutung in den Extremitäten und im Kopfbereich gegensinnig verlaufen. Wenn im Stirnbereich ein Gefühl der Kühle auftritt, so kann dies einmal durch eine vermehrte Wärmeabstrahlung bedingt sein, die sich durch die vermehrte Blutzufuhr und die dadurch gesteigerte Wärmeproduktion ergibt. Andererseits kann es zu minimalen Konvektionsströmen kommen, die ebenfalls durch die gesteigerte Abstrahlungswärme bedingt sind (Einzelheiten zur Thermozeption finden sich im Kapitel „Psychophysiologie der Interozeption"). Wenn die Übenden also Stirnkühle empfinden, so ist das nicht Ergebnis einer Vasokonstriktion, sondern der Wärmeabstrahlung aufgrund einer Vasodilatation, die sich hier, anders als in den Extremitäten, als Kühleempfindung bemerkbar machen kann.

4.7 Weitere physiologische Veränderungen während der Unterstufen-Übungen des Autogenen Trainings

Die an Kurzzeit- und Langzeit-Trainierten vorgenommenen physiologischen Messungen erlauben eine weiterführende Diskussion der körperlichen Veränderungen, die das Autogene Training hervorruft. Hierbei liefern zentralnervöse Maße, insbesondere das EEG, wichtige Informationen. Jus und Jus (1963) stellten bei Kurzzeit-Trainierten folgende EEG-Veränderungen fest: nach einer Periode regelmäßiger Alpha-Wellen tritt eine Periode mit Alpha-Wellen sehr unterschiedlicher Amplitudenhöhen auf; danach ist eine Periode nicht-kontinuierlicher Alpha-Aktivität mit gelegentlicher Theta-Aktivität zu beobachten. Im Zusammenhang mit dem Auftreten von Theta-Wellen wurden häufig Schwere-Sensationen berichtet. Bei Langzeit-Trainierten (6 bis 36 Wochen Training) entfällt dieser Zusammenhang zwischen körperlichen Sensationen und EEG-Aktivität (Stojanow & Heidrich, 1962). Israel,

Romer und Geißmann (1958) beobachteten bei Langzeit-Trainierten ebenfalls eine Abnahme der Alpha-Amplituden bis zu einem oft völligen Verschwinden der Alpha-Wellen (10 bis 60 Sekunden bis hin zu einigen Minuten) und Auftreten von irregulären Theta-Wellen. Im Unterschied zu den Kurzzeit-Trainierten traten bei den Langzeit-Trainierten keine K-Komplexe und Spindelaktivitäten auf. Diese Befunde sprechen dafür, daß der einzige Unterschied, der zwischen Kurz- und Langzeit-Trainierten besteht, darauf zurückzuführen ist, daß Kurzzeit-Trainierte eher während des Autogenen Training in ein Einschlafstadium abgleiten oder völlig einschlafen, während Langzeit-Trainierte diesen physiologischen Ablauf des Übergangs vom Wachen zum Schlafen zu blockieren gelernt haben (vgl. Kapitel „Psychophysiologie der Entspannung").

5. Oberstufen-Übungen

Hierbei handelt es sich um meditationsähnliche Versenkungs- und Provokationstechniken, deren Inhalte und Ziele von Schultz (1973) weitgehend unsystematisch aus den verschiedenen Erlebnisberichten seiner Patienten und Schüler während der Unterstufen-Übungen abgeleitet worden waren.

Voraussetzung für die Oberstufen-Übungen ist, daß die Unterstufen-Übungen soweit beherrscht werden, daß der Entspannungzustand sowie die passive Konzentration länger als eine halbe Stunde aufrechterhalten werden können. Begonnen wird in der Regel mit Fixationsübungen (ähnlich denen der Hypnose-Einleitung oder sogenannte Oben-Innen-Stellung der Augäpfel), mit deren Hilfe relativ rasch ein Zustand der Versenkung induziert werden soll.

▸ In diesem Versenkungszustand werden die Übenden aufgefordert, sich eine „gleichförmige" Farbe vorzustellen. Dieser Übungsteil beruht auf der fragwürdigen Annahme, daß Farbpräferenzen mit Persönlichkeitsmerkmalen einhergehen (vgl. Schultz, 1973). Daraus leitete er den Begriff der „Eigenfarbe" ab, also ein Farberlebnis, welches für die Person des Meditierenden charakteristisch sein sollte. Um das Vorgehen bei den Oberstufen-Übungen besser zu verstehen, soll am Beispiel der Vorstellung der „Eigenfarbe" erläutert werden, wie ein solches Übungssegment aufgebaut ist. Eine mögliche, aber nicht notwendige Hilfestellung vor dem Versuch besteht darin, daß man die Übenden Farben aus einem Farbsortiment nach dem Gesichtspunkt des Gefallens oder Mißfallens aussuchen läßt und die bevorzugten Farben zur Vorstellung während der Übung empfiehlt.

Diese Übung beginnt, wie alle anderen auch, mit der Durchführung der Unterstufen-Übungen. Die Formeln der neuen Übung haben folgende Form und Sequenz: „Vor meinem inneren Auge entwickelt sich eine Farbe: es ist ein klares Blau – das Blau wird immer deutlicher – das Blau steht klar vor mir – das Blau wandelt sich allmählich zum Violett – das Violett wird immer deutlicher – das Violett steht klar vor mir…" (daran können sich weitere bevorzugte Farben des Spektrums anschließen). Den Abschluß dieser Vorstellungs-Übung bilden Formeln wie: „Die Farben ziehen sich allmählich zurück – die Farben sind verschwunden". Die Farberlebnisse, die sich dabei gewöhnlich einstellen, sind meist an Gegenstände (z.B. blauer Himmel, violettes Kleid) gebunden. Dies aber ist nicht Ziel der Übung; es sollen vielmehr Farbeindrücke und Farbvisionen entstehen, die sich der Anschauung durch das „innere Auge" wie eigenständige Realitäten präsentieren, ohne Attribute irgendeines Gegenstandes zu sein. Derartige Erlebnisse stellen sich spontan bereits während der Unterstufen-Übungen ein. Als eigenes Übungssegment aber kann die „Eigenfarbe"-Übung dazu dienen, das diskursive Denken und die damit verbundenen Assoziationsketten abzubauen und in einen Modus der bloßen Anschauung überzugehen. Es ist also eine Methode – und als solche kann sie bereits während der Unterstufen-Übungen praktiziert werden –, durch die mentale Beruhigung erreicht wird.

▸ Ist der Übende in der Vorstellung dieser Farberlebnisse sicher, wird er zur Vergegenwärtigung bestimmter Objekte angehalten. Hierbei durchlaufen die Übenden häufig Stadien, wie sie Schultz in seinen Beobachtungen von Schichtenbildungen während der sogenannten hypnotischen Selbstschau beschrieben hat. Das in dieser Phase auftauchende Erlebnismaterial – ähnlich dem in Traum und kathartischen Prozessen produzierten – kann psychotherapeutisch von Bedeutung sein.
▸ An die Objektschau schließt sich analog zum Erlebnis der „Eigenfarbe" eine Übungsphase zur Vergegenwärtigung des „Eigengefühls" an. Die Übenden erhalten die Aufgabe, sich affektfrei und emotionslos das Bild eines konkreten Menschen vorzustellen und dieses längere Zeit auf sich einwirken zu lassen. Diesen Übungen wird eine desensibilisierende Wirkung im Hinblick auf emotional störende und angstbesetze Erlebnisse im zwischenmenschlichen Bereich zugesprochen.
▸ Die daran anschließenden Übungen zielen auf noch komplexere Vorstellungsinhalte bzw. abstrakte Konzepte wie „Glück", „Gerechtigkeit", „Frieden".

Bei sämtlichen Oberstufen-Übungen handelt es sich um eine Verfeinerung der Vorstellungswelt, die ihren eigenen Stellenwert besitzt und therapeutisch genutzt werden kann (vgl. Schultz, 1973; Luthe, 1970; Thomas, 1969).

6. Formelunabhängige Begleiterscheinungen während des Autogenen Trainings

Bereits in frühen Stadien des Autogenen Trainings beobachtete Schultz bei einem großen Prozentsatz seiner Patienten und Schüler körperliche Empfindungen und Erlebnisse, die mit den Übungsformeln in keinem Zusammenhang standen. Luthe (1969) versuchte, durch systematische Beobachtungen Hinweise zu bekommen, wie diese Vorgänge zu erklären seien. Die während der Unterstufen-Übungen auftretenden, nicht formelspezifischen Erscheinungen nannte er paradoxe Phänomene; der hierfür gleichfalls benutzte Begriff „Entladungen" enthält über die deskriptive Konnotation hinaus noch eine erklärende insofern, als neurophysiologische Prozesse als Auslöser für diese paradoxen Phänomene angesehen werden, wie z.B. die spontane Nervenaktivität in Form von Entladungen, vergleichbar den aus Einschlafphasen bekannten plötzlichen Muskelzuckungen. Sie sind für den Fortgang des Autogenen Trainings, insbesondere in der Anfangsphase, von großer Bedeutung, da sie passagere Störmomente darstellen, von denen es abhängt, ob die Übenden das Autogene Training weiter fortführen oder nicht. Hierüber Bescheid zu wissen, ist für den Übungsleiter, besonders unter pragmatischen Gesichtspunkten, von großer Bedeutung.

Folgende paradoxe Phänome sind beobachtet worden:
1. Motorische Begleiterscheinungen
2. Sensorische Begleiterscheinungen
3. Affektbetonte, psychische Begleiterscheinungen
4. Mentale Begleiterscheinungen.

Motorische Begleiterscheinungen

Sie lassen sich unterteilen in:
a) Somatomotorische Entladungen (= Zuckungen einzelner Muskeln oder Muskelpartien, unwillkürliche, isoliert auftretende Bewegungen, die weder als Zucken noch als Zittern bezeichnet werden können, Zittern verschiedener Extremitäten oder im Rumpfbereich);
b) Reflexmotorische Entladungen (= motorische Entladungen, die im physiologischen Sinne den Schutz- und Verdauungsreflexen zugeordnet werden (z.B. Husten, Schlucken, Saugen oder Erbrechen));
c) Viszeromotorische Entladungen aus dem Bereich der Atmung, des Herzens, des Verdauungstrakts, des Genitalbereichs (u.a. verstärktes Schwitzen).

Sensorische Begleiterscheinungen

Hierunter fallen:
a) Somatosensorische Entladungen (= Formen von Schwere und Wärme-Empfindungen an formelunspezifischen Orten, z.B. Prickeln, Kribbeln usw.);
b) Autonom gesteuerte Begleiterscheinungen (= Schläfrigkeit, Gähnen, Einschlafen);
c) Vestibuläre Begleiterscheinungen (= Gefühle z.B. der Benommenheit, Gefühle des Drehens, Schwebens, Fallens oder Fliegens, Schwindelgefühle);
d) Akustische Begleiterscheinungen (z.B. Töne, Geräusche, Musik, Stimmen);
e) Olfaktorische und gustatorische Begleiterscheinungen (= spontan auftretende Geschmacks- und Geruchsempfindungen).

Affektbetonte psychische Begleiterscheinungen

Im Unterschied zu den oben aufgeführten Begleiterscheinungen, die mehr physiologische Reaktionen betreffen, gibt es auch affektbetonte, psychische Begleiterscheinungen. Sie treten häufig während der ersten Phase der Schwere-Übung auf, wobei die Gefühlsqualitäten rasch wechseln und in gegenteilige Gefühlsreaktionen umschlagen können (z.B. Traurigkeit – freudige Gelöstheit, Gespanntheit – Entspannung oder auch Wärme – Kälte). Hierzu zählen ferner plötzlich auftretende Angstgefühle, depressive Verstimmungen, Euphorie, Liebesbedürfnis, Einsamkeitsgefühl, Weinen, Lachen oder ein unspezifisches Unruhegefühl.

Mentale Begleiterscheinungen

Hierunter versteht man einströmende Gedanken, die nicht zu kontrollieren sind, Konzentrationsschwierigkeiten (eines der häufigsten Hindernisse in der Anlernphase) und falscher Formelablauf.

Spontane Begleiterscheinungen während einzelner Unterstufen-Übungen

Schon während der ersten Unterstufen-Übungen können spontan Begleiterscheinungen in den verschiedensten Körperbereichen auftreten. Prototyp solcher „spontanen Entladungen" sind die jedem bekannten plötzlichen Muskelzuckungen, die während des Einschlafens auftreten. Diese Phänomene sind aber nicht nur auf den motorischen Bereich beschränkt, sondern umfassen ebenso auch den sensorischen Bereich, das Körperschema, die vestibulären Sensationen sowie plötzliche Veränderungen der Affektlage.

Während der *Schwere-Übung* ist vor allem den vestibulären Sensationen besondere Aufmerksamkeit zu widmen, die sich als Drehschwindel oder Gefühle veränderter Körperlage im Raum manifestieren; sie führen gewöhnlich zu heftiger Beunruhigung, Angst vor Kontrollverlust oder Übelkeit. Öffnen der Augen, Fixation eines Punktes im Raum und kurzfristiges Anpressen der Arme auf die Unterlage können helfen, sich neu im Raum zu orientieren und die vestibulären Erscheinungen zu blockieren. Außerdem können leichte Schmerzzustände an verschiedenen Körperstellen auftreten. Sie kommen meist dadurch zustande, daß durch einen erhöhten Blutandrang in den Extremitäten Gefühle des Angeschwollenseins, eines stechenden Prickelns oder unangenehmen Pulsierens auftreten. Mit welchen weiteren Begleiterscheinungen während der Schwere-Übung zu rechnen ist, gibt Abbildung 7 wieder. Die dort aufgeführten Begleiterscheinungen stammen aus klinischen Stichproben. Im nicht-klinischen Bereich treten zwar sämtliche Begleiterscheinungen ebenfalls auf, doch sind sie seltener und weniger intensiv (Susen, 1979).

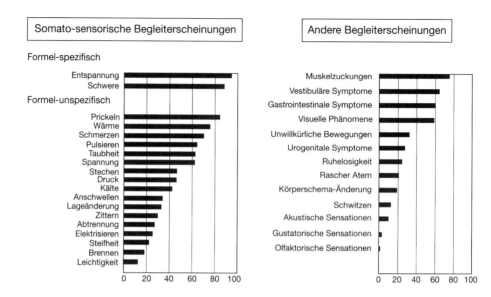

Abb. 7: Spontane Begleiterscheinungen während der Schwere-Übung des autogenen Trainings. Die Begleiterscheinungen wurden von Luthe (1969) an n=100 Patienten mit psychosomatischen und psychoneurotischen Störungen während einer 7,9 Wochen dauernden Übungsperiode (Schwere-Übung) erhoben.

Während der *Wärme-Übung* nehmen Häufigkeit und Intensität der spontanen Begleiterscheinungen deutlich ab, so z.B. die motorischen, die visceromotorischen und die somatomotorischen (Luthe, 1969). In gleicher Weise gehen auch die Störungen des Körperschemas zurück. Eine Abnahme von 64% auf 42,7% ergab sich bei den vestibulären Erscheinungen.

Die spontanen Begleiterscheinungen, die bei der *Herz-Übung* beobachtet wurden, sind bereits oben, bei der Darstellung der Herz-Übung, erwähnt worden.

Während der *Atem-Übung* ist mit einem weiteren Rückgang dieser Phänomene zu rechnen.

Bei der *Sonnengeflecht-Übung* kommt es trotz eines weitgehenden Verschwindens der oben geschilderten „spontanen Entladungen" offensichtlich wieder zu einer Zunahme einiger Begleiterscheinungen. So fand sich eine Zunahme der Muskelzuckungen (74%), die vor allem den Rumpf und die Beine betrafen und eine Intensität erlangten, die jener der Schwere-Übung vergleichbar war. Ferner fand sich eine Zunahme des Speichelflußes (17%), der Schmerzen in der Magenregion (13%), der Wärmesensationen im Kopf- (43,5%), Magen- (13%) und Brustbereich (17%) (Luthe, 1969).

Die *Stirnkühle-Übung* führte dagegen nur zu schwachen und relativ seltenen Begleiterscheinungen (leichte Atemnot: 16,7%; Muskelzucken in der Analregion: 9,5%; Luthe, 1969).

7. Autogene Entladungen während der Oberstufen-Übungen

Die während der Oberstufen-Übungen spontan auftretenden, sogenannten visionären Erscheinungen, die sich parallel zum autogenen Versenkungszustand entwickeln, werden ihrem Verlaufsmuster nach in sieben Phasen eingeteilt, von elementaren bis hin zu sehr differenzierten Mustern.

Phase I: Statische, einheitliche Farben

Diese erste Phase wird durch einfarbige Erlebnisse charakterisiert. Die Patienten beschreiben diese Phase als „carte blanche-Phänomenon" so, als ob die Augen geschlossen wären. Auf Befragen hin jedoch lassen sich farbliche Veränderungen feststellen (z.B. dunkle graue Schatten, purpurfarbene, blaue, braune, gelbe und grüne Umrisse). Wenn die autogene Versenkung weiter fortschreitet, läßt sich ein Trend von dunklen zu hellen Farben erkennen.

Phase II: Dynamisch-polymorphe Farben

Im Gegensatz zu den statisch einheitlichen Farben treten nun häufiger dynamisch-polymorphe Farben auf. Auch werden die kurzen Phasen der statisch einheitlichen Farben vielgestaltiger und dynamischer. Nicht-spezifische Farbmuster wechseln über zu spezifischeren, d.h. strukturierteren Formen.

Phase III: Farbmuster und einfache Formen

In dieser Phase wird sehr häufig von runden Formen berichtet, wie z.B. Scheiben, Kreisen, Ringen, die sich zu Punkten, Linien oder sich bewegenden Mustern hin verändern können.

Phase IV: Statische Objekte

Hier können sehr spezifische Objekte auftauchen, die zwar anfänglich noch schemenhaft und vage sind, dann aber sehr realistisch werden. Die zunächst einfarbigen Erscheinungen werden nun vielfarbig. Die Farberscheinungen haben oft ornamental-symbolhaften Charakter. Bei fortschreitender Entwicklung bleiben die visuellen Phänomene weniger fragmentarisch und leblos, sie werden biologisch realistischer.

Phase V: Umformung von Objekten und progressive Differenzierung von Bildern

Die fortschreitende Entwicklung der dynamischen Strukturen zeigt sich in zweifacher Weise. Das Objekt bewegt sich, ohne seine Form zu verändern. Der Patient beobachtet zum ersten Mal, daß das Objekt sich zu verändern beginnt, ohne daß es aus seinem Gesichtsfeld verschwindet. Die Bilder halten länger an, werden klarer und realistischer, differenzierter und komplexer. Umweltfaktoren werden miteinbezogen.

Phase VI: Kontinuitätsverlängerung und Selbstbeteiligung („Filmstreifen")

Wenn die visuellen Erscheinungen komplexer und dynamischer werden, bleiben die Bilder länger stehen oder werden zu kurzen Filmstreifen. Während dieser Phase bleibt der Patient nicht länger „passiver Beobachter", sondern wird zum „aktiven Teilnehmer" innerhalb des Geschauten („ich schaue jetzt gerade aus dem Fenster und sehe...").

Phase VII: Buntes Cinema mit aktiver Selbstbeteiligung

Die kurzen, filmähnlichen Ausschnitte der sechsten Phase werden nun zu einem größeren und längeren Ablauf komponiert. Wieder sieht sich der Patient in einer aktiven, selbst am Geschehen beteiligten Rolle. Solche autogenen Vorgänge können bis zu einer Stunde und länger dauern.

Die visuellen Erscheinungsbilder aller genannten sieben Phasen können zum Teil vorübergehend mit sensorischen, motorischen und autonomen Begleiterscheinungen assoziiert sein, wobei die autonomen Entladungsformen vorübergehend die Entwicklung der visionären Erscheinungen hemmen können.

Luthe (1969) hat für besondere Phänomene, die während der Unter- und Oberstufen-Übungen auftreten, ein neurodynamisches Erklärungsmodell entworfen und daraus therapeutische Konsequenzen abgeleitet (vgl. auch Vaitl, 1978). Für die sogenannten autogenen Entladungen postuliert er einen kortikalen Abreaktionsmechanismus, der inhaltlich in einem psychodynamischen Zusammenhang mit der klinischen Symptomatik und biographisch relevanten Erlebnissen steht. Hat ein Individuum gelernt, sich über einen längeren Zeitraum im Zustand der „passiven Akzeptierung" zu halten, tritt dieser zentralnervöse Selbstschutz- und Entlastungsmechanismus in Aktion und führt im Laufe der Zeit zu einer Neutralisation des störenden Materials. Im Laufe der Neutralisation wird der Prozeß der autogenen Abreaktion durch den Vorgang „autogener Verbalisation" unterstützt. Hierbei sollen die Patienten, die sich in einem entspannten Zustand befinden, alles verbalisieren, was ihnen in den Sinn kommt. Auswahl und Thematisierung des verbalisierten Materials erfolgt spontan, d.h. ausgelöst durch autonome, zentralnervöse Abreaktionsprozesse. Der Therapeut bietet aber keine tiefenpsychologischen Deutungen dieses Materials an, seine Aufgabe besteht lediglich darin, den gesamten Neutralisationsprozeß in Gang zu halten durch Beobachtung der Entladungsphänomene, Unterstützung der Entspannung durch schwache hetero-instruktive Interventionen und Vermeidung eines zu frühen Prozeßabbruchs. Ein Neutralisationsprozeß ist abgeschlossen, wenn die autogenen Abreaktionen nachlassen und der Drang des Patienten, bestimmte Inhalte zu verbalisieren, verebbt.

8. Psychische Effekte des Autogenen Trainings

Verglichen mit der großen Zahl psychophysiologischer und klinischer Studien zum Autogenen Training (vgl. Abschnitt 9) sind Untersuchungen zu psychischen Effekten relativ selten. Dies ist um so erstaunlicher, als das Autogene Training ursprünglich als eine Methode zur Selbst-Ruhigstellung („Ruhetönung"), Resonanzdämpfung der Affekte und mentalen Erholung konzipiert worden war (Schultz, 1973). Vermutlich war es das therapeutische Potential, weshalb eher die klinischen Fragestellungen und weniger die allgemein-psychologischen Aspekte des Verfahrens von der Forschung priorisiert wurden. Dennoch gibt es genügend empirisches Material, um die psychischen Effekte des Autogenen Trainings annähernd abschätzen zu können.

Untersuchungen liegen zu habituellen und aktuellen psychischen Merkmalen sowie zu einzelnen Leistungsbereichen vor. Das Autogene Training blieb dabei jeweils auf die Unterstufen-Übungen beschränkt.

8.1 Habituelle Persönlichkeitsmerkmale

Mit Hilfe von standardisierten Testverfahren wurden die längerfristigen Effekte erfaßt, die nach Abschluß des Autogenen Training auftraten. Sapier und Mitarbeiter (1965) fanden eine Abnahme der Depressions-Werte im Minnesota Multiphasic Personality Inventory (MMPI). Mit demselben Test stellten Schejbal u.a. (1978) positive Veränderungen in den Skalen für neurotische und psychotische Tendenzen fest. Die positiven Effekte waren um so größer, je zuverlässiger das Training durchgeführt worden war. Badura (1973) verwendete ebenfalls diesen Test, um den Erfolg des Autogenen Trainings zu prognostizieren. Danach ist eine schlechte Prognose (= Proband kann die Übungsinhalte nicht realisieren) vor allem bei solchen Personen zu erwarten, die höhere Hypochondrie-, Depressions-, Hysterie-, und Introversionswerte hatten. Auch in anderen Persönlichkeitstests fanden sich Veränderungen. Susen (1978) stellte eine Abnahme der Neurotizismuswerte im Freiburger-Persönlichkeitsinventar (FPI) nach einem Kurzzeit-Training von nur sechs Sitzungen fest. Zu einem ähnlichen Resultat kam auch Kniffki (1979).

8.2 Aktuelle Merkmale: Befindlichkeit

Das Autogene Training ruft neben längerfristigen auch kurzfristige Veränderungen hervor, die sich beispielsweise innerhalb einer Übungssitzung in Veränderungen des aktuellen Befindens widerspiegeln. Inwieweit dazu die somatischen Veränderungen (z.B. Schwere- und Wärmesensationen) beitragen oder gar Ursache sind, ist kaum zu unterscheiden.

Ein zuverlässiges Kriterium dafür, ob eine Übung gut verlaufen ist, stellt die körperliche und geistige Frische nach der Übung dar. Abbildung 8 zeigt, daß sich im Laufe eines sechswöchigen Trainings immer mehr Teilnehmer geistig frisch und ausgeruht fühlen (bis zu 66 % in der sechsten Übungswoche).

Das Autogene Training zielt im allgemeinen darauf ab, das körperliche Wohlbefinden im Laufe der Übungen zu verbessern. Leider gibt es nur wenige Belege, die diese Grundannahme auch empirisch erhärten. Kröner und Beitel (1980) untersuchten, welchen Einfluß das Autogene Training im Laufe von 19 Sitzungen auf die körperliche und psychische Entspannung sowie auf das körperliche und psychische Wohlbefinden hatte. Im Laufe der Sitzungen wurde die körperliche und psychische Enspannung immer deutlicher erlebt, wobei die körperlichen Effekte den psychischen vorausgingen, im Durchschnitt etwa um vier Sitzungen. Auch das seelische und körperliche Wohlbefinden nahm im Laufe der Übungen in ähnlicher Weise zu. Die Autoren ziehen daraus den Schluß, daß das Autogene Training seinen aktivierungssenkenden bzw. -dämpfenden Einfluß zunächst auf der körperlichen Ebene entfaltet, worauf sich dann erst die positiven psychischen Veränderungen einstellen. Erst wenn dies erreicht ist, ist auch mit einer Übertragung und Generalisierung der Effekte auf Situationen außerhalb des Trainings zu rechnen.

War bei dieser Untersuchung die Befindlichkeit bzw. das Wohlbefinden nur mit Hilfe einer einzigen Frage erfaßt worden, stellt die Befindlichkeitsmessung mit Hilfe der Eigenschaftswörter-Liste (EWL, Janke & Debus, 1978) eine gewisse methodische Verbesserung dar (vgl. die Untersuchungen von Hense-Krein, 1981; Schrapper & Mann, 1985). Während Hense-Krein im Laufe eines Kurses zum Autogenen Training allgemein eine Verschlechterung des Befindens festgestellt hatte, kamen Schrapper und Mann zu einem entgegengesetzen Resultat: die positiven

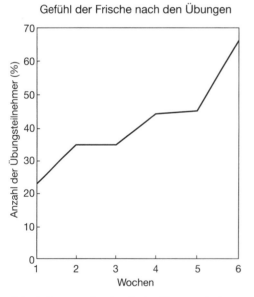

Abb. 8: Prozentualer Anteil der Übungsteilnehmer, die im Laufe eines sechswöchigen Autogenen Trainings, bei dem alle sechs Unterstufen-Übungen durchgeführt wurden, über körperliche und geistige Frische berichtet haben. Der Abbildung liegen die Daten aus Susen (1979) zugrunde.

Aspekte des Befindens nahmen im Laufe der Zeit zu und die negativen ab. Verbesserungen zeigten sich in den Bereichen Desaktivität, Müdigkeit, Benommenheit, Introvertiertheit, Verträumtheit, Erregtheit, Ängstlichkeit und Deprimiertheit. Die Unterschiede zwischen beiden Untersuchungen gehen wahrscheinlich auf unterschiedliche Stichproben (Studenten vs. freiwillige Teilnehmer an einem Volkshochschulkurs) und die Wahl der Meßzeitpunkte (Vorher-Nachher) zurück.

Den Veränderungen des Befindens sowie vegetativer und psychischer Beschwerden ging auch die Untersuchung von Krüger (1991) nach, bei der verschiedene Skalen zur Erfassung des körperlichen Wohlbefindens (Frank et al., 1990) verwendet wurden. Eine Gruppe von Studenten wurde im Rahmen ihrer Ausbildung in Klinischer Psychologie praktisch in die Unterstufen-Übungen des Autogenen Trainings eingeführt und mit einer Kontrollgruppe verglichen. Das Autogene Training hatte einen unmittelbaren Einfluß auf die Befindlichkeit. Nach den Übungen berichteten die Studenten von einem gesteigerten Gefühl von Ruhe, Muße und Ausgeglichenheit, empfanden die nachlassende Anspannung als wohltuend und erlebten eine angenehme Müdigkeit. Auch waren sie am Ende des Trainings mit ihrem Körper zufriedener, hielten sich für genußfreudiger, hatten ein angenehmes Körpergefühl und eine gehobene Stimmung. Gleichermaßen verbesserten sich auch ihre vegetativen Beschwerden. In der Kontrollgruppe dagegen fanden sich kaum vergleichbare positive Veränderungen des körperlichen Wohlbefinden, dagegen nahmen hier sowohl die psychischen als auch die vegetativen Beschwerden zu, was sicherlich aufgrund der Messungen vor und nach dem Semester bei der Kontrollgruppe einen durch den Studiumsverlauf bedingten Effekt widerspiegelt. Die positiven Auswirkungen des Autogenen Trainings, die sich bereits in den ersten fünf Sitzungen eingestellt haben, blieben aber nicht konstant. Sobald aus Selbsterfahrungsgründen neue Übungsinhalte vorgegeben wurden (z.B. Üben im Sitzen statt im Liegen), nahm das körperliche Wohlbefinden schlagartig ab.

8.3 Attribution und Autogenes Training

Während des Autogenen Trainings laufen kognitive Bewertungsprozesse ab, die sich auf externe und interne Gegebenheiten und Bedingungen der Übungen beziehen (= Attributionen). Das Autogene Training hat zweifellos einen hohen Aufforderungscharakter, insofern ganz bestimmte Körpersensationen und -erlebnisse dem Anfänger als mehr oder weniger wahrscheinliche Ereignisse nahegebracht und entsprechende Erwartungen in ihm geweckt werden. Für Erfolg und Mißerfolg bei den Übungen können verschiedene Faktoren verantwortlich gemacht werden (entsprechend der Attributionstheorie; Heider, 1958; Weiner, 1976). Einmal liegen sie in der handelnden Person selbst (internale Attribution) oder in den Umweltfaktoren (externale Attribution; z.B. schwere oder leichte Aufgaben, Glück oder Pech). Außerdem lassen sich solche Einflußgrößen nach den Merkmalen ihrer Stabilität bzw. Variabilität untergliedern. Ursachen, die als stabil angenommen werden, bedeuten, daß sie sich nicht ändern oder nur schwer zu beeinflussen sind (z.B. Begabung, Aufgabenschwierigkeit); sie unterliegen normalerweise keinen situativen Veränderungen. Variable Faktoren sind dagegen solche, die sich in der Zeit verändern und deren Veränderung zudem bewußt herbeigeführt werden kann (z.B. Zufall, Anstrengung).

Wenn unvoreingenommene Personen das Autogene Training erlernen, ist zu fragen, welchen dieser vier Faktoren sie Erfolg oder Mißerfolg zuschreiben: ihrer eigenen Begabung (= internale, stabile Attribution), der Aufgabenschwierigkeit (= externale, stabile Attribution), der subjektiven Anstrengung (= internale, variable Attribution) oder dem Zufall (= externale, variable Attribution; Susen, 1979). Susen (1979) konnte zeigen, daß der Grund für erfolgreiches Erlernen der Unterstufen-Übungen hauptsächlich dem Üben zugeschrieben wurde, also internal-variabel attribuiert wurde. Demgegenüber wurde „Begabung", „Schwierigkeit" und „Zufall" kein Einfluß auf den erlebten Erfolg beigemessen. Diese Eindeutigkeit des internal-variablen Faktors ist sicherlich schon durch die Bezeichnung „Training" bedingt; sie provoziert geradezu spezifische Erwartungen und Ursachen-Zuschreibungen. Insofern ist das Ergebnis trivial. Die Übungsinhalte sind beim Autogenen Training sehr unterschiedlich (Schwere, Wärme, Atmung usw.), so daß eine besondere Auseinandersetzung mit spezifischen körperlichen Reaktionen stattfindet. Auf diese Weise werden bei jedem Übungsabschnitt neue Übungsinhalte und damit auch breiter gefächert Orientierungsmöglichkeiten bereitgestellt. In den einzelnen Übungen und deren Verlauf erfährt der Einzelne wiederholt die Kontingenz zwischen Übungsaufwand und Übungserfolg. Also kommt als Ursachenzuweisung nur „Üben" in Frage.

Anders verhält es sich dagegen mit den Ursachen, die für den Mißerfolg verantwortlich gemacht werden. Hier spielt vor allem der Schwierigkeitsgrad der Übung eine entscheidende Rolle; den Kausalfaktoren „Üben", „Zufall" und „Begabung" wird in diesem Fall keine Bedeutung beigemessen.

Damit unmittelbar verknüpft ist die Frage, inwieweit solche Kausalattributionen zu Veränderungen in anderen Persönlichkeitsmerkmalen führen. Nach einem sechswöchigen Kurs zum Autogenen Training, in dem alle sechs Unterstufen-Übungen durchgeführt worden waren, zeigten sich im Freiburger Persönlichkeitsinventar (FPI; Fahrenberg et al., 1984) charakteristische Veränderungen. Nehmen die Übungsteilnehmer an, daß die Leichtigkeit der Übungen in hohem Maße für ihren Erfolg verantwortlich gewesen sei, fallen die positiven Veränderungen im allgemeinen weitaus höher aus als bei jenen Teilnehmern, die nicht an die Leichtigkeit der Übungen als Grund für ihren Erfolg geglaubt haben. Positive Veränderungen zeigen sich hier hauptsächlich im Bereich der Unsicherheit sowie der körperlichen und psychischen Abgespanntheit. Noch größer sind die positiven Veränderungen bei jenen Personen, die ihren Mißerfolg mangelnder Begabung zugeschrieben haben. Andere dagegen, die nicht glaubten, daß ihre mangelnde Begabung mit dem Mißerfolg etwas zu tun habe, zeigten sogar einen Trend zur Symptomverschlechterung. Die anderen beiden Attributionsmöglichkeiten, nämlich „Üben" und „Zufall" hatten offensichtlich keinen Einfluß darauf, in welchem Ausmaß positive und negative Änderungen nach einem Kurzzeit-Training auftraten (Susen, 1979).

9. Klinische Indikationen des Autogenen Trainings

Der Einsatz des Autogenen Trainings beschränkt sich im klinischen Bereich im wesentlichen auf die Unterstufen-Übungen. Es sind vor allem die physiotropen Komponenten dieses Verfahrens, die es für eine Vielzahl von Störungsformen sowohl als primäre als auch als sekundäre, d.h. unterstützende oder begleitende Behandlungsform geeignet erscheinen lassen. Anzahl und Form jener Störungen und Krankheitsbilder, bei denen es eingesetzt worden ist, sind so mannigfaltig, daß eine Systematisierung schwerfällt. Will man den klinischen Nutzen dieses Verfahrens quantitativ auch nur annähernd bestimmen, sieht man sich mit der Tatsache konfrontiert, daß die Mehrzahl der Studien nur anekdotisches Material liefert, unzureichend kontrolliert ist oder klinisch äußerst heterogene Krankheitsformen behandelt. Über frühe Arbeiten gibt die Monographie von Schultz (1973) selbst Auskunft, umfangreiches klinisches Material findet sich außerdem in dem sechsbändigen Werk von Luthe (1969). In jüngster Zeit lieferten die Arbeiten von Pikoff (1984), Lichstein (1988), Linden (1992) und Stetter & Kupper (1998) systematisierte Darstellungen der klinischen Effizienz dieser Entspannungsmethode.

Der Schwerpunkt der folgenden Überlegungen liegt vorwiegend auf den allgemeinen, d.h. unspezifischen Wirk-Komponenten des Autogenen Trainings; die spezifischen Effekte werden im einzelnen unter den jeweiligen Störungsformen oder Krankheitsbildern (s. Band II dieses Handbuches) erörtert. Aus diesem Grund orientiert sich die nachfolgende Darstellung an bestimmten Kriterien, nach denen die im folgenden erwähnten Studien ausgewählt sind. Es sind Minimalkriterien, wie sie auch der Meta-Analyse von Linden (1992) zugrunde lagen:
1. die Studie muß eine Kontrollgruppe enthalten;
2. die Erfolgsmaße müssen definiert sein und
3. der Stichprobenumfang muß mindestens n=5 betragen.

9.1 Störungen der Atemtätigkeit

Die Studien zum Asthma bronchiale lassen bislang keinen Hinweis darauf zu, welche Faktoren den Therapieerfolg bewirkt haben könnten. Luthe (1969) berichtet von erfolgreichen Behandlungen des Asthma bronchiale bei 99 (66%) von 150 erwachsenen Patienten, deren Beschwerden in einem Kontrollzeitraum von sechs bis 50 Monaten nicht mehr aufgetreten waren. 25% zeigten deutliche Symptomverbesserungen, während bei 9% die Behandlung erfolglos verlief. In zwei neueren Studien (Deter & Allert, 1983; Spiess et al., 1988) erwies sich das Autogene Training als hilfreich; sein eigenständiger Beitrag zum Behandlungseffekt konnte aber nicht bestimmt werden, da es im Rahmen einer Gruppentherapie durchgeführt worden war.

9.2 Störungen des Herz-Kreislauf-Systems

Sowohl organisch bedingte als auch funktionelle Störungen des Herz-Kreislauf-Systems wurden mit dem Autogenen Training behandelt. Es liegen frühere Berichte – sie genügen allerdings den oben genannten Kriterien nicht – über den erfolgreichen Einsatz des Autogenen Trainings bei folgenden Herzfunktionsstörungen vor: Sinus-Bradykardie (Luthe, 1969), Sinus-Tachykardie (Kleinsorge, 1954; Luthe, 1965), paroxysmale Tachykardie (Bonbon et al., 1967; Jouve & Dongier, 1962; Kenter, 1965; Laberke, 1965), Sinus-Arrhythmie (Laberke, 1965) Extrasystolen (Luthe, 1969; Kenter, 1965; Laberke, 1967). Welchen Einfluß die einzelnen Übungen auf die Symptombesserung hatten, geht aus diesen Studien nicht hervor. Schon sehr früh wurde beobachtet, daß die Herz-Übung zu einer Hypersensibilität für die Herztätigkeit führt, was sich für den Behandlungsprozeß insgesamt als nachteilig erwies (vgl. hierzu auch Drunkenmölle, 1973).

Prophylaktische Funktion kommt dem Autogenen Training bei Angina pectoris zu. In einer gut kontrollierten Gruppenuntersuchung fand Laberke (1952), daß in einem Katamnesezeitraum von vier Jahren keiner der 31 Patienten einen Herzinfarkt erlitten hatte, während es in der medikamentös behandelten Kontrollgruppe dagegen vier waren. Welche Faktoren an diesem Ergebnis beteiligt waren, ist schwer zu sagen. Es kann durchaus möglich sein, daß durch eine Dämpfung der emotionalen und situativen Belastungen eine weitere Verschlechterung der Koronardurchblutung verhindert wurde.

Da dem Autogenen Training streßmindernde Wirkungen zugeschrieben werden, lag es nahe, dieses Verfahren in der Rehabilitationsphase von Myokardinfarkt-Patienten einzusetzen, um weitere Herzinfarkte zu verhindern. Wenngleich sich in der Studie von Polackova und Mitarbeitern (Polackova et al., 1982) zeigte, daß Zeichen emotionaler Belastung wie z.B. Angst, Depression und Erschöpfung nach dem Autogenen Training deutlich abnahmen, finden sich bedauerlicherweise keine Angaben darüber, ob diese psychologische Prävention auch zu einer Verringerung der Reinfarkt-Rate geführt hat.

Als besonders hilfreich erwies sich das Autogene Training bei der Behandlung von Patienten mit funktionellen Herzbeschwerden, bei denen vor allem die psychovegetative Symptomatik im Vordergrund stand (z.B. beim Herzangst-Syndrom). Abe und seine Mitarbeiter (1966) erzielten mit dem Autogenen Training bei 80 % ihrer Patienten (n=900) eine Besserung der funktionellen Herzbeschwerden (vgl. auch Luthe, 1969; Laberke, 1965). Die relative hohen Besserungsraten sind wahrscheinlich auf formelunspezifische Desensibilisierungseffekte zurückzuführen.

Als besonders effektiv hat sich das Autogene Training bei der Behandlung des hohen Blutdrucks (essentielle Hypertonie, Stadium I und II nach den Kriterien der WHO) erwiesen. Hierzu liegen, außer vielversprechenden frühen klinischen Arbeiten (vgl. Luthe, 1963; Lantzsch & Drunkenmölle, 1975), mittlerweile mehrere gut kontrollierte Studien vor (Luborsky et al., 1980/81; Katzenstein et al., 1974; Fray, 1975). Sie kommen einstimmig zu dem Ergebnis, daß sich der Blutdruck von Hypertonikern mit Hilfe des Autogenen Trainings senken läßt. Der systolische

Blutdruck nimmt dabei stärker ab als der diastolische; außerdem hängen die erzielten Blutdruckveränderungen, wie zu erwarten, von den Ausgangswerten ab (d.h. je höher der Blutdruck vor der Behandlung lag, um so größer die erzielten Veränderungen). Die überzeugendsten Befunde stammen aus einer amerikanisch-sowjetischen Verbundstudie (Aivazyan et al., 1988a,b; Blanchard et al., 1988). Dabei wurde nicht das volle Trainingsprogramm eingesetzt, sondern nur die Schwere- und Wärme-Übung. Bei Nachuntersuchungen nach fünf Jahren war bei Patienten, die regelmäßig übten, der systolische Blutdruck um 13,2 mmHg und der diastolische um 5,8 mmHg gesunken. Hinsichtlich der mittleren Blutdruckwerte fanden sich in der behandelten Gruppe bei 32% der Patienten Verbesserungen, 59% blieben unverändert, und nur 9% zeigten einen Blutdruckanstieg. Bei der unbehandelten Kontrollgruppe lag der Prozentsatz an Verbesserungen nur bei 11%, keine Veränderungen zeigten 59% der Patienten, Verschlechterungen traten dagegen bei 30% auf. Dies spricht dafür, daß sich das Autogene Training als präventive Maßnahme eignet, insofern eine Verschlimmerung der Symptomatik verhindert, zumindest verlangsamt wird. Ein weiterer, wichtiger Befund ist in diesem Zusammenhang, daß bei der behandelten Gruppe die Linksventrikel-Hypertrophie nach dem fünfjährigen Katamnesezeitraum geringer war als bei der Kontrollgruppe. Insofern hat das Autogene Training einen günstigen Einfluß auch auf jene Komponente, aufgrund deren der hohe Blutdruck einen Risikofaktor für die Myokardischämie darstellt.

9.3 Durchblutungsstörungen

Formelspezifische Veränderungen lassen sich durch die Wärme-Übung bei Störungen der peripheren Durchblutung erzielen, so z.B. bei der Raynaud'schen Erkrankung (=Gefäß-Spasmen in den distalen Arterien), bei Akrozyanose, Hämorrhoiden und Erröten (Luthe, 1969). In der Regel werden lediglich die beiden ersten Unterstufen-Übungen durchgeführt und die Auswirkungen auf die periphere Durchblutung untersucht. So fanden mehrere Autoren (Keefe, Surwit & Pilon, 1979; Keefe, Surwit & Pilon, 1980; Surwit, Pilon & Fenton, 1978; Freedman, Ianni & Wenig, 1983), daß das Autogene Training zur Besserung der Raynaud'schen Erkrankung beiträgt, sowohl im Vergleich zu den Ausgangswerten als auch gegenüber den unbehandelten Kontrollgruppen.

9.4 Störungen der gastrointestinalen Funktionen

Die bisherigen Studien erlauben noch keine Aussagen über die Wirksamkeit des Autogenen Trainings bei Patienten mit Störungen oder Erkrankungen des Gastrointestinaltrakts (z.B. Dyspepsie. Obstipation, peptisches Ulkus, irritables Colon, Colitis ulcerosa, Morbus Crohn). Lediglich als unterstützendes Verfahren hat es eine gewisse Bedeutung erlangt (vgl. Feiereis, 1970; Luthe, 1969).

9.5 Autogenes Training und Schmerzreduktion

Eine wirkliche Schmerzblockade wird mit Hilfe des Autogenen Trainings in nur ganz selten Fällen erreicht, eine Schmerzlinderung (Hypalgesie) ist dagegen möglich. Ob das Verfahren allerdings seine hypalgetische Wirkung entfalten kann, hängt im wesentlichen ab:
a) von den Schmerzcharakteristiken, wie z.B. Lokalisation und pathophysiologischem Grundprozeß,
b) von der erlernten mentalen Ruhehaltung und schließlich
c) von der Ablenkung der Aufmerksamkeit vom Schmerzgeschehen.

Durch die Schwere- und Wärme-Übung lassen sich Schmerzzustände infolge von Immobilisation, Spasmen oder Krämpfen abschwächen (Sasaki, 1967; Suzuki, 1967).

Kontrollierte Therapiestudien zur Migräne haben gezeigt, daß das Autogene Training bzw. eine seiner Kurzformen in Kombination mit speziellen Übungen sowohl Häufigkeit als auch Intensität der Kopfschmerzattacken reduziert; die Effekte blieben auch über den Katamnesezeitraum hin stabil (Juenet et al., 1983; Janssen & Neutgens, 1986; Sargent et al., 1986). Überraschenderweise scheint das Autogene Training – zumindest nach den neueren Studien – weniger bei Spannungskopfschmerzen als vielmehr bei Migräne und gemischten Kopfschmerzen von Vorteil zu sein (z.B. gegenüber Biofeedback-Methoden). Die Studie von Janssen und Neutgens (1986) zeigt außerdem, wie groß die zu erwartenden Effekte sind. Erwies sich das Autogene Training bei 40% der Patienten mit Migräne und gemischten Kopfschmerzen in der Katamnese als erfolgreich, waren es bei den Patienten mit Spannungskopfschmerz lediglich 20%. Die Befunde legen nahe, daß Entspannungsmethoden wie das Autogene Training – und seien es auch nur wenige Übungsstufen –, als begleitende therapeutische Maßnahmen in jedem Fall erfolgreich sind.

9.6 Das Autogene Training in der Geburtshilfe

Ziel des Verfahrens ist, die durch Angst und Verspannung hervorgerufenen hypoxischen Schmerzen vor und während des Geburtsvorganges zu lindern. Patientinnen, die bis zur Geburt die Erlebnisse von Schwere und Wärme realisierten, berichteten über eine deutliche Linderung ihrer Wehenschmerzen. Außerdem war eine Verkürzung der Gesamt-Wehendauer sowie der Dauer der Eröffnungsperiode zu beobachten (Prill, 1965, 1966) Aufgrund vergleichender Längs- und Querschnittuntersuchungen kommen Mauk und Lukas (1968) zu folgenden Ergebnissen: Sowohl das weithin bekannte Read'sche Verfahren als auch das Autogene Training sind als geburtsvorbereitende Maßnahme gleichermaßen wirksam. Unterschiede jedoch ergeben sich im Verhältnis von Behandlungswirkung zu Behandlungsdauer zugunsten der Read'schen Methode, da sie leichter zu vermitteln und rascher zu erlernen ist. Während sich hier die Entspannungswirkung etwa nach sechs bis sieben Übungsstunden gleichmäßig einstellt, bedarf es einer wesentlich längeren Übungszeit, um ähnliche Effekte mit dem Autogenen Training zu erzielen. Demgegenüber erwies sich das Autogene Training in Kombination mit einem Atemtraining der Lamaze-Methode überlegen. Zimmermann-Tansella und Mitarbeiter (1979) fanden nach neunwöchigen Übungen bei den Patientinnen der Autogenen Trainingsgruppe vor Einsetzen der Wehen geringere Angst, während der Wehen weniger Schmerzen und beim Geburtsvorgang eine verkürzte Austreibungszeit. Sie erklärten diesen Befund damit, daß die jungen Frauen vor der Geburt durch das Autogene Training besser auf eine langzeitliche Selbstregulation und -kontrolle hingeführt worden sind als dies bei der Lamaze-Methode der Fall ist.

9.7 Weitere Störungsformen

Zu folgenden Störungsformen liegen kontrollierte Studien vor: Schlafstörungen und Angst.

Obwohl die Übenden während des Trainings stets das Einschlafen vermeiden sollen, stellt das Autogene Training an sich eine sehr einfache und wirkungsvolle Einschlafhilfe dar. Nicassio und Bootzin (1974) setzten die Schwere- und Wärme-Übung bei Patienten mit Schlafstörungen ein. Nach vierwöchigem Training fand sich u.a. eine Verkürzung der Einschlafzeit. Allerdings ergaben sich keine Unterschiede zwischen dem Autogenen Training und anderen Entspannungsverfahren (Progressive Muskelentspannung, Selbst-Entspannung). Zu einem ähnlichen Ergebnis kamen auch Coursey u.a. (1980), die zwar einen schlafanstoßenden Effekt von Entspannung feststellen konnten, aber keinen Unterschied zwischen Autogenem Training (alle Unterstufen-Übungen) und Muskelentspannung (Stirnmuskel-Feedback) fanden.

Autogenes Training hat möglicherweise auch einen günstigen Einfluß auf Angstreaktionen. So wurden Zustands- und Situationsangste durch ein Training mit sämtlichen Unterstufen-Übungen abgebaut (Herbert & Gutman, 1983). Lehrer, Atthowe und Weber (1980) verglichen die angstreduzierende Wirkung des Autogenen Trainings mit der der Progressiven Muskelentspannung, einfachem Feedback und mit Nicht-Behandlung. Autogenes Training und Progressive Muskelentspannung erwiesen sich als gleichermaßen wirksam bei der Bewältigung von Angstreaktionen während einer Belastungsprobe. Von ähnlichen Befunden berichteten auch Banner und Meadows (1983). Weder bei den Einschlafstörungen noch bei Angstreaktionen konnten allerdings spezifische Effekte des Autogenen Trainings ausgemacht werden, die über die einer bloßen muskulären Entspannung hinausgegangen wären.

9.8 Abschließende Bemerkungen zur Indikation

Gemeinsam ist allen neueren, meist besser kontrollierten Studien, daß das Autogene Training nicht sämtliche sechs Unterstufen-Übungen umfaßte; die Mehrzahl der

Studien beschränkte sich meist auf die ersten beiden Unterstufen-Übungen der Schwere und Wärme. Auch handelte es sich dabei meist um relativ kurze Übungsperioden. Linden (1992) vermutet aufgrund seiner Meta-Analyse, daß ein Langzeit-Training möglicherweise ungünstiger sei als ein Kurzzeit-Training; denn die Effektstärke-Maße waren bei einem Vergleich der gut kontrollierter Studien untereinander meist dann größer, wenn es sich um ein Kurzzeit-Training handelte. Möglicherweise verliert das Autogene Training bzw. das zeitlich ausgedehnte Üben von lediglich zwei Unterstufen-Übungen an Attraktivität und führt zu Langeweile und Desinteresse (vgl. auch hierzu Schultz' Beobachtung des „Leerwerdens" der Formeln; Schultz, 1973).

Es gilt also, daß selbst kurzdauernde Übungsperioden zu klinisch beachtenswerten Symptomverbesserungen führen. Der Faktor, der hierbei wahrscheinlich eine Rolle spielt, ist die Dämpfung sympathikotoner Erregungsvorgänge. Ob die Durchführung des gesamten Programms der sechs Unterstufen-Übungen stärkere Effekte hätte haben können, ist schwer zu sagen. Zumindest ist das beharrliche Weiterüben und die Integration von Entspannungsperioden in den Alltag ein effektstabilisierender Faktor.

10. Kontraindikationen des Autogenen Trainings

Im allgemeinen gilt, daß es nur wenige Kontraindikationen gibt, die die Einleitung oder Fortführung des Autogenen Trainings als nicht sinnvoll, in den seltensten Fällen sogar als riskant erscheinen lassen. Es gibt aber verschiedene Bedingungen und Störungsformen, wo eine Anwendung des Autogenen Trainings kontraindiziert ist.

Relativ kontraindiziert scheint das Autogene Training dann zu sein, wenn sich in der Anfangsphase erhebliche physiologische Fehlregulationen und/oder psychische Störungen einstellen. Hierzu gehören im physiologischen Bereich Phänomene wie starkes Herzrasen, Zittern, Schweißausbrüche, Ohnmachtsanfälle sowie alle Arten von unerklärbaren Schmerzzuständen. Treten diese Erscheinungen jedoch nur passager und vereinzelt auf, sind sie den paradoxen Phänomenen zuzuordnen und stellen keine Kontraindikation dar. Treten sie aber regelmäßig und mit zunehmender Intensität auf, besteht eine Kontraindikation. Die Ursachen solcher Reaktionen können sein: bewußte Oppositionseinstellung, Erwartungsängste (z.B. die Angst vor „Überfällen aus dem Unterbewußtsein"), Angst vor Kontrollverlust sowie eine permanente konzentrative Sammlungsschwäche. Meist lassen sich diese Anfangsschwierigkeiten durch geeignete vorbereitende Maßnahmen, wie z.B. aufklärende Gespräche, unsystematische Desensibilisierung und fraktioniertes Konzentrationstraining beheben. Gelingt dies jedoch nicht, ist eine Fortführung des Autogenen Trainings relativ kontraindiziert, da nicht vorhergesagt werden kann, welche weiteren Komplikationen sich noch einstellen werden.

Psychisch bedingte Kontraindikationen können gegeben sein bei Patienten mit Zwangssymptomatik, starken symbiotischen Tendenzen, hysteriformen Verhaltensweisen und akuten endogenen Psychosen aus dem schizophrenen Formenkreis. Es hängt jeweils vom Schweregrad der Störung ab, ob das Autogene Training relativ oder absolut kontraindiziert ist bzw. sich mit großer Wahrscheinlichkeit als wirkungslos erweisen wird (vgl. Badura, 1973).

Da die physiotrope Wirkung des Autogenen Trainings noch nicht restlos geklärt ist, muß aus Gründen der Vorsicht eine absolute Kontraindikation bei folgenden Symptomgruppen angenommen werden: Gefäßspasmen (z.B. bei zerebralen Insulten) und vorwiegend parasympathisch gesteuerter Symptomatik (z.B. Bronchospasmus).

Das Erlernen des Autogenen Trainings bereitet gewöhnlich große Schwierigkeiten während einer Infektionsperiode sowie bei neurologisch oder konstitutionell bedingter partieller oder totaler Muskelverspannung. Solche Komplikationen erschweren das Üben, stellen aber keine Kontraindikationen im eigentlichen Sinne dar.

11. Abbrecher

Jede Therapie hat mit einer gewissen Anzahl an Abbrechern zu rechnen. Dies hängt jedoch nicht allein von der Motivation der Patienten ab, sondern ebenso auch von verschiedenen Komponenten des Behandlungsverfahrens selbst, wie z.B. von den Kriterien, nach denen betimmt wird, was ein Therapieabbruch ist.

Die Abbruch-Problematik kann beim Autogenen Training verschiedene Ursachen haben. Will jemand das Autogene Training nur interessehalber kennenlernen, wird er wahrscheinlich dann mit dem Üben aufhören, wenn sein Wissensdurst gestillt ist. Anders dagegen liegt der Fall bei Personen, die mit einem gewissen Leidensdruck zur Behandlung kommen und sich von dieser Methode Linderung ihrer Beschwerden versprechen. Hier hängt es entscheidend von der Symptomatik ab, ob das Autogene Training bald abgebrochen oder über einen längeren Zeitraum hin praktiziert bzw. in den Alltag integriert wird. So fand man beispielsweise, daß Patienten mit einer essentiellen Hypertonie, die mit dem Autogenen Training behandelt werden sollten, eine ungewöhnlich hohe Abbrecherquote von 69% (n = 83) aufwiesen (Kleinsorge & Klumbies, 1967). Die Gruppe der Abbrecher setzte sich dabei vorwiegend aus männlichen Patienten zusammen, die jünger als 26 Jahre waren und ambulant behandelt wurden. Mit 69% lag damit die Abbruchrate dieser speziellen Patientengruppe fast doppelt so hoch wie der Prozentsatz an Abbrechern des Autogenen Trainings, der sonst in dieser Klinik durchschnittlich zu beobachten war, nämlich 36%. Im Vergleich dazu sind die Abbrecherquoten bei Asthma-Patienten weitaus niedriger. In einem Nachbeobachtungs-Zeitraum von sechs bis 50 Monaten hatten nur 13% das Autogene Training abgebrochen (Schenk, 1958). Eine naheliegende Erklärung für dieses günstige Resultat liegt wahrscheinlich im „Nutzen", den gerade diese Patienten aus der Entspannung gezogen haben. Bei akut auftretenden Asthmanfällen läßt sich unmittelbar feststellen, ob und inwieweit Anzahl oder Intensität der Asthma-Attacken abnehmen, wenn das Autogene Training durchgeführt wird. Im Vergleich dazu ist der Bluthochdruck lediglich ein

Risikofaktor, der selbst keine akuten Beschwerden erzeugt. So kann auch durch das Autogene Training kein aktueller Leidensdruck reduziert werden.

Etwas höher liegt die Abbruchrate zwangsläufig bei Gesunden. An einer unausgelesenen Stichprobe von 350 Kursteilnehmern konnten Büssing et al. (1982) feststellen, daß nur noch 90 Personen (25,7%) nach einem halben Jahr das Autogene Training mit Erfolg weiter praktizierten. Zu diesem Zeitpunkt stuften sie ihren Erfolg sogar höher ein als unmittelbar nach Beendigung des Kurses. Ob sie die Übungen nach Kursende noch fortführten oder nicht, hing allerdings nicht vom Erfolg ab, den sie am Kursende erlebt hatten.

Außer diesen Ursachen für einen Abbruch sind vor allem jene mit besonderer Sorgfalt zu beachten, die in der Entspannungsmethode selbst liegen. Es ist nicht schwer einzusehen, daß ein Patient rasch die Motivation zum Weitermachen verliert, wenn er mitunter oder ständig unangenehme Nebenerscheinungen erlebt, wie z.B. Benommenheit, Kopfschmerzen, Übelkeit, vestibuläre Erscheinungen. Sind solche Phänomene nicht vorübergehender Natur, so müßte der Therapeut selbst den Abbruch des Autogenen Trainings einleiten. Sind sie aber vorübergehender Natur, ist nach ihren Ursachen zu forschen. Es können traumatische, lebensgeschichtliche Ereignisse, wie z.B. Unfälle, Verlusterlebnisse oder medizinische Komplikationen sein, die plötzlich während des Autogenen Trainings mit all ihren dramatischen Aspekten erneut auftauchen und zu erheblichem Beunruhigen führen können. In diesen Fällen scheint eher eine psychotherapeutische Bearbeitung solcher Erfahrungen angezeigt, als darauf zu beharren, die Übung des Autogenen Trainings in standardisierter Weise fortzuführen.

Literatur

Abe, T., Iwabuchi, S., Ishibashi, Y. & Kihara, K. (1966). Clinical results of autogenic training with tape-recorded formulae in 900 neurotic and psychosomatic patients. In J.J. Lopez Ibor (Ed.), *IV. World Congress of Psychiatry*, Madrid 1966. International Congress Series, No. 117, 43. Amsterdam: Excerpta Medica Foundation.

Aivazyan, T.A., Zaitsev, V.P., Salenko, B.B., Yurenev, A.P. & Patrusheva, I.F. (1988a). Efficacy of relaxation techniques in hypertensive patients. *Health Psychology*, 7, 193–200.

Aivazyan, T.A., Zaitsev, V.P. & Yurenev, A.P. (1988b). Autogenic training in the treatment and secondary prevention of essential hypertension: Five-year follow-up. *Health Psychology*, 7, 201–208.

Badura, H.O. (1973). Vergleichende Untersuchungen von Persönlichkeitsvariablen bei Versagern im Autogenen Training mit Hilfe des MMPI. *Zeitschrift für Psychotherapie und medizinische Psychologie*, 23, 200–205.

Banner, C.N. & Meadows, W.M. (1983). Examination of the effectiveness of various treatment techniques for reducing tension. *British Journal of Clinical Psychology*, 22, 183–193.

Blanchard, E.B., Khramelashvili, V.V., McCroy, G.C., Aivazyan, T.A., McCaffrey, R.J., Salenko, B.B., Musso, A., Wittrock, D.A., Berger, M., Gerardi, M.A. & Pangburn, L. (1988). The USA-USSR collaborative cross-cultural comparison of autogenic training and thermal biofeedback in the treatment of mild hypertension. *Health Psychology*, 7, 175–192.

Bonbon, J., Breulet, M., Degossely, M. & Dongier, M. (1967). Le training autogène dans les maladies et les dysfonctions cardiovasculaires. *Revue Médicale de Psychosomatique*, 9, 149–153.

Büssing, A., Lehmkuhl, G. & Bergmann, R.

(1982). Anwendung und Übungserfolg des Autogenen Trainings über einen längeren Zeitraum. *Zeitschrift für Klinische Psychologie und Psychotherapie, 30,* 141–148.

Coursey, R.D., Frankel, B.L., Gaarder, K.R. & Mott, D.E. (1980). A comparison of relaxation techniques with electrosleep therapy for chronic sleep-onset insomnia. *Biofeedback and Self-Regulation, 5,* 57–73.

Deter, H.C. & Allert, G. (1983). Group therapy for asthma patients: A concept for the psychosomatic treatment of patients in a medical clinic – A controlled study. *Psychotherapy and Psychosomatics, 40,* 95–105.

Diehl, B.J.M. (1987). *Autogenes Training und gestufte Aktivhypnose. Psychophysiologische Aspekte.* Berlin, Heidelberg, New York: Springer.

Drunkenmölle, C. & Lantzsch, W. (1973). Kreislaufanalytische Untersuchungen während der Herzübung des Autogenen Trainings. *Psychiatria Clinica, 6,* 250–256.

Drunkenmölle, C. (1973). Kritische Untersuchungen über den Einfluß des Autogenen Trainings auf einige innere Krankheiten. *Psychiatrie, Neurologie, Medizinische Psychotherapie, 25,* 429–434.

Eiff, A.W. von & Jörgens, H. (1963). Die Spindelerregbarkeit beim Autogenen Training. In *Proceedings III. International Congress of Psychiatry,* Montreal 1961. Toronto: University of Toronto Press.

Fahrenberg, J., Hampel, R. & Selg, H. (1984). *Das Freiburger Persönlichkeitsinventar FPI, Revidierte Fassung FPI-R. Handanweisung.* Göttingen: Hogrefe.

Feiereis, H. (1970). Die Entspannungsbehandlung in der inneren Medizin. *Fortschritte in der Medizin, 88,* 677–681.

Frank, R., Vaitl, D. & Walter, B. (1990). Zur Diagnostik körperlichen Wohlbefindens. *Diagnostica, 36,* 33–37.

Fray, J.M. (1975). *Implications of electromyographic feedback for essential hypertensive patients.* Texas Tech University: Unpublished doctoral dissertation.

Freedman, R.R., Ianni, P. & Wenig, P. (1983). Behavioral treatment of Raynaud's disease. *Journal of Consulting and Clinical Psychology, 51,* 539–549.

Heider, F. (1958). *The psychology of interpersonal relations.* New York: Wiley.

Hense-Krein, M. (1981). *Physiologische und psychische Korrelate des Autogenen Trainings und ihre Beziehungen zur sensorischen Suggestibilität.* Unveröff. Dissertation, Mainz: Fachbereich Medizin.

Herbert, C.P. & Gutman, G.M. (1983). Practical group autogenic training for management of stress-related disorders in family practice. *Canadian Family Physician, 29,* 109–117.

Hoffmann, B. (1977). *Handbuch des Autogenen Trainings. Grundlagen, Technik, Anwendung.* München: Deutscher Taschenbuch Verlag.

Ikemi, Y. et al. (1965). Bloodflow change by autogenic training – including observations in a case of gastric fistula. In W. Luthe (Ed.), *Autogenic training: Correlationes Psychosomaticae* (pp. 64–68). New York: Grune & Stratton.

Israel, L., Rohmer, F. (1958). Variations electroencephalographiques au cours de la relaxation. In P. Aboulker, L. Chertok & M. Sapir, (Eds.), *La relaxation. Aspects theoretiques et practiques.* Paris: Expansion Scientif.

Janke, W. & Debus, G. (1978). *Die Eigenschaftswörterliste EWL.* Göttingen: Hogrefe.

Janssen, K. & Neutgens, J. (1986). Autogenic training and progressive relaxation in the treatment of three kinds of headache. *Behavior Research and Therapy, 24,* 199–208.

Jouve, A. & Dongier, M. (1962). Recherches psychosomatiques en cardiologie. III. Incidences thérapeutiques. *La Presse Médicale, 70,* 708–711.

Juenet, C. Cottraux, J. & Collet, L. (1983). GSR feedback and Schultz's relaxation in tension headache: A comparative study. Paper presented at the *17th Annual Convention of the Association for the Advancement of Behavior Therapy.* Washington, D.C.

Jus, A. & Jus, K. (1963). Polygraphic research in autogenic training. In *Proceedings III. International Congress of Psychiatry,* Montreal 1961. Toronto: University of Toronto.

Katzenstein, A., Kriegel, E. & Gaefke, I. (1974). Erfolgsunsuchungen bei einer komplexen Psychotherapie essentieller Hypertoniker. *Psychiatrie, Neurologie, Medizinische Psychologie, 26,* 732–737.

Keefe, F.J. Surwit, R.S. & Pilon, R.N. (1980). Biofeedback, autogenic training, and progressive relaxation in the treatment of Raynaud's disease: A comparative study. *Journal of Applied Behavior Analysis, 13*, 3–11.

Keefe, F.J., Surwit, R.S. & Pilon, R.N. (1979). A 1-year follow-up of Raynaud's patients treated with behavioral techniques. *Journal of Behavioral Medicine, 2*, 385–391.

Kenter, H. (1965). Das Autogene Training in Prophylaxe und Therapie der Herzkrankheiten. In W. Luthe (Ed.), *Autogenic Training. Correlationes Psychosomaticae*. New York: Grune & Stratton.

Khodaie, K. (1970). *Wärmetransportzahl der Haut an Fingern und Zehen beim Autogenen Training*. Med. Dissertation, Universität Mainz.

Kleinsorge, H. (1954). Gruppentraining bei Organfunktionsstörungen. *Zeitschrift für Psychotherapie und medizinische Psychologie, 4*, 184–192.

Kleinsorge, H. & Klumbies, G. (1967). *Technik der Relaxation-Selbstentspannung*. Jena: Fischer.

Kniffki, C. (1979). *Transzendentale Meditation und Autogenes Training*. München: Kindler.

Krampen, G. (1991). *Übungsheft zum Autogenen Trainig*. Stuttgart: Verlag für Angewandte Psychologie.

Krampen, G. (1992). *Einführungskurse zum Autogenen Training*. Göttingen, Stuttgart: Verlag für angewandte Psychologie.

Kröner, B. & Beitel, E. (1980). Längsschnittuntersuchung über die Auswirkungen des Autogenen Trainings auf verschiedene Formen der subjektiv wahrgenommenen Entspannung und des Wohlbefindens. *Zeitschrift für Klinische Psychologie und Psychotherapie, 28*, 127–133.

Krüger, R. (1991). *Effekte des Autogenen Trainings auf das körperliche Wohlbefinden und auf Beschwerden*. Unveröffentlichte Diplomarbeit: Universität Giessen.

Laberke, J.A. (1952). Über eine psychosomatische Kombinationsbehandlung (mehrdimensionale Therapie) bei sogenannten inneren Krankheiten. *Münchner Medizinische Wochenschrift, 94*, 1718–1724; 94, 1809–1816.

Laberke, J.A. (1965). Klinische Erfahrungen mit dem Autogenen Training bei Herz- und Kreislauferkrankungen. In W. Luthe (Ed.), *Autogenic Training. Correlationes Psychosomaticae*. New York: Grune & Stratton.

Laberke, J.A. (1967). Sogenannte funktionelle Kreislaufstörungen und ihre Behandlung. *Medizinische Klinik, 62*, 1558–1561.

Lantzsch, W. & Drunkenmoelle, C. (1975). Studien der Durchblutung an Patienten mit essentieller Hypertonie. *Psychiatria Clinica, 8*, 223–228.

Lehrer, P.M. & Atthowe, J.M. (1980). Effects of progressive relaxation and autogenic training on anxiety and physiological measures, with some data on hypnotizability. In F.J. McGuigan, W.E. Sime & J. McDonald Wallace (Eds.), *Stress and tension control*. New York: Plenum Press.

Lichstein, K.L. (1988). *Clinical relaxation strategies*. New York: Wiley.

Linden, W. (1992). A meta-analytic approach to studying clinical outcomes in Autogenic Training. Vortrag gehalten auf dem Second International Congress of the Society for Behavioral Medicine, Hamburg.

Luborsky, L., Ancona, L., Masoni, A., Scolari, G., Longoni, A., (1980/1). Behavioral vs. pharmacological treatments for essential hypertension: A pilot study. *International Journal of Psychiatry in Medicine, 10*, 33–39.

Luthe, W. (1963). Training autogène, applications en médecine psychosomatiques. *La Vie Médicale, 44*, 59–76.

Luthe, W. (Ed.) (1969). *Autogenic therapy*. Vol. I–VI. New York: Grune & Stratton.

Luthe, W. (Ed.) (1965). *International Edition. Autogenic Training. Correlationes Psychosomaticae*. New York: Grune & Stratton.

Mauk, W. & Lukas, K.H. (1968). Geburtsvorbereitung und Relaxation. Vergleichende Untersuchung zwischen der Entspannungsmethode nach C.D. Read und dem autogenen Training nach J.H. Schultz. *Medizinische Welt, 2*, 105–115.

Nicassio, P. & Bootzin, R. (1974). A comparison of progressive relaxation and autogenic training as treatment for insomnia. *Journal of Abnormal Psychology, 83*, 253–260.

Pikoff, H. (1984). A critical review of autogenic training in America. *Clinical Psychology Review, 4*, 619–639.

Polackova, J., Bockova, E. & Sedivec, V. (1982). Autogenic training: Application in secondary prevention of myocardial infarction. *Activitas Nervosa Superior, 24*, 178–180.

Polzien, P. (1965a). Die Thermoregulation während der Schwereübung des Autogenen Trainings. In W. Luthe (Hrsg.), *Autogenes Training. Corrrelationes Psychosomaticae*. Stuttgart: Thieme.

Polzien, P. (1965b). EKG-Änderungen während des ersten Versuchs der Schwereübung des Autogenen Trainings. In W. Luthe (Hrsg.), *Autogenes Training. Correlationes Psychosomaticae*. Stuttgart: Thieme.

Prill, H.J. (1965). Das Autogene Training in der Geburtshilfe und Gynäkologie. In W. Luthe (Ed.), *Autogenes Training. Correlationes Psychosomaticae*. Stuttgart: Thieme.

Prill, H.J. (1966). Schmerzbeeinflussung durch Autogenes Training in der Geburtshilfe. *Psychotherapie und Psychosomatik, 14*, 429–436.

Sapier, M.I., Javal, I. & Philibert, R. (1965). Utilisation du test M.M.P.I. a propos du training autogène. In W. Luthe (Ed.), *Autogenes Training. Correlationes Psychosomaticae*. Stuttgart: Thieme.

Sargent, J., Solbach, P., Coyne, L., Spohn, H. & Segerson, J. (1986). Results of a controlled, experimental, outcome study of nondrug treatments for the control of migraine headaches. *Journal of Behavioral Medicine, 9*, 291–323.

Sasaki, Y. (1967). Studies on the application of autogenic training. *Fukuoka Acta Medica, 58*, 641–664.

Schejbal, P., Kröner, B. & Niesel, W. (1978). Versuch einer Objektivierung der Auswirkungen des Autogenen Trainings und der Transzendentalen Meditation auf Persönlichkeitsvariablen anhand eines Persönlichkeitsfragebogens. *Zeitschrift für Psychotherapie und medizinische Psychologie, 28*, 158–164.

Schenk, Th. (1958). Das Autogene Training in der Behandlung von Asthmakranken. *Psychotherapie, 3*, 148–150.

Schrapper, D.K. & Mann, K.F. (1985). Veränderungen der Befindlichkeit durch Autogenes Training. *Zeitschrift für Psychotherapie und medizinische Psychologie, 35*, 268–272.

Schultz, T.H. (1973). *Das Autogene Training. Konzentrative Selbstentspannung*. Stuttgart: Thieme, 14. Auflage.

Spiess, K., Sachs, G., Buchinger, C., Roeggla, G., Schmack, C. & Haber, P. (1988). Zur Auswirkung von Informations- und Entspannungsgruppen auf die Lungenfunktion und psychophysische Befindlichkeit bei Asthmapatienten. *Praxis der Klinischen Pneumologie, 42*, 641–644.

Stetter, F. & Kupper, S. (1998). Autogenes Training – Qualitative Meta-Analyse kontrollierter klinischer Studien und Beziehungen zur Naturheilkunde. *Forschende Komplementärmedizin, 5*, 211–223

Stojanow, W. & Heidrich, R. (1962). Das EEG während des Autogenen Trainings. *Psychiatrie, Neurologie, Medizinische Psychologie, 14*, 13–18.

Strauss, B. & Appelt, H. (1983). Ein Fragebogen zur Beurteilung des eigenen Körpers. *Diagnostica, 24*, 145–164.

Surwit, R.S., Pilon, R.N. & Fenton, C.H. (1978). Behavioral treatment of Raynaud's disease. *Journal of Behavioral Medicine, 10*, 395–410.

Susen, G.R. (1978). Erlebte Veränderungen einzelner Verhaltensbereiche durch Autogenes Training. *Zeitschrift für Psychosomatische Medizin und Psychoanalyse, 24*, 329–383.

Susen, G.R. (1979). *Vergleichende Untersuchung zur differentiellen Wirksamkeit des Autogenen Trainings und der Transzendentalen Meditation*. Phil.-Dissertation: Universität Giessen.

Suzuki, Y. (1967). Especially on the analgesic effect of hypnosis and autogenic suggestion. In: *Abstracts and papers, International Congress for Psychosomatic Medicine and Hypnosis*. Kyoto, Japan.

Taub, E. (1977). Self regulation of human tissue temperature. In G.E. Schwartz & J. Beatty (Eds.), *Biofeedback: Theory and research* (pp. 265–300). New York: Academic Press.

Thomas, K. (1969). *Praxis der Selbsthypnose des Autogenen Trainings*. Stuttgart: Thieme, 2. Auflage.

Vaitl, D. (1978). Entspannungstechniken. In K.H. Pongratz (Hrsg.) *Handbuch der Psychologie. Klinische Psychologie*, Halbband 8.2 (S. 2105–2143). Göttingen: Hogrefe.

Vogel, W. (1967). *Der Verlauf der Wärmeleitzahl während des Autogenen Trainings*. Med. Dissertation: Universität Tübingen.

Weiner, B. (1976). *Theorien der Motivation*. Stuttgart: Klett.

Zimmermann-Tansella, C., Dolcetta, G., Azzini, V., Zacche, G., Bertagni, P., Siani, R. & Tansella, M. (1979). Preparation courses for childbirth in primapara: A comparison. *Journal of Psychosomatic Research, 23*, 227–233.

Meditation
Wolfgang Linden

1. Einführung

Der Begriff Meditation ruft mit großer Wahrscheinlichkeit bei den Lesern Gedanken an asiatische Religionen, Yogis und eine Philosophie des „alles über sich Ergehen lassen" hervor. Diese wahrgenommene Mischung asiatischer Religion und Philosophie mit einer wissenschaftlich begründbaren Entspannungstechnik löst deshalb bei vielen interessierten Laien und Wissenschaftlern vermutlich Skepsis aus. Tatsächlich ist die Meditation nicht völlig trennbar vom Mythos der asiatischen Religionen und Lebensphilosophien. Meditation hat sich über Tausende von Jahren hin entwickelt und wird vorwiegend in einer eher poetischen Sprache und metaphorischen Denkweise beschrieben, die der wissenschaftlichen Ausdrucksweise und der kritischen Analyse manchmal entgegenstehen. Trotzdem haben sich westliche Wissenschaftler nicht davon abhalten lassen, die Meditationstechniken und -ergebnisse kritisch zu studieren; Kliniker nutzen sie in ihrer praktischen Arbeit. Die Resultate dieser kritischen Analysen und Effektivitätsstudien werden im folgenden dargestellt. Zunächst aber geht es um die Frage, was Meditation bezweckt und wie Meditation praktiziert wird.

2. Ziel und praktisches Vorgehen

Das Ziel der klassischen Meditation ist die Förderung von spirituellem Wachstum, die Erweiterung des Bewußtseins und die Aneignung einer tiefen inneren Ruhe, d.h., die meditative Versenkung (Maharishi, 1975). Ideale Umweltbedingungen für Meditation unterscheiden sich nicht von denen, die für alle Entspannungsverfahren empfohlen werden: ein Ort, der Ruhe verspricht, eine angenehme Raumtemperatur und das Wissen, nicht gestört zu werden. Weiterhin wichtig ist eine Körperhaltung, die von sich aus die Muskelentspannung leicht macht, und die 20 Minuten beibehalten werden kann, ohne unbequem und verkrampfend zu werden. Empfohlene Körperhaltungen sind die Sitzposition (mit guter Unterstützung für Arme und Rücken), entspannte Ruhelage auf einem Bett oder Sofa, der Schneidersitz (möglichst auf einem Kissen), oder die japanische Sitzart (das Gesäß auf den Unterschenkeln aufgesetzt, mit nach hinten gerichteten Fußspitzen). Erfahrene Meditierende gebrauchen auch den Yoga Lotus-Sitz, der aber ohne erhebliche Praxis alles andere als bequem ist.

Ganz besonders wichtig für erfolgreiche Meditation ist die Akzeptierung des Prinzips des „Gehen-Lassens", der passiven Grundstimmung. Der meditative Zustand kann nicht erzwungen werden, sondern es muß ihm Raum gegeben werden. Allein schon die Annahme dieses Prinzips ist für viele Lernende schwierig, doch Erfolg mit der Akzeptierung des passiven Angehens ist nicht nur eine Notwendigkeit für die meditative Versenkung, es ist auch ein therapeutisches Prinzip, welches mit großer Wahrscheinlichkeit in andere Lebensbereiche generalisiert und von daher besonders großen, langfristigen Nutzen mit sich bringt.

Obwohl es viele verschiedene Formen der Meditation gibt, sind alle charakterisiert durch die innere Versenkung und den gleichzeitigen Ausschluß von Umweltreizen. Ganz grob lassen sich die Meditationsformen unterteilen in konzentrative und rezeptive Formen. In der rezeptiven Meditation akzeptiert der Trainierende einen Zustand der Ziellosigkeit und erlaubt jedem Gedanken und jedem Bild zum inneren Bewußtsein zu gelangen. Typische Formen der rezeptiven Meditation sind die Zen-Meditation (Soto-Schule) und die Achtsamkeitsmeditation (Vipassana). Die im Westen bekanntere und therapeutisch häufiger praktizierte Form allerdings ist die konzentrative Meditation, bei der sich die Trainierenden auf ein Objekt, einen Klang, oder ein Wort konzentrieren. Dazu gebraucht der Lernende ein Vehikel, ein Instrument, welches das Ausblenden von Außenstimulation und die innere Konzentration erleichtert. Was beim Autogenen Training die autogenen Formeln sind, und bei der Progressiven Muskelentspannung der systematische Anspannungs-Entspannungs-Zyklus für spezifische Muskelgruppen, kann bei der Meditation viele verschiedene Formen annehmen.

1. Die atmungsorientierte Meditation (Benson-Methode)
   Die prinzipielle Anweisung zur Atmung ist: einatmen, ausatmen, pausieren, tief atmen mit maximaler Zwerchfellausdehnung. Beim Ausatmen soll der Meditierende im Geiste „eins" sagen und dies bei jeder Ausatmung wiederholen. Wenn die Konzentration unterbrochen wird, soll man kurzfristig nachgeben und sobald wie möglich wieder zur „eins"- Meditation zurückkehren. Die Übungsdauer beträgt 10 bis 20 Minuten. Als Alternative wird auch empfohlen, die Ausatmung mit dem Wort „eins" zu verbinden, die Pause zwischen Ein- und Ausatmen mit dem Wort „und" und die Einatmung dann mit dem Wort „zwei" zu verbinden. Während dieser Übung wird aus dem Trainierenden ein Beobachter seiner eigenen Atmung; er erreicht so sein Ziel der Passivität.

2. Mantra-Meditation
   Die Mantra-Meditation ist wahrscheinlich die am häufigsten praktizierte. Bei der Transzendentalen Meditation ist das Mantra eine Einzelsilbe ohne linguistische Bedeutung; es ist beabsichtigt, daß das Mantra nur ein Klang, nicht aber ein Wort mit einer bekannten Bedeutung sei (Andere bekannte Mantras wie „Om Mani Padme Hum" oder „Om Namah Shivaya" drücken demgegenüber Verehrung gegenüber dem Göttlichen aus). Charakteristisch für die Transzendentale Meditation ist, daß das Mantra vom Lehrer (dem Guru) an den Lernenden gegeben wird, und zwar als sein/ihr persönlicher Besitz. Bevorzugt werden Mantras, die Ruhe, sachten Rhythmus, und einen gleichmäßigen Fluß der Ereignisse in sich bergen. Das Mantra kann innerlich wiederholt werden, es kann auch laut gesungen werden. Extreme Lautstärke allerdings ist körperlich an-

strengend und nicht zu empfehlen; außerdem stört es die Umgebung. Im allgemeinen wird empfohlen, das Mantra für fünf Minuten zu singen und dann auf subvokale Wiederholung überzugehen; dadurch wird die Konzentration erleichtert. Die Mantra-Meditation kann auch mit der atmungsorientierten Meditation kombiniert werden.

3. Kontemplation eines Yantra
Diese Übung besteht aus zwei Lernschritten. Zunächst soll der Lernende ein kleines Objekt, welches bequem in der Hand gehalten werden kann, aussuchen und versuchen, sich nur auf dieses Objekt zu konzentrieren. Der Trainierende sieht sich das Objekt von allen Seiten an, bringt es nahe heran, hält es weit weg, untersucht es taktil mit seinen Fingerspitzen usw. Erst wenn diese Konzentration gut gelingt, soll er/sie sich im zweiten Lernschritt ein Yantra aussuchen. Das Yantra ist ein zweidimensionales, geometrisches Abbild, das keinerlei feste Bedeutung haben muß. Mit geschlossenen Augen konzentriert der Trainierende sich auf das persönliche Yantra. Die Konzentration beginnt an einer Stelle zwischen den Augenbrauen und gleitet später mehr in den Mittelpunkt des Kopfes. Das Yantra wird erfahren, beobachtet, geistig manipuliert, visualisiert; dies zu erzwingen, ist nicht angebracht.

Diese drei Beschreibungen von Meditationstechniken sind nur einige Beispiele aus einer Vielfalt von Verfahren, in denen viele Variationen möglich sind. Der Forscher, der die Effektivität von Entspannungsverfahren vergleichen will, darf deshalb nicht von vorneherein annehmen, daß das Wort Meditation in verschiedenen Studien auch dieselbe Bedeutung habe. In jedem Fall muß man sich die Methodenbeschreibung im Detail durchlesen, wenn direkte Vergleiche durchgeführt werden sollen.

Um Meditation sinnvoll in eine therapeutische Theorie einzugliedern, ist es notwendig, nicht nur auf die oberflächlich vorhandenen Aktivitäten abzuheben, sondern auch die eher versteckten, sekundären Ziele zu beschreiben. Dabei wird schnell klar, daß Meditation viele Komponenten und Zwecke mit verschiedenen anderen psychologischen Verfahren teilt, Komponenten wiederum, deren Effekte generell als therapeutisch hilfreich angesehen werden, unabhängig davon, mit welcher Methode sie hervorgerufen werden. Dazu gehören das Lernen, sich auf eine Sache zu konzentrieren, Probleme nicht sich generalisieren zu lassen, und ein Gefühl der Kontrolle zu entwickeln. Ebenso wird ein positiver Transfer dieser Konzentrationsfähigkeit auf andere Lebensbereiche erwartet. Mit einem moderneren psychologischen Konzept läßt sich das Ziel der Meditation mit der Steigerung der erlebten Selbstwirksamkeit (Bandura, 1977) beschreiben, d.h. Kontrolle über sein Leben auszuüben und den Glauben zu entwickeln, daß man verschiedene Formen von Problemlösemöglichkeiten zur Verfügung hat.

3. Grundlagenforschung

Für viele Autoren sind die spirituellen Vorgaben der Meditation das ausschließliche Anliegen der Meditation; in diesem Kontext betrachtet man mehr das Vorgehen als Lebensphilosophie und Religion als ein Therapieverfahren. Wenn jemand konsequent diesen spirituellen Blickwinkel einnimmt, dann ist es unnötig und eher belanglos nach meßbaren, physiologischen Veränderungen zu fragen und diese als Meßlatte der „Validität" der Meditation zu benutzen. Für diese Autoren ist der Meditationserfolg immer subjektiv und der wissenschaftliche Anspruch fehl am Platz. Die Absicht dieses Kapitels aber ist es, über den spirituellen Zweck hinaus sich mit der wissenschaftlichen Fundierung und dem klinischen Nutzen der Meditation zu befassen.

Wallace und Benson (1972) gaben einen Überblick über die frühesten wissenschaftlichen Anstrengungen. Therese Brosse, eine französische Kardiologin, reiste schon 1935 mit einem tragbaren Elektrokardiographen nach Indien, um die Behauptung zu überprüfen, daß meditationserfahrene Yogis ihren Herzschlag anhalten können. Obwohl diese Behauptungen meistens falsch waren, fand sie doch einen Yogi, der seine Herzfrequenz tatsächlich auf Null bringen konnte. Eine spätere Reise von Wenger und Bagchi (zwei amerikanischen Physiologen) führte zu gründlicheren Untersuchungen zusammen mit Anand vom All-India Institute of Medical Sciences in Neu Delhi (beschrieben in Wallace und Benson, 1972). In diesen Studien, mit modernen Geräten ausgerüstet, konnte die Behauptung, daß sich willentlich ein Herzstillstand herbeiführen läßt, in keinem einzigen Fall belegt werden. Andere Beobachtungen aber konnten im kontrollierten Experiment repliziert werden und bilden die Basis, die Meditation als wissenschaftlich begründbares Verfahren zu akzeptieren.

Eine der ersten, und vielleicht die einflußreichste Studie, die die wissenschaftliche Fundierung der Meditation erlaubte, war die von Wallace (1970), die in der renommierten Zeitschrift Science publiziert wurde. Wallace maß physiologische Veränderungen während Meditationsübungen von gesunden Probanden. Alle Probanden durchliefen ein Untersuchungsschema, welches mit einer einfachen Ruhephase begann, dann in die Meditation überging, und schließlich wieder zur Ruhephase zurückkehrte. Im Vergleich zu den Ruhephasen zeigte sich, daß die Probanden während der Meditation veränderte Hautwiderstände, einen geringeren CO_2-Verbrauch, verringerte Herzfrequenzen, und ein verändertes EEG-Muster zeigten. Alle Veränderungen wiesen in Richtung auf größere Entspannung bei der Meditation hin. Spätere Studien mit zunehmend besseren Methoden haben ebenfalls nachgewiesen, daß nicht nur die elektrophysiologischen Veränderungen, die den Meditationszustand begleiten, regelmäßig zu beobachten sind (Shapiro, 1980), sondern daß auch biochemische Veränderungen mit der Meditation einhergehen. Veränderungen von Prolactin (Jevning, Wilson & VanderLaan, 1978), Cortison (Jevning, Wilson & Davidson, 1978), Proteinen im Speichel (Morse, Schacterle, Furst, Brokenshire, Butterworth & Cacchio, 1981) und Phenylalanine (Jevning, Pirkle & Wilson, 1977) sind ebenso nachgewiesen worden und deuten systematisch auf die physiologisch entspannende Wirkung des Meditierens hin (Woolfolk, 1975).

Obwohl diese Studien systematische, physiologische Veränderung aufzeigen konnten, die mit der erwarteten Entspannungsreaktion übereinstimmten, so ist die Frage der spezifischen Reaktion damit noch nicht beantwortet Man kann nämlich erst dann von einer spezifischen Reaktion sprechen, wenn ein bestimmtes physiologisches Reaktionsmuster zuverlässig hervorgerufen werden kann, und wenn dieses Reaktionsmuster nur bei Meditation eintritt, aber nicht bei anderen Entspannungsverfahren oder bei Kontrollgruppen. Eine weitere für den Kliniker wichtige Frage ist die, ob akute Veränderungen, die die Praxis der Meditation begleiten, auch generalisieren, d.h. über einen langen Zeitraum bestehen bleiben und einen gewissen therapeutischen Nutzen besitzen. Mit anderen Worten, es muß gezeigt werden, daß Meditation klinisch wichtige Veränderungen hervorruft, und daß außerdem, um Spezifität zu beweisen, diese Veränderungen einzig und allein durch Meditation zustande kommen.

Ältere Studien zur Meditation gingen davon aus, daß der akute Meditationszustand ein spezifisches hirnelektrisches und kardiorespiratorisches Reaktionsmuster auslöst (vgl. Cauthen & Prymack, 1977; Wallace & Benson, 1972) – heute wird dies bestritten (Lichstein, 1988). So zeigte nach Lichstein (1988) von 10 Studien nur eine einzige auf physiologischer Ebene wie auch auf der Verhaltensebene einen für die Meditation spezifischen Entspannungseffekt. Es gibt mehrere Gründe, weshalb methodenspezifische Effekte prinzipiell nur schwer nachzuweisen sind. Zunächst ist wiederholt gezeigt worden, daß Meditation sehr verschiedene Effekte hervorruft, und daß selbst bei einer Person die Meditationseffekte stark variieren (Pagano, Rose, Stivers & Warrenburg, 1976). Ein weiteres Problem ist, daß die Meditation (wie oben bereits angedeutet) in verschiedenen Formen gelernt und praktiziert wird, und daß das gemeinsame „Etikett" gelegentlich Unterschiedliches meint. Diese beiden Gründe allein machen es äußerst schwierig, methodenspezifische Effekte zu isolieren.

Warrenburg, Pagano, Woods und Hlastala (1980) sowie Holmes (1984) beschäftigten sich ebenfalls mit den spezifischen Effekten der Meditation. Beide Arbeiten verglichen die Meditation mit anderen Entspannungsverfahren hinsichtlich der erzielten Inaktivität (d.h. ruhig auf einem Stuhl sitzen). Holmes (1984) und Warrenburg et al. (1980) kamen zu dem Ergebnis, daß einfache körperliche Inaktivität mit physiologischen Entspannungszuständen verbunden ist, und daß die Meditation in dieser Hinsicht nicht von der einfachen Inaktivität zu unterscheiden ist. Diese eher extreme Position, die besonders von Holmes eingenommen wird, wird allerdings von anderen Forschern nicht geteilt (Lichstein, 1988; Puente, 1981). Diese Extremposition widerspricht auch den Ergebnissen der Therapieforschung (siehe weiter unten), in der Meditationseffekte sich von bloßer körperlicher Inaktivität deutlich unterscheiden.

4. Indikationsbereich und klinische Effektivität

Die akuten physiologischen Veränderungen, die bei der Praxis der Meditation beobachtet worden sind, lassen sich am besten als entspannende, der ZNS-Erregung entgegenwirkende Effekte klassifizieren (Woolfolk, 1975). Psychotherapeuten haben aus diesem Grund versucht, Meditation bei all jenen klinischen Syndromen anzuwenden, bei denen eine exzessive Erregung charakteristisch und problematisch ist; dies trifft vor allem auf Angstzustände und Streß-induzierte oder durch Streß sich verschlimmernde Zustände zu (Davis, Eshelman & McKay, 1988). Oft wird die Meditation deshalb als Anti-Streß-Therapie aufgefaßt; zumindest eine kurze Beschreibung der Meditation ist in fast jedem Textbuch über Streßmanagement beschrieben.

Im folgenden werden die Ergebnisse von deskriptiven Auswertungen und von kritischen Metaanalysen zur Effektivität von Entspannungsverfahren dargestellt. Autoren, die ausführliche Literaturanalysen durchgeführt haben, stimmen miteinander darin überein, daß die klinischen Effekte, die aus der Meditation resultieren, weitgehend mit denen anderer Entspannungsverfahren vergleichbar sind (Delmonte, 1985; Lichstein, 1988). Es hat sich gezeigt, daß Personen mit hoher „Absorptionsfähigkeit" und einer ausgeprägten Phantasiefähigkeit mehr von der Meditation profitieren (Delmonte, 1985). Puente und Beiman (1980) fanden Streßmanagement-Verfahren dann besonders erfolgreich, wenn eine hohe Erfolgserwartung suggeriert wurde; dies war der Fall bei kognitiver Verhaltenstherapie und bei Selbstentspannung, aber nicht bei Meditation oder einer Kontrollgruppe.

Die Ergebnisse der Literaturanalyse decken sich weitestgehend mit den Befunden von Metaanalysen und lassen einen Schluß über die Effektivität der Meditation zu. Hyman, Feldman, Harris, Levin, und Malloy (1989) führten eine Metaanalyse durch, in der sie die Resultate verschiedener Entspannungsverfahren miteinander verglichen. Die Autoren berichteten außerdem über eine unterschiedliche Effektivität von Entspannungsverfahren bei verschiedenen klinischen Problemstellungen. Die errechneten Effektstärken (ES) stellen standardisierte Veränderungswerte (vom Vor- zum Nachtest) dar, die es erlauben, auch Studien miteinander zu vergleichen, die unterschiedliche Methoden benutzten. Hyman et al. (1989) berichteten, daß alle Entspannungsstudien zusammen (N = 48) Effektstärken von ES = .70 für Vor-/Nachtest-Veränderungen, von ES = .63 für den Vergleich von Entspannung vs. Placebo und von ES = .46 für den Vergleich Entspannung vs. unbehandelte Kontrollgruppe aufweisen. Die Ergebnisse der Meditationsstudien waren mit denen anderer Verfahren vergleichbar, wobei allerdings der Meditationseffekt nur aus sechs Studien hergeleitet wurde, da andere Meditationsstudien nicht der Qualitätskontrolle der Autoren standhielten. Aufgrund der geringen Stichprobengröße war es nicht möglich, Meditationseffekte mit denen anderer Verfahren bei eng definierten Anwendungsproblemen zu vergleichen. Eine weitere Metaanalyse zur Meditation ist von Eppley und seinen Mitarbeitern erstellt worden (Eppley, Abrams & Shear, 1989). Allerdings werden in dieser Analyse nur die Effekte verschiedener Entspannungsverfahren auf chronische, generalisierte Angstzustände untersucht. Eppley et al. (1989) verglichen die Effektgrößen von Muskelentspannung, EMG- Biofeedback, und zwei Formen von Meditation. Die Meditationsstudien wurden unterteilt in Transzendentale Meditation (TM; mit einer passiven Grundhaltung und Anwendung eines Mantras) und konzentrative Meditation. Diese zweite Meditationskategorie wurde leider nicht weiter beschrieben. Alle Entspannungsmethoden waren mit vergleichbaren Effektgrößen assoziiert (ES = .38 für Muskelentspannung (N = 30), ES = .40 für Biofeedback und andere Entspannungsmethoden (N = 37), ES = .28 für konzentrative Meditation (N = 44). Eine Ausnahme bildete die TM (N = 35), die signifikant größere Effekte hatte (ES = .70). Die Autoren bemühten sich, alternative Erklärungen (Erwartungshaltung, Trainingslänge, Patientenselektion etc.) für den signifikanten Unterschied auszuschließen und folgerten, daß TM im Endeffekt eine besonders effektive Methode zur Angstreduktion ist. Ein Problem allerdings blieb ungelöst. Eppley et al. (1989) berichteten, daß TM-Probanden für 2.5 Monate trainierten, während in den anderen Gruppen die Trainingslänge von 1.4 bis 1.8 Monaten variierte; die Effektstärke korrelierte positiv mit der Trainingslänge (r = .36). Dennoch behaupten die Autoren, daß die Effektstärken sich nicht änderten, als die Effektstärken-Maße an die Trainingslänge angepaßt wurden.

Insgesamt kann man folgende Schlüsse ziehen. Die Meditation ruft unmittelbare und langfristige (therapeutische) Veränderungen hervor, die im wesentlichen dieselben sind wie bei anderen Entspannungsverfahren, zum Beispiel beim Autogenen Training oder bei der Muskelentspannung nach Jacobson. Im klinischen Alltag treffen oft Patienten selbst eine Entscheidung über die eingesetzten Entspannungsverfahren. In klinischen Studien werden Patienten nach dem Zufallsprinzip einer Therapiegruppe zugeordnet, hingegen suchen sie sich im klinischen Alttag ihre „Lieblings"-methode aus, und der Therapeut sollte sich ebenso bemühen, Patientenvariablen und Therapiemethode einander anzupassen. Aus klinischer Sicht sind die Effekte der Meditation klein, und von daher ist die Meditation eher als „Hilfs"-Therapie zu betrachten.

5. Wirkkomponenten

Über die Gründe, warum die Meditation meßbare physiologische Veranderungen mit sich bringt, wird trotz intensiver Forschung (vgl. Lichstein, 1988) noch spekuliert. Eine wissenschaftliche Theorie der Meditation ist nur ein post-facto-Konzept, da westliches Theoretisieren bei der Entwicklung der Meditationsverfahren keine Rolle gespielt hat. Generell ermöglichen Entspannungsverfahren Veränderungen autonomer Reaktionen. Es wird nämlich davon ausgegangen, daß ein hoch-aktiviertes Zentralnervenssystem (ZNS) für viele psychosomatische Krankheitsbilder typisch ist, und diese ZNS-Erregung eine autonome Selbstregulation eher verhindert. Unter der Voraussetzung, daß die ZNS-Erregung abgebaut werden kann, besteht dann die Möglichkeit, daß das autonome Nervensystem mit seinen sympathischen und parasympathischen Funktionen einen heilenden „Balanceakt" ausüben kann. Allerdings gibt es noch keine Studie, die nachweist, daß Meditation einen direkten Effekt auf den Hypothalamus oder auf den Vagus (d.h., das parasympathische Nervensystem) ausübt. Eine neuere Studie von Mills und seinen Mitarbeitern (Mills, Schneider, Hill, Walton & Wallace, 1990) weist allerdings nach, daß Meditationseffekte auf einer Mikroebene nachgewiesen werden können. Im Vergleich von Meditierenden und einer nicht-praktizierenden Kontrollgruppe zeigte sich, das die Meditierenden eine geringere Anzahl von funktionalen beta-adrenergischen Rezeptoren hatten und daß die Suche nach ZNS-Mechanismen durchaus sinnvoll sein kann.

Auf der Verhaltensebene allerdings haben Forscher Fortschritte machen können. Als Resultat eines intensiven Forschungsprogramms zur Meditation, hat Benson (1975) vorgeschlagen, daß alle Entspannungsverfahren eine gemeinsame, lernbare Reaktion auslösen, die man als „Relaxation Response" bezeichnen kann. Diese Entspannungsreaktion wurde als unspezifisch angesehen, weil die vermuteten Effektkomponenten bei allen Entspannungsverfahren gleichermaßen vorgefunden werden. Benson argumentiert, daß vier Komponenten zur Entspannungsreaktion beitragen:

1. eine ruhige Umgebung;
2. ein Vehikel oder Objekt, auf welches sich der Trainierende konzentrieren kann;
3. eine passive Grundhaltung; und
4. eine bequeme Körperposition.

Alle Entspannungsverfahren schließen diese Komponenten ein, wobei die Art des Objektes oder Vehikels, auf die der Trainierende sich konzentriert, die verschiedenen Entspannungsverfahren voneinander unterscheidet. Das Autogene Training zum Beispiel ist charakterisiert durch Formeln, die Entspannungssensationen suggerieren (Linden, 1990), bei der Meditation kann es das Mantra oder Yantra sein, das als Konzentrationsobjekt dient. Wie notwendig diese Konzentrationsobjekte sind, ist fraglich. Smith (1976) zum Beispiel fand, daß Transzendentale Meditation auch ohne Mantra klinische Effekte hervorrufen kann.

Lichstein (1988) schlug vor, daß dem Vier-Komponenten-Modell von Benson noch eine fünfte Komponente hinzugefügt werden sollte. Dieser Vorschlag ist sehr überzeugend und ergänzt das Benson-Modell in sinnvoller Weise. Diese fünfte Komponente ist die des „Sich-Entspannen-Wollens". Ebenso wie bei der Hypnose erscheint es wenig sinnvoll, einem Probanden oder einem Patienten Entspannung aufzuzwingen; denn der Entschluß des Patienten, Entspannung zu lernen, ist sowohl eine notwendige Voraussetzung für den Erfolg, als auch ein klares Signal für die hohe Erfolgsmotivation des Patienten. Außerdem ist es wichtig, daß der Therapeut professionelle Kompetenz ausstrahlt, und daß die Therapiemethode so beschrieben wird, daß der Patient auch an den möglichen und wahrscheinlichen Effekt glauben kann.

Es ist sehr wahrscheinlich, daß unspezifische Faktoren, die bei allen Psychotherapieformen eine Rolle spielen (Patientenmotivation, Glaube an die Effektivität der Methode, Qualität der therapeutischen Beziehung) und mehr spezifische Faktoren, die aber allen Entspannungsverfahren, auch der Meditation gemeinsam sind, zusammen die Wirkung ausmachen. Nach wie vor trifft die Behauptung zu, daß die Erforschung der Wirkmechanismen nur geringe Fortschritte gemacht hat und die Glaubwürdigkeit der Meditation (zumindest bei ihren Kritikern) deshalb nicht gewachsen ist. Die oben beschriebene Arbeit von Mills et al. (1990) und deren generelle Vorgehensweise erscheinen allerdings vielversprechend.

6. Risiken

Was Risiken und ungewollte Nebeneffekte betrifft, so ist die Meditation nicht mit Medikamenten oder anderen aggressiven Behandlungsformen zu vergleichen. Die Veränderungen, die Meditation hervorrufen kann, entwickeln sich langsam und sind im allgemeinen (im klinischen Sinne) eher kleine Veränderungen. Dementsprechend sind keine extremen Risiken zu erwarten. Der Lernende, der krampfhaft versucht zu meditieren, wird vielleicht Muskelspannungen erleiden, die sich nach einiger Zeit aber von selbst wieder auflösen. Die vielleicht kritischste Reaktion ist von Heide und Borkovec (1983) als „Entspannungs-induzierte Angst" beschrieben worden. Trainierende, die ängstlich sind und zu grüblerischen Angstgedanken neigen, werden sich dieser oft nicht bewußt, wenn sie während des normalen Tagesablaufs ihrer Arbeit, usw. nachgehen, und keine Zeit haben, sich auf ihre Angst zu konzentrieren. Wenn diese ängstlichen Personen versuchen zu meditieren, kann es passieren, daß der Mangel an Außenreizen die Angstgefühle verstärkt. In diesem Falle ist die Meditation kontraindiziert und paradox: die Methode, die zur Angstbewältigung gedacht war, wird zum Angstmacher. Wenn ängstliche Personen Muskelentspannung trainieren, können bis zu 30 % von ihnen mit der oben beschriebene paradoxen Angststeigerung reagieren (Heide & Borkovec, 1983). Wenn aber Meditation von ängstlichen Patienten geübt wird, dann können dies sogar bis 54 % sein (Heide & Borkovec, 1983). Ebenso hat Otis (1984) berichtet, daß 46 % bis 48 % aller Meditierenden mit mehr als 1,5 Jahren Praxis in Transzendentaler Meditation zumindest gelegentliche, unangenehme Nebeneffekte erfahren haben. Diese ungewollten Nebeneffekte bei 111 erfahrenen Meditierenden (Otis, 1984) schlossen folgende Probleme ein: anti-soziales Verhalten (13,5 %), Ängste (9,0 %), Zerstreutheit (7,2 %), Depression (8,1 %), emotionale Instabilität (4,5 %), Frustration (9,0 %), körperliche und geistige Spannung (8,1 %), Mangel an Entschlußkraft (7,2 %), motorische Unruhe (9,0 %), mißtrauische Gefühle (6,3 %), Intoleranz gegenüber anderen (4,5 %) und sozialer Rückzug (7,2 %).

Es ist möglich, daß das Verfahren Meditation selbst im Vergleich zur Muskelentspannung die Angst steigert; dies liegt darin begründet, daß die Muskelentspannung konkrete, mechanische Übungen erfordert, die die Aufmerksamkeit auf sich ziehen, während die größere Passivität der Meditation einfach mehr Freiraum zuläßt, um Angstgefühle besonders bewußt werden zu lassen.

Zwei Vorschläge zur Bewältigung dieses Problems erscheinen sinnvoll. Zunächst sollen alle Meditierenden darauf hingewiesen werden, daß Nebeneffekte entstehen können und wahrscheinlich im Zeitverlauf schwächer werden und später ganz verschwinden. Oft genügt dieser Hinweis. Anderenfalls sollten Trainierende die Übungen abbrechen, wenn Ängste zunehmen, damit keine negative Konditionierung stattfinden kann. Eine andere Möglichkeit ist die, den ängstlichen Patienten zunächst mit kognitiver Verhaltenstherapie zu behandeln, und ihn erst dann meditieren zu lassen, wenn die Angstgefühle kognitiv bewältigt werden können.

7. Kombination der Meditation mit anderen Verfahren

In der klinischen Praxis kommt es selten vor, daß eine einzelne therapeutische Methode das gesamte Therapieprogramm darstellt. Die therapeutische Arbeit besteht meistens aus einer Mehr-Komponenten-Therapie, wobei der Beitrag, den eine einzelne Methode leistet, nicht mehr getrennt bestimmt werden kann. In der Psychotherapieforschung gilt mittlerweile als bewiesen, daß komplexere Formen von Psychotherapien (d.h., Therapien, die eklektisch vorgehen oder zumindest verschiedene Methoden zusammengruppieren) auch größere klinische Erfolge verzeichnen (Shapiro & Shapiro, 1982). Die Gesamtzahl der möglichen Methodenkombinationen ist fast unendlich und eine Vergleichsforschung ist von daher sehr schwierig.

Ein sehr gutes Beispiel einer Methodenkombination ist Patel's (Patel & North, 1975; Patel & Carruthers, 1977; Patel, Marmot & Terry, 1981) Meditation (oder Yoga), die mit Biofeedback bei der Behandlung von Bluthochdruck kombiniert wird. Diese Methode und ihre Bewertung sind anderswo umfassend dargestellt worden (Linden, 1983; Jacob, Chesney, Williams, Ding & Shapiro, 1991) und sollen als besonders erfolgreiches Beispiel im folgenden kurz beschrieben werden. Patel und North (1975) entwickelten ein nicht-medikamentöses Therapieprogramm zur Behandlung des Bluthochdrucks, in dem sie entweder Meditation oder Yoga mit Muskeltonus- oder Hautwiderstand-Biofeedback kombinierten. Diese Studie arbeitete mit Kontrollgruppen ausreichender Stichprobengröße und systematischen Nachfolgeuntersuchungen. Im Vergleich verschiedener Entspannungsstudien zum Bluthochdruck zeigten sich Veränderungen, die von keiner Veränderung bis zu ca. 10 bis 15% Blutdrucksenkung reichen (Linden, 1983; Jacob et al., 1991). Patels Studien zeigten regelmäßig die größten Blutdruckveränderungen (z.B. −26 mmHg systolisch und −15 mmHg diastolisch; Patel & North, 1975) während in einer unbehandelten Kontrollgruppe nur geringe Veränderungen zu beobachten waren (−9 mmHg systolisch und −4 mmHg diastolisch). Allerdings muß ein Teil des Erfolgs in Patels Studien wohl darauf zurückgeführt werden, daß die Probanden mit relativ hohen Blutdruckruhewerten die Studie begannen und von daher sich einfach mehr „verändern" konnten (Jacob et al., 1991).

Obwohl ein einzelnes Beispiel von Kombinationstherapien noch nicht generalisiert werden darf, so ist doch bemerkenswert, daß die empirischen Daten mit der klinischen Erfahrung übereinstimmen und zugleich den Wert von gut konzipierten Kombinationsstudien und -behandlungen unterstreichen. Ein weiteres, kreatives Beispiel für die Integration von Meditation in die Psychotherapie stellt die Studie von Kutz et al. (1989) dar. Die Autoren beschreiben den Effekt einer Meditationskomponente, die in eine langfristige, explorative Psychotherapie „eingebaut" worden war. Alle Probanden (N = 20) waren bereits in der Psychotherapie und lernten zusätzlich die Meditation in einem 10-Wochen-Programm. Die Patienten berichteten eine Verminderung ihrer Angst- und Depressionsgefühle, außerdem bemerkten ihre Therapeuten, daß die Patienten zunehmend mehr Einsicht in ihre Probleme gewannen. Diese Studie erlaubt die Schlußfolgerung, daß sich Meditation und Psychotherapie klinisch ergänzen können und daß Kombinationsprogramme durchaus vielversprechend sind.

8. Abschließende Bemerkungen

Wenn auch in diesem Kapitel viele der Gemeinsamkeiten der Meditation mit anderen Entspannungsverfahren (wie der Progressiven Muskelentspannung oder dem Autogenen Training) aufgezeigt werden konnten, so muß letztlich doch wieder auf die Einzigartigkeit der Meditation hingewiesen werden. Meditation ist nicht als Entspannungstherapie konzipiert worden, sie ist eine Form religiöser, spiritueller Praxis, sie wird meistens nicht in standardisierter Form praktiziert, und die wissenschaftliche Zugehensweise ist nicht leicht mit der ursprünglichen Absicht der Meditation zu vereinen. Obwohl wissenschaftliche Nachweise vorliegen, erscheint der wissenschaftliche Anspruch „aufgepfropft".

Danksagungen: Dieses Kapitel ist geschrieben worden, während der Autor von der British Columbia and Yukon Heart and Stroke Foundation finanziell unterstützt wurde. Besonderer Dank gebührt Frau Dipl.-Psych. C. Lammert für ihre konstruktiven Kommentare zu diesem Manuskript.

Literatur

Bandura, A. (1977). Self-efficacy: Toward a unifying theory of behavioral change. Psychological Review, 84, 191–215.

Benson, H. (1975) . The relaxation response. New York: Morrow.

Cauthen, N.R., & Pyrmack, C.A. (1977). Meditation versus relaxation: An examination of the physiological effects of relaxation training and of different levels of experience with transcendental meditation. Journal of Consulting and Clinical Psychology, 45, 496–497.

Davis, M., Eshelman, E.R., & McKay, M. (1988). The relaxation and stress reduction workbook (3rd Edition). Oakland/CA: New Harbinger Press.

Delmonte, M.M. (1985). Meditation and anxiety reduction: A literature review. Clinical Psychology Review, 5, 91–102.

Eppley, K.R., Abrams, A.I., & Shear, J.(1989). Differential effects of relaxation techniques on trait anxiety: A meta-analysis. Journal of Clinical Psychology, 45, 957–974.

Heide, F.J. & Borkovec, T.D. (1983) . Relaxation-induced anxiety: Paradoxical anxiety enhancement due to relaxation training. Journal of Consulting and Clinical psychology, 51, 171–182.

Holmes, D.S. (1984). Meditation and somatic arousal reduction: A review of the experimental evidence. American Psychologist, 39, 1–10.

Hyman, R.B., Feldman, H.R., Harris, R.B., Levin, R.F., & Malloy,G.B. (1989). The effects of relaxation training on clinical symptoms: A meta-analysis. Nursing Research, 38, 216–220.

Jacob, R.G., Chesney, M.A., Williams, D.M., Ding, Y., & Shapiro (1991). Relaxation therapy for hypertension: Design effects and treatment effects. Annals of Behavioral Medicine, 13, 5–17.

Jevning, R., Pirkle, H.C., & Wilson, A.F. (1977). Behavioral alteration of plasma phenylalanine concentration. Physiology and Behavior, 19, 611–614.

Jevning, R., Wilson, A.F., & Davidson, J.M. (1978). Adrenocortical activity during meditation. Hormones and Behavior, 10, 54–60.

Jevning, R., Wilson, A.F., & Vander Laan , E.F. (1978). Plasma prolactin and growth hormone during meditation. Psychosomatic Medicine, 40, 329–333.

Kutz,I., Leserman, J., Dorrington, C., Morrison, C.H., Borysenko, J.Z., & Benson (1985). Meditation as an adjunct to psychotherapy. Psychotherapy and Psychosomatics, 43, 209–218.

Lichstein, K. L. (1988). Clinical relaxation strategies. New York: Wiley.

Linden,W. (1983). Psychologische Perspektiven des Bluthochdrucks: Ursprung, Verlauf und Behandlung. Basel: S. Karger.

Linden, W. (1990). Autogenic Training: A Clinical Guide. New York: Guilford Press.

Maharishi, M. Y. (1975). Transcendental Meditation . New York: Plume.

Mills, P.J., Schneider, R.H., Hill, D., Walton, K.G., & Wallace, R.K. (1990). Beta-adrenergic receptor sensitivity in subjects practicing transcendental meditation. Journal of Psychosomatic Research, 34, 29–33.

Morse, D.R., Schacterle, G.R., Furst, M.L., Brokenshire, J., Butterworth, M., & Cacchio (1981). Examination-induced stress in meditators and non-meditators as measured by salivary protein changes. Stress, 2, 20–24.

Otis,L.S. (1984). Adverse effects of transcendental meditation. In D.H. Shapiro Jr. & R.N. Walsh (Eds.), Meditation: Classic and contemporary perspectives. New York: Aldine.

Pagano, R.R., Rose, R.M., Stivers, R.M., & Warrenburg, S. (1976). Sleep during transcendental meditation. Science, 191, 308–310.

Patel, C, & Carruthers, M. (1977). Coronary risk factor reduction through biofeedback-aided relaxation and meditation. Journal of the Royal College of Practitioners, 27, 401–405.

Patel, C. , Marmot, M.G., & Terry, D.J. (1981). Controlled trial of biofeedback-aided behavioral methods in reducing mild hypertension. British Medical Journal, 282, 2005–2008.

Patel, C., & North, W.R.S. (1975). Randomized controlled trial of Yoga and biofeedback in management of hypertension. Lancet, 2, 93–95.

Puente, A.E., Beiman, I. (1980). The effects of behavior therapy, self-relaxation, and transcendental meditation on cardiovascular stress response. Journal of Clinical Psychology, 36, 291–295.

Puente, A.E.(1981). Psychophysiological investigations of transcendental meditation. Biofeedback and Self-Regulation, 6, 327–342.

Shapiro, D.A., & Shapiro, D. (1982). Meta-analysis of comparative therapy outcome studies: A replication and refinement. Psychological Bulletin, 92, 249–255.

Smith, J.C. (1976). Psychotherapeutic effects of transcendental meditation with controls for expectation of relief and daily sitting. Journal of Consulting and Clinical Psychology, 44, 630–637.

Wallace, R.K. (1970). Physiological effects of Transcendental Meditation. Science, 167, 751–1754.

Wallace, R.K., & Benson, H. (1972). The physiology of meditation. Scientific American, 226, 84–90.

Warrenburg,S., Pagano, R.R., Woods,M., & Hlastala, M. (1980). A comparison of somatic relaxation and EEG activity in classical progressive relaxation and transcendental meditation. Journal of Behavioral Medicine, 3, 73–93.

Woolfolk, R.L. (1975). Psychophysiological correlates of meditation: A review. Archives of General Psychiatry, 32, 1326–1333.

Ergänzende Literaturhinweise

Bogart, G. (1991). The use of meditation in psychotherapy: A review of the literature. American Journal of Psychotherapy, 45, 383–412.

Carrington, P. (1992) Das große Buch der Meditation. Bern: Scherz.

Engel, K. (1995). Meditation: Geschichte, Systematik, Forschung, Theorie. Frankfurt am Main: Peter Lang.

Gottwald, F.-T., & Howald, W. (1993). Selbsthilfe durch Meditation (4. Aufl.). München: mvg.

Grawe, K., Donati, R. & Bernauer, F. (1994). Psychotherapie im Wandel. Von der Konfession zur Profession. Göttingen: Hogrefe.

Howald, W. (1989). Meditationsforschung – Einführung und Überblick. Gruppendynamik. Zeitschrift für angewandte Sozialpsychologie, 20 (4), 345–367.

Kabat-Zinn, J. (1994). Gesund durch Meditation. Bern: Scherz.

Scharfetter, C. (1987). Meditation in der Psychotherapie. In A. Dietrich, & C. Scharfetter (Eds.), Ethnopsychotherapie: Psychotherapie mittels außergewöhnlicher Bewußtseinszustände in westlichen und indigenen Kulturen (pp. 215–226). Stuttgart: Ferdinand Enke Verlag.

West, M.A. (Ed.) (1987). The psychology of meditation. New York: Oxford University Press.

Imaginative Verfahren

Franz Petermann und Michael Kusch

1. Einleitung

Imagination ist bereits um die Jahrhundertwende im Rahmen therapeutischer Verfahren eingesetzt worden (Betts, 1909). Sie wird definiert als „ein zentraler Aspekt der psychischen Verbindung des Individuums mit seiner Umwelt, in dem Elemente der Wahrnehmung, Kognition, Motorik und der Affekte enthalten sind" (Klinger, 1981). Es handelt sich dabei um innerpsychische Vorstellungen, die Ausdruck sensorischer, symbolischer oder physiologischer Repräsentationen sind. Die definierenden Elemente von Imagination gehen als charakterisierende Merkmale in die verbalen Instruktionen verschiedener Imaginationsverfahren ein.

Beispielhaft soll eine modifizierte Fassung der Instruktion von Birbaumer (1983) vorgestellt werden, die sensorische, motorische und affektive Elemente der Imagination eines Patienten mit Schlangenphobie hervorhebt (s.u.).

> „Du stehst in einem Wald und siehst eine große Schlange. Sie bewegt sich langsam auf dich zu. Sie hat ein gezacktes Muster am Rücken. Es könnte eine gefährliche Schlange sein. Deine Augen treten ein bißchen aus dem Kopf hervor und folgen den Bewegungen der Schlange. Dein Herz beginnt stark zu schlagen. Schlangen sind unberechenbar. Du fürchtest dich. Du sagst es laut, aber niemand ist da, der dich hören könnte. Du bist allein und fürchtest dich so sehr, daß du zu laufen beginnst."

Folgende Instruktion zeigt auf, wie die Angst einer Person vor dem Verlassen ihrer Wohnung in der Imagination bewältigt werden kann (vgl. auch Watson & Marks, 1971).

> „Stell dir jetzt wieder vor, du wärst zu Hause. Du mußt aber das Haus verlassen. Du kannst es nicht verhindern. Dir behagt dieser Gedanke gar nicht. Du mußt allein gehen. Dein Kind ist in der Schule und keiner ist sonst zu erreichen. Du spürst, wie sich dein Magen zusammenzieht, und die Angst steigt auf. Du stolperst bereits, als du aus der Haustüre gehst. Du ziehst die Tür mit einem Knall zu und erschrickst, fängst an zu zittern. Schon wenn du den Bürgersteig erreichst, schlägt dein Herz wieder ganz schnell, Dein Mund ist trocken und du schwitzt. Bereits 10 Meter weiter, nachdem du in eine andere Straße einbiegst, beginnt deine Panik wieder in dir aufzusteigen. Du bemerkst, wie du dich wieder in den altbekannten Zustand manövrierst. Du glaubst, die Kon-

> trolle zu verlieren und zu wanken, fühlst dich krank und glaubst, daß die Passanten dich anschauen. Jetzt aber erinnerst du dich an die Abmachung, die du mit dir getroffen hast. Du sprichst mit dir, und sagst dir, ‚Halt, keiner schaut absichtlich auf dich; mach dich nicht verrückt!' Du wehrst dich gegen das Zittern in deinen Beinen, und fühlst, wie dein Schritt sicher wird und das Zittern vorbeigeht. Du streichst dir über deinen Bauch und fühlst die Wärme deiner Hand. Du sagst dir ‚Ruhig Blut!' und achtest darauf, wie sich dein Herzschlag verlangsamt und der Schweißanfall vorbeigeht. Letztlich sprichst du auch zu deiner inneren Unruhe und sagst: ‚Hallo Angst, alter Freund, du bist gekommen, jetzt kannst du auch wieder gehen!'... Nun spürst du die warme Sonne auf deinem Gesicht, reibst dir kurz deine Hände und fühlst dich deutlich besser."

Zentrale theoretische Fragestellungen zur Imagination befassen sich mit der Struktur und Funktion von Imagination (s.u.). Zum einen damit, ob Imaginationen als *private, verbale Annahmen* über die Welt (Pylyshyn, 1973; Lang, 1977, 1987) oder als unmittelbare Abbildung sensorischer Erfahrungen repräsentiert werden (Shepard, 1978; Kosslyn, 1987); zum anderen damit, ob sie entsprechend den Prinzipien des operanten Lernens verarbeitet werden (Meichenbaum & Cameron, 1982; Cautela & Kearney, 1990) oder eine durch imaginative Verfahren bedingte Verhaltensänderung durch physiologische Prozesse beeinflußt wird (Lang, 1977; 1987; Lang et al., 1990).

Die *enormen* Einsatzmöglichkeiten der Imagination machen sie zu einem zentralen Bestandteil vieler Psychotherapieformen (Singer & Pope, 1986). Imaginative Verfahren werden als separate Therapiemethoden oder zusammen mit anderen Verfahren durchgeführt, wie z.B. der Hypnose oder der Relaxation.

Therapeutisches Ziel aller imaginativen Verfahren ist die offene und/oder verdeckte Verhaltensänderung. Eine Veränderung des offenen Verhaltens wird beispielsweise erzielt, wenn sich ein Klient nicht nur in der Vorstellung, sondern sich auch in seinem Alltagsleben der angstauslösenden Situation aussetzen und, wie im obigen Beispiel avisiert, sein Haus tatsächlich verlassen kann. Eine verdeckte Verhaltensänderung bezeichnet veränderte innerpsychische Vorgänge, die der Klient in der beschriebenen Ausgangssituation empfindet. Meichenbaum (1978, 1986) formulierte diesbezüglich drei grundlegende psychologische Prozesse, die erklären, warum imaginative Verfahren Verhaltensänderungen bewirken:

- **Kontrollerleben**
  Hierunter versteht man die Kontrolle, die der Klient entwickelt, wenn er z.B. angstauslösende Situationen in der Imagination wiederholt und dabei den Verlauf, seine Emotionen und Reaktionen in diesen Situationen kontrollieren lernt. Gelingt es, die Vorstellungen zu kontrollieren, dann hilft dies rückwirkend die angstauslösenden Emotionen und das Verhalten zu regulieren.

- Interpretation
  Gemeint ist der Prozeß, in dem sich die Bedeutung unangemessenen Verhaltens verändert. Jede imaginative Therapie besteht in einem Aufbau neuer Perspektiven, die letztlich andere Sichtweisen des Problems erlauben. Dies kann sich in veränderten inneren Dialogen vor und während der problematischen Verhaltensweisen zeigen.
- Wiederholung
  Diese beziehen sich auf die imaginative Wiederholung von Verhaltensalternativen, mit der angemessene Bewältigungsstrategien entwickelt werden können.

Nach Meichenbaum (1986) erinnert sich der Klient in einer konkreten Situation an seine während der Imagination erlernten Bewältigungsstrategien, wodurch alternatives Verhalten im Alltag wahrscheinlicher wird. Experimentelle und klinische Studien konnten zeigen, daß die von Meichenbaum beschriebenen Prozesse in unterschiedlichem Ausmaß allen imaginativen Verfahren zugrundeliegen (Singer & Pope, 1986; Christ-Christoph & Singer, 1981).

2. Darstellung imaginativer Verfahren

2.1 Historischer Überblick

Die Verwendung der Imagination in der Verhaltenstherapie verlief teilweise unabhängig von anderen Entwicklungen imaginativer Techniken (Singer & Pope, 1986). In der Verhaltenstherapie werden imaginative Verfahren eingesetzt, um bei einem Patienten über die Vorstellung einer Reihe genau strukturierter Szenen eine Verhaltensänderung herbeizuführen. Das bekannteste Verfahren ist hierbei die von Wolpe (1958) entwickelte Systematische Desensibilisierung. Der Patient stellt sich dabei vor, Situationen ausgesetzt zu sein, die für ihn unterschiedlich stark angstbehaftet sind (Angsthierarchie). In Kombination mit der Entspannung werden die angstauslösenden Aspekte der Vorstellung reduziert.

Während bei der Systematischen Desensibilisierung noch die Gewichtung auf der Angsthierarchie und der Entspannung lag, konnten nachfolgende Untersuchungen zeigen, daß auf das Element der Entspannung verzichtet werden kann (Gelder et al., 1973). Es konnte jedoch auch gezeigt werden, daß selbst die Angsthierarchie, d.h. das Fortschreiten von Situationen mit geringem zu solchen mit hohem Angstpotential, nicht notwendig für die Angstreduktion sei (Krapfl, 1967). So kamen Kazdin und Wilcoxon (1976) zu der Schlußfolgerung, daß unter Umständen Placebo-Effekte für die Wirksamkeit der Systematischen Desensibilisierung verantwortlich sein könnten.

Die weitere Forschung zu imaginativen Verfahren entwickelte sich in zwei Richtungen. Zum einen ging man von der Imagination, d.h. der in sensu dargebotenen angstauslösenden Situationen, ab und konfrontierte die Patienten direkt mit der angstauslösenden Situation. Zu diesen Verfahren zählen unter anderem die „Paradoxe Intention" (Frankl, 1978), die „Reaktionsverhinderung" (Butollo, 1979) oder das „Flooding" (Mallenson, 1959) und die „Implosion" (Stampfl & Levis, 1967).

Der andere Weg versuchte, die grundlegenden Elemente der Imagination näher zu erforschen. Wichtige Anhaltspunkte erhielt dieser Zweig aus der Lerntheorie, wonach verdeckte, d.h. nicht beobachtbare Verhaltensweisen (sog. coverants) durchaus das Verhalten einer Person bestimmen können (Homme, 1965). Man ging davon aus, daß einige Aspekte der Verhaltensabfolge, die aus der Abfolge einer Reiz-Reaktion-Konsequenz besteht, kognitiv ablaufen, und nur das Endprodukt im Verhalten beobachtbar wird. Ausgehend von diesen Überlegungen entwickelte Cautela (1966) eine Reihe von Techniken, die unter dem Begriff des „Covert Conditioning" zusammengefaßt werden. Es zeigte sich jedoch bald, daß die einfache Vorstellung einer Verhaltensabfolge, z.B. Zigarette-Rauchen, bei einfacher Veränderung der Verhaltenskonsequenz – statt einem angenehmen Gefühl der Geselligkeit, stellt sich der Patient das Risiko des Lungenkrebses vor – keine konkrete Verhaltensänderung herbeiführte (Mahoney, 1977).

Diese Erkenntnisse der Imaginationsforschung hatten wiederum zwei Forschungsrichtungen zur Folge. Zum einen bemühte man sich, die kognitiven Aspekte näher zu verstehen und fand heraus, daß viele in der Vorstellung ablaufende Prozesse sprachlich begleitet werden. Über die Veränderung dieser sprachlichen Aspekte der Vorstellung versucht z.B. die kognitive Umstrukturierung Verhaltensänderungen herbeizuführen (Meichenbaum & Cameron, 1982), indem sie alternative Verhaltensketten aufbaut.

In der anderen Forschungsrichtung befaßte man sich nicht nur mit der Veränderung von Verhaltensketten, sondern auch mit der Veränderung von Emotionen. So konnten z.B. Goldfried und Sobocinski (1975) feststellen, daß Angst und Reizbarkeit mit irrationalen Gedanken zusammenhängen. Eine wichtige therapeutische Richtung, die versucht irrationale Gedanken durch angemessenere zu ersetzen, ist die „Rational-Emotive Therapie" (Ellis, 1977).

Die bis in die Mitte der 70er Jahre entwickelten imaginativen Verfahren sind stark auf die Veränderung der kontrollierbaren und zumeist bewußt ablaufenden Aspekte der Imagination bezogen. Viele Verhaltensauffälligkeiten laufen jedoch automatisch ab und führen oft nur zu emotionalen oder psychophysiologischen Veränderungen oder sie sind der kognitiven Kontrolle entzogen. Die imaginativen Verfahren, die sich mit der Veränderung dieser Aspekte des Verhaltens befassen, gehen vor allem auf die Arbeiten von Lang (1977) zurück.

Lang griff eine Überlegung Wolpe's auf, wonach die zugrundeliegende Annahme der Systematischen Desensibilisierung darin besteht, daß „in dieser Prozedur die Reaktionen während der imaginierten Situation denjenigen der realen Situation entsprechen" (Wolpe, 1985, S.139). Wolpe (1958) verstand Imaginationen als spezifische neuronale Ereignisse, die Teile der Muster oder der neuronalen Sequenz darstellen, die durch spezifische externale Reize hervorgerufen werden, und stellte damit einen Bezug zur Neuropsychologie und Psychophysiologie her, den Lang (1977, 1987) in seinen Untersuchungen aufnahm. In verschiedenen Untersuchungen konnte Lang (Lang, 1985; Lang et al. 1980; 1990) Anzeichen dafür finden, daß die neurophysiologischen Aktivierungsmuster während der Imagination angstauslösender Situationen denen entsprechen, die während der realen Konfrontation mit diesen Situationen auftreten. Lang (1987) geht davon aus, daß eine bestimmte Form der Imagination stellvertretend für eine objektive Reizung stehen kann, und daher die verhaltenstherapeutische Manipulation der Verhaltenskonsequenzen während der Imagination (in sensu) denen während der realen Konfrontation mit dem Reiz (in vivo) entspricht.

Ausgehend von diesen Untersuchungen entwickelte Lang (1977) die emotionale Imagination, von der in der Zukunft viele neue Impulse zu erwarten sind. In dieser Arbeit soll das imaginative Verfahren nach Lang (1977) besonders berücksichtigt werden.

2.2 Klassifikation

Es ist äußerst schwierig, die Vielzahl imaginativer Verfahren zu klassifizieren. Klassifikationen können anhand externer Kriterien, wie z. B. der Wirkgrößen, der Einsatzbereiche oder anhand interner Kriterien (Meichenbaum & Cameron, 1982; Strosahl et al., 1986) erfolgen. Interne Kriterien lassen sich aus den zugrundeliegenden theoretischen Modellen, den therapeutischen Vorgehensweisen oder den vermuteten Prozessen ableiten, auf denen imaginative Verfahren beruhen. Wir werden ausgehend von Strosahl et al. (1986) eine interne Klassifikation vornehmen, die zum einen theoriegebunden und zum anderen praxisorientiert ist. Strosahl et al. (1986) klassifizieren imaginative Verfahren nach ihrer Struktur und ihrer Funktion; d.h., wie imaginative Vorstellungen repräsentiert und wie solche Informationen verarbeitet werden. Entsprechend können wir Verfahren der klassisch-verhaltenstherapeutischen Imagination, der Imaginationskontrolle und der emotionalen Imagination unterscheiden.

In *klassisch-verhaltenstherapeutischen* Verfahren sollen die vorgetragenen Instruktionen vom Klienten möglichst lebendig, bildhaft repräsentiert werden (Kazdin, 1986). Der Therapeut baut ein detailgetreues Bild z.B. eines angstauslösenden Objektes auf und achtet darauf, daß der Klient sich dieses Bild so deutlich wie möglich vor Augen führt. Nach Cautela und Kearney (1990) entsprechen die zugrundeliegenden Verarbeitungsprozesse lerntheoretischen Prinzipien.
1. Der Klient gewöhnt sich an die Konfrontation mit unterschiedlich bedrohenden Bildern (Habituation),
2. er wird durch das Ausbleiben der befürchteten Bedrohung belohnt (negative Verstärkung) und
3. er lernt seine Bilder zu kontrollieren (Verstärkung).

Die *Imaginationskontrolle* greift auf Instruktionen zurück, die physiologische und kognitive, aber weniger bildhafte Repräsentationen erzeugen sollen (Clum, 1986). Imaginationen setzen sich aus physiologischen, situationalen und kognitiven Reizen zusammen, die mit Hilfe von kognitiven Bewältigungsstrategien verarbeitet werden (Borden et al., 1988). Die Instruktionen sind so aufgebaut, daß sich der Klient nicht nur Bilder vorstellt, sondern dazu auch verbalisiert, einen situativen Bezug herstellt und seine körperlichen Begleiterscheinungen fühlt. Bewältigung erfolgt durch die schrittweise Veränderung der einzelnen Elemente der Imagination.

Bei der *emotionalen Imagination* werden durch die Instruktionen neben den sensorischen auch noch sinnhafte und emotionale Repräsentationen aktiviert. Entsprechend unserem einleitenden Beispiel greifen die therapeutischen Instruktionen der emotionalen Imagination vor allem auf subjektiv bedeutsame und emotionale, d.h. motorische und affektive Aspekte zum Aufbau von Imaginationen zurück. Die Instruktionen beziehen sich auf die Annahme, daß der Imagination eine psychische Struktur in Form „propositionaler Netzwerke" (Lang, 1987; Foa & Kozak, 1986; s.u.) zugrundeliegt. Während der Instruktion sollen bestimmte Elemente dieser Struktur aktiviert werden, wodurch ein Prozeß der Informationsverarbeitung hervorgerufen wird, an dem auch behaviorale und psychophysiologische Prozesse beteiligt sind (Acosta & Vila, 1990).

Neben den hier beschriebenen gibt es noch weitere Ansätze wie das „Guided Affective Imagery" (Leuner, 1969), das „Body Response Imagery" (Garfield, 1980), das „Guided Imagery" (Vines, 1988), die „Mental Practice" (Richardson, 1969) oder das „Simonton-Verfahren" (Simonton et al., 1980), um nur einige zu nennen. Zudem finden sich therapeutische Ansätze, welche die Imagination als einen wichtigen Bestandteil verwenden, vor allem die Imagination im Rahmen der Hypnose (Heyneman, 1989; Lombard et al., 1989), der Verhaltenstherapie (Meichenbaum & Cameron, 1982; Revenstorf, 1982), des Sports (Suinn, 1983) und im Rahmen akuter oder chronischer Krankheiten (Sheikh, 1984; Achterberg, 1985). Auf alle Ansätze und Einsatzbereiche der Imagination kann hier nicht eingegangen werden, zum einen, da viele dieser Verfahren und Ansätze bislang nicht oder nur unzureichend empirisch geprüft sind und zum anderen, da der Umfang dieser Arbeit eine eingehende Auseinandersetzung nicht zuläßt.

2.3 Klassisch-verhaltenstherapeutische Imagination

Bei diesen Verfahren werden während der Instruktion, separat oder in Kombination, visuelle, akustische, emotionale oder motorische Informationen geboten. Dabei wird versucht, ein möglichst realistisches Bild einer Situation, Erfahrung oder eines Ereignisses aufzubauen.

Theoretische Modelle der klassisch-verhaltenstherapeutischen Imagination gehen von drei grundlegenden Annahmen aus (Cautela & Kearney, 1990):

- **Homogenität**
  Imaginationen werden unmittelbar als „mentale Bilder" repräsentiert, die reale Erfahrungen abbilden. Entsprechend dieser Annahme sollen verdeckte, private Ereignisse, die mit den mentalen Bildern übereinstimmen, denselben Gesetzmäßigkeiten entsprechen, wie offene, reale Ereignisse.

- Interaktion
  Verdeckte und offene Ereignisse interagieren miteinander. Bei imaginativen Verfahren können demzufolge realitätsnahe (private) bildhafte Repräsentationen von z.B. angstauslösenden Situationen verwendet werden, um offene oder verdeckte Verhaltensänderungen herbeizuführen.
- Lerntheoretische Gesetzmäßigkeiten
  Die Verarbeitung mentaler, verdeckter Bilder entspricht denselben lerntheoretischen Gesetzmäßigkeiten wie diejenigen offenen Verhaltens. Dies bedeutet, daß die üblichen verhaltenstherapeutischen Strategien auch bei imaginativen Verfahren eingesetzt werden können.

Neben dem dargestellten Modell werden noch weitere lerntheoretische Erklärungsmodelle herangezogen, wie das „Lernen am Modell" (Perry & Furukawa, 1980) oder kognitive Modelle nach Meichenbaum und Cameron (1982).

Zu den klassisch-verhaltenstherapeutischen Verfahren zählen eine Vielzahl an Techniken, die in Tabelle 1 genannt sind (vgl. Kazdin, 1986; Cautela & Kearney, 1986). Da wir hier nicht auf alle Verfahren eingehen können, sollen im folgenden einige Vorgehensweisen tabellarisch dargestellt werden. Angaben zu den verwendeten Grundbegriffen finden sich bei Revenstorf (1982) und Singer und Pope (1986). Effektivitätsstudien zu klassisch-verhaltenstherapeutischen Ansätzen liegen in großem Umfang vor (vgl. Kazdin, 1986; Cautela & Kearney, 1990). Sie wurden jedoch meistens an gering beeinträchtigten Studenten und kaum an klinischen Gruppen durchgeführt. Es fehlen zudem Kontrollgruppenstudien, so daß wahrscheinlich die Wirksamkeit dieser Methoden überschätzt wird und sie zumindest empirisch nicht als bestätigt angesehen werden können. Imaginative Verfahren, die ausschließlich auf einer Darbietung mentaler Bilder beruhen erweisen sich als nicht effektiv (Strosahl et al., 1986).

Tabelle 1: Klassifikation imaginativer Verfahren.

Klassisch-verhaltens- therapeutische Imagination	– Systematische Desensibilisierung – Implosion – Covert Conditioning – Covert Reinforcement – Covert Sensitization – Covert Extinction – Covert Punishment – Covert Modeling – Covert Coping Modeling – Covert Mastery Modeling – Rational Emotive Imagery – Positive Imagery – Negative Imagery
Imaginationskontrolle	– Guided Imaginal Coping
Emotionale Imagination	– Emotive Imagination

Tabelle 2: maginative Verfahren im Rahmen der klassisch-verhaltenstherapeutischen Imagination.

Systematische Desensibilisierung

Nach dem Aufbau einer Hierarchie unterschiedlich angstauslösender Bilder, wird die Angsthierarchie mit inkompatiblem Verhalten, in der Regel Entspannung, kombiniert. Eine schrittweise Löschung der Angsthierarchie in der Vorstellung unter gleichzeitiger Entspannung hat zur Folge, daß man sich an die angstauslösenden Bilder gewöhnt. Abschließend wird das Vorgehen in der realen Situation eingeübt. Zu unterscheiden sind Vorgehensweisen, in denen der angstauslösende Reiz lediglich vorgestellt wird (in sensu) von solchen, in denen der Reiz tatsächlich vorliegt (in vivo). Vergleiche hierzu auch Band II.

Implosion

Hier erfolgt ebenfalls der Aufbau einer Hierarchie gemiedener Situationen.
Statt einer schrittweisen Löschung wird eine massive Konfrontation mit diesen Situationen in der Vorstellung bis hin zur Reizüberflutung angestrebt.
Beispiel: Sie schließen Ihre Augen und malen sich aus, eine Schlange wäre vor Ihnen. Nun zwingen Sie sich, diese aufzuheben, Sie beugen sich hinunter, nehmen die Schlange auf, legen sie auf Ihren Schoß. Sie spüren, wie sich die Schlange auf Ihrem Schoß herumschlängelt, Sie lassen Ihre Hand auf der Schlange ruhen, legen die Hand auf sie und spüren, wie sich die Schlange um Ihre Hand schlängelt... (nach Morris, 1977).

Covert Conditioning

Ein auf den Klienten abgestimmter Verstärkerplan wird aufgebaut und mit der Imagination assoziiert. Sodann wird der Verstärkerplan eingesetzt, um erwünschte Imaginationen zu belohnen oder zu löschen.
Beispiel: Während der verdeckten Sensibilisierung werden bei Klienten mit Suchtverhalten in der Vorstellung Bestrafungsreize assoziativ mit dem Suchtverhalten gekoppelt. So wird der Klient aufgefordert sich z.B. folgende Situation vorzustellen: Stellen Sie sich vor, Sie würden gerade in Ihrer Lieblingsgaststätte am Tresen stehen und ein Glas Bier trinken wollen. In dem Moment, in dem Sie ihren ersten Schluck machen, denken Sie daran, wie es ihnen übel wird, sie fühlen förmlich, wie die Übelkeit aufsteigt...

Covert Modeling

Ein auf den Klienten abgestimmter Verstärkerplan wird aufgebaut und mit der Imagination des Verhaltens einer Modellperson assoziiert. Sodann wird der Verstärkerplan eingesetzt, um schrittweise die Imagination eigenen Verhaltens an das erwünschte Verhalten des imaginierten Modells anzunähern. Das Modellverhalten kann variiert werden:
Coping Modell: Das Modell überwindet anfängliche Schwierigkeiten.
Mastery Modell: Das Modell hat keine Schwierigkeiten zu überwinden.
Beispiel: Während der vorstellungsmäßigen Annäherung eigenen Verhaltens an das Modellverhalten kann der Klient sich vorstellen, wie auch das Modell anfängliche Schwierigkeiten überwinden muß, oder er stellt sich vor, daß das Modell ohne Schwierigkeiten mit einem evtl. angstauslösenden Ereignis umgeht.

Rational Emotive Imagination

In der Imagination werden Strategien zur kognitiven Umstrukturierung des Problemverhaltens eingesetzt. Dabei werden die irrationalen Ideen des Klienten verändert, und somit auch sein Problemverhalten.
Beispiel: Der Klient stellt sich so lebendig wie möglich eine Problemsituation vor (z.B. eine Prüfung) und versucht, die jeweiligen irrationalen Vorstellungen und Selbstverbalisationen zu erkennen. Der Klient verändert seine Selbstverbalisationen durch vorher eingeübte Selbstinstruktionen. Er sagt z.B. „Stop", stellt die unangemessenen Gedanken in Frage und diskutiert alternative Selbstverbalisationen wie positive Gedanken so lange, bis ein Gefühl der Ruhe eintritt. Nun imaginiert er die Problemsituation aus der veränderten Sichtweise und stellt sich z.B. vor, wie er *konstruktiv arbeitet*.

Die Wirkgrößen dieser Verfahren sind hauptsächlich anhand des „Covert Modeling" untersucht worden (Kazdin, 1986). Dabei zeigt sich, daß sie dann besonders effektiv sind, wenn
- die therapeutischen Instruktionen und die Vorstellungen mit den vom Klienten real erfahrenen Erlebnissen übereinstimmen,
- die Instruktionen beim Klienten möglichst lebhafte Vorstellungen erzeugen,
- verschiedene vergleichbare Vorstellungsbilder miteinander verknüpft werden
- einzelne Bilder zu szenischen Imaginationssequenzen zusammengefügt werden und
- wenn der Klient sich zunächst das Verhalten einer Modellperson und dann sich selbst als aktiv handelnd vorstellt.

Weiterhin erweist es sich als besonders effektvoll, wenn der Klient das Vorgehen erlernt und selbständig im Alltag wiederholt.

2.4 Imaginationskontrolle

Die Imaginationskontrolle bezieht sich auf das „Guided Imaginal Coping" (Clum, 1986). Bei diesen Verfahren werden kognitive, situationale und physiologische Ereignisse als zusammenwirkende Bestandteile der Imagination betrachtet. Verhaltensänderungen sind eher auf die Wirkung der Imagination dieser komplexen Reize zurückzuführen als auf diejenige bildhafter oder situationaler Reize. Wesentliche Unterschiede zu den klassisch-verhaltenstherapeutischen Verfahren liegen in der Auffassung, daß Verhaltensänderungen ausschließlich im Kontext dieser Bestandteile erfolgen können und man diese mit kognitivem Lernen und wahrscheinlich auch physiologischen Mechanismen erklären muß (Watkins et al., 1988; 1990).

Das „Guided Imaginal Coping" beschreibt ein Vorgehen, in dem über die therapeutische Instruktion eine Konfrontation mit allen Aspekten z.B. einer körperlichen Panikattacke angestrebt wird. Dies soll über die Vorstellung situationaler, kognitiver und physiologischer Reize von konkret erfahrenen Panikzuständen erreicht werden. Während der Klient sich die erlebten Paniksymptome vorstellt, lernt er verschiedene kognitive Strategien der Symptombewältigung. Er wird zudem dazu angehalten, diese Strategien einzusetzen, sollte er in konkrete angstauslösende Situationen kommen, körperliche Symptome erleben oder angstauslösende Gedanken haben.

Obwohl die Imaginationskontrolle im formalen Aufbau Ähnlichkeiten mit der Streß-Immunisierung (Meichenbaum, 1977) aufweist, unterscheiden sich beide in der Zielsetzung. Während bei der Streß-Immunisierung der Patient auf zukünftige belastende Situationen vorbereitet wird, wird er im Imaginationstraining in der Bewältigung bereits belastender Aspekte geschult.

Watkins et al. (1988) belegen anhand einer Einzelfallstudie die klinische Bedeutung des „Guided Imaginal Coping" (vgl. Abb. 1). Diese liegt sowohl darin, die Häufigkeit als auch die Dauer von Panikattacken zu reduzieren. Angstauslösende

Tabelle 3: Therapeutisches Vorgehen des „Guided Imaginal Coping" (aus Watkins et al., 1988).

Phase I: Diagnostik- und Vorbereitungsphase

Der Klient wird nach einer ausführlichen Verhaltensanalyse aufgrund der Befunde seiner Beeinträchtigungen (Panikattacken) mit den Ursachen seiner Verhaltensprobleme und mit dem Trainingsverfahren vertraut gemacht.

Phase II: Trainingsphase

Beim „Guided Imaginal Coping" sollen negative Gedankengänge während erlebter Paniksymptome durch beruhigende Selbstgespräche ersetzt werden. Solche Selbstgespäche werden während der Imagination angewendet, um die auftretenden körperlichen Symptome zu kontrollieren.

Der Therapeut gibt gezielte Instruktionen, die sich der Klient deutlich vorstellen soll. Er soll die aufkommenden körperlichen Veränderungen erleben und auf wiederkehrende Gedanken achten.

Instruktionsbeispiele:
- „Stellen Sie sich bitte vor, Sie wären allein zuhause. Sie wissen nicht wo Ihre Kinder sind..."
  (Situative Elemente)
- „Sie fühlen, wie die Kälte wiederkommt..."
  (Symptom-Elemente)
- Sie denken, „Es fängt wieder an, ich werde wieder zusammenbrechen und ohnmächtig..."
  (Kognitive Elemente).

Während der Imagination und der beobachtbaren körperlichen Erregungszustände hilft der Therapeut dem Klienten, die unangemessenen situativen, kognitiven und körperlichen Elemente der Imagination langsam durch realistischere zu ersetzen. Der Therapeut versucht zudem, auftretendes Vermeidungsverhalten zu verhindern und den Angstgrad seiner Instruktionen allmählich zu steigern, bis eine selbständige Durchführung des Trainings realisierbar erscheint. Jede der fünf oder mehr Trainingssitzungen enthält zwei 15-minütige Durchgänge.

Phase III: Optimierung und Hausaufgaben

In weiteren Trainingsdurchgängen werden die Übungen optimiert und in natürlichen Situationen eingeübt.

Phase IV: Effektivitätskontrolle

Die offenen und verdeckten therapeutischen Effekte werden anhand der Befunde der Verhaltensanalyse und einem abschließenden Gespräch bewertet.

Kognitionen bzw. physiologische Werte (Hauttemperatur) konnten während der Behandlung bereits nach wenigen Sitzungen deutlich reduziert und dauerhaft auf niedrigem Niveau gehalten werden. Depressiv getönte Selbstverbalisationen wurden nicht nur während, sondern auch über den Behandlungszeitraum hinaus reduziert.

Vor allem aufgrund der direkt erzielten Reduktion der Panikattacken erscheint das Imaginationstraining interessant, bedenkt man, daß z.B. in der Verhaltensmedizin oft in sehr kurzer Zeit deutliche Verhaltensänderungen erforderlich sind. So muß z.B. ein Asthma-Patient in relativ kurzer Zeit neben einer physiologischen auch eine kognitive Entspannung erzielen. Operationsvorbereitungen erfordern therapeutische Vorgehensweisen, die in möglichst geringer Zeit möglichst deutliche Effekte erzielen.

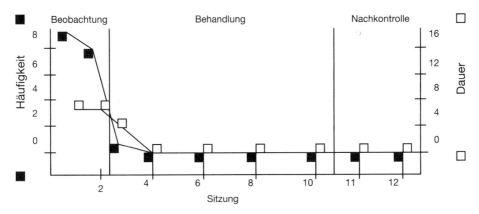

Abb. 1: Dauer und Häufigkeit von Panikattacken im Verlauf des „Guided Imaginal Coping" (aus Watkins et al., 1988, S. 151).

Vom „Guided Imaginal Coping" sind in Zukunft ähnlich positive Therapieeffekte zu erwarten, wie sie in der Vergangenheit von der Systematischen Desensibilisierung erwartet wurden.

Die Imaginationskontrolle kann anhand folgender Aspekte von den klassisch-verhaltenstherapeutischen Verfahren unterschieden werden (Clum, 1986):
1. Im Gegensatz zur Systematischen Desensibilisierung werden zusätzlich zu den sensorischen Bestandteilen der Angsthierarchie, situationale, körperliche und kognitive Reize in die Imagination eingebaut. Zudem basieren Verhaltensänderungen auf erlernten kognitiven Bewältigungsstrategien (Selbstgespräche) und weniger auf den Prinzipien der Habituation und der Bewältigung durch Entspannung.
2. Im Gegensatz zur Implosion bezieht sich das „Guided Imagery Coping" auf Bewältigungsstrategien zur Kontrolle des Problemverhaltens und basiert nicht auf Mechanismen der Verhaltenslöschung.

Der wesentliche Unterschied zu klassisch-verhaltenstherapeutischen Verfahren liegt in der Annahme, daß die im Kontext situationaler Reize und erhöhter physiologischer Erregung erlernten Bewältigungsstrategien für die beobachteten Verhaltensänderungen verantwortlich sind (Watkins et al., 1988). Dies wird durch das zustandsabhängige Lernen und die direkt erfahrene Selbstwirksamkeit erzielt. Zustandsabhängiges Lernen bezeichnet dabei den Erwerb von Bewältigungsstrategien innerhalb bestimmter emotionaler Zustände wie z.B. Entspannung, Angst, Wut oder Trauer (vgl. Staats & Eifert, 1990; Watkins et al., 1990). Selbstwirksamkeit ist das Kompetenzerleben während der Bewältigung dieser emotionalen Zustände; sie wird durch die erlebte Angstreduktion während der Wiederholung gefördert (Marks, 1987).

Folgende Wirkgrößen des „Guided Imaginal Coping" konnten durch die Einzelfallstudie von Watkins et al (1988), aber auch durch Begleituntersuchungen belegt werden (vgl. Watkins et al., 1990):

- **Informationen zur Symptomatik:**
  Die Information über die Ursache körperlicher Symptome hilft den Klienten dabei, klinisch relevante Symptome zu kontrollieren und ihre Neuentwicklung zu vermeiden (Rapee et al., 1986). Lediglich eine einfache Konfrontation mit angstauslösenden Imaginationen, wie bei der Systematischen Desensibilisierung, genügt nicht zur Angstreduktion; diese ist bei beiden Vorgehensweisen erst in Kombination mit praktischen Übungen effektiv (Bonn et al., 1984).

- **Subjektive Bedeutsamkeit**
  Subjektiv bedeutsame Kognitionen während der Imagination sind als wesentliche Aspekte in der Behandlung von ängstlichen Klienten identifiziert worden (Foa, 1988). Erst wenn der Patient die subjektive Bedeutung einer Imagination voll erfaßt, können die emotionalen Reaktionen auftreten, die dann einer Kontrolle unterzogen werden können.

- **Imaginationsfähigkeit**
  Bei der Imaginationsfähigkeit handelt es sich nicht, wie oft vermutet, um die Fähigkeit des Patienten, sich externe Situationen oder eigene Reaktionen vorstellen zu können, sondern darum, die Bedeutung dieser Situationen zu verstehen. Cook et al. (1988) berichten von deutlichen Zusammenhängen zwischen der Imaginationsfähigkeit und physiologischen Parametern (Temperatur, Herzrate usw.). Patienten, welche die subjektive Bedeutung einer Situation oder eines Ereignisses in ihrer Imagination erfassen, zeigen einen deutlichen Anstieg in bestimmten physiologischen Parametern (Watkins et al., 1990). Ist dieser Anstieg erzielt, können weitere verhaltenstherapeutische Techniken (z.B. Selbstverbalisationen) eingesetzt werden.

- **Kombination von Bestandteilen der Imagination**
  Eine Kombination mit physiologischen und kognitiven Elementen während der Imagination führt zu deutlich besseren Behandlungseffekten als eine reine Reizüberflutung oder keine Behandlung, wie Kontrollgruppenstudien zeigen konnten (Borden et al., 1986, 1988). Von besonderer Bedeutung sind entsprechende Befunde, die nahelegen, daß die imaginativ induzierte Steigerung physiologischer Parameter und subjektiver, angstauslösender Kognitionen, sowohl in experimentellen Untersuchungen (Watkins et al., 1990; Bradley et al., 1990; Varna & Lang, 1990) als auch in der Therapie (Acosta & Vila, 1990; Miller et al., 1987; Pitman et al., 1990) eine kritische Wirkkomponente imaginativer Verfahren darstellen.

Die Arbeiten von Watkins et al. (1990) und Acosta und Vila (1990) legen den Schluß nahe, daß sich lediglich komplexe imaginative Verfahren, wie z.B. das „Guided Imaginal Coping", als effektiv erweisen werden, und die Modelle der klassisch-verhaltenstherapeutischen Verfahren die vorliegenden Befunde nicht ausreichend erklären und umsetzen können. Obwohl das „Guided Imaginal Coping" ein gut strukturiertes Vorgehen bietet, und die Bedeutung sowohl von kognitiven als auch von physiologischen Aspekten der Imagination hervorhebt, kann es nicht spezifizieren, wie die Kognitionen mit den physiologischen Parametern zusammenhängen. Diese Zusammenhänge untersucht die Forschung zur emotionalen Imagination.

2.5 Emotionale Imagination

Emotionale Imagination kann beschrieben werden als die Emotionsinduktion über die Vorstellung (Vaitl, 1992). Im Zusammenhang mit der emotionalen Imagination werden komplexe theoretische Modelle diskutiert. Sie beziehen sich auf die zugrundeliegende Annahme, daß Imaginationen private, verbale Annahmen über die Welt repräsentieren (Lang, 1977) und Verhaltensänderungen durch eine spezifische Beziehung der Imaginationen zu physiologischen Prozessen erzielt werden (Lang, 1977; 1987; Lang et al., 1990). Strosahl und Ascough (1981) betrachten Imaginationen als multidimensionale Anordnung räumlicher, abstrakter und emotionaler Informationen, die nicht in der rein bildhaften Information enthalten sind. So kann man sich z.B. kein Bild von Geruchsreizen machen, diese sich aber dennoch vorstellen. Abstrakte und emotionale Prozesse beziehen sich demnach eher auf die mentale Imagination, d.h. auf Gedächtnisimaginationen, die in sogenannten propositionalen Netzwerken kognitiv gespeichert sind (Bradley et al., 1987; Lang, 1985, 1987; Varna et al., 1989).

Lang (1985, 1987) betrachtet mentale Imaginationen als ein assoziatives Netzwerk propositional kodierter zentralnervös gespeicherter Informationen. Un-

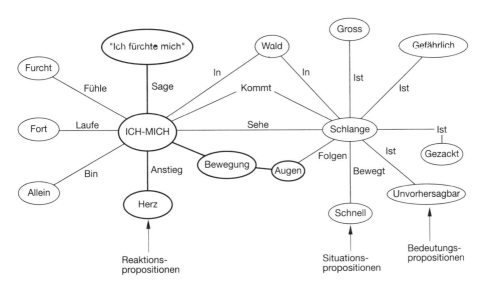

Abb. 2: Propositionales Netzwerk eines Prototyps der Schlangenphobie (vgl. einleitendes Beispiel; Birbaumer, 1983).

ter dem Begriff Propositionen werden Behauptungen verstanden, die bestimmte Eigenschaften von Dingen betreffen. Sie können Anweisungen für das Gedächtnis darstellen oder die Bewegungen und Handlungen einer Person kontrollieren. Sie können aber auch Ereignisse oder Episoden aus der Erfahrung einer Person repräsentieren. Stehen mehrere propositionale Repräsentationen in einem logischen Zusammenhang, so spricht man von propositionalen Netzwerken. In solchen Netzwerken sind bestimmte Aspekte von Gefühlen (z.B. das Gefühl einer Schlangenphobie) gespeichert. Enthalten diese Netzwerke typische Charakteristika eines Gefühls, so spricht man von emotionalen Prototypen. Lang's (1977; 1985) Konzeption des propositionalen Netzwerkmodells enthält drei Elemente:
– Situationspropositionen (z.B. die Vorstellung einer giftgrünen Schlange),
– Bedeutungspropositionen (z.B. die Bewertung der Schlangen als gefährlich),
– Reaktionspropositionen (z.B. Anstieg der Herzrate, Verkrampfung der Muskeln).

Lang (1987) geht davon aus, daß die verschiedenen Bestandteile der Imagination assoziativ miteinander verknüpft sind und daß insbesondere die Reaktionspropositionen mit den dazugehörigen spezifischen physiologischen Reaktionen verbunden sind. Die Annahme, daß die Verknüpfungen propositional sind, bedeutet, daß sie in einem sinnvollen, logischen Zusammenhang stehen, der auf einen bestimmten Aspekt, z.B. die Angst, bezogen ist.

Lang's Modell beruht auf Pylyshyn's (1973) ursprünglicher Analyse ikonischer und propositionaler Sichtweisen mentaler Imaginationen. Kognitionen, Gefühle, Vorstellungen, Handlungspläne usw. sind als propositionale Netzwerke im Gedächtnis gespeichert (Lang, 1984), wobei die einzelnen Elemente des Netzwerkes auf der Grundlage vergangener Konditionierungsprozesse unterschiedlich stark assoziativ miteinander verbunden sind.

Aus diesen drei Elementen konstruieren z.B. ängstliche Personen angstbezogene „emotionale Prototypen" (Lang, 1984), die in ähnlicher Weise sowohl in konkreten angstauslösenden Situationen als auch in der Imagination dieser Situationen aktiviert werden und zu den beobachtbaren motorischen, kognitiven und physiologischen Äußerungen führen (Cuthbert et al., 1991). Emotionale Prototypen entstehen aufgrund der logischen Beziehungen, z.B. der einzelnen angstauslösenden Elemente, zueinander. Kann man durch die Instruktion einen emotionalen Prototyp aufbauen, so zeigen sich im Verhalten die physiologischen Reaktionen, die auch in der realen Konfrontation mit dem angstauslösenden Element auftreten würden.

Nach Lang (1985, 1987) gelten für die emotionale Imagination folgende Modellannahmen:
▸ *Erstens*, episodisch dargebotene Informationen sind solche, die sowohl Informationen über den Reizkontext (Situationspropositionen), dessen subjektive Bewertung (Bedeutungspropositionen) als auch über kontextspezifische Reaktionen (Reaktionspropositionen) enthalten müssen.
▸ *Zweitens*, wenn diese Reaktionen imaginiert werden, produzieren sie meßbare efferente Reaktionsmuster.

▸ *Drittens*, diese Reaktionsmuster sind denen vergleichbar, die in der konkreten Alltagssituation auftreten.

Zentral an diesen Annahmen ist die Hypothese, daß das in einer angstauslösenden Situation aktivierte Verhalten, z.B. Weglaufen, bei Imagination dieser Situation in Form somatoviszeral mit der motorischen Reaktion vergleichbaren physiologischen Mustern aktiviert wird (Varna & Lang, 1990). Auch wenn es dabei nicht zur offenen motorischen Reaktion zu kommen braucht, so sind doch die meßbaren physiologischen Muster vergleichbar (Lang, 1984; Cuthbert et al., 1991).

Über die Imagination sensorischer, subjektiv bedeutsamer und handlungsbezogener Ereignisse, die als subjektiv bedeutsame emotionale Prototypen verstanden werden, können klinisch relevante Veränderungen herbeigeführt werden, die anhand *abgeleiteter*, physiologischer Muster nachgewiesen werden können (Lang, 1987).

Neuerdings kann Langs Modell durch den paradigmatischen Behaviorismus (Staats & Eifert, 1990) in einen größeren theoretischen Zusammenhang gebracht werden. Nach dem Modell werden vergangene Konditionierungsprozesse oder Lernerfahrungen im Verhaltensrepertoire in drei grundlegenden Bereichen gespeichert, sensorisch-motorisch, sprachlich-kognitiv und emotional-motivational. Durch das Zusammenwirken aktueller situativer Einflüsse mit dem Verhaltensrepertoire kommt es zu Reaktionen in Form von offenem oder verdecktem Verhalten.

Entsprechend dem paradigmatischen Behaviorismus enthält der emotional-motivationale Bereich vorwiegend Reaktionsinformationen (Barlow, 1988; Lang, 1984). Der sprachlich-kognitive Bereich enthält unter anderem subjektiv bedeutsame Informationen und ist insbesondere über die „Selbst-Verbalisationen" mit dem emotional-motivationalen Bereich assoziiert (Eifert, 1987; Hekmat, 1990). Das Modell von Staats und Eifert (1990) bietet eine theoretische Erklärung dafür, wie dargebotene Stimulusinformationen über den sensorischen Bereich mit Bedeutungs- und Reaktionspropositionen gekoppelt werden und zu motorischen oder physiologischen Reaktionen führen können.

Bei der Darbietung zählen alle Techniken, in denen vom Therapeuten sogenannte Reaktionspropositionen mit dem Ziel dargeboten werden, emotionale Prototypen zu aktivieren. Dies sind Instruktionen, die – wie im anfänglichen Beispiel dargestellt – detaillierte Informationen über die Reaktionen während einer vorgestellten Handlungssequenz geben. Bei der Darbietung wird darauf geachtet, für den Klienten subjektiv bedeutsame emotionale Prototypen zu aktivieren und weniger darauf, eine möglichst lebendige bildhafte Vorstellung hervorzurufen (Situationspropositionen) oder direkt Kontrolle über die Inhalte der Imagination zu erreichen (Bedeutungspropositionen). Eine therapeutische Veränderung der Situations- und Bedeutungspropositionen kann in einem zweiten Schritt angestrebt werden.

Einen heute immer noch gültigen Katalog (Heyneman, 1989) wichtiger Situations- und Reaktionspropositionen, die in imaginativen Verfahren Verwendung finden, hat Lang (1977) aufgestellt (Tab. 4). Mit diesen Situations- und Reaktions-

Tabelle 4: Propositionale Einheiten der emotionalen Imagination (nach Lang, 1977).

1. Situationspropositionen
(akustisch, visuell, taktil, kutan, olfaktorisch, vestibulär, kinesthetisch)

    A. Physikalische Details von Ereignissen
    B. Veränderungen der Konfiguration von Ereignissen
    C. Bewegungen von Objekten (Annäherung oder Entfernung)
    D. Physikalische Umgebung oder generelle Umgebung
    E. An- oder Abwesenheit anderer Personen als Beobachter oder Teilnehmende
    F. Kommentare
    G. Schmerzen, körperlich lokalisiert: scharf, dumpf usw.

2. Reaktionspropositionen

    A. Verbale Reaktionen
        – Offene Äußerungen
        – Verdeckte Äußerungen
        – – Emotionale Benennung
        – – Selbst-Bewertungs-Äußerungen
        – – Attribution von Äußerungen anderer

    B. Somatomotorische Ereignisse
        – Muskelspannung
        – Unkontrolliertes grobmotorisches Verhalten
        – Organisierte motorische Aktivitäten

    C. Viszerale Ereignisse
        – Herzrate und Puls
        – Körperschweiß
        – Vaskuläre Veränderungen
        – Pilomotorische Reaktionen
        – Mundtrockenheit
        – Atemveränderungen
        – Intestinale Veränderungen
        – – Erbrechen
        – – Inkontinenz

    D. Veränderungen in der Kontrolle
        – Wahrnehmungsveränderungen
        – Kontrollverlust
        – Zeitverlust

    E. Anpassung der Sinnesorgane
        – Generelle Veränderungen der Körperorientierung
        – Augen- und Kopfbewegungen

propositionen allein können die emotionalen Prototypen jedoch noch nicht ausgelöst werden. Faktoren, die es erleichtern, emotionale Prototypen zu aktivieren und diese Aktivierung zu erfassen, werden von Watts und Blackstock (1987) angegeben. Die Aktivierung von Prototypen hängt wesentlich davon ab, ob in der Instruktion alle subjektiv bedeutsamen Merkmale eines Prototypen angesprochen werden, und ob die assoziativen Verknüpfungen zwischen Situations-, Bedeutungs- und Reaktionspropositionen hervorgehoben werden. Bezogen auf die Reiz- und Reaktionspropositionen ist auf eine Übereinstimmung der Propositionen mit externen Reizen zu achten. Ebenso muß die Instruktion verhaltensnah und der Situation des Klienten angemessen dargeboten werden. Dies gelingt, wenn die Rückmeldungen beobachteter somatoviszeraler Veränderungen des Klienten in Form von Reaktionspropositionen wieder in die Instruktion eingebaut werden. Insbesondere sind die subjektiv wichtigen Bedeutungspropositionen zu beachten, da diese die Situations- und Reaktionspropositionen miteinander verbinden.

Eine wichtige Komponente der Aktivierung ist die Beobachtung von somatoviszeralen Veränderungen beim Klienten und deren Berücksichtigung während der laufenden Instruktion. Treten somatoviszerale Veränderungen auf, so sind sie als Zeichen erfolgreicher Prototypenaktivierung zu werten. Die Prototypenaktivierung zeigt sich in der Stärke emotionaler Reaktionen, die nicht nur über somatoviszerale Veränderungen oder das physiologische Erregungsniveau, sondern auch über motorische Verhaltensänderungen und Selbstverbalisationen zu beobachten ist. Insbesondere ist dabei auf eine Übereinstimmung zwischen verbalen, motorischen und physiologischen Reaktionen zu achten. Berichte des Klienten über die erlebte, subjektive Lebendigkeit der Imagination können ebenso zur Bewertung der Prototypenaktivierung herangezogen werden.

Wir werden in Abschnitt 4 eine therapeutische Vorgehensweise der emotionalen Imagination darstellen.

Effektivitätsstudien zu Lang's emotionaler Imagination sind in den 90er Jahren verstärkt durchgeführt worden (Acosta & Vila, 1990). Dabei wurde vor allem untersucht, ob die in der emotionalen Imagination enthaltenen somatoviszeralen Reaktionen ein physiologisches Erregungsmuster hervorrufen, welches dem während konkreter Erfahrungen (z.B. von Angstzuständen) gleicht (Miller et al., 1987; Varna & Lang, 1990). Klinisch wurde diese Annahme auf zwei Arten überprüft:

▸ *Erstens*, durch differentielles Training des Klienten in Situations- vs. Reaktions-Imagination, d.h. der Klient soll selektiv auf sensorische bzw. motorische Aspekte der Imagination achten.
▸ *Zweitens*, durch differentielle Veränderung der propositionalen Struktur des Trainings*skriptes*. Dieses Trainingsskript ist eine schriftlich niedergelegte Instruktion und enthält sensorische bzw. reaktionsbezogene Informationen.

Lang et al. (1983), aber auch andere Forschergruppen (Anderson & Borkovec, 1985; Acosta & Vila, 1990) konnten bestätigen, daß, verglichen mit klassisch-verhaltenstherapeutischen Verfahren, erhöhte physiologische Parameter (Herzrate, Hautwiderstand und Elektromyogramm) erzielt werden, wenn der Klient in Reaktions-Imagination trainiert, und wenn das Trainingsskript Reaktionspropositionen enthält.

2.6 Schlußfolgerungen

Die Grundlagen klassisch-verhaltenstherapeutischer Verfahren sind nicht hinreichend gesichert (Revenstorf, 1982; Kazdin, 1986). Insbesondere wird nicht deutlich, durch welche Mechanismen die Imagination zu Verhaltensänderungen führt. Daher wird diese lediglich als Vehikel einer lerntheoretisch begründeten Verhaltensänderung angesehen (Cautela & Kearney, 1990). Verschiedene hinreichend kontrollierte Therapievergleichsstudien zeigen dagegen die Überlegenheit der Imaginationskontrolle (Borden et al., 1986, 1988) und der emotionalen Imagination (Acosta & Vila, 1990; Miller et al., 1987; u.a.).

Die Kritikpunkte an den Studien zu imaginativen Verfahren lassen sich wie folgt zusammenfassen:

- *Erstens* ist die Auswahl der Stichprobe häufig unzureichend. Nur wenige experimentelle Untersuchungen zu imaginativen Verfahren haben Probanden mit klinisch relevanten Beeinträchtigungen herangezogen. So erhobene Daten können, auch bei statistischer Signifikanz kaum klinische Signifikanz in Anspruch nehmen (Acosta & Vila, 1990).
- *Zweitens* zeigen sich Mängel in der durchgeführten Verhaltensdiagnostik. So führen die Therapievergleichsstudien häufig keine umfassende Diagnostik (kognitive, behaviorale und physiologische Daten) durch, wodurch das Risiko steigt, nicht-homogene Klientengruppen zu untersuchen.
- *Drittens* fehlt es fast immer an Kontrollgruppenexperimenten. Die wenigen durchgeführten Kontrollgruppenexperimente ziehen die Befunde der Kontrollgruppen nicht in die statistische Analyse mit ein. So bleibt unklar, welche spezifischen Effekte die imaginativen Verfahren erzeugen (Watts & Blackstock, 1987).
- *Viertens* fehlt es an einer gezielten Manipulation von Wirkgrößen. Die häufig nicht durchgeführte Manipulation der unabhängigen Variablen, nicht nur zwischen sondern auch innerhalb der Gruppen, könnte Auskunft über differentielle Therapieeffekte geben.

Heute zeigen sich jedoch auch positive Entwicklungen: Das erst in der Erprobungsphase befindliche „Guided Imaginal Coping" zeichnet sich durch ein sehr elaboriertes therapeutisches Vorgehen aus. Bei diesem Vorgehen vermutet man ein Zusammenwirken aus situationalen, kognitiven und körperlichen Komponenten. Die emotionale Imagination scheint nach dem derzeitigen Stand die einzige sowohl experimentell, klinisch als auch theoretisch hinreichend fundierte Vorgehensweise bereitzustellen. Dennoch findet man in der Diskussion zur emotionalen Imagination eine deutliche Kontroverse bezüglich der grundlegenden Bedeutung von sensorischen und emotional reaktionsbezogenen Imaginationen (vgl. Watts & Blackstock, 1987; Lang, 1987).

3. Wirkgrößen imaginativer Verfahren

Imaginative Verfahren weisen spezifische und unspezifische Wirkgrößen auf. Die spezifischen Wirkgrößen imaginativer Verfahren haben wir bereits dargestellt (s. o.). Experimentell haben sich die emotionale Imagination und die Imaginationskontrolle den klassisch-verhaltenstherapeutischen Verfahren als überlegen erwiesen (Acosta & Vila, 1990; Lang, 1985, 1987; Strosahl et al., 1986). Die Wirkungsweise unspezifischer Faktoren kann folgendermaßen zusammengefaßt werden: Während der Durchführung imaginativer Verfahren wirken die von Meichenbaum (1986) beschriebenen psychologischen Prozesse des Kontrollerlebens, der Interpretation und der Wiederholung. Den von Kazdin (1986) beschriebenen Wirkfaktoren (vgl. Kap. 2.2) kann eine für alle imaginativen Verfahren gültige unspezifische Wirkung zugeschrieben werden.

Es zeigt sich, daß eine Kombination imaginativer und operanter Verfahren die Effektivität der Verhaltensänderung steigert. So verbinden Cautela und Kearney (1990) Techniken des Covert und Overt Conditioning zur Effektivitätssteigerung ihrer kognitiv-behavioralen Verfahren. Kazdin (1986) verbindet verschiedene Techniken des Covert Conditioning wie das Covert Coping und das Covert Mastery. Es ist für die klassisch-verhaltenstherapeutischen Verfahren generell charakteristisch, daß sie im Rahmen anderer Verfahren (Verhaltenstherapie, Verhaltensmedizin oder Hypnose) eingesetzt und kaum separat durchgeführt werden.

Die von Kazdin (1986) für das Covert Modeling beschriebenen Wirkgrößen (s. o.) lassen sich auch auf die Imaginationskontrolle und die emotionale Imagination übertragen. So haben Watkins et al. (1988) ein therapeutisches Vorgehen entwickelt, in dem viele der von Kazdin (1986) vermuteten Wirkgrößen konzeptualisiert, und das gesamte Trainingsmodell einzelfallanalytisch als effektiv belegt wurde. Dieses Trainingsmodell scheint auch für die klinische Praxis von Bedeutung zu sein (s.u.).

Obwohl es derzeit immer noch ungeklärt ist, welche therapiespezifischen Aspekte der Imagination in der klinischen Praxis wirksam sind (Kosslyn, 1978; Watts & Blackstock, 1987), können für die Praxis folgende Wirkgrößen der emotionalen Imagination bestimmt werden (s. Tab. 5)

Tabelle 5: Variablen, die die Effektivität der emotionalen Imagination beeinflussen.

1. Aufbau des Trainings
2. Aufbau differentieller propositionaler Netzwerke
3. Art der Trainingsstrategie
4. Kontextangemessenheit der propositionalen Netzwerke
5. Aufbau neuer propositionaler Netzwerke
6. Zustandsabhängiges Lernen
7. Individuelle Imaginationsfähigkeit
8. Form der emotionalen Störung

Als bestätigt kann die Wirkung der emotionalen Imagination angesehen werden, wenn der Klient geschult wird, während der Imagination auf seine Reaktionen (Reaktionsimagination) zu achten und wenn das Trainingsskript vorwiegend Reaktionspropositionen enthält (Miller et al., 1987; Acosta & Vila, 1990). Abgeleitet davon können verschiedene Variablen bestimmt werden, welche die Wirksamkeit der emotionalen Imagination beeinflussen und daher für die praktische Durchführung bedeutsam sind.

3.1 Aufbau des Trainings

Nach Watkins et al. (1988) ist folgendes zu beachten: Die *Vorbereitungsphase* mit der Indikationsstellung, der Instruktion des Klienten, die *Trainingsphase* mit verschieden strukturierten Trainingssitzungen; zudem erfolgt nach jeder Sitzung eine Verlaufskontrolle. *Die Phase der Optimierung und selbständigen Durchführung des Trainings* in der gewohnten Umgebung und die *Trainingskontrolle*, in der psychometrische Daten zur Effektivitätskontrolle erhoben und in einem Abschlußgespräch langfristige Trainingseffekte angesprochen werden. Lang (1987) fordert, daß eine erfolgreiche Durchführung der emotionalen Imagination auch innerhalb der Trainingsphase einen bestimmten Aufbau haben muß (s.u.).

3.2 Aufbau differentieller propositionaler Netzwerke

Dem Aufbau differentieller propositionaler Netzwerke geht eine genaue Verhaltensanalyse voraus, die insbesondere auf die funktionalen Aspekte z.B. die Ängste des Patienten bezogen sind. Diese funktionale Verhaltensanalyse dient der Ermittlung des emotionalen Prototypen des Patienten und bildet die Grundlage der Trainingsskripte. Erhoben werden die Situations-, Reaktions- und Bedeutungspropositionen der emotionalen Prototypen über die Frage danach:
– Was geschieht um Sie herum, oder was sehen Sie, wenn Sie z.B. die Angst empfinden? (Situationspropositionen)
– Was machen Sie, und was empfinden Sie, wenn sie sich in einer solchen Situation befinden? (Reaktionspropositionen)
– Was bedeutet diese Situation für Sie und welche Konsequenzen haben Ihre Empfindungen und Verhaltensweisen für Sie? (Bedeutungspropositionen)

Die so erhobenen Elemente eines emotionalen Prototypen und funktionale Beziehungen dieser Elemente zueinander fließen in den Aufbau der Trainingsskripte ein. Als Grundlage eines Trainingsskriptes ist es durchaus sinnvoll, sich ein propositionales Netzwerk aufzubauen, das dem der Abbildung entspricht. Der so konstruierte emotionale Prototyp kann dann als Grundlage der Trainingsskripte herangezogen und entsprechend den therapeutischen Zielen variiert werden.

3.3 Art der Trainingsstrategie

Die emotionale Imagination bietet eine Trainingsstrategie, die mit verschiedenen Zielsetzungen durchgeführt werden kann. Will man die emotionale Imagination im Sinne der Reizüberflutung durchführen, d.h. zielt man auf eine Steigerung der physiologischen und verhaltensbezogenen Aktivitätsmuster ab, so ergibt sich folgende Möglichkeit (Miller et al., 1987). Es werden Trainingsskripte aus differentiellen propositionalen Netzwerken aufgebaut, die einen deutlichen Anstieg der physiologischen und verhaltensbezogenen Aktivität anstreben. Durch wiederholte Konfrontation mit angstauslösenden Situationen kommt es zu reaktiven Hemmungen.

Führt man die emotionale Imagination im Sinne der *Systematischen Desensibilisierung* durch, so werden Trainingsskripte aufgestellt, die den Klienten mit Reaktionspropositionen konfrontieren, die gerade unterhalb seiner physiologischen und verhaltensbezogenen Reaktionsbereitschaft verbleiben. Ebenso lassen sich die Strategien der emotionalen Imagination auch für das Covert Conditioning, das Covert Modeling, die Rational Emotive Imagination und das Guided Imaginal Coping entwickeln. Zentral für die Wirkungsweise der emotionalen Imagination ist nicht die Art des Trainings, sondern vorwiegend die Aktivierung des gesamten emotionalen Prototyps (Lang, 1987).

3.4 Kontextangemessenheit der propositionalen Netzwerke

Die sogenannte Kontextangemessenheit propositionaler Netzwerke konzeptualisiert die von Kazdin (1986) als Wirkvariable vermutete Modell-Klient-Übereinstimmung und Genauigkeit der Darstellung. Ziel ist es dabei, den Aufbau des Trainingsskriptes bezüglich seiner Situations-, Bedeutungs- und Reaktionspropositionen mit den subjektiven Erfahrungen des Klienten in Übereinstimmung zu bringen.

Lang (1983) geht davon aus, daß die Aktivierung eines Elementes des emotionalen Prototypen oder einer bestimmten Kombination mehrerer Elemente des propositionalen Netzwerkes den gesamten emotionalen Prototyp aktivieren kann. Eine derartige Aktivierung resultiert in einer subjektiven Erfahrung des gesamten Netzwerkes, was letzlich die Deutlichkeit und Lebhaftigkeit des imaginierten Erlebens herbeiführt. Der Klient soll während der Imagination den gesamten emotionalen Prototyp in seinen Situations-, Bedeutungs- und Reaktionselementen erleben. Erst danach kann er Kontrolle über seine physiologischen Reaktionen, seine Selbstverbalisationen und seine Wahrnehmung von z.B. angstauslösenden Situationen erlangen (Lang, 1977; 1985).

3.5 Aufbau neuer propositionaler Netzwerke

Bevor es zu einem langfristigen Kontrollerleben von angstauslösenden Erlebnissen kommen kann, erfolgt die Veränderung der angstauslösenden und der Aufbau neuer propositionaler Netzwerke während der Trainingssitzungen. Dabei können durch ein wiederholtes Erleben der physiologischen Reaktionen während der Trainingssitzungen Prozesse der reziproken Hemmung wie bei der Systematischen Desensibilisierung (Wolpe, 1958) wirksam werden oder Prozesse der reaktiven Hemmung, wie man sie von der Reizüberflutung kennt (Maleson, 1959). Es können aber auch über Veränderungen der Bedeutungspropositionen Selbstverbalisationen aufgebaut werden, die physiologische Reaktionen innerhalb der Imagination und während der konkret erfahrenen Situation reduzieren. Hierbei können Techniken der kognitiven Umstrukturierung (Meichenbaum, 1986) im Rahmen der emotionalen Imagination eingesetzt werden. Entsprechend können auch Veränderungen in der Wahrnehmung über den Aufbau alternativer Situationspropositionen erzielt werden. Wesentlich ist beim Aufbau neuer propositionaler Netzwerke das begleitende Erleben einer Reduktion physiologischer Reaktionen während der Imagination.

3.6 Zustandsabhängiges Lernen

Die wichtigste Wirkungsweise der emotionalen Imagination sehen wir im sogenannten zustandsabhängigen Lernen. Wie bereits bei der Darstellung der Imaginationskontrolle angedeutet, bezieht sich das zustandsabhängige Lernen auf den Erwerb von Bewältigungsstrategien innerhalb bestimmter emotionaler Zustände. Die wichtigste Aufgabe der emotionalen Imagination ist dabei, einen für eine bestimmte Person subjektiv bedeutsamen emotionalen Zustand zu erzeugen. Dies geschieht über die Instruktion anhand von Trainingsskripten, die reaktionsbezogene Informationen enthalten. Ist der emotionale Zustand aufgebaut, so können über die üblichen verhaltenstherapeutischen Techniken Verhaltensänderungen angestrebt werden. Die lerntheoretischen Gesetzmäßigkeiten, die hierbei für die Verhaltensänderung relevant sind, entsprechen denen, die während der Sytematischen Desensibilisierung zum Tragen kommen.

Konditionierte Hemmung

Durch die wiederholte Durchführung der Trainings kommt es zur Gewöhnung, z.B. an den angstauslösenden „emotionalen Prototypen" (Schlangenphobie) und zur Hemmung der Vermeidungsreaktion.

Aufbau inkompatibler Reaktionen

Ausgehend von der Veränderung bestimmter Propositionen des „emotionalen Prototypen" können inkompatible Reaktionen aufgebaut, d.h. das propositionale Netzwerk kann verändert werden.

Extinktion

Die Herstellung des emotionalen Prototypen mit der direkten Erfahrung, daß die bekannten Reaktionen zwar auftreten, die befürchteten Wirkungen aber ausbleiben, führt zur Entkoppelung der angstauslösenden Emotion von der „automatischen" Reaktion und letztlich auch zur Löschung der Vermeidungsreaktion.

Habituation

Der Patient und der Therapeut erleben von Sitzung zu Sitzung, daß es zunehmend schwerer wird, den emotionalen Prototypen so aufzubauen, daß die physiologischen Reaktionen auftreten. Dies ist darauf zurückzuführen, daß die imaginierte Konfrontation mit dem Prototypen progressiv zu einer verminderten vegetativen Reaktion führt.

Da der Patient aufgrund seines in der Imagination direkt erlebten emotionalen Zustandes auch alle Veränderungen dieses Zustandes deutlich realisiert, erlebt er sich unmittelbar als kompetent während der Bewältigung dieser emotionalen Zustände, was als erlebte Selbstwirksamkeit beschrieben werden kann.

3.7 Individuelle Imaginationsfähigkeit

Klienten mit guten imaginativen Fähigkeiten zeigen deutlicher physiologische Reaktionen während der Reizimagination als Klienten mit schlechten imaginativen Fähigkeiten. Diese Unterschiede werden deutlicher, wenn die Trainingsskripte somatoviszerale Reaktionspropositionen (Reaktionsimagination) enthalten (Miller et al., 1987). Da jedoch auch bei Klienten mit schlechten imaginativen Fähigkeiten ein Anstieg physiologischer Reaktionen über Trainingsskripte erzielt werden kann, gelingt es über kontextangemessene efferente Informationen im Trainingsskript subjektiv bedeutsame imaginative Netzwerke aufzubauen und dadurch zu einem wesentlichen Teil die Unterschiede in der Imaginationsfähigkeit auszugleichen (Van den Bergh et al., 1989). Die Imaginationsfähigkeit eines Klienten ist demnach zum Teil ein Resultat der emotionalen Prototypen, d.h. der Fähigkeit des Therapeuten diese auszulösen.

3.8 Form der emotionalen Störung

Bisher wurden vor allem Zusammenhänge zwischen Ängsten und emotionaler Imagination untersucht (Cook et al., 1988). Hierbei zeichnen sich folgende Klientenvariablen ab:
▸ Klienten mit Agoraphobie scheinen physiologisch weniger stark auf ihre Imaginationen zu reagieren als Klienten mit sozialen Phobien (Levin et al., 1982). Dies mag u.a. ein Grund dafür sein, daß agoraphobische Klienten nicht so deutlich von Verhaltenstherapie profitieren wie solche mit anderen Phobien.
▸ Klienten, die vor kleinen Tieren (Spinnen, Mäusen usw.) Angst haben, erleben lebendigere Imaginationen als sozial ängstliche (Weerts & Lang, 1978).

Die physiologischen Reaktionsmuster von Personen mit sozialen Phobien können von nicht-phobischen Personen kaum unterschieden werden (Knight & Borden, 1979). Die Variation der physiologischen Reaktionen von Klienten mit unterschiedlichen Phobien führt Lang (1985) auf unterschiedliche Situations-Reaktions-Organisationen ihrer propositionalen Netzwerke zurück. So ist für Personen mit einfachen Ängsten die offene Vermeidung die wesentliche Reaktionsdisposition auf ihre Ängste (Obrist, 1981). Soziale Ängstlichkeit wird vermutlich durch verschiedene Hinweisreize, wie einer erhöhten Sensitivität gegenüber Streß ausgelöst und weniger durch Vermeidungsverhalten (Öhman, 1986). Agoraphobien zeigen geringe Reizspezifität und Stabilität und stärkere Verhaltenshemmung als offenes Verhalten. Klienten berichten u.a. von Panikattacken, Isolation und Kontrollverlust (DiNardo et al., 1983). Lang (1977) geht davon aus, daß neben den spezifischen Beeinträchtigungen, vor allem Störungen der Imaginationskontrolle die meisten Klienten charakterisieren.

Spezifisch an der Wirkung der emotionalen Imagination ist die therapeutisch erzielte Reduktion physiologischer und verhaltensbezogener, vorwiegend verdeckter Verhaltensmuster. In der Folge kommt es dann auch zu einer Veränderung des subjektiv bedeutungsvollen (Angst)-Erlebens und entsprechender Selbstverbalisationen im Sinne einer Imaginations-Kontrolle, was letztlich zu langanhaltenden Verhaltensänderungen führt.

Abschließend soll noch auf mögliche Komplikationen während der Durchführung imaginativer Verfahren, insbesondere der emotionalen Imagination, aufmerksam gemacht werden. Dabei handelt es sich um Behandlungskomplikationen, die auftreten, wenn der Therapeut über das Trainingsskript beim Klienten emotionale und physiologische Reaktionen erzeugt, die der Klient und eventuell auch der Therapeut nicht kontrollieren kann. Solche Zustände können beim Klienten die negativen Aspekte des emotionalen Prototypen, z.B. der Schlangenphobie, verstärken oder gar zu „Verhaltensdurchbrüchen" führen. Diese Probleme machen eine genaue präventive Kontrolle der physiologischen Reaktionen des Klienten notwendig.

4. Durchführung imaginativer Verfahren

Wir stellen im folgenden lediglich die Vorbereitungs- und Trainingsphase imaginativer Verfahren dar, da diese für die Praxis zentral sind. Ansonsten empfehlen wir die Phaseneinteilung entsprechend dem Konzept der Praxiskontrolle (Petermann, 1999) und der therapieorientierten Diagnostik (Wittchen, 1999). Ein Rekurs auf derartige Phaseneinteilungen wird in Zukunft immer bedeutsamer, da nur somit das praktische Handeln begründbar und gegenüber Dritten legitimierbar und die therapeutische Praxis für den Klienten transparent und nachvollziehbar wird.

4.1 Vorbereitungsphase

Entsprechend Lang's Modell (Lang, 1987) werden in der Vorbereitungsphase Daten erhoben, die sich auf die verschiedenen Aspekte des Problemverhaltens des Klienten beziehen, auf seine Situationswahrnehmung, seine Bewertungen und auf seine motorischen und physiologischen Verhaltensdispositionen. Es wird weiterhin anhand von Fragebögen oder einem Imaginationstraining die Imaginationsfähigkeit des Klienten ermittelt.

Die Fragebögen zur Imaginationsfähigkeit bestehen aus Skalen, die wahrnehmungsbezogene, kognitive und verhaltensbezogene Daten erheben. So erfassen z.B. die Skalen des Bett's Questionnaire (Sheehan, 1967) die Visualisierung und auditive Imaginationsfähigkeiten; oder Bett's Questionnaire Upon Mental Imagery oder die Vivideness of Imagery Scale (Richardson, 1969) die einzelnen sensorischen Modalitätsebenen wie Sehen, Hören, Berühren, Kinästhesie, Geschmack oder Geruch.

Mit Hilfe des Individual Differences Questionnaire (Hiscock, 1978) wird die Tendenz erfaßt, visuelle oder verbale „Kognitive Stile" zu verwenden. Weiterhin gibt es mehrere Verfahren, die emotional-abstrakte Aspekte der Imagination sowie die Imaginationskontrolle erfassen (Strosahl et al., 1986). So erfaßt das Emotive Imagery Inventory mit 14 Aussagen die Fähigkeit, milde emotionale Reaktionen nachvollziehen zu können. Das Abstract Image Inventory mißt die Fähigkeit, aus imaginierten Objekten (z.B. ein Mann mit einer weißen Flagge) Konzepte zu erstellen (Friedensangebot). Das Image Control Inventory erfaßt anhand von 20 Aussagen die Fähigkeit bestimmte Vorstellungsinhalte zu kontrollieren oder nicht bewältigen zu können.

Die Erfassung der Imaginationsfähigkeit mit Hilfe eines Imaginationstrainings besteht in der probeweisen Durchführung eines Trainings anhand der erhobenen Vorinformationen. Berichtet z.B. ein Klient von der Angst vor einer bevorstehenden schmerzhaften medizinischen Behandlung, so kann er probeweise dazu aufgefordert werden, sich die Ängste vorzustellen und zu berichten, was er sich vorstellt, welche Bedeutung er seinen Vorstellungen beimißt und wie er auf seine Vorstellungen reagiert. So kann sich z.B. ein an Krebs erkrankter Klient vorstellen, daß ihm ein Arzt mit einer Spritze Medikamente in seine Rückenmarksflüssigkeit injiziert. Er mag daran denken, daß die Spritze so lang ist, daß er festgehalten wird und die Behandlungsprozedur nicht beobachten kann. Eine Bewertung dieser Situation mag für ihn darin bestehen, daß er sich als völlig machtlos empfindet und der Situation passiv ausgeliefert sei, daß er nicht wisse, wie die Medikamente wirken, und ob er nach der Behandlung Schmerzen haben werde. Zudem mag er Befürchtungen haben, abrupt zu reagieren und sich während der Injektion falsch zu verhalten.

Bereits in der Probephase können wichtige Informationen zum Aufbau von Trainingsskripten erhoben und so direkt erfaßt werden, wie schnell der Klient Imaginationen aufbaut, wie komplex diese gestaltet sind und wie intensiv seine Reaktionen dabei sind. Da die Imaginationsfähigkeit eines Klienten darin besteht emotionale Prototypen zu erzeugen, ist sie auch davon abhängig, wie gut es dem Therapeuten gelingt, einen emotionalen Prototypen beim Klienten auszulösen.

Neben der probeweisen Durchführung eines Imaginationstrainings kann auch das Scene Construction Questionnaire (Miller et al., 1987) zur Analyse emotionaler Prototypen herangezogen werden. Anhand des Fragebogens beschreibt der Patient z.B. eine Szene seiner Ängste. Dabei wird auf die Beschreibung eines spezifischen Angstkontextes abgehoben, auf die Wahrnehmungsmuster, entsprechende Selbstverbalisationen, Verhaltensweisen und physiologische Reaktionen. Zusätzlich empfiehlt sich eine Erhebung physiologischer Parameter, vor allem der Herzrate, der Muskelspannung und des Hautwiderstandes (Lang et al., 1980, 1983). Dies ist insofern von Bedeutung, da entsprechend Lang's Modell bei einem Klienten der gesamte emotionale Prototyp auch durch die Reaktionspropositionen ausgelöst werden kann. Dies bedeutet, daß ein Klient, der während der Vorstellung einer schmerzhaften Behandlung physiologische oder motorische Reaktionen oder gewisse Anzeichen davon zeigt, in der konkreten Situation entsprechend jedoch deutlicher reagieren (Lang et al., 1990). Da nicht nur die Situations-, die Bedeutungs-, sondern auch die Reaktionspropositionen den gesamten emotionalen Prototypen auslösen können, ist während der Vorbereitungsphase auch die Kontrolle der Reaktionspropositionen wichtig.

Wie bei allen Fragebögen, ergeben sich auch beim Scene Construction Questionnaire Schwierigkeiten der Klassifikation von Antworten. So kann die Äußerung, z.B. „Ich bin krank", als eine Situationsproposition bewertet werden, obwohl bei näherem Nachfragen viele Reaktionspropositionen erhoben werden können. Lang (1977; Heyneman, 1989) stellt zur Analyse propositionaler Einheiten eine Typologie (vgl. Tab. 4) bereit, anhand der die Äußerungen von Klienten als Situations- oder Reaktionsproposition klassifiziert werden können. Dieser Katalog kann nach der Datenerhebung mittels Fragebogen zur weiteren Analyse eingesetzt werden, die zumeist in Form eines unstrukturierten Interviews erfolgt.

Will man in einem zweiten Schritt der Vorbereitungsphase dem Klienten ein Erklärungsmodell seines Problemverhaltens vermitteln, so kann man während des Interviews die genaue Analyse der Situations- und Reaktionspropositionen nutzen, um dem Klienten ein besseres Verständnis seiner Probleme zu vermitteln und ihn auf die Erfordernisse der emotionalen Imagination vorzubereiten.

Anhand eines Erklärungsmodells werden dem Klienten die Ursachen seines Problemverhaltens verständlich gemacht; wie sein Problemverhalten entstanden sein könnte, welche Konsequenzen seine Verhaltensweisen haben mögen, und was er tun kann, um das Problemverhalten zu verändern. So besteht bei verschiedenen schmerzhaften Behandlungen das Problemverhalten häufig nur deshalb, weil der Klient nicht *zu genüge* über den Ablauf der Behandlung und dessen Notwendigkeit aufgeklärt wird. Die Ängste des Klienten können häufig als Reaktion auf falsche Vorstellungen bezüglich der Behandlung zurückgeführt werden. Ebenso können dem Klienten Informationen zu angemessenem Bewältigungsverhalten während schmerzhafter Behandlungsmaßnahmen vermittelt werden (Schultheis et al., 1987; Peterson et al., 1990).

4.2 Trainingsphase der emotionalen Imagination

Die Durchführung der emotionalen Imagination erfordert vom Therapeuten eine kreative Leistung. Die emotionale Imagination legt den Therapeuten nicht auf eine vorformulierte Strategie des Trainings fest, sondern fordert lediglich die Beachtung gewisser Voraussetzungen bei der Konstruktion von Trainingsskripten und Strategien. Ein Trainingsskript besteht aus Verbalisationen zu situativen, kognitiven und körperlichen Aspekten eines Problemverhaltens. Eine Strategie besteht in der Zusammenstellung unterschiedlicher Trainingsskripte. Folgende Voraussetzungen müssen beachtet werden:

Erstens: Zentral an den Annahmen der emotionalen Imagination ist, daß das in einer angstauslösenden Situation aktivierte Verhalten z.B. Weglaufen, bei Imagination dieser Situation in Form somatoviszeral mit der motorischen Reaktion vergleichbaren physiologischen Mustern aktiviert wird (Varna & Lang, 1990). Auch wenn es dabei nicht zur offenen motorischen Reaktion zu kommen braucht, so sind doch die meßbaren physiologischen Muster vergleichbar (Cuthbart et al., 1991). Die Strategien der emotionalen Imagination bestehen dementsprechend darin, die somatoviszeralen und die motorischen Reaktionsmuster während der Imagination zu aktivieren und zu kontrollieren.

Zweitens: Nach Lang (1987) gilt für die emotionale Imagination weiterhin, daß episodisch dargebotene Informationen (Instruktionen des Trainingsskripts) solche sind, die sowohl Informationen über den Reizkontext (Situationspropositionen), dessen subjektive Bewertung (Bedeutungspropositionen) als auch über kontextspezifische Reaktionen (Reaktionspropositionen) enthalten müssen. Wenn diese Reaktionen imaginiert werden, produzieren sie meßbare efferente Reaktionsmuster. Diese sind denen vergleichbar, die in der konkreten Bezugssituation auftreten. Diese Annahme erfordert den Aufbau von Trainingsskripten, die geeignet sind, einen emotionalen Prototypen zu aktivieren, dessen efferente Reaktionsmuster dann anhand verschiedener motorischer und physiologischer Parameter beobachtet werden können.

Drittens: Da Imaginationen als private, verbale Annahmen über die Welt repräsentiert (Lang, 1977) werden, müssen die Trainingsskripte individuell auf den Klienten abgestimmt werden. Dies macht die emotionale Imagination zu einem sehr stark auf den Einzelfall bezogenen Verfahren.

Viertens: Lang (1987) betrachtet mentale Imaginationen als ein bedeutungsvoll, assoziativ miteinander verbundenes propositionales Netzwerk gespeicherter Informationen. Er geht daher auch davon aus, daß die verschiedenen Bestandteile der Imagination assoziativ miteinander zu verknüpfen sind. Die Propositionen des Trainingsskriptes müssen daher ebenso in einem sinnvollen, logischen Zusammenhang stehen, der auf einen bestimmten Aspekt, z. B. die Angst, bezogen ist.

Fünftens: Die abstrakten und emotionalen Prozesse während der emotionalen Imagination beziehen sich auf die Gedächtnisimaginationen, die ein Klient z. B. mit seiner Angst verbindet (Bradley et al., 1987; Varna et al., 1989). Die emotionalen Prototypen entstehen aufgrund der logischen Beziehungen dieser einzelnen Gedächtnisinhalte zueinander. Dies erfordert die Berücksichtigung und Aktivierung der gesamten relevanten, d. h. angstbezogenen Lernerfahrungen des Klienten.

Generell sind die Inhalte der Trainingsskripte (vgl. Tab. 6) so zu gestalten, daß dem Klienten in der Vorlesephase neben den zur Imagination notwendigen Situationspropositionen vor allem die für den Klienten subjektiv relevanten

Tabelle 6: Trainingsskripte zur emotionalen Imagination bei behandlungsbezogenen Ängsten.

Trainingsskript I
Sie bekommen von Schwester Vera mitgeteilt, daß Sie in den Behandlungsraum gehen können. Sie stehen aus Ihrem Bett auf, schlüpfen in Ihre Hausschuhe und gehen zur Zimmertür. Sie öffnen diese und sehen dabei bereits am Ende des Stationsflurs das Behandlungszimmer offen stehen. Sie gehen auf das Behandlungszimmer zu und beachten dabei die Blicke und Äußerungen Ihrer Mitpatienten. Sie nähern sich dem Behandlungszimmer. Immer näher. Sie sehen bereits den Behandlungsstuhl und die Schränke; Sie können die einzelnen Spritzen und die Medikamentenfläschchen erkennen. Jetzt berühren Sie die Tür des Behandlungsraumes und öffnen sie, da entdecken Sie eine Schwester in einer Ecke des Behandlungszimmers und sehen, wie diese gerade Flüssigkeit aus einer Medikamentenflasche in eine Spritze aufzieht. Die Schwester sieht Sie an, deutet auf bereitliegende Spritzen und fordert Sie auf, eine Spritze in die Hand zu nehmen. Sie greifen nach der Spritze, betasten sie und fühlen die Kälte der Nadelspitze. Sie sehen der Schwester beim Aufziehen einer weiteren Spritze zu...

Trainingsskript II
...und sehen der Schwester beim Aufziehen einer weiteren Spritze zu. Dabei schießen Ihnen Gedanken in den Sinn. Sie sehen bereits, wie ein Arzt, eine weitere Schwester und ein Pfleger in den Raum kommen. Der Pfleger nimmt Sie bei der Hand; Sie denken „Jetzt ist's aus, jetzt bekomme ich wieder eine Punktion". „Ich will hier weg, muß hier raus; keiner kann mir helfen; warum schon wieder ich". „Das geht nicht gut, die werden mich schon wieder festhalten". „Der soll nicht so festhalten, er dreht mir ja die Luft ab". „Jetzt wird er zustechen, jetzt tut es weh, jetzt... jetzt... nein... Au!

Trainingsskript III
Ohne Bewältigungsinstruktionen (Ausgangssituation):
Sie bekommen von Schwester Vera mitgeteilt, daß Sie in den Behandlungsraum gehen können. Sie denken „Ohje, muß denn das schon wieder sein? Ich will nicht; ich kann nicht, das halt ich nicht durch". Sie stehen aus Ihrem Bett auf, schlüpfen in Ihre Hausschuhe und gehen zur Zimmertür. Sie

Tabelle 6 (Fortsetzung)

öffnen diese und sehen dabei bereits am Ende des Stationsflurs das Behandlungszimmer offen stehen. Ihnen wird schon flau im Magen und Sie denken „Da warten die schon auf mich, das wird eine Quälerei, ein Kampf". Sie gehen auf das Behandlungszimmer zu und beachten dabei die Blicke und Äußerungen Ihrer Mitpatienten. Sie sehen wie man Sie beobachtet, hören „Der Arme, der hats immer am schwersten". Man sagt zu Ihnen „Kopf hoch", aber Sie hören schon gar nicht mehr zu. Sie nähern sich dem Behandlungszimmer. Jemand in Ihrem Innern sagt „Mensch, laß es doch, geh nicht"! Sie sehen bereits den Behandlungsstuhl und die Schränke; Sie können die einzelnen Spritzen und die Medikamentenfläschchen erkennen. Sie fühlen sich übel, es tut Ihnen bereits jetzt schon der Rücken weh, Sie krümmen sich und merken, wie es sich bereits in Ihrem Kopf zu drehen beginnt. Jetzt berühren Sie die Tür des Behandlungsraumes und öffnen sie, da entdecken Sie eine Schwester in einer Ecke des Behandlungszimmers und sehen, wie diese gerade Flüssigkeit aus einer Medikamentenflasche in eine Spritze aufzieht. Sie bleiben an der Zimmertür stehen, drehen sich um und sehen niemanden, der Ihnen helfen könnte. Die Schwester sieht Sie an, deutet auf bereitliegende Spritzen. Sie sehen der Schwester beim Aufziehen einer weiteren Spritze zu. Dabei schießen Ihnen Gedanken in den Sinn. Sie sehen den Arzt, eine weitere Schwester und einen Pfleger in den Raum kommen. Der Pfleger nimmt Sie bei der Hand; Sie denken „Jetzt ist's aus, jetzt bekomme ich wieder eine Punktion". „Ich will hier weg, muß hier raus; keiner kann mir helfen; warum schon wieder ich". Sie fühlen, wie sich Ihr Magen zusammenzieht, wie es Ihnen übel wird. Sie denken „Das geht nicht gut, die werden mich schon wieder festhalten". Sie haben den Drang wegzulaufen, fühlen, wie sich Ihr Hals zusammenschnürt. „Der soll nicht so festhalten, er dreht mir ja die Luft ab… Jetzt passiert es." Sie fühlen genau, was hinter Ihrem Rücken passiert. „Jetzt wird er zustechen, jetzt tut es weh, jetzt… jetzt… nein… Au!

Mit Bewältigungsinstruktionen (Zielverhalten):

Sie bekommen von Schwester Vera mitgeteilt, daß Sie in den Behandlungsraum gehen können. *Sie setzen sich nochmals auf Ihr Bett und atmen tief durch, entspannen sich nochmals kurz. Dann sagen Sie sich „o.k. das dauert nur zwei Minuten, also los".* Sie stehen aus Ihrem Bett auf, schlüpfen in Ihre Hausschuhe und gehen zur Zimmertür. *Sie drehen sich nochmals um und sagen zu Ihrem Zimmernachbarn „Bis gleich!".* Sie öffnen die Tür und sehen dabei bereits am Ende des Stationsflurs das Behandlungszimmer offen stehen. *Sie wissen, daß dort Schwester Vera auf Sie wartet.* Sie gehen auf des Behandlungszimmer zu und beachten dabei die Blicke und Äußerungen Ihrer Mitpatienten. *Sie sehen Ihnen ins Gesicht und merken, daß man Ihnen Erfolg wünscht und Mut zuspricht.* Sie nähern sich dem Behandlungszimmer. Immer näher. *Es wird Ihnen zwar unwohl, aber Sie sagen sich: „Das schaff ich schon, es dauert kaum zwei Minuten!"* Sie sehen bereits den Behandlungsstuhl und die Schränke; Sie können die einzelnen Spritzen und die Medikamentenfläschchen erkennen. *Sie gehen entschlossen in den Raum.* Jetzt berühren Sie die Tür des Behandlungsraumes und öffnen sie, da entdecken Sie eine andere Schwester in einer Ecke des Behandlungszimmers und sehen, wie diese gerade Flüssigkeit aus einer Medikamentenflasche in eine Spritze aufzieht. Sie fragen diese direkt, wo Schwester Vera sei. Die Schwester sieht Sie an, deutet auf die bereitliegenden Spritzen. *Sie sagen sich, daß Schwester Vera wohl noch kommen wird und denken nicht weiter darüber nach.* Sie sehen der Schwester beim Aufziehen einer weiteren Spritze zu. Dabei schießen Ihnen die altbekannten Gedanken in den Sinn. *Sie sagen aber zu sich: „Das kenne ich!" und versuchen, mit der Schwester ein Gespräch zu führen.* Dann sehen Sie wie ein Arzt, *Schwester Vera* und ein Pfleger in den Raum kommen. *Sie nehmen den Pfleger bei der Hand und sagen Ihm „Jetzt geht es wieder los! Wissen Sie übrigens, daß mir totschlecht ist!".* „Haben Sie schon einmal eine Punktion bekommen?". Sie fühlen, wie sich Ihr Magen zusammenzieht, wie es Ihnen übel wird. Sie denken *„Daß mir übel ist, das ist o.k., aber es hilft nichts, wir müssen hier durch!".* Sie versuchen langsam und tief durchzuatmen, *drücken die Hand von Schwester Vera und denken daran, daß Sie in weniger als zwei Minuten alles hinter sich gebracht und wieder Ruhe haben werden.* Sie fühlen den Stich und äußern Ihren Schmerz. *Sie beginnen still vor sich hin zu zählen und kommentieren das Ende der Prozedur mit der scherzhaften Bitte, mit dem Arzt nun die Rollen tauschen zu dürfen.*

Bedeutungspropositionen und die physiologischen und verhaltensbezogenen Reaktionspropositionen vorgetragen werden.

Therapeutische Veränderungen entstehen auf folgender Grundlage:

- *Erstens:* Aus den Situations-, Bedeutungs- und Reaktionspropositionen konstruieren z.B. ängstliche Personen angstbezogene emotionale Prototypen (Lang, 1987), die in ähnlicher Weise sowohl in konkreten angstauslösenden Situationen als auch in der Imagination dieser Situationen aktiviert werden und zu den beobachtbaren motorischen, kognitiven und physiologischen Äußerungen führen. Dies bedeutet, daß man die Inhalte der Trainingsskripte so zusammenstellt, daß z.B. bei einem ängstlichen Klienten Angstzustände aktiviert werden. Gelingt es, durch die Instruktionen des Trainingsskriptes einen angstbezogenen emotionalen Prototypen aufzubauen, so zeigen sich im Verhalten die entsprechenden physiologischen Reaktionen, die dann durch verschiedene verhaltenstherapeutische Techniken wie Wahrnehmungskontrolle, kognitive Umstrukturierung, Selbstverbalisationen oder Entspannung kontrolliert oder verändert werden können.
- *Zweitens:* Verhaltensänderungen werden durch eine spezifische Beziehung der Imaginationen zu physiologischen Prozessen erzielt (Lang et al., 1990). Diese Beziehung ist so gestaltet, daß Lernprozesse oder Prozesse der Habituation bei einem mittleren physiologischen Erregungsniveau wahrscheinlich sind. Daher ist bei der Verbalisation darauf zu achten, den Klienten weder zu stark noch zu wenig zu stimulieren.

Obwohl die emotionale Imagination die Aktivierung des emotionalen Prototypen über die Instruktionen von Situations-, Bedeutungs- und Reaktionspropositionen nahelegt, ist es bei stark ängstlichen Personen häufig angebracht, eine Strategie zu wählen, die den Klienten nicht direkt mit seinen gesamten Angstvorstellungen konfrontiert. So kann man z.B. anfänglich ein Trainingsskript mit Situationspropositionen erstellen, um zu ermitteln, welche Aspekte einer Situation beim Klienten angstauslösend sind und welche neutral erlebt werden. In einem zweiten Schritt können dann neutrale und angstauslösende Situationspropositionen dafür herangezogen werden, die Bedeutungsaspekte angstauslösender Situationen zu erfassen. In einem dritten Schritt können unter Einsatz relevanter Situations- und Bedeutungspropositionen die emotionalen Reaktionen eines ängstlichen Klienten verstanden und verändert werden.

Die Struktur der Sitzungen ist so aufgebaut, daß jede mit einer zehnminütigen Entspannungsperiode (Progressive Muskelrelaxation oder Autogenes Training) beginnt. Danach folgt ein 30-minütiges Imaginationstraining. Die Imaginationsübungen jedes Trainings bestehen aus einer 30 sec andauernden Vorlesephase, in welcher der Trainer eine zu imaginierende Szene beschreibt; einer 30 sec andauernden Imaginationsphase, in welcher der Klient sich die vorgetragene Szene vorstellt; einer 120 sec andauernden Beschreibungsphase, in welcher der Klient seine Imagination beschreibt und einer 30 sec andauernden Entspannungsperiode. In dem darauffolgenden Durchgang variiert der Trainer die Vorlesephase entsprechend einem vorformulierten Plan und/oder entsprechend den Äußerungen des Klienten.

Vereinfacht dargestellt kann zum Beispiel bei einem Krankenhauspatienten, der starke behandlungsbezogene Ängste – begleitet von Panikattacken – erlebt, folgendes Vorgehen gewählt werden: In einer ersten Sitzung (Trainingsskript I) soll der Klient sich lediglich den Behandlungsraum (Situationspropositionen) vorstellen und dabei auf seine emotionalen Reaktionen achten. Anschließend wird der Klient aufgefordert, seine Gedanken während der Imagination mitzuteilen. In einer zweiten Sitzung (Trainingsskript II) werden dem Klienten zu den Situationspropositionen seine eigenen Gedanken (Bedeutungspropositionen) mitgeteilt und dabei entweder in steigend bedrohlicher (Reizüberflutung) oder sukzessiv ansteigender Bedrohung, ähnlich der Systematischen Desensibilisierung, dargeboten (vgl. Tab. 7). Dabei werden die vom Klienten gezeigten und geäußerten emotionalen Reaktionen festgehalten. In einer dritten Sitzung (Trainingsskript III) werden dem Klienten zusätzlich zu den Situations- und Bedeutungspropositionen Reaktionspropositionen mitgeteilt. Bedrohen die Reaktionspropositionen den Klienten, d.h. zeigt dieser Angstreaktionen, so werden dem Klienten die in der Vorbereitungsphase dargestellten Bewältigungsstrategien (z.B. Atemtechniken, Ablenkung, Entspannung) solange vorgetragen, bis es zur Angstreduktion kommt. Zudem können die angstauslösenden situativen, kognitiven und körperlichen Aspekte langsam durch realistischere ersetzt werden.

Die klinische Durchführung des Imaginationstrainings erfordert eine gezielte Veränderung aller relevanten Elemente eines emotionalen Prototypen, wobei in einer Annäherung an das Zielverhalten alle z.B. angstauslösenden Aspekte des Prototypen einzeln zu verändern sind. Während in den ersten Sitzungen die relevanten Situations-, Bedeutungs- und Reaktionspropositionen analysiert werden, können in der zweiten Hälfte des Trainings die emotionalen Prototypen insgesamt, d.h. in allen relevanten Elementen verändert werden. Kriterien für eine erfolgreiche Aktivierung und Veränderung eines emotionalen Prototypen sind die motorischen und physiologischen Reaktionsmuster des Klienten. Generell ist die Aktivierung und Veränderung der Reaktionsmuster eines emotionalen Prototypen im offenen Verhalten und anhand psychophysiologischer Messungen zu beobachten.

Tabelle 7: Verhaltenstherapeutische Techniken im Rahmen der emotionalen Imagination.

Aufbau von Trainingsskripten	
Situationspropositionen	Wahrnehmungsschulung
Bedeutungspropositionen	Kognitive Umstrukturierung
	Selbstverbalisationen
Reaktionspropositionen	Operante/verdeckte Konditionierung
	Systematische Desensibilisierung
	Reizüberflutung
Trainingsbeginn	Wahrnehmungssensibilisierung und Rekonstruktion des propositionalen Netzwerkes
Mittlere Trainingssitzungen	Kognitive Bewertung und Umstrukturierung des emotionalen Prototypen
Trainingsabschluß	Verhaltensübungen in der Imagination und in der Alltagssituation

In der klinischen Praxis hat es sich als sehr hilfreich erwiesen, die Strategien in der natürlichen Umgebung in Form von Hausaufgaben durchzuführen. In der natürlichen Situation ist den emotionalen Prototypen eine andere Valenz eigen, d.h. sie zeigen sich in verstärkten Reaktionsmustern, die vom Klienten kennengelernt und kontrolliert werden müssen, bevor er letztlich eine konkrete angstauslösende Situation meistern kann.

Bezüglich der Kontrolle des Trainingsverlaufes und der -effekte sind vier Informationsquellen heranzuziehen:

- *Erstens* können aktivierte Prototypen direkt in den Reaktionsmustern beobachtet werden, d.h. im sichtbaren und im psychophysiologisch meßbaren, offenen Verhalten. Der Trainer ist insbesondere während der einzelnen Trainingssitzungen und der Instruktion auf diese Informationsquellen angewiesen, um ein geringes, mittleres oder hohes Aktivitätsniveau zu erzeugen.
- Die *zweite* Informationsquelle kann in dem Aufbau eines Trainingsprotokolls anhand der propositionalen Einheiten bestehen. Am Ende einer jeden Trainingssitzung können im Trainingsprotokoll die wichtigsten Veränderungen festgehalten werden, die der Klient während der Imaginationsdurchgänge im Verhalten zeigt und in Selbstberichten danach angibt.
- *Drittens* können audio-visuelle Aufzeichnungen zur Trainingsverlaufskontrolle und für die Selbstkonfrontation des Klienten herangezogen werden. Da einer der effektivsten Verstärker die Selbstverstärkung ist, kann mit der Selbstkonfrontation die Trainingseffektivität gesteigert und die Übung in der natürlichen Situation vorbereitet werden.
- Die *vierte* und wichtigste Effektkontrolle ist die reale Konfrontation des Klienten mit der ursprünglich angstauslösenden Situation.

5. Zusammenfassung und Schlußfolgerungen

Die Forschung und Praxis im Bereich der Imagination und der imaginativen Verfahren hat einen zwar bisher kaum gewürdigten jedoch nichts desto minder wesentlichen Wandel erfahren. Die schon seit langem postulierte Bedeutung der Imagination für die Psychologie erfährt durch die Psychophysiologie eine experimentell belegbare Würdigung (Lang et al., 1990). So kann die Imagination einer angstauslösenden Situation psychophysiologische Reaktionsmuster erzeugen, die denen der konkreten Angstsituation vergleichbar sind (Varna & Lang, 1990).

Die Bedeutung imaginativer Verfahren für die Psychotherapie und insbesondere für die Behandlung spezifizierbarer Verhaltensprobleme, wie z.B. Ängste vor konkreten Situationen, kann als ein Wandel im therapeutischen Vorgehen beschrieben werden. Während bislang die imaginativen Verfahren lediglich als zusätzliche Maßnahme herangezogen wurden, begleitend zu anderen Verfahren wie Hypnose, Verhaltenstherapie oder Psychotherapie, können nun die Imaginationskontrolle und die emotionale Imagination als eigenständige Verfahren betrachtet werden, in deren Rahmen auch die andere Therapieverfahren eingesetzt werden können. Insbesondere die emotionale Imagination kann beim Aufbau von Trainingsskripten und während des Trainingsvorgehens dem Einsatz anderer verhaltenstherapeutischer Techniken einen strukturierenden Rahmen geben.

Zwar ist die emotionale Imagination noch nicht zu genüge experimentell und im klinischen Alltag erprobt, jedoch lassen sich schon zum gegenwärtigen Zeitpunkt heuristisch wertvolle Einsichten darin gewinnen, welche Bedeutung imaginative Verfahren in Zukunft haben werden.

Literatur

Achterberg, J. (1985). Imagery and healing: Shamanism and modern medicine. Boston: New Science Library.

Acosta, A. & Vila, J. (1990). Emotional imagery: Effects of autonomic response information on physiological arousal. Cognition and Emotion, 4, 145–160.

Barlow, D.H. (1988). Anxiety and its disorders. New York: Guilford.

Betts, G.H. (1909). The distribution and functions of mental imagery. New York: Columbia University Teachers College, Contribution to Education Series, No. 26.

Birbaumer, N. (1986). Psychoimmunologie. In W. Miltner, N. Birbaumer & W.D. Gerber (Hrsg.), Verhaltensmedizin. Berlin: Springer.

Bonn, J.A., Readhead, C.P.A. & Timmons, B.H. (1984). Enhanced adaptive behavioral response in agoraphobic patients pretreated with breathing retraining. The Lancet, 22, 665–669.

Borden, J.W., Clum, G.A. & Broyles, S.E. (1986). Imaginal coping and flooding as treatments of panic attacks. In G.A. Clum (Chair), Treating Panic Attacks: Are there Alternatives to Drugs? Symposium conducted at the annual meeting of the American Psychological Association, Washington, DC.

Borden, J.W., Clum, G.A., Broyles, S.E. & Watkins, P.L. (1988). Coping strategies and panic. Journal of Anxiety Disorders, 2, 339–352.

Bradley, M.M., Cuthbert, B.N. & Lang, P.J. (1990). Startle reflex modification: Attention or emotion? Psychophysiology, 27, 211–233.

Bradley, M.M., York, D. & Lang, P.J. (1987). Emotion as context in memory. Psychophysiology, 2, 581–582.

Butollo, W. (1979). Chronische Angst. München: Urban & Schwarzenberg.

Cautela, J.R. (1966). Treatment of compulsive behavior by covariant sensitization. Psychological Record, 16, 33–41.

Cautela, J.R. (1971). Covert conditioning. In A. Jacobs & L.B. Sachs (Eds.), The psychology of privat events: Perspectives of covert response systems. New York: Academic Press.

Cautela, J.R. & Kearney, A.J. (1986). The covert conditioning handbook. New York: Springer.

Cautela, J.R. & Kearney, A.J. (1990). Behavior analysis, cognitive therapy and covert conditioning. Journal of Behavior Therapy and Experimental Psychiatry, 21, 83–90.

Clum, G.A. (1986). Treatment manual: Guided Imaginal Coping. Unpublished manuscript.

Cook, E.W., Melamed, B.G., Cuthbert, B.N., McNeil, D.W. & Lang, P.J. (1988). Emotional imagery and the differential diagnosis of anxiety. Journal of Consulting and Clinical Psychology, 56, 734–740.

Crits-Christoph, P. & Singer, J.L. (1981). Imagery in cognitive-behavior therapy: Research and application. Clinical Psychology Review, 1, 19–32.

Cuthbert, B.N., Varna, S.R. & Bradley, M.M. (1991). Imagery: Function and physiology. In P.K. Ackles, J.R. Jennings & M.G.H. Cole (Eds.), Advances in psychophysiology (Vol. 4). Greenwich, CT: JAI Press.

DiNardo, P.A., O'Brien, G.T., Barlow, D.H., Waddell, M.T. & Blanchard, E.B. (1983). Reliability of DSM-III anxiety disorder categories using a new structural interview. Archives of General Psychiatry, 40, 1070–1074.

Eifert, G.H. (1987). Language conditioning: Clinical issues and applications in behavior therapy. In H.J. Eysenck & I.M. Martin (Eds.), Theoretical foundations of behavior therapy (pp. 167–193). New York: Plenum.

Ellis, A. (1977). Die Rational-Emotive Therapie. München: Pfeiffer.

Eppley, K.R., Abrams, A.I. & Shear, J. (1989). Differential effects of relaxation techniques on trait anxiety. A meta-analysis. Journal of Clinical Psychology, 45, 957–974.

Foa, E.B. (1988). What cognitions differentiate panic disorder from other anxiety disorders. In I. Hand & H. Wittchen (Eds.), Panic and Phobia 2: Treatment and Variations Affecting Course and Outcome (pp. 159–166). Berlin: Springer.

Foa, E.B. & Kozak, M.J. (1986). Emotional processing of fear: Exposure to corrective information. Psychological Bulletin, 99, 20–35.

Frankl, V.E. (1978). Der Wille zum Sinn. Bern: Huber.

Garfield, C. (1980). Body responses imagery goes beyond the visual. Brain-Mind Bulletin, 5, 1–2.

Gelder, M., Bancroft, J.H., Jath, D.H., Johnston, D.L. et al. (1973). Specific and non-specific factors in behavior therapy. British Journal of Psychiatry, 123, 445–457.

Goldfried, M. & Sobocinski, D. (1975). Effects of irrational beliefs on emotional arousal. Journal of Consulting and Clinical Psychology, 43, 504–510.

Hekmat, H. (1990). Semantic behavior therapy of anxiety disorders. In G.H. Eifert & I.M. Evans (Eds.), Unifying behavior therapy: Contributions of paradigmatic behaviorism. New York: Springer.

Heyneman, N.E. (1989). The role of imagery in hypnosis: An information processing approach. International Journal of Clinical and Experimental Hypnosis, 37, 39–59.

Hiscock, M. (1978). Imagery assessment through self-report: What do imagery questionaires measure? Journal of Consulting and Clinical Psychology, 46, 223–230.

Homme, L. (1965). Perspectives in psychology: Control of coverants, the operants of the mind. Psychological Record, 15, 501–511.

Kazdin, A.L. (1986). Verdecktes Modellernen: Die therapeutische Anwendung von Imaginationsübungen. In J.L. Singer & K.S. Pope (Hrsg.), Imaginative Verfahren in der Psychotherapie. Paderborn: Junfermann.

Kazdin, A.L. & Wilcoxon, L. (1976). Systematic desensitization and nonspecific treatment effects: A methodological evaluation. Psychological Bulletin, 83, 729–753.

Klinger, E. (Ed.). (1981). Imagery: Concepts, results and applications (Vol. 2). New York: Plenum.

Knight, M.L. & Borden, R.J. (1979). Autonomic and affective reactions of high and low socially-anxious individuals awaiting public performance. Psychophysiology, 16, 209–213.

Kosslyn, S.M. (1978). Measuring the visual angle of the mind's eye. Cognitive Psychology, 10, 356–389.

Kosslyn, S.M. (1987). Seeing and imagining in the cerebral hemispheres: A computational approach. Psychological Review. 94, 148–175.

Krapfl, J.E. (1967). Differential ordering of stimulus präsentation in systematic desensitization of snake phobie. In A. Bandura (Ed.), Principles of behavior modification. New York: Wiley.

Lang, P.J. (1977). Imagery in therapy: An information processing analysis of fear. Behavior Therapy, 8, 862–886.

Lang, P.J. (1979). A bio-informational theory of emotion imagery. Psychophysiology, 16, 495–511.

Lang, P.J. (1984). Cognition in emotion: Concept and action. In C. Izard, J.K. Kagan & R. Zajonc (Eds.), Emotions, cognition and behavior (pp. 192–226). New York: Cambridge University Press.

Lang, P.J. (1985). The cognitive psychophysiology of emotion: Fear and anxiety. In A.H. Tuma & J.D. Maser (Eds.), Anxiety and the anxiety disorders (pp. 131–170). Hillsdale, N.J.: Lawrence Erlbaum.

Lang, P.J. (1987). Image and action: A reply to Watts and Blackstock. Cognition and Emotion, 1, 407–426.

Lang, P.J., Bradley, M.M. & Cuthbert, B.N. (1990). Emotion, attention and the startle probe. Psychological Review, 97, 377–395.

Lang, P.J., Kozak, M.J., Miller, G.A., Levin, D.N. & McLean, A. (1980). Emotional imagery: Conceptual structure and patterns of somatoviszeral responses. Psychopathology, 17, 179–192.

Lang, P.J., Levin, D.N., Miller, G.A. & Kozak, M. (1983). Fear behavior, fear imagery and the psychophysiology of emotion: The problem of affective response integration. Journal of Abnormal Psychology, 92, 276–306.

Leuner, H. (1969). Guided affective imagery. American Journal of Psychotherapy, 23, 4–22.

Levin, D.N., Cook, E.W. & Lang, P.J. (1982). Fear imagery and fear behavior: Psychophysiological analysis of clients receiving treatment for anxiety disorders. Psychophysiology, 19, 571–572.

Mahoney, M. (1977) Reflections on the cognitive trend in psychotherapy. American Psychologist, 1, 5–13.

Maleson, N. (1959). Panic and phobia. The Lancet, 1, 225–227.

Marks, I. (1987). Comment on S. Lloyd Williams „On anxiety and phobia". Journal of Anxiety Disorders, 1, 181–196.

Meichenbaum, D. (1977). Kognitive Verhaltensmodifikation. München: Urban & Schwarzenberg.

Meichenbaum, D. (1986). Warum führt die Anwendung der Imagination in der Psychotherapie zur Veränderung? In J.L. Singer & K.S. Pope (Hrsg.), Imaginative Verfahren in der Psychotherapie. Paderborn: Junfermann.

Meichenbaum, D. & Cameron, R. (1982). Cognitive behavior modification: An integrative approach. New York: Plenum.

Miller, G.A. (1987). Individual differences in imagery and psychophysiology of emotion. Cognition and Emotion, 1, 367–390.

Miller, G.A., Levin, D.N., Kozak, M.J., Cook, E.W., McLean, A. & Lang, P.J. (1987). Individual differences in imagery and the psychophysiology of emotions. Cognition and Emotion, 1, 367–390.

Morris, R.J. (1977). Methoden der Angstreduktion. In F.H. Kanfer & A.P. Goldstein (Hrsg.), Möglichkeiten der Verhaltensänderung. München: Urban & Schwarzenberg.

Obrist, P.A. (1981). Cardiovascular psychophysiology. New York: Plenum.

Öhman, A. (1986). Face the beast and fear the face: Animal and social fears as prototypes for evolutionary analyses of emotion. Psychophysiology, 23, 123–145.

Olson, P. (Hrsg.) (1980). Emotionale Stimulation und Überflutung der Gefühle in der Psychotherapie. München: Reinhardt.

Perry, M.A. & Furukawa, M.J. (1980). Modeling methods. In F.H. Kanfer & P.A. Goldstein (Eds.), Helping people change: A textbook of methods (2nd ed.). Oxford: Pergamon.

Petermann, F. (1999). Kontrollierte Praxis. In R.S. Jäger & F. Petermann (Hrsg.), Psychologische Diagnostik: Ein Lehrbuch (4. Auflage). Weinheim: Psychologie Verlags Union

Peterson, L., Harbeck, C., Chaney, J., Farmer, J. & Thomas, A.M. (1990). Childrens coping with medical procedures. A conceptual overview and integration. Behavioral Assessment, 12, 197–212.

Pylyshyn, Z.W. (1973). What the minds eye tells the minds brain: A critique of mental imagery. Psychological Bulletin, 80, 1–22.

Rapee, R., Mattick, R. & Murrell, E. (1986). Cognitive mediation in the affective component of spontaneous panic attacks. Journal of Behavior Therapy and Experimental Psychiatry, 17, 245–253.

Revenstorf, D. (1982). Psychotherapeutische Verfahren. Band III: Verhaltenstherapie. Stuttgart: Kohlhammer.

Richardson, A. (1969). Mental imagery. New York: Springer.

Schultheis, K., Peterson, L. & Selby, V. (1987). Preparation for stressful medical procedures and person treatment interactions. Clinical Psychological Review, 7, 329–352.

Sheehan, P.W. (1967). A shorted form of Betts questionnaire upon mental imagery. Journal of Clinical Psychology, 23, 386–389.

Sheikh, A. (Ed.). (1984). Imagination and healing. New York: Baywood.

Shepard, R.N. (1978). The mental image. American Psychologist, 33, 125–137.

Simonton, O.C., Matthews-Simonton, S. & Sparks, T.F. (1980). Psychological intervention in the treatment of cancer. Psychosomatics, 21, 226–233.

Singer, J.L. & Pope, K.S. (Hrsg.) (1986). Imaginative Verfahren in der Psychotherapie. Paderborn: Junfermann.

Smith, J.C. (1988). Steps toward a cognitive-behavioral model of relaxation. Biofeedback and Self-Regulation, 13, 307–329.

Staats, A.W. & Eifert, G.H. (1990). The paradigmatic behaviorism theory of emotions: Basis for unification. Clinical Psychology Review, 10, 539–566.

Stampfl, T.G. & Levis, D.J. (1967). Essentials of implosion therapy: A learning theory based on psychodynamic behavioral therapy. Journal of Abnormal Psychology, 72, 496–503.

Strosahl, K.D. & Ascough, J.C. (1981). Clinical uses of mental imagery: Empirical foundations, theoretical misconceptions and research issues. Psychological Bulletin, 89, 422–438.

Strosahl, K.D., Ascough, J. & Rojas, A. (1986). Imagery assessment by self report: A multidimensional analysis of clinical imagery. Cognitive Therapy and Research, 10, 187–200.

Suinn, R.M. (1983). Imagery in sports. In A.A. Sheikh (Ed.), Current theory, research and application. New York: Wiley.

Vaitl, D. (1992). Persönliche Mitteilung.

Van den Bergh, O., Eelen, P. & Baeyens, F. (1989). Brief exposure to fear stimuli: Imagery ability as a condition of fear enhancement and fear decrease. Behavior Therapy, 20, 563–572.

Varna, S.R. & Lang, P.J. (1990). Fear imagery and the startle-probe reflex. Journal of Abnormal Psychology, 99, 189–197.

Varna, S.R., Cuthbert, N.B. & Lang, P.J. (1989). Processing fearful and neutral sentences: Memory and heart rate change. Cognition and Emotion, 3, 179–195.

Vines, S.W. (1988). The therapeutics of guided imagery. Holistic Nursing Practice, 2, 34–44.

Watkins, P.L., Clum, G.A., Borden, J.W. et al. (1990). Imagery-induced arausal in individuals with panic disorder. Cognitive Therapy and Research, 14, 37–46.

Watkins, P.L., Sturgis, E.T. & Clum, G.A. (1988). Guided imaginal coping: An integrative treatment for panic disorder. Journal of Behavioral Therapy and Experimental Psychiatry, 19, 147–155.

Watson, J.P. & Marks, I.M. (1971). Relevant and irrelevant fear in flooding. Behavior Therapy, 2, 275–293.

Watts, F.N. & Blackstock, A.J. (1987). Langs theory of emotional imagery. Cognition and Emotion, 1, 391–405.

Weerts, T.C. & Lang, P.J. (1978). Psychophysiology of fear imagrey: Differences between focal phobia and social performance anxiety. Journal of Consulting and Clinical Psychology, 46, 1157–1159.

Wittchen, H.-U. (1999). Therapiebezogene Diagnostik. In R.S. Jäger & F. Petermann (Hrsg.), Psychologische Diagnostik. Ein Lehrbuch (4. Auflage). Weinheim: Psychologie Verlags Union.

Wolpe, J. (1958). Psychotherapy by reciprocal inhibition. Stanford, CA: Stanford University Press.

Progressive Muskelentspannung
Alfons Hamm

1. Theoretische Grundannahmen

Die Methode der Progressiven Muskelentspannung wurde erstmals 1929 von dem amerikanischen Physiologen Edmund Jacobson beschrieben. Seine Leitidee läßt sich vielleicht am ehesten anhand des folgenden Zitats verdeutlichen: „Es gibt vielleicht kein allgemeineres Heilmittel als Ruhe" (Übersetzung des Autors nach Jacobson, 1938; S.1).

Jacobson ging davon aus, daß ein solcher Zustand der Ruhe bzw. Entspannung am deutlichsten und zuverlässigsten in einer Reduktion des neuromuskulären Tonus sichtbar wird. Umgekehrt postulierte er, daß durch eine Reduktion der muskulären Verspannung auch die Aktivität im zentralen Nervensystem herabgesetzt werden könne (= Reziprozitätsprämisse; „...Entspannung als ein direkteres und effizienteres Mittel, um Ruhe in das Nervensystem zu bringen", Übersetzung des Autors nach Jacobson, 1938; S.4). Dies bedeutet, daß sich zentralnervöse, mentale Prozesse und periphere, muskuläre Veränderungen wechselseitig beeinflussen. Bereits 1920 begann Jacobson mit einer Serie von Untersuchungen, um dieses Wechselspiel von mentalen Prozessen und efferenten Veränderungen empirisch nachzuweisen. So konnte er zeigen, daß die Imagination bestimmter Armbewegungen mit einer Zunahme der EMG-Aktiviät der Bizepsmuskulatur einherging (Jacobson, 1931). Auch die visuelle Vorstellung bestimmter Objekte (z.B Eiffelturm, Morgenzeitung etc.) war mit entsprechenden Augenbewegungen assoziiert, die er elektrookulographisch registrierte (Jacobson, 1931). Ähnliche Befunde berichtete später Deckert (1964), der eine enge Korrelation zwischen den Augenbewegungen fand, die während der direkten Wahrnehmung und der Imagination einer Pendelbewegung auftraten. Auch die Vorstellung einzelner sportlicher Aktionen (z.B. Freiwurf beim Basketball) ist mit entsprechenden muskulären Aktivitätsänderungen verbunden (Bird, 1984). Mentale Prozesse modulieren aber nicht nur die Aktivität quergestreifter Muskulatur. Auch Reaktionssysteme, die vom autonomen Nervensystem gesteuert werden, können durch mentale Prozesse beeinflußt werden. So führt die Vorstellung furchtauslösender Situationen beispielsweise zu einer deutlichen Beschleunigung der Herzrate (Cuthbert, Vrana & Bradley, 1991). Der zentrifugale Aspekt von Jacobsons Grundannahme, wonach mentale Prozesse mit efferenten peripher-physiologischen Veränderungen, sowohl in der quergestreiften, als auch in der glatten Muskulatur korrespondieren, ist empirisch also gut abgesichert. Weitaus umstrittener ist jedoch der zentripetale Aspekt seiner Hypothese, wonach auch die Reduktion des afferenten Inputs aus Muskelspindeln und Sehnenorganen (Ia- und Ib- Fasern) zu einer weniger starken Aktivierung des zentralen Nervensystems führt (vgl. Lichtstein, 1988). Ebenso unklar ist, ob es zu der von Jacobson postulierten Kopplung von neuromuskulärer und viszeraler Entspannung kommt. Auf dieses Problem wird weiter unten noch näher eingegangen.

2. Induktionstechnik

Gemäß der theoretischen Grundannahmen Jacobsons ist das zentrale Ziel seines Entspannungsverfahrens die *willentliche*, kontinuierliche Reduktion der Spannung (Kontraktion) einzelner Muskelgruppen des Bewegungsapparates. Die Betonung liegt dabei auf dem Wort „willentlich"; denn Jacobson verzichtet explizit auf suggestive Elemente bei seinen Übungen.

„Der in dieser Methode ausgebildete Arzt oder Untersucher ist gefordert, sich mit den suggestiven Verfahrensweisen vertraut zu machen, um sie *strikt zu vermeiden*, wenn er diese Methode anwendet" (Übersetzung des Autors nach Jacobson, 1938; S. 303)

Die Person soll vielmehr bewußt wahrnehmen lernen, welche ihrer Muskeln verspannt, also kontrahiert sind, um dann zu wissen, wo sie sich entspannen soll. In dieser sogenannten „Kultivierung der Muskelsinne" sieht Jacobson das Hauptziel seines Trainings.

Das Grundverfahren besteht darin, daß die Person sukzessiv einzelne Muskelgruppen des Bewegungsapparates für eine Dauer von 1 bis 2 Minuten kontrahiert, sich auf die entsprechenden Empfindungen konzentriert und dann versucht, die gerade kontrahierte Muskelgruppe für die Dauer von 3 bis 4 Minuten maximal zu entspannen. Die Instruktionen sind dabei so aufgebaut, daß alle Muskelgruppen des Bewegungsapparates von den oberen und unteren Gliedmaßen über den Rumpfbereich bis hin zur Kopfregion zunächst angespannt und dann entspannt werden. Dabei geht es in den Anspannungsphasen nicht darum, möglichst intensive Kontraktionen durchzuführen, sondern im Gegenteil, möglichst subtile und geringfügige Anspannungen einzelner Muskelgruppen wahrnehmen zu lernen.

„....Die Begründung für die Verwendung von Anspannung während des Entspannungstrainings liegt darin, daß sie hilft, das Individuum für geringe Fluktuationen *kleinster Muskelanspannungen zu sensibilisieren*" (Übersetzung des Autors nach Jacobson, 1970; S 45).

In seinem als „Methode der Spannungsminderung" („method of diminishing tension") bezeichneten Vorgehen, geht es darum, immer schwächere Kontraktionen zu unterscheiden und selbst diese minimalen Verspannungen noch weiter abzubauen. („Das Verschwindenlassen der *Restspannung* ist das essentielle Merkmal der gegenwärtigen Methode." Übersetzung des Autors nach Jacobson, 1938; S. 29).

Tabelle 1 zeigt die Instruktionen für die Übungen im Sitzen sowie diejenigen Muskelgruppen, die bei den entsprechenden Bewegungen kontrahiert sind und deren Spannung bzw. Entspannung die übende Person wahrnehmen soll. Das Training kann auch im Liegen durchgeführt werden, wobei dann aber der Wortlaut einzelner Instruktionen verändert werden muß.

Tabelle 1: Instruktionen und Muskelgruppen, die bei den entsprechenden Bewegungen (im Sitzen) kontrahiert sind.

1. **Armübungen**

    Instruktionen[1]   *Kontrahierte Muskelgruppen*

    a) Beugen Sie die linke/rechte Hand nach hinten, so daß die Fingerspitzen nach oben deuten — Dorsale Gruppe der Unterarmmuskulatur (Handstrecker)

    b) Beugen Sie die linke/rechte Hand nach vorn, so daß die Fingerspitzen auf den Boden deuten — Palmare Gruppe der Unterarmmuskulatur (Handbeuger)

    c) Winkeln Sie den linken/rechten Ellenbogen an — Oberarmmuskulatur (Armbeuger; z. B. m. biceps brachii)

    d) Drücken Sie das linke/rechte Handgelenk auf die Stuhllehne — Oberarmmuskulatur (Armstrecker; z. B. m. triceps brachii)

2. **Beinübungen**

    Instruktionen   *Kontrahierte Muskelgruppen*

    a) Beugen Sie den rechten/linken Fuß nach oben, so daß die Zehenspitzen zur Decke deuten — Vordere Gruppe der Unterschenkelmuskulatur (z. B. m. tibialis anterior)

    b) Pressen Sie die Zehenspitzen des rechten/linken Fußes gegen den Boden — Wadenmuskeln (z. B. m. gastrocnemius)

    c) Heben Sie Ihren linken/rechten Fuß an, ohne den Oberschenkel zu bewegen — Ventrale Gruppe der Oberschenkelmuskulatur (z. B. m. quadriceps femoris)

    d) Drücken Sie die Fersen des linken/rechten Fußes nach hinten, ohne den Oberschenkel zu bewegen — Dorsale Gruppe der Oberschenkelmuskulatur (z. B. m. biceps fermoris)

    e) Drücken Sie den gesamten linken/rechten Fuß auf den Boden — Gesäßmuskulatur (m. glutaeus maximus) und die ventrale Gruppe der Oberschenkelmuskulatur (s. o.)

    f) Ziehen Sie den linken/rechten Oberschenkel an, und lassen Sie den Fuß locker herunterhängen — Hüftbeuger (m. iliopsoas; m. rectus femoris)

3. **Übungen im Rumpfbereich**

    Instruktionen   *Kontrahierte Muskelgruppen*

    a) Ziehen Sie den Bauch ein — Bauchmuskulatur (z. B. m. transversus abdominis)

    b) Setzen Sie sich aufrecht hin, und machen Sie ein leichtes Hohlkreuz — Rückenmuskulatur (z. B. m. erector spinae)

    c) Halten Sie die Luft an, beobachten Sie die Spannung in Ihrer Brust* — Zwischenrippenmuskulatur und Zwerchfell

    d) Drücken Sie die Schultern nach hinten — Schultermuskulatur (z. B. mittlerer Trapeziusteil)

    e/f) Heben Sie den e) linken/f) rechten Arm und führen Sie ihn vor der Brust nach e) rechts/f) links — Brustmuskulatur (z. B. m. pectoralis major)

    g) Heben Sie die Schultern an — Schultermuskulatur (z. B. oberer Trapeziusteil)

* Während der Entspannungsphase wird die Person darauf hingewiesen, sich ihrer Atmung zu überlassen.

1) Sollten sich bei einigen Instruktionen Unklarheiten ergeben, welche Bewegungsmuster initiiert werden sollen, so sei an dieser Stelle auf die graphischen Illustrationen bei Jacobson (1970) verwiesen.

4. Nackenübungen

Instruktionen — *Kontrahierte Muskelgruppen*

a) Drücken Sie den Kopf nach hinten (gegen einen externen Widerstand) — Nackenmuskulatur

b) Drücken Sie den Kopf auf die Brust (gegen einen externen Widerstand) — Prävertebrale Muskeln und Mm. scaleni

c/d) Beugen Sie den Kopf nach c) links/ d) rechts — Tiefe Nackenmuskulatur

5. Übungen der Augenregion

Instruktionen — *Kontrahierte Muskelgruppen*

a) Ziehen Sie die Augenbrauen nach oben, so daß auf der Stirn horizontale Falten entstehen — Stirnmuskulatur (z. B. m. occipito frontalis)

b) Ziehen Sie die Augenbrauen zusammen, so daß auf der Stirn vertikale Falten entstehen — Gesichtsmuskulatur (m. corrugator supercilii)

c) Schließen Sie fest die Augen — Gesichtsmuskulatur (m. orbicularis oculi)

d) Schauen Sie, ohne den Kopf zu beugen, nach links, rechts, oben, unten, geradeaus — Augenmuskulatur

Diese Übungen werden mit geschlossenen Augenlidern durchgeführt

6. Visualisationsübungen

In diesen Übungen soll sich der Proband Bewegungen visualisierter Objekte vorstellen. Solche Imaginationen sind mit mikroskopischen Augenbewegungen assoziiert. Die Probanden sollen daher die schwachen Kontraktionen der Augenmuskulatur während dieser Imaginationsübungen wahrnehmen lernen. Zuerst werden horizontale (z.B. Imagination eines vorbeifahrenden Autos, Zuges etc.), dann vertikale (z.B. Vorstellung, daß man zu der Spitze eines Baumes oder Turmes hinaufblickt) und schließlich komplexe (z.B. Vorstellung eines flüchtenden, hakenschlagenden Hasen) Augenbewegungen ausgelöst. Diese Übungen werden zunächst mit geschlossenen, dann mit geöffneten Augen durchgeführt.

7. Übungen der Sprechwerkzeuge

Instruktionen — *Kontrahierte Muskelgruppen*

a) Schließen Sie den Mund, und beißen Sie die Backenzähne aufeinander — Kaumuskulatur (z.B. m. masseter)

b) Öffnen sie den Mund — Mundbodenmuskulatur (z.B. m. mylohyoideus)

c) Zeigen Sie Ihre Zähne, lächeln Sie — Gesichtsmuskeln (z.B. m. zygomaticus)

d) Spitzen Sie Ihre Lippen (Kußmund) — Gesichtsmuskeln (z.B. m. orbicularis oris)

e) Drücken Sie die Zunge nach vorn gegen die Zähne — Zungenmuskeln (z.B. m. genioglossus)

f) Drücken Sie die Zunge nach hinten gegen den Gaumen — Zungenmuskeln (z.B. m. styloglossus)

Es folgen Sprechübungen, bei denen der Proband leichte Spannungen in der unteren Gesichtsmuskulatur, der Zungenmuskulatur, in Brust- und Zwerchfell wahrnehmen soll. Der Proband soll zuerst bis zehn zählen, dies dann lautlos wiederholen und schließlich Sprechakte imaginieren.

Die Arm-/Beinübungen werden zunächst mit dem linken, dann mit dem rechten Arm/Bein durchgeführt. Jede einzelne Instruktion wird dreimal wiederholt (1 bis 2 Minuten Anspannung, gefolgt von 3 bis 4 Minuten Entspannung). Hat die übende Person Schwierigkeiten bei der Empfindung der Spannung, kann der

Übungsleiter sie dadurch unterstützen, indem er die Bewegung gegen einen externen Widerstand ausführen läßt.

In der Originalversion sind für jede der in Tabelle 1 aufgeführten Muskelgruppen eine tägliche Übungszeit von einer Stunde, sowie über 50 Trainingssitzungen (Trainieren von ca. drei Muskelgruppen pro Sitzung) vorgesehen, so daß drei bis sechs Monate vergehen, bis der Klient diese Entspannungstechnik vollkommen beherrscht. Inzwischen gibt es jedoch eine Vielzahl kürzerer Varianten der Progressiven Muskelentspannung, auf deren Vor- und Nachteile, insbesondere bei der Beurteilung der Wirksamkeit des Verfahrens, weiter unten noch genauer eingegangen wird.

Diesen Übungen zur Induktion eines generellen Entspannungszustandes (vgl. Kapitel „Psychophysiologie der Entspannung) kann sich die sogenannte *differentielle Entspannung* anschließen. Im Prinzip geht es hier darum, die im Liegen oder Sitzen gelernte muskuläre Entspannung auch bei alltäglichen Betätigungen und Aktivitäten beizubehalten, d.h. die für die primären Aktivitäten (z.B. Lesen, Schreiben etc.) notwendigen Bewegungen ökonomisch durchzuführen und alle nicht benötigten Muskelgruppen maximal entspannt zu halten. Zum Erlernen der differentiellen Entspannung schlägt Jacobson zunächst eine Entspannunginduktion in einer anderen Körperposition vor, z.B. durch den Wechsel von der Induktion im Liegen zur Induktion im Sitzen. Danach wird das Training bei einer einfachen, sitzenden Tätigkeit (Lesen, Schreiben) durchgeführt. Diese Idee der differentiellen Entspannung findet sich in vielen neureren Varianten der Progressiven Muskelentspannung wieder, die weiter unten noch näher beschrieben werden (z.B. „Applied Relaxation", „Applied Tension", „Cue-controlled Relaxation", „Self-Control Relaxation"). Auch im Hinblick auf die in den Sportwissenschaften immer populärer werdenden mentalen Trainingsverfahren (Loehr, 1988; Eberspächer, 1990) ist die Induktion von differentieller Entspannung von zentraler Bedeutung.

Wie aufgrund des vorangestellten Zitats nicht anders zu erwarten, geht Jacobson von einer sehr universellen Anwendbarkeit seines Verfahrens aus und dokumentiert dies anhand umfangreicher Fallberichte, welche die klinische Wirksamkeit der Progressiven Relaxation für diverse „somatische" (z.B. spastischer Ösophagus, Colitis ulcerosa, Insomnie etc.) und affektive Störungsformen (Phobien, Panik, Zwänge, Depression, Hypochondrie etc.) belegen sollen. Solche kasuistischen Wirksamkeitsnachweise unterliegen natürlich immer einer starken Selektion seitens des behandelnden Therapeuten, insbesondere dann, wenn es um die Einführung eines von ihm selbst entwickelten, neuen therapeutischen Verfahrens geht. Kontrollierte klinische Studien zur Wirksamkeit der Progressiven Muskelentspannung wurden jedoch erst durch den Popularitätszuwachs und die breite klinische Anwendung stimuliert, die dieses Verfahren dadurch bekam, daß Wolpe (1958) es als therapeutisches Instrument im Rahmen seiner Systematischen Desensibilisierung in die Verhaltenstherapie einführte.

3. Post-Jacobson'sche Varianten der Progressiven Muskelentspannung

Die ursprüngliche Anwendungsform der Jacobson'schen Methode der Muskelentspannung erfuhr im Laufe der Zeit entscheidende Veränderungen.

3.1 Variante von Wolpe

Ausgehend von seinen tierexperimentellen Befunden postulierte Wolpe (1958), daß Entspannung und Furcht antagonistische, also inkompatible Reaktionen sind, und die Angst dadurch reduziert werden kann, daß in Gegenwart der aversiven, phobischen Reize appetitives Verhalten (z.B. Entspannung) initiiert wird. Als Wirkprinzip postulierte Wolpe den Mechanismus der konditionierten Hemmung auf der Basis der reziproken Inhibition. Dieser Begriff war erstmalig von Sherrington (1947) zur Beschreibung der Interaktion spinaler Reflexe eingeführt worden.

„Wenn in Gegenwart der angstauslösenden Reize eine zur Angst antagonistische Reaktion so hervorgerufen werden kann, daß sie von einer vollständigen oder partiellen Unterdrückung der Angstreaktion begleitet ist, wird die Bindung zwischen diesen Reizen und der Angstreaktion geschwächt" (Übersetzung des Autors nach Wolpe, 1958; S. 71).

Auf der Suche nach einem Verfahren, welches im Humanbereich eine zur Angst antagonistische Reaktion (Entspannungsreaktion) hervorruft, stieß Wolpe auf Jacobsons Methode der Progressiven Muskelentspannung. Bei der praktischen Anwendung reduzierte er jedoch nicht nur den Trainingsaufwand auf fünf bis sieben Sitzungen, sondern verringerte auch die Anzahl der trainierten Muskelgruppen erheblich und zwar auf weniger als 20. Wolpe konzentrierte sich im wesentlichen auf die Muskeln der oberen und unteren Extremitäten, auf die Gesichts- und Nackenmuskulatur, sowie auf Muskelgruppen im Rumpfbereich. Neben der deutlichen zeitlichen Verkürzung nahm er außerdem noch wichtige prozedurale Veränderungen der Induktionstechnik vor. So verwendete er beispielsweise gezielt suggestive Formeln, um die Entspannung noch weiter zu vertiefen. Außerdem betonte er die Wichtigkeit von Anspannungs- und Entspannungszyklen mit starken Kontraktionen während der Anspannungsphasen, um so die Übenden den Kontrast zwischen Anspannung und Entspannung besser spüren zu lassen.

„Ballen Sie Ihre rechte Hand zur Faust, spannen Sie sie noch stärker an, noch fester und achten Sie auf die Anspannung. Halten Sie die Faust geballt und achten Sie auf die Anspannung in Ihrer rechten Hand, Ihrem Unterarm... und nun entspannen Sie" (Übersetzung des Autors nach Wolpe und Lazarus, 1966, S. 177).

3.2 Variante von Bernstein und Borkovec

Wolpes Grundüberlegungen folgend, entwickelten Bernstein und Borkovec (1973) eine Variante des Jacobson'schen Verfahrens, welche die heutige Praxeologie der Progressiven Muskelentspannung sehr stark beeinflußt hat. Die Autoren geben in ihrem Grundverfahren 16 zu trainierende Muskelgruppen an, und empfehlen wiederholte Zyklen von kurzen Anspannungs- (5–7 Sekunden) und Entspannungsperioden (45–60 Sekunden). Ähnlich wie Wolpe gehen auch Bernstein und Borkovec davon aus, daß die muskuläre Entspannung, in einer Art Pendeleffekt, um so tiefer sei, je stärker die unmittelbar vorhergehende Kontraktion gewesen ist. Diese Hypothese konnte von Lehrer, Batey, Woolfolk, Remde und Garlick (1988) jedoch nur teilweise bestätigt werden. Die Sensitivität der Muskelsinne wurde vielmehr durch minimale Kontraktionen als durch intensive Anspannungen gesteigert, ein Befund, der eher für das ursprünglich von Jacobson vorgeschlagene Verfahren spricht. Auch die zweite in Anschluß an Jacobson postulierte Hypothese, daß eine Aufmerksamkeitsfokussierung auf die entsprechenden Muskelsensation die Tiefe der Entspannung steigere (Borkovec, Kaloupek & Salma, 1975; Davidson & Schwartz, 1976), konnte von Lehrer et al. (1988) nicht bestätigt werden. Die Instruktion, sich genau auf die Spannung der Unterarmmuskulatur zu konzentrieren, führte zu keiner Verringerung der EMG-Aktivität am Unterarmmuskel. Im Gegenteil, diese Instruktion führte sogar zu einer Steigerung der EMG-Aktivität der Stirnmuskulatur (m. occipitalis frontalis; vgl. auch Bischoff, 1989).

Tabelle 2 zeigt nochmals die von Bernstein und Borkovec (1992) angegebenen Muskelgruppen, wobei für das Training der ersten Muskelgruppe die Instruktionen, wie sie von Lichtstein (1988) vorgeschlagen wurden, mitaufgeführt sind. Auch in diesen Entspannungsformeln finden sich starke suggestive Elemente.

Diese deutlichen prozeduralen Veränderungen gegenüber der Originalversion müssen natürlich bedacht werden, wenn man die Ergebnisse der in Anschluß an Wolpes Arbeiten einsetzenden kontrollierten klinischen Wirksamkeitsstudien mit den Fallberichten Jacobsons vergleicht. Dies gilt um so mehr für die Varianten, bei denen die Progressive Muskelentspannung als Strategie zur Bewältigung von Angst- und Streßsituationen eingesetzt werden soll.

4. Progressive Muskelentspannung als „coping skill"

Mit dem Einzug der Selbstkontrollverfahren, bzw. der sog. „kognitiven Techniken" in die Verhaltenstherapie zu Beginn der siebziger Jahre (Kanfer & Phillips, 1970; D'Zurilla & Goldfried, 1971) wurde zunehmend auch die Progressive Muskelentspannung als erworbene Fertigkeit (skill) zur aktiven Bewältigung von angst- oder streßauslösenden Situationen eingesetzt. Ausgangspunkt dieser Entwicklung war Goldfrieds (1971) Neuformulierung der Systematischen Desensibilisierung als Selbstkontrollverfahren. Bei dieser Methode sollen die Patienten die geringsten Anzeichen von Spannung identifizieren und dann sofort die vorher gelernte muskuläre

Tabelle 2: Instruktionen und zu trainierende Muskelgruppen in der modifizierten Form der Progressiven Muskelentspannung nach Bernstein & Borkovec (1992).

Instruktionen	Muskelgruppen
Armübungen	
1. Spannen Sie die Muskeln der rechten Hand und Unterarm an, indem Sie die Hand zur Faust ballen*.	Dominanter Hand- und Unterarm
2. Spannen Sie die Muskeln Ihres rechten Oberarms an, indem Sie den Ellenbogen anwinkeln. Spannen Sie den Bizeps an.	Dominanter Oberarm
3. Spannen Sie die Muskeln Ihres linken Oberarms an, indem Sie den Ellenbogen anwinkeln. Spannen Sie den Bizeps an.	Nichtdominanter Hand- und Unterarm
4. Spannen Sie die Muskeln Ihres linken Oberarms an, indem Sie den Ellenbogen anwinkeln. Spannen Sie den Bizeps an.	Nichtdominanter Oberarm
Übungen der Gesichtsregion	
5. Spannen Sie die Stirnmuskeln an, indem Sie Ihre Augenbrauen so hochziehen wie Sie können, und legen Sie Ihre Stirn in Falten.	Stirn
6. Spannen sie die Muskeln in der Mittelpartie Ihres Gesichts an, indem Sie die Augen fest schließen und die Nase kraus ziehen.	Ober Wangenpartie und Nase
7. Spannen Sie die Muskeln der unteren Gesichtspartie an, indem Sie Lippen und Zähne fest aufeinanderpressen und die Zunge nach oben drücken.	Untere Wangenpartie und Kiefer
8. Spannen Sie Ihre Nackenmuskeln an. Es gibt dort viele Muskeln, die Ihren Hals in verschiedene Richtungen ziehen. Spannen Sie alle Muskeln an, indem Sie versuchen, Ihren Hals in alle vier Richtungen gleichzeitig zu bewegen. Wenn Sie das tun, kann sich Ihr Hals nicht bewegen, aber Sie spüren das Zittern, weil alle Muskeln gegeneinander zerren.	Nacken und Hals
9. Spannen Sie die großen Muskeln der oberen Rückenpartie an, indem Sie die Schultern nach hinten drücken, als ob Sie sie hinter sich berühren wollten.	Brust, Schultern und obere Rückenpartie
10. Spannen Sie Ihre Bauchmuskeln an.	Bauchmuskulatur
11. Spannen Sie die Oberschenkelmuskeln Ihres rechten Beines an. Ähnlich wie im Nackenbereich gibt es auch im Oberschenkel viele Muskeln die gegeneinander arbeiten. Sie können sie alle auf einmal anspannen, indem Sie das rechte Bein etwas anheben und den Oberschenkel hart machen.	Dominanter Oberschenkel
12. Spannen Sie Ihre rechte Wade an, idem Sie Ihren Fuß und Ihre Zehenspitzen nach vorne richten. Dehnen Sie nicht zu stark, denn dieser Muskel verkrampft sich leicht.	Dominanter Unterschenkel
13. Spannen Sie ihren rechten Knöchel und Ihr Schienbein an, indem Sie Füße und Zehen gegen Ihr Gesicht richten.	Dominanter Fuß
14. wie Instruktion Nr. 11 (linkes Bein)	Nichtdominanter Oberschenkel
15. wie Instruktion Nr. 12 (linke Wade)	Nichtdominanter Unterschenkel
16. wie Instruktion Nr. 13 (linker Knöchel)	Nichtdominanter Fuß

* Eine ausführliche Instruktion lautet in diesem Fall wie folgt (vgl. Lichtstein, 1988):
Spannen Sie jetzt die Muskeln Ihrer rechten Hand und Ihres rechten Unterarms an, indem Sie Ihre Hand zur Faust ballen, ganz fest, fühlen Sie den Druck, die Spannung, die Muskeln arbeiten ganz stark, und lassen Sie nun locker (7 Sekunden). Lassen Sie ganz locker, entspannen Sie sich. Versuchen Sie, die Muskeln nicht mehr zu kontrollieren. Lassen Sie sie ganz ruhig dort liegen. Vergleichen Sie im Geiste die Gefühle der Anspannung, die Sie vor wenigen Sekunden in Ihrer rechten Hand und in Ihrem Unterarm erlebt haben mit dem Gefühl der Entspannung, welches sich allmählich einstellt. Je genauer Sie auf die Ruhe und Gelassenheit achten, desto stärker werden Sie die Wirkung der Entspannung genießen. Fühlen Sie, wie die Entspannung und die Ruhe sich immer weiter ausbreitet (45 Sekunden).

Entspannung als aktive Reaktion zur Angstbewältigung einsetzen. Dieses Grundprinzip findet sich in allen späteren Varianten der kognitiven Verfahren zur Angst- und Streßbewältigung (vgl. Übersichten bei Barrios & Shigetomi, 1979; Deffenbacher & Suinn, 1982). Die grundlegende Technik soll an dem Beispiel der „Angewandten Entspannung" von Öst (1987) – Lichtstein (1988) verwendet eine vergleichbare Methode, bezeichnet sie aber als „Selbstkontroll-Entspannung" – demonstriert werden, da sich dieses Verfahren in den letzten Jahren zunehmend etabliert.

4.1 Angewandte Entspannung nach Öst

Dieses Verfahren besteht aus mehreren Teilschritten, wobei der Patient zu Beginn genau über die Grundannahmen und Ziele der Methode *aufgeklärt* wird. Im Anschluß daran soll der Patient lernen, früheste Anzeichen von Angst bzw. Verspannung zu identifizieren, wobei in dieser drei-wöchigen Phase Protokollbögen zur Unterstützung der *Selbstbeobachtung* eingesetzt werden (vgl. Öst, 1987; Lichtstein, 1988). Danach wird die von Wolpe und Lazarus (1966) vorgeschlagene Kurzform der *Progressiven Muskelentspannung* (12 Muskelgruppen werden trainiert), bzw. die Variante von Bernstein und Borkovec (1992) (s. Tabelle 2) durchgeführt. Kurzen Anspannungsperioden (5 bis 7 Sekunden) folgen kurze Entspannungsphasen (15 bis 45 Sekunden). Für dieses Entspannungstraining sind drei bis vier Sitzungen vorgesehen, wobei der Patient die Übungen zweimal täglich zu Hause durchführen soll. Die anschließende vierte Phase des Trainings bezeichnet Öst (1987) als *„ausschließlich lösende Entspannung"* (Übersetzung des Autors). Hier soll der Patient lernen, einzelne Muskelgruppen zu entspannen, ohne sie vorher zu kontrahieren. Dieses Vorgehen ist mit Jacobsons Induktionsmethode der Tiefenentspannung vergleichbar. Als nächstes soll der Patient diese gelernte Entspannungsreaktion mit einer Selbstinstruktion in Form eines Schlüsselwortes (z.B „ruhig", „entspannen" etc.) assoziieren. Diese Technik wird als *„Hinweisreiz-gesteuerte Entspannung"* („Cue-controlled relaxation") bezeichnet und wurde erstmals von Russell und Sipich (1973) beschrieben. Nachdem der Patient durch die Selbstinstruktion eines Schlüsselwortes die Entspannung herbeiführen kann, erlernt er *differentielle Entspannung* im Sinne Jacobsons (s.o), d.h. die Entspannungsinduktion erfolgt zunächst in einer anderen Körperposition, dann während leichter, nicht anstrengender motorischer Aufgaben und schließlich während des freien Umhergehens im Raum. Danach folgt die Phase der *schnellen Entspannung*, in der sich der Patient in alltäglichen, aber nicht belastenden Situationen entspannen soll. Schließlich, nach 8 bis 10 Sitzungen, soll der Patient die gelernte Entspannungsreaktion auch in belastenden oder angstauslösenden Situationen einsetzen. Dabei erfolgt die Konfrontation mit diesen Situationen zunächst durch den Therapeuten. Anschließend soll der Patient selbst im Alltag die angstauslösenden Situationen aufsuchen und die gelernte Entspannungsreaktion als Bewältigungsstrategie einsetzen.

Diese Technik der Angewandten Entspannung hat sich insbesondere bei der Behandlung phobischer Störungen bewährt, wobei jedoch betont werden muß, daß in den meisten Studien auch Expositionen in *vivo* in das Behandlungsprogramm eingeschlossen waren. Auf die Rolle von muskulärer Entspannung bei der Behandlung von Angststörungen wird weiter unten noch näher eingegangen.

Eine spezielle Variante dieser Selbstkontrolltechnik beschrieben Öst und Sterner (1987) mit dem Training der „Angewandten Anspannung" zur Behandlung von Blut- bzw. Injektionsphobien. In diesem Fall soll der Patient auf die ersten Anzeichen eines einsetzenden Blutdruckabfalls achten (vgl. Öst, Sterner & Lindahl, 1984) und als Antwort darauf gezielt größere Muskelgruppen im Arm-, Bein- und Rumpfbereich 10 bis 15 Sekunden lang anspannen, um so einen Blutdruckanstieg herbeizuführen, bzw. dem drohenden Blutdruckabfall zuvorzukommen. In der Tat kommt es zu einem Anstieg des systolischen Blutdrucks von 13.6 mm/Hg, wenn Injektions-Phobiker diese Technik während des Betrachtens von Diapositiven mit verstümmelten und verletzten Körpern anwenden (Öst & Sterner, 1987).

5. Wirksamkeit der Progressiven Muskelentspannung

Die Evaluation der Wirksamkeit der Progressiven Muskelentspannung wird durch zwei zentrale Probleme erschwert.

a. Methodenvielfalt

Das erste Problem betrifft die enorme Vielfalt der verwendeten Induktionstechniken, wobei in manchen Fällen nur noch der Name „Progressive Muskelentspannung" die Gemeinsamkeit des in zwei Studien verwendeten Entspannungsverfahrens kennzeichnet. Der vorangegangene Abschnitt versuchte einen Eindruck der Methodenvielfalt zu vermitteln. Standardisierungen der prozeduralen Schlüsselvariablen fehlen bis heute. Hierzu zählen z.B. Einfluß suggestiver Entspannungsformeln, Stärke der Kontraktionen, Wichtigkeit von Anspannungs- und Entspannungszyklen, Art, Anzahl und Abfolge der zu trainierenden Muskelgruppen, erforderlicher Trainingsaufwand usf.. Widersprüchliche Befunde, insbesondere zu den physiologischen Effekten der Progressiven Muskelentspannung ergeben sich dadurch zwangsläufig. Dennoch soll im folgenden Abschnitt versucht werden, anhand der empirischen Befunde eine Übersicht über die psychophysiologischen Effekte der Progressiven Muskelrelaxation zu geben, wobei insbesondere die Rolle einiger zentraler prozeduralen Variablen näher beleuchtet werden soll.

b. Befundlage

Das zweite Problem einer integrativen Beurteilung der Wirksamkeit der Progressiven Muskelentspannung ist die nahezu unübersehbare Vielzahl von Einzeluntersuchungen mit zum Teil inkonsistenten Ergebnissen, die seit den Pionierarbeiten von Gordon Paul publiziert wurden. Eine computerunterstützte Literatursuche (Medline, Psyndex, Psychlit) unter dem Stichwort „Progressive Muskelrelaxation" er-

brachte allein für den Zeitraum der letzten 10 Jahre 230 Publikationen. Versucht man diese Studien zu ordnen, so kann man sie grob in zwei Gruppen unterteilen:
a) *Grundlagenstudien*, welche die Effekte der Progressiven Muskelrelaxation in verschiedensten Indikatorbereichen untersuchen und denen anderer Entspannungsverfahren (z. B. Hypnose oder Meditation) gegenüberstellen und
b) *klinische Studien*, welche die Wirksamkeit der Progressiven Muskelrelaxation bei der Behandlung verschiedenster Störungsbilder untersucht haben, wobei die Mehrzahl der Studien den therapeutischen Effekt der Muskelentspannung bei der Behandlung von Angststörungen, Schmerzzuständen und anderen Symptomkomplexen (z. B. Hypertonie, Schlafstörungen usw.) überprüft hat.

5.1 Grundlagenstudien: Physiologische Effekte der Progressiven Muskelentspannung

Die erste Welle kontrollierter Studien zur Wirksamkeit der Progressiven Muskelentspannung wurde durch die Arbeiten von Paul gegen Ende der sechziger Jahre stimuliert. Paul (1969) konnte zeigen, daß die Progressive Muskelentspannung (modifizierte Form von Wolpe) zu einer stärkeren Reduktion der EMG-Aktivität am Unterarm und einer deutlicheren Senkung von Herzrate und Atemfrequenz führte als Hypnose-ähnliche Entspannung oder einfache Ruheinstruktionen. Keine Gruppenunterschiede waren bei der elektrodermalen Aktivität zu beobachten. Ähnliche physiologische Effekte (Senkung der Herzrate, Reduktion der Aktivität des Stirnmuskels) im Verlauf einer Entspannungssitzung berichten Janda und Cash (1976). Es gibt inzwischen eine ganze Reihe von Untersuchungen, die signifikante Effekte der Progressiven Muskelentspannung in einzelnen physiologischen Indikatoren gefunden haben (vgl. Übersichten bei Greenwood & Benson, 1977; Lehrer, 1982). Dennoch steht diesen positiven Ergebnissen eine nahezu gleiche Anzahl von negativen, bzw. widersprüchlichen Befunden gegenuber. In ihrer Übersicht der bis 1979 publizierten Arbeiten finden Borkovec und Sides (1979) bei 14 Studien signifikant stärkere Effekte der Progressiven Muskelentspannung in verschiedenen physiologischen Aktivierungsindikatoren (z. B. Blutdruck, Herzrate, elektrodermale Spontanfluktationen, Atmung und EMG-Aktivität) als bei anderen Entspannungsverfahren oder unter Kontrollbedingungen. Bei zehn anderen Untersuchungen unterschieden sich die Gruppen mit Muskelentspannung jedoch in keinem der untersuchten physiologischen Kennwerte von den unbehandelten Kontrollpersonen. Diese Inkonsistenz der Befunde läßt sich jedoch größtenteils auf die unterschiedlichen prozeduralen Merkmale der Entspannungsinduktion in den verschiedenen Studien zurückführen.

Eine zentrale prozedurale Variable, welche den Nachweis physiologischer Veränderungen durch Progressive Muskelentspannung beeinflußt, ist das Medium, über das die Entspannungsformeln dargeboten werden (Übungsleiter- vs Tonbandinstruktionen). Stabile physiologische Effekte der Progressiven Muskelentspannung treten nur dann auf, wenn die Instruktionen durch einen anwesenden Therapeuten vermittelt werden (Borkovec & Sides, 1979; Lehrer, 1982). Studien, welche direkt Tonband mit vom Therapeuten präsentierten Instruktionen verglichen haben, fanden konsistent stärkere und stabilere physiologische und psychologische Effekte bei persönlichen Instruktionen (Paul & Trimble, 1970; Russell, Sipich, & Knipe, 1976; Beiman, Israel, & Johnson, 1978). Die Ursache dieser Überlegenheit der persönlichen gegenüber Tonbandinstruktionen scheint die individuell angepaßten Erfolgsrückmeldung durch den Therapeuten zu sein (Lehrer, 1982).

Die zweite wichtige Determinante physiologischer Effekte der Progressiven Muskelentspannung ist die Geübtheit der Person. Borkovec und Sides (1979) fanden in denjenigen Studien, die deutliche physiologische Effekte der Muskelentspannung nachweisen konnten, eine größere Anzahl von Trainingssitzungen als bei den Untersuchungen mit negativen Befunden. In die gleiche Richtung weisen auch die Ergebnisse der Studie von Warrenburg, Pagano, Woods und Hlastala (1980). Die Autoren verglichen die physiologischen Reaktionsmuster von erfahrenen (kontinuierliche Anwendung von Entspannung seit 6.4 Jahren) und unerfahrenen (Durchführung eines Kurses) Anwendern von Progressiver Muskelentspannung und Transzendentaler Meditation. Warrenburg et al. fanden bei Langzeit-Trainierten niedrigere Ausgangswerte bei 25 von 30 untersuchten physiologischen Kennwerten, wobei der deutlichste Indikator ein erniedrigter Ruhepuls war. Keine Unterschiede fanden die Autoren jedoch zwischen den beiden Entspannungsverfahren, weder in den Ausgangwerten noch in der physiologischen Antwort auf die Entspannungsinduktion. Diese Daten, aber auch die Befunde von Jacobson (1938) selbst belegen, daß es nicht so sehr auf die absolute Anzahl der Sitzungen, sondern vielmehr auf den Trainingsstatus der Personen ankommt. Nur in Progressiver Muskelentspannung ausreichend geübte Personen sind in der Lage, auch über die Trainingssitzungen hinaus stabile physiologische Veränderungen durch Entspannungsinstruktionen zu induzieren (vgl. Lehrer, 1982).

Faßt man die vorliegenden Befunde zusammen, kann man feststellen, daß es zwar bei einer adäquaten Durchführung der Progressiven Muskelentspannung zu konsistenten Reduktionen einzelner physiologischer Erregungsindikatoren kommt (vgl. Übersicht bei Lehrer & Woolfolk, 1984), eine generelle Reduktion der Aktivität des sympathischen Teils des autonomen Nervensystems – das Hauptmerkmal der physiologischen Veränderungen einer Entspannungsreaktion – (Benson, Beary, & Carol, 1974; Vaitl, 1978; Kapitel „Psychophysiologie der Entspannung") mit gleichzeitig parallel verlaufenden Veränderungen in allen entsprechenden Effektorsystemen, konnte jedoch bisher in keiner der Grundlagenstudien nachgewiesen werden (Greenwood & Benson, 1977; Rawson, Bhatnager, & Schneider, 1985; Lichtstein, 1988). Zu diesem Schluß kommt auch eine Studie von Huber und Gramer (1990). Man muß jedoch bei der Bewertung dieser Befunde betonen, daß alle Studien, welche die physiologischen Basiseffekte der Progressiven Muskelentspannung untersucht haben, mit der nach Wolpe modifizierten Form und nicht mit Jacobsons Originalversion des Trainings gearbeitet haben. Es ist also nach wie vor nicht zu entscheiden, ob die von Jacobson (1938) in seinen Fallberichten beschriebene Koppelung neuromuskulärer und viszeraler Entspannung auch in kontrollierten Gruppenstudien beobachtbar ist. Sicher ist, daß bei Anwendung der modifizierten Form nur in einzelnen physiologischen Indikatoren Effekte auftreten. Es existieren jedoch nach wie vor bis auf zwei unveröffentlichte Dissertationen von Snow (1977) und Turner (1978) keine systematischen Studien, welche Jacobsons Orginalversion mit den modifizierten Techniken verglichen haben. Nicht zuletzt deshalb plädieren einige Autoren vehement für eine Rückbesinnnung auf die Originalversion der von Jacobson beschriebenen Entspannungsmethode (Shapiro & Lehrer, 1980; Lehrer et. al., 1988):

„Ich denke es ist an der Zeit, Jacobsons Originalarbeiten nochmals zu lesen. Wenn die Reduktion der physiologischen Erregung therapeutisch wichtig ist, sind wir gut beraten zurückzukehren und die Methode so zu erlernen und anzuwenden, wie Jacobson es beabsichtigt hatte." (Übersetzung des Autors nach Lehrer, 1982; S. 425)

5.2 Progressive Muskelentspannung bei Belastungen

Diese Gruppe von Untersuchungen zur Wirksamkeit der Progressiven Muskelentspannung bildet eine Art Übergangstufe zwischen Grundlagenexperimenten und klinischen Effektivitätsstudien, da einerseits der Einfluß der Muskelentspannung bei der Bewältigung emotional belastender Situationen untersucht wird, andererseits diese Experimente an nicht-klinischen Gruppen durchgeführt werden.

So fanden beispielsweise Davidson und Hiebert (1971), daß in Progressiver Muskelentspannung trainierte Personen signifikant geringere physiologische Reaktionen (elektrodermale Spontanfluktuationen, Hautleitwertniveau) auf einen emotional belastenden Film zeigten, als untrainierte Kontrollpersonen. Lehrer, Schoikket, Carrington und Woolfolk (1980) fanden, daß in Muskelentspannung geübte Personen während der Darbietung 100 db lauter Töne deutlich weniger Angstsymptome mitteilten (IPAT; Krug, Scheier, & Cattell, 1976; STAI; Spielberger, Gorsuch, & Luchene, 1970) und auch mit einer geringeren Anspannung der Unterarmmuskulatur auf diese Belastung reagierten als untrainierte Kontrollpersonen. Keine Unterschiede fanden sich jedoch in der Herzrate sowie in den elektrodermalen Reaktionsmaßen. Beim Vergleich der Effekte der Muskelentspannung mit denen einer säkularisierten Form der Meditation (Carrington, 1977) gab es in dieser Untersuchung Hinweise für differentielle Entspannungseffekte beider Verfahren mit stärkeren peripher-physiologischen Effekten – insbesondere im EMG – bei der Progressiven Muskelentspannung und größeren Veränderungen in zentralnervösen Entspannungsindikatoren (vermehrte Alpha-Aktivität im EEG) bei der Meditation. Während Lehrer, Woolfolk, Rooney, McCann und Carrington (1983) diese Befunde für die Befindlichkeitseinstufungen und die peripher-physiologischen Veränderungen replizieren konnte, traten im Alpha-Band des EEG keine Unterschiede zwischen Meditation und Muskelentspannung mehr auf.

Darüber hinaus konnte in einer Reihe von Experimenten gezeigt werden, daß durch Progressive Muskelentspannung sich sowohl die Schmerztoleranz (gegenüber elektrischer Reizung; Lehrer, 1972; Okklusionsschmerz; Cogan & Kluthe,

1981; Kaltwassertest; Stevens & Heide; 1977) erhöht, als auch die subjektiv erlebte Schmerzintensität reduziert wird.

Physiologische Effekte der Progressiven Muskelentspannung treten also sehr viel deutlicher während Streßinduktion als unter Ruhebedingungen zu Tage. Darüber hinaus wirkt sich Muskelentspannung in solchen Situationen positiv auf die subjektive Gefühlslage aus. Interessant ist dabei, daß diese positiven Effekte muskulärer Entspannung deutlicher in denjenigen Studien nachgewiesen werden konnten, die entweder hochängstliche Studenten oder klinischen Patientengruppen untersucht haben. (Lehrer, 1978; Borkovec & Sides, 1979; Lehrer et al., 1983). In der Tat erweist sich die klinische Anwendung der Progressiven Muskelentspannung als sehr viel erfolgreicher als es aufgrund der teilweise doch sehr inkonstenten Befunde in den Grundlagenstudien zu erwarten wäre.

5.3 Klinische Effektivitätsstudien

In ihrer Metaanalyse der Untersuchungen zur klinischen Effektivität von Entspannungsverfahren fanden Hyman, Feldman, Harris, Levis und Malloy (1989), daß sich der größte Anteil dieser Studien (38.2%) mit der Wirksamkeit der Progressiven Muskelentspannung beschäftigt. Dabei untersuchen die meisten Studien – wie bereits oben angedeutet – die Effektivität der Muskelentspannung in den klinischen Bereichen: Angst, Schmerz, essentielle Hypertonie und Schlafstörungen. Die Studien zu diesen Anwendungsgebieten sollen in den folgenden Abschnitten dargestellt werden.

5.3.1 Angststörungen

Obwohl bereits Jacobson (1938) in Einzelfällen von einer erfolgreichen Anwendung seiner Methode bei der Behandlung emotionaler Störungen berichtet hat, setzte die systematische klinische Forschung über die Wirksamkeit der Muskelentspannung bei der Behandlung von Ängsten erst nach den Arbeiten von Wolpe (1958) ein. Nach dem heutigen Erkenntnisstand muß jedoch davon ausgegangen werden, daß die Progressive Muskelentspannung als alleinige therapeutische Maßnahme für die Behandlung phobischer Ängste unzureichend ist (Davison, 1968; Lang, Lazovik & Reynolds, 1963; Rachman, 1965; vgl. Lichtstein, 1988). Vielmehr hat sich in den letzten Jahren immer mehr die systematische Konfrontation mit der furchtauslösenden Situation (= Exposition) als therapeutischer Schlüsselfaktor herauskristallisiert (vgl. zur Übersicht; Marks, 1987). Die Frage lautet also nicht Exposition oder Entspannung, sondern: hat die Progressive Muskelentspannung einen unterstützenden Effekt bei der Expositionstherapie? Die Antwort auf diese Frage hängt jedoch davon ab, ob die Exposition in *sensu* oder in *vivo* erfolgt.

Bei Wolpes Methode der Systematischen Desensibilisierung *(Exposition in sensu)* ist die zu Furcht antagonistische Entspannungsreaktion integraler Bestandteil der Behandlung. Die Patienten sollen während der Vorstellung furchtauslösender Szenen und Ereignisse die geringsten Anzeichen von ängstlicher Erregung durch Fingerzeig signalisieren, wonach sofort die mit der Furcht inkompatible Entspannungsreaktion eingeleitet wird, um so eine konditionierte Hemmung der Furchtreaktion auszubilden (Wolpe, 1958). Ein solches Modell setzt natürlich voraus, daß die durch Muskelentspannung herbeigeführte Erregungsreduktion eine notwendige Voraussetzung für eine erfolgreiche Desensibilisierung ist. Die empirischen Befunde sprechen jedoch eher gegen die Gültigkeit dieser Annahme. In einer Reihe von Studien konnte nämlich gezeigt werden, daß die therapeutischen Effekte der Desensibilisierung identisch sind, wenn die Patienten ihre Muskeln während der Präsentation des phobischen Materials entspannen oder wenn sie sie willentlich anspannen (Nawas, Welsh, & Fishman, 1970; Sue, 1972). Vergleicht man die Wirksamkeit der Systematischen Desensibilisierung bei Personen, die in Muskelentspannung trainiert sind, mit der bei untrainierten Kontrollpersonen, so profitieren beide Gruppen gleich gut von der Angstreiz-Konfrontation in sensu (Rimm, & Medeiros, 1970, Waters, McDonald, & Koresko, 1972, vgl. zur Übersicht Marks, 1975).

Unabhängig von der Frage, ob die Progressive Muskelentspannung überhaupt mit einer generellen Reduktion autonomer Erregung einhergeht (s.o), ist diese ebensowenig eine notwendige Bedingung für eine erfolgreiche Desensibilisierung. Im Gegenteil, je eher phobische Patienten bei der Konfrontation in sensu in der Lage sind, auch entsprechende efferente Veränderungen (z.B. Pulsbeschleunigung, Steigerung der EMG-Aktivität am Unterarmmuskel) bei der Vorstellung der gefürchteten Szenen zu generieren, desto günstiger ist der Therapieausgang (Levin, Cook, & Lang, 1982). Lang, Melamed und Hart (1970) fanden eine Korrelation von $r = .77$ zwischen dem während der Imagination phobischer Szenen auftretenden Anstieg der Herzrate und dem Therapieerfolg einer Systematischen Desensibilisierung. In die gleiche Richtung weisen Befunde von Vermilyea, Boice und Barlow (1984), die bei denjenigen Agoraphobikern einen besseren Therapieausgang fanden, die eine stärkere Reagibilität ihrer Herzrate zu Beginn der Therapie aufwiesen. Mehr noch: Trainiert man Phobiker, entsprechende Reaktionsanteile während der Vorstellung ihrer gefürchteten Situationen zu generieren, ist dies sogar günstiger für den Therapieerfolg (Lang, 1979). Diese Befunde sprechen eindeutig gegen Wolpes Modell einer konditionierten Hemmung. Man geht heute vielmehr davon aus, daß Habituationsprozesse die entscheidenden Wirkmechanismen der Angstreduktion bei der Expositionstherapie in sensu und in vivo sind (vg. Lader & Mathews, 1966; Birbaumer, 1975). Somit ist ein gewisses Erregungsniveau mit entsprechenden vegetativen Begleiterscheinungen erforderlich, damit eine Habituation dieser Reaktionen überhaupt erfolgen kann (Rachman, 1980; Foa, & Kozak, 1986). Da die durch die Konfrontation in sensu evozierten efferenten Veränderungen ohnehin um ein vielfaches geringer sind als die bei der Exposition in vivo auftretenden physiologischen Reaktionen, – Lang, Levin, Miller und Kozak (1983) beobachteten bei Schlangenphobikern und sprechängstlichen Personen eine Herzratenbeschleunigung von 20 Schlägen/min. während der Exposition in vivo, aber nur einen Herzratenanstieg von 4 Schlägen/min. bei Konfrontation in sensu mit der schlimmsten vorstellbaren Situation – ist eine weitere Erregungsreduktion durch Entspannungsinduktion bei Therapien, in denen die Exposition ausschließlich in sensu durchgeführt wird, eher kontraindiziert.

Ein völlig anderes Bild ergibt sich jedoch, wenn die Progressive Muskelentspannung als unterstützende Maßnahme während der Exposition in vivo eingesetzt wird. Einige der wichtigsten empirischen Arbeiten in diesem Bereich wurden von Öst und seinen Mitarbeitern seit Beginn der achtziger Jahre durchgeführt. Inzwischen liegt eine ganze Reihe von Studien vor, welche die Wirksamkeit der von Öst (1987) vorgestellten Angewandten Entspannung für die verschiedensten Phobien belegen. Es sei noch einmal daran erinnert, daß die Angewandte Entspannung eine Exposition in vivo in der letzten Behandlungsphase vorsieht. Bei insgesamt 18 Effektivitätsstudien erwies sich in den zehn Studien, in denen ein Vergleich mit einer unbehandelten Kontrollgruppe durchgeführt wurde, die Angewandte Entspannung als überlegen. Bei acht Studien, in denen die Angewandte Entspannung mit anderen aktiven verhaltenstherapeutischen Maßnahmen verglichen wurde (z.B. Exposition in vivo, Selbstsicherheitstraining, etc.), erwies sich die Angewandte Entspannung in zwei Studien als überlegen, in sechs Studien als ebenbürtig zu den anderen therapeutischen Maßnahmen (vgl. Öst, 1987).

Der Einsatz der Entspannungsreaktion während der Exposition in vivo scheint also einen unterstützenden therapeutischen Effekt zu haben, wobei eine Studie von Michelson, Mavissakalian, Marchione, Ulrich und Marchione (1990) erste Hinweise auf mögliche Wirkungweisen der Entspannungsreaktion liefert. Die Autoren verglichen bei 88 Agoraphobikern (mit Panikattacken) die klinische Effektivität von graduierter Exposition, Progressiver Muskelentspannung und paradoxer Intention. Neben verschiedenen Effektivitätsmaßen wurde auch die physiologische Reaktivität anhand der Herzrate vor, während und nach einem standardisierten Verhaltenstest (allein Spazierengehen) erfaßt. In Progressiver Muskelentspannung trainierte Personen hatten zwar zu Beginn des Verhaltenstests keine niedrigere Herzrate als die beiden anderen Gruppen, am Ende der Konfrontation kam es in dieser Gruppe jedoch zu einer deutlich stärkeren Reduktion der Herzrate, wobei dieser Effekt auch bei einer Katamnese nach drei Monaten Bestand hatte. Diese Daten legen den Schluß nahe, daß die Progressive Muskelentspannung zwar nicht das Erregungsniveau zu Beginn einer Exposition in vivo beeinflussen kann, wohl aber in der Lage ist, den dann einsetzenden Habituationsprozeß zu beschleunigen. Dies wird auch durch Befunde von Siegal und Peterson (1980) gestützt, die bei Vorschulkindern mit starken Ängsten vor Zahnbehandlung nach einem Training in Progressiver Muskelentspannung eine deutlich stärkere Reduktion der Herzrate am Ende der Zahnbehandlung im Vergleich zu einer Placebo-Gruppe fanden. Katamnestische Erhebungen bestätigten auch hier die Stabilität dieses Effekts (Siegal & Peterson, 1981).

Faßt man die Ergebnisse zusammen, so ist die Progressive Muskelentspannung als alleinige therapeutische Intervention unzureichend zur Behandlung phobischer Störungen. Auch ihr Einsatz in der Expositionstherapie in sensu ist nach dem heutigen Kenntnisstand eher kontraindiziert. Einen positiven, unterstützenden Effekt hat die Progressive Muskelentspannung jedoch bei der Exposition in vivo, wobei das Wirkprinzip die Beschleunigung des Habituationsprozesses zu sein scheint. Bei der Bewertung der klinischen Effizienz der Muskelentspannung für die Angstbehandlung muß natürlich berücksichtigt werden, daß die Phobien nur eine Teilgruppe unter den Angststörungen bilden. Es bleibt also zu klären, wie effizient die Progressive Muskelentspannung bei der Behandlung des generalisisierten Angst- oder des Paniksyndroms eingesetzt werden kann.

In einer Reihe von klinischen Analogstudien beschrieben sich hochängstliche Studenten nach der Durchführung eines Entspannungstrainings in verschiedensten Skalen (STAI, Spielberger et al., 1970; IPAT, Krug et. al., 1976; SCL-90-R, Derogatis, 1977; Skala von Fenz und Epstein, 1965) als weniger ängstlich. Dieser Effekt war jedoch weitgehend unspezifisch, d.h. er trat unabhängig von der Art des verwendeten Entspannungsverfahrens auf (Carrington, Collings, Benson, Robinson, Wood, Lehrer, Wooolfolk, & Cole, 1980; Woolfolk, Lehrer, McCann, & Rooney, 1982; Lehrer et al., 1983). Darüber hinaus findet sich ein solch positiver Effekt der Entspannung eher in der mitgeteilten Zustands- als in der berichteten habituellen Eigenschaftsangst (Lichtstein, 1988; Öst, 1988). Zu diesem Ergebnis kommt auch eine Metaanalyse von Eppley, Abrams und Shear (1989), die zwar eine Reduktion der mitgeteilten Eigenschaftsangst um 38% nach Training in Progressiver Muskelentspannung fanden, gleichzeitig jedoch unter Placebobedingungen Effektstärken von 41% errechneten. Progressive Muskelentspannung führt zwar bei hochängstlichen Studenten oder bei psychiatrischen Patienten mit Angstsymptomen zu einer Verbesserung des aktuellen Befindens (Townsend, House, & Addario, 1975; McFarlain, Mielke, & Gallant, 1976), eine langfristige Reduktion der generellen Ängstlichkeit findet jedoch nicht statt. Hier scheinen meditative Verfahren weitaus effektiver zu sein (Eppley et al., 1989). Die Progressive Muskelentspannung ist als alleinige therapeutische Intervention zur Behandlung von Angstzuständen oder Panikattacken also nicht geeignet. Zu diesem Schluß kommen auch Raskin et al. (1980):

„Unglücklicherweise scheinen die meisten Entspannungsverfahren ungeeignet für die Behandlung der meisten chronisch ängstlichen Personen zu sein.... Die Personen berichteten, daß Versuche, sich im Angesicht der Angst oder sogar bereits vorher, in Erwartung der Angst zu entspannen, gewöhnlich erfolglos sind". (Übersetzung des Autors nach Raskin et al., 1980, S. 97).

Positivere Effekte sind jeoch zu erwarten, wenn die Muskelentspannung – ähnlich wie bei den Phobien – als unterstützende Maßnahme in andere verhaltenstherapeutische Verfahren (Expositionsübungen, z.B. Hyperventilationstests, körperliche Belastung usw.) eingebunden werden. So fand Öst (1988) bei 14 Panikpatienten und vier Patienten mit einem generalisierten Angstsyndrom eine klinisch signifikante Verbesserung (Reduktion der Anzahl und Dauer der Angstattacken, des subjektiven Angsterlebens usw.) nach einer Behandlung mit der Methode der Angewandten Entspannung, ein Verfahren, welches neben dem Entspannungstraining auch noch Konfrontationsübungen enthält (s.o.).

Bei der Bewertung der klinischen Wirksamkeit der Muskelentspannung bei der Behandlung situationsungebundener Ängste kommt man offensichtlich zu einem ähnlichen Ergebnis wie für den Bereich der Phobien. Die ausschließliche Anwendung der Progressiven Muskelentspannung führt zwar zu moderaten positiven Veränderungen im aktuellen Befinden, überdauernde klinische Effekte treten jedoch nur dann auf, wenn das Entspannungstraining mit weiteren verhaltenstherapeutischen Maßnahmen kombiniert wird. Zu diesem Ergebnis kommen auch die klinischen Effektivitätsstudien von Barlow, Cohen, Waddell, Vermilyea, Klosko, Blanchard und DiNardo (1984), sowie Borkovec, Mathews, Chambers, Ebrahimi, Lytle und Nelson (1987).

5.3.2 Schmerz

Fast ebenso häufig wie in der Angstbehandlung wird die Progressive Muskelentspannung in der Schmerztherapie eingesetzt. Die Effizenz des Verfahrens variiert jedoch erheblich je nach Art des behandelten Schmerzzustandes.

Spannungskopfschmerz

Obwohl die Annahme, daß intensive muskuläre Verspannungen die ätiologische Grundlage des Spannungskopfschmerzes seien, aufgrund neuerer empirischer Befunde zugunsten einer eher multifaktoriellen Genese aufgegeben werden muß (vgl. Übersichten bei Haynes, 1981; Gerber, 1986), ist die Progressive Muskelentspannung eines der effektivsten Verfahren zur Behandlung dieses Kopfschmerztyps. Dies ist inzwischen durch eine Vielzahl klinischer Studien belegt, wobei in den meisten Untersuchungen die Wirksamkeit der Muskelentspannung mit der einer EMG-Feedback-Therapie verglichen wurde. So fanden Philips und Hunter (1981) bei 16 Patienten mit chronischem Spannungskopfschmerz eine deutliche Verbesserung in verschiedenen Indizes des Schmerzempfindens und -verhaltens, welche die der EMG-Feedback-Therapie überstieg. Den wohl eindrucksvollsten Nachweis über die hohe klinische Effektivität der Muskelentspannung bei der Behandlung des Spannungskopfschmerzes haben jedoch die Arbeiten von Blanchard und Mitarbeitern seit Beginn der achtziger Jahre erbracht. Blanchard und Mitarbeiter (Blanchard et al. 1982) fanden bei 33 Patienten mit Spannungskopfschmerz nach zehnstündigem Training in Progressiver Muskelentspannung eine signifikante Zunahme kopfschmerzfreier Tage, sowie eine Abnahme der maximalen Kopfschmerzintensität und des Kopfschmerzindex (einer Mischung aus Intensität und Dauer der Kopfschmerzen), wobei 52 % der Patienten eine Reduktion in diesem Kopfschmerzindex von mehr als 50 % aufwiesen. Diese Befunde wurden durch eine Studie mit 250 chronischen Kopfschmerzpatienten bestätigt, in der Blanchard und Mitarbeiter (Blanchard, Andrasik, Evans, Neff et al., 1985) die Wirksamkeit von Progressiver Muskelentspannung, EMG-Feedback-Therapie und Handerwärmungs-Feedback-Therapie miteinander verglichen. Bei den 94 Patienten mit reinem Spannungskopfschmerz war die Progressive Muskelentspannung mit einer Erfolgsquote von 41 % das effektivste der drei Therapieverfahren. Ähnlich positiv sind die Ergebnisse einer Studie von Blanchard und Mitarbeitern (Blanchard, Appelbaum, Radnitz, Michultka et al., 1990). Die Autoren fanden bei 66 Patienten mit Spannungskopfschmerz erneut eine gegenüber der Kontrollgruppe (Warteliste) deutliche Abnahme in verschiedenen Kopfschmerzmaßen, sowie im Schmerzmittelverbrauch nach Behandlung mit Progressiver Muskelentspannung. Die zusätzliche Anwendung eines Stress-Management-Trainings erbrachte gegenüber dem Entspannungstraining keinen zusätzlichen therapeutischen Effekt. Aber auch außerhalb der Arbeitsgruppe um Blanchard belegen eine Reihe von Studien die klinische Effektivität der Muskelentspannung für die Behandlung von Spannungskopfschmerz. Murphy, Lehrer und Jurish (1990) fanden bei 23 Patienten mit Spannungskopfschmerz eine signifikante Verbesserung verschiedener Symptome. In die gleiche Richtung weisen Befunde von Gada (1984), der bei 28 Patienten ebenfalls eine signifikante Reduktion der Kopfschmerzhäufigkeit und -intensität fand, wobei auch in dieser Untersuchung eine Kombination mit einer EMG-Feedback-Therapie keinen zusätzlichen therapeutischen Effekt hatte (vgl. auch Übersicht bei Gerber, 1986). Auch der Einwand, daß die Effektivität der Muskelentspannung bei der Therapie älterer Kopfschmerzpatienten eingeschränkt sei (Blanchard, Andrasik, Evans, & Hillhouse, 1985), kann aufgrund neuerer Befunde nicht mehr aufrechterhalten werden (Arena, Hightower, & Chong, 1988; Kabela, Blanchard, Appelbaum, & Nichelson, 1989).

Faßt man die Befunde zusammen, so hat sich die Progressive Muskelentspannung als die effektivste therapeutische Maßnahme bei der Behandlung von Patienten mit Spannungskopfschmerzen erwiesen. Zu diesem positiven Fazit kommt auch die bereits oben erwähnte Metaanalyse von Hyman und Mitarbeitern (Hyman et al., 1989). Eine zusätzliche Kombination mit EMG-Feedback oder kognitiver Verhaltenstherapie führt zu keiner weiteren Symptombesserung. Auch im Vergleich zum Autogenen Training erweist sich die Progressive Muskelentspannung in der Spannungskopfschmerztherapie als effektiver (Janssen & Neutgens, 1986).

Migräne

Anders als beim Spannungskopfschmerz ist die klinische Effizienz der Progressiven Muskelentspannung bei der Behandlung des vaskulären Kopfschmerzes vom Migränetyp relativ gering. So fanden Mitchell und Mitchell (1971) nur dann eine Reduktion von Häufigkeit und Dauer der Migräneanfälle, wenn die Progressive Muskelentspannung mit anderen verhaltenstherapeutischen Maßnahmen (Systematische Desensibilisierung, oder Selbstsicherheitstraining) kombiniert war. Bei einer ausschließlichen Anwendung der Muskelentspannung unterschied sich die behandelte Gruppe nicht von den Patienten der Warteliste. Diese geringe Effektivität der Muskelentspannung bei der Behandlung des vaskulären Kopfschmerzes wird auch durch die Studien von Blanchard und Mitarbeitern belegt, die nur bei 25 % ihrer Migränepatienten eine substantielle Verbesserung (50 %) der Kopfschmerzsymptomatik nach einem Training in Muskelentspannung fanden (Blanchard et al., 1982; 1985).

Während also die Progressive Muskelentspannung bei der Behandlung des Spannungskopfschmerzes effizienter als andere Entspannungsverfahren ist und auch zumindest gleichwertige Erfolgsquoten im Vergleich zur EMG-Feedback-Therapie aufweist, ist das Autogene Training bei der Migränebehandlung etwas erfolgreicher als die Muskelentspannung, obwohl sich diese Differenzen zwischen den beiden Entspannungsverfahren in den katamnestischen Erhebungen weitgehend aufheben. (Janssen & Neutgens, 1986; Silver, Blanchard, Williamson, Theobald, & Brown, 1979). Weitaus effektiver als die Muskelentspannung ist jedoch das Handerwärmungstraining mit Hilfe von Temperatur-Biofeedback. Blanchard und Mitarbeiter (Blanchard, Appelbaum, Radnitz, Morrill et al., 1990) fanden bei 61 Migränepatienten eine signifikante klinische Besserung (eine Reduktion des Kopfschmerzindexes um mehr als 50 %) bei 51 % der Patienten nach einer Behandlung mit Temperatur-Feedback. Dabei war die Erfolgsquote identisch, unabhängig davon, ob das Handerwärmungstraining zusätzlich mit einem Programm zur Streßbewältigung oder einem Entspannungstraining kombiniert wurde.

Faßt man die Befunde zusammen, so ist bei Migräne eine ausschließliche Behandlung mit Progressiver Muskelentspannung nicht indiziert. Eine doppelt so hohe Erfolgsquote wird dann erreicht, wenn ein Entspannungstraining mit einem Handerwärmungstraining kombiniert wird.

Rückenschmerzen

In ihrem Übersichtsartikel kommen Turner und Chapman (1982) zu dem Schluß, daß Entspannungsverfahren nicht sonderlich effektiv bei der Behandlung chronischer Schmerzzustände sind, wenn es sich nicht um Kopfschmerzen handelt.

Zu einer positiveren Einschätzung kommt Linton (1982) in seiner sehr ausführlichen Studienübersicht. Demnach führt die Progressive Muskelentspannung zu einer Reduktion der EMG-Aktivität und einer Reduktion der Schmerzeinstufungen. In dieser Übersicht findet sich jedoch keine Studie, in welcher die Progressive Muskelentspannung als einzige therapeutische Maßnahme eingesetzt worden wäre. In der Regel wird das Entspannungsverfahren mit einer Vielzahl anderer verhaltenstherapeutischer Maßnahmen kombiniert, wodurch es äußerst schwierig wird, die Wirksamkeit der einzelnen Komponenten zu isolieren und abzuschätzen.

Eine der wenigen Studien, die versuchen, den Beitrag der einzelnen Komponenten einer Kombinationstherapie für den Therapieausgang zu evaluieren, wurde von Sanders (1983) durchgeführt. In dieser Untersuchung wurden vier Behandlungskomponenten (Progressive Muskelentspannung, Selbstsicherheitstraining, operante Verstärkung physischer Aktivitäten, Selbstbeobachtung des Schmerzverhaltens) in einer sequentiellen Abfolge additiv miteinander kombiniert. Durch Verwendung unterschiedlich langer Kontrollperioden (Wartebedingung) konnte sowohl die Wirksamkeit der einzelnen Komponenten als auch der additive Effekt spezifischer Kombinationen überprüft werden (Multipler-Basisraten-Plan). Sanders fand, daß die Progressive Muskelentspannung den größten Beitrag zur Verbesserung in drei klinischen Indikatoren, nämlich beurteilte Schmerzintensität, Schmerzmittelverbrauch und Aktivitätsindex, lieferte, während ein Training in kognitiver Selbstkontrolle oder in Selbstsicherheit keine Wirkung zeigte. Allerdings wurde diese Studie lediglich mit 4 Rückenschmerzpatienten durchgeführt. Linton und Götestam (1984) verglichen bei 15 Rückenschmerzpatienten die Effektivität einer Kombinationstherapie (operantes Programm plus Angewandte Entspannung), mit der eines Entspannungstrainings. Die Autoren fanden, daß beide Behandlungsverfahren die klinische Symptomatik gegenüber unbehandelten Kontrollpersonen deutlich verbesserten. Die Kombination von Entspannung mit einem operanten Programm führte jedoch zu einer weitaus stärkeren Reduktion des Schmerzmittelverbrauchs sowie zu einer Leistungsverbesserung während eines körperlichen Belastungstests. Mit diesen Befunden stimmen auch die Ergebnisse von Turner (1982) überein, die bei 36 ambulanten Patienten mit Rückenschmerzen eine signifikante Verbesserung in den subjektiven Schmerzangaben, der mitgeteilten Depressivität sowie in ihrem selbst- und fremdbeurteilten Gesundheitsstatus gegenüber einer unbehandelten Kontrollgruppe beobachtete. Eine Kombination mit einer kognitiven Verhaltenstherapie erbrachte keinen zusätzlichen therapeutischen Gewinn.

Faßt man die Ergebnisse der Studien zusammen, so variiert die Effektivität der Progressiven Muskelentspannung bei der Behandlung von Schmerzzuständen erheblich mit der Schmerzform. Bei Spannungskopfschmerzen ist die Muskelentspannung ein äußerst effektives therapeutisches Verfahren. Eine Kombination mit anderen verhaltenstherapeutischen Maßnahmen führt zu keiner wesentlichen Effektivitätssteigerung. Für die Migränebehandlung reicht jedoch die Progressive Muskelentspannung als alleinige therapeutische Maßnahme nicht aus. Unklar ist das Bild bei chronischen Rückenschmerzen. Progressive Muskelentspannung hat sich in einigen Studien als effektives Behandlungsverfahren erwiesen, eine Kombination mit anderen Maßnahmen scheint jedoch eher indiziert. Ergebnisse einzelner Untersuchungen sowie einige publizierte Fallberichte deuten darauf hin, daß die Progressive Muskelentspannung auch sehr erfolgreich bei der Behandlung anderer Schmerzzustände wie beispielsweise bei rheumatischen Beschwerden (Basler & Rehfisch, 1989) oder bei Phantomschmerzen (vgl. Lichtstein, 1988) eingesetzt werden kann.

5.3.3 Essentielle Hypertonie

Jacobson (1940, 1947) selbst hat in seinen Fallberichten von mehr als 100 Hypertonikern die hohe klinische Effektivität der Progressiven Muskelentspannung bei der Bluthochdruckbehandlung hervorgehoben. Aber auch neuere Übersichtsartikel über kontrollierte klinische Studien attestieren den Entspannungsverfahren gute therapeutische Ergebnisse bei der Behandlung des Bluthochdruckes (Vaitl, 1982; Johnston, 1982; Wadden, Luborsky, Greer, & Crits-Christoph, 1984). In der Metaanalyse von Hyman und Mitarbeitern (1989) weist die Progressive Muskelentspannung bei der Behandlung der essentiellen Hypertonie die größten Effektstärken auf. Mehr noch: Von allen physiologischen Indikatoren wirkt sich die Entspannungsinduktion am effektivsten auf den diastolischen Blutdruck aus.

So fanden Agras, Taylor, Kraemer, Allen und Schneider (1980) bei einer kontinuierlichen 24-stündigen Blutdrucküberwachung während eines stationären Klinikaufenthaltes bei fünf Hypertonikern eine Senkung des systolischen/*diastolischen* Blutdrucks um 8/6 mm/Hg nach einem Training in Muskelentspannung. Dieser Behandlungseffekt hielt gewöhnlich für 30 bis 90 Minuten nach der Entspannung an, bevor der Blutdruck wieder auf das Ausgangsniveau anstieg. Patel und Mitarbeiter behandelten in einer Längsschnittstudie mehr als 200 Hypertoniker mit einem kombinierten Programm aus Progressiver Muskelentspannung, Meditation, Atemtraining, Streßmanagement, Medikation sowie einer Information über die Krankheit durch Filme. Sie fanden eine stabile Senkung des systolischen und *diastolischen* Blutdrucks um durchschnittlich 20 bzw. *13* mm/Hg (Patel, Marmot, Terry, Carruthers, Hurt & Patel, 1985).

Es kommt also nicht nur zu kurzfristigen Blutdrucksenkungen als unmittelbare Folge der Entspannunginduktion, sondern es sind auch deutliche Generalisierungseffekte zu beobachten. Dies wird auch durch die Studie von Brauer, Horlich, Nelson, Farquhar und Agras (1979) bestätigt, in der die einzelnen Komponenten eines therapeutischen Programms (Progressive Muskelentspannung mit persönlicher und Tonband-Präsentation, Stress-Management-Training, unterstützende Psychotherapie) zur Ermittlung der Effektdeterminanten isoliert wurden. Die Autoren fanden eine signifikante Reduktion des systolischen und *diastolischen* Blutdrucks nach jeder der untersuchten therapeutischen Intervention. Ein stabiler Generalisierungseffekt war jedoch nur nach einer Therapie mit Progressiver Muskelentspannung zu beobachten (Reduktion des systolischen/*diastolischen* Blutdrucks bei einer sechsmonatigen Katamnese um 17.8/9.7 mm/Hg). In die gleiche Richtung weisen auch Befunde einer Untersuchung von Southam, Agras, Taylor und Kraemer (1982), in der die mit Progressiver Muskelentspannung behandelten Hypertoniker ambulant alle 20 Minuten den Blutdruck messen sollten. Auch hier kam es zu einer Blutdrucksenkung um 7.8/4.6 mm/Hg, die bei den unbehandelten Kontrollpersonen nicht zu beobachten war. Ähnliche Senkungen des Blutdrucks in einer Katamnese nach sechs Monaten fanden auch Hoelscher, Lichtstein, Fischer und Hegarty (1987) bei der Behandlung von 48 Hypertonikern mit Progressiver Muskelentspannung. Interessant ist dabei, daß die zu Hause investierte Übungszeit nicht mit den Blutdruckveränderungen korrelierte. Ebenfalls nur geringe Korrelationen zwischen der beurteilten Entspannungstiefe und den Blutdruckveränderungen berichten Wittrock, Blanchard und McCoy (1988). Allerdings wird dieser Zusammenhang in den letzten beiden Trainingssitzungen deutlich stärker. Auch diese Autoren fanden keine Beziehung zwischen der zu Hause zugebrachten Übungszeit und dem Therapieerfolg.

Faßt man die Daten dieser Studien zusammen, so läßt sich durch eine kombinierte Behandlung mit Antihypertensiva und Progressiver Muskelentspannung eine dauerhafte Senkung des Blutdrucks um durchschnittlich 10 mm/Hg systolisch und 5 mm/Hg diastolisch erreichen. Das Ausmaß dieser Absenkung ist dabei um so größer, je höher der Ausgangsdruck vor Beginn der Behandlung ist (Vaitl, 1982).

Entspannungsverfahren haben sich in der Behandlung der essentiellen Hypertonie inzwischen so gut bewährt, daß sie auch von der amerikanischen Gemeinsamen Kommission zur Entdeckung, Bewertung und Behandlung des Bluthochdrucks 1986 als eines der wichtigsten nicht-pharmakologischen Therapieverfahren empfohlen werden. Obwohl angenommen wird, daß die Entspannungsinduktion den sympathikotonen Einfluß auf das kardiovaskuläre System reduziert, sind Ergebnisse von Studien, die diesen Wirkmechanismus untersuchen, nicht immer konsistent. So fanden beispielsweise McCoy, Blanchard, Wittrock, Morrison, Pangburn, Siracusa und Pallmeyer (1988) keine Abnahme in verschiedensten biochemischen Parametern (z.B. Plasma-Renin, Noradrenalin etc.) nach einer Behandlung mit Progressiver Muskelentspannung.

Eine Reihe von Studien hat die Effektivität der Progressiven Muskelentspannung bei der Bluthochdruckbehandlung mit der verschiedener Biofeedbackverfahren verglichen. So fanden Glasgow, Gaarder und Engel (1982) eine stärkere Reduktion des Blutdrucks bei einer Kombination von Progressiver Muskelentspannung mit Blutdruckfeedback. Die größere Effektivität einer solchen Kombinationstherapie gegenüber der ausschließlichen Anwendung der Muskelentspannung konnte jedoch von anderen Autoren nicht bestätigt werden (Walsh, Dale, & Anderson, 1977; Goebel, Viol, Lorenz, & Clemente, 1980). In ihrer Übersicht mehrerer Studien kommen daher Johnstone (1982) als auch Lichtstein (1988) zu dem Schluß, daß Blutdruckfeedback wenig zu einer Effektivitätssteigerung der Progressiven Muskelentspannung beitragen kann.

In einem konzeptuell etwas anderen Ansatz konnten jedoch Blanchard und Mitarbeiter eine Überlegenheit des Handerwärmungstrainings mittels Temperatur-Feedback gegenüber der Muskelentspannung nachweisen. Bei 87 Hypertonikern, welche kontinuierlich zwei Arten von Antihypertensiva (in der Regel Diuretika und ß-Rezeptorenblocker) eingenommen hatten, gelang die Einstellung des Blutdrucks auf ein normotones Niveau bei Reduktion der Medikation auf einen Präparattypus besser unter Anwendung von Handerwärmungsfeedback als bei Progressiver Muskelentspannung (Blanchard et al., 1984; Blanchard et al., 1986). Ein solches Vorgehen ist jedoch nur dann sinnvoll, wenn die pharmakologische Behandlung aufgrund mangelnder Compliance oder starker unerwünschter Nebenwirkungen ineffektiv bleibt.

Obwohl der Wirkmechanismus noch nicht vollständig geklärt ist, erweist sich die Progressive Muskelentspannung in Kombination mit einer medikamentösen Therapie als eines der effektivsten Verfahren zur Behandlung der essentiellen Hypertonie.

5.3.4 Schlafstörungen

Bei der Beurteilung der Wirksamkeit der Progressiven Muskelentspannung bei der Behandlung von Schlafstörungen muß berücksichtigt werden, daß es sich bei diesem Symptomkomplex um eine äußerst heterogenes Störungsbild handelt. Progressive Muskelentspannung ist nur für einen schmalen Bereich, nämlich hauptsächlich bei sogenannten primären Schlafstörungen indiziert, welche also nicht sekundär Folge einer organischen, häufig neurologischen Erkrankung sind. Selbst bei den primären Schlafstörungen ist die Anwendung von Entspannungsverfahren nur bei zwei von neun Untergruppen angezeigt, nämlich bei den sogenannten Pseudoinsomnien (ausschließlich subjektive Schlafstörungen ohne gestörtes physiologisches Schlafprofil) und den idiopathischen Insomnien (psychophysiologische Veränderungen des Schlafes). Klinische Effektivitätsstudien zur Progressiven Muskelentspannung betreffen also nur diese beiden Untergruppen, welche 25% aller primären Schlafstörungen ausmachen (Borkovec, 1982). Als weitere Einschränkung kommt hinzu, daß die meisten Studien lediglich Einschlafstörungen untersucht haben und nur vereinzelte Fallberichte über eine erfolgreiche Behandlung von Durchschlafstörungen mit verhaltenstherapeutischen Maßnahmen (inklusive Entspannungsverfahren) vorliegen (Thoresen, Coates, Kirmil-Gray & Rosekind, 1981).

Unter Berücksichtigung dieser Einschränkungen, ist die Progressive Muskelentspannung ein Verfahren, welches zur Behandlung primärer, subjektiver und psychophysiologischer Schlafstörungen indiziert ist. Systematische klinische Effektivitätsstudien hierzu wurden insbesondere von Borkovec und seinen Mitarbeitern durchgeführt. So fanden Borkovec und Fowles (1973) bei 37 Studenten mit primären Einschlafstörungen nach einer Behandlung mit Progressiver Muskelentspannung eine Reduktion der subjektiv berichteten Einschlaflatenz von durchschnittlich 46 auf 25 Minuten. Bei unbehandelten Kontrollpersonen blieben die Einschlaflatenzen hingegen unverändert hoch. Ähnliche therapeutische Effekte wie durch Muskelentspannung ließen sich aber auch durch eine Behandlung mit Hypnose erzielen (Borkovec & Fowles, 1973). Dieses Wirkungsprofil, nämlich äquivalente Effektivität verschiedener verhaltenstherapeutischer Interventionen bei gleichzeitiger Überlegenheit gegenüber unbehandelten Kontrollpersonen, wurde in einer Vielzahl von Studien repliziert (vgl. Übersichten bei Borkovec, 1982; Lichtstein, 1988). Faßt man die Ergebnisse von 14 Wirksamkeitsstudien zusammen, so kommt es nach einer Behandlung mit Progressiver Muskelentspannung zu einer Verkürzung der Einschlaflatenzen von durchschnittlich 75 auf 42 Minuten. Dies entspricht der von Borkovec (1982) aus 17 Studien ermittelten durchschnittlichen Besserungsrate von 45%. Diese Effekte bleiben auch bei einer einjährigen Katamnese erhalten (Lichtstein, 1988). Diese Befunde werden auch durch eine neuere Studie von Espie, Lindsay, Brooks, Hood und Turvey (1989) bestätigt, die nach einer Behandlung von 15 Patienten mit primären Einschlafstörungen durch Progressive Muskelentspannung eine Verkürzung der Einschlaflatenzen um 36% fanden. Außerdem kam es zu einer Verbesserung der subjektiv eingestuften Schlafqualität um 39%. Auch in dieser Studie erwiesen sich andere verhaltenstherapeutische Verfahren als ähnlich effektiv, wobei Reizkontrolltechniken und paradoxe Intention einen stärkeren Einfluß auf die Einschlaflatenzen hatten, jedoch im Hinblick auf die beurteilte Schlafqualität der Muskelentspannung unterlegen waren.

Die meisten klinischen Effektivitätsstudien stützen sich jedoch ausschließlich auf subjektive Daten, z.B. auf Berichte über die Schlafqualität. Nur vier Studien haben neben subjektiven Berichten über das Schlafverhalten auch objektive, polygraphische Messungen des Schlafprofils zur Beurteilung der Effektivität von Entspannungsverfahren durchgeführt. Borkovec und Weerts (1976) fanden bei Studenten mit leichten Schlafstörungen eine im Schlaflabor ermittelte Verkürzung der Einschlaflatenzen von 29 auf 12 Minuten nach einem Training in Progressiver Muskelentspannung. In einer mit Placebo behandelten Kontrollgruppe blieben die Einschlaflatenzen unverändert. Zwei Studien konnten diese Ergebnisse bestätigen, wobei die mit Muskelentspannung behandelten Personen konsistent eine objektiv ermittelte Verkürzung der Einschlaflatenzen von 59% bis 79% aufwiesen (Freedman & Papsdorf, 1976; Borkovec, Grayson, O'Brien & Weerts, 1979).

Faßt man die Befunde zusammen, so erweist sich die Progressive Muskelentspannung als effektives Verfahren zur Behandlung chronischer Schlafstörungen. Diese Aussage gilt jedoch nur unter Berücksichtigung folgender Einschränkungen und Voraussetzungen:
1. Progressive Muskelentspannung ist nur dann indiziert, wenn eine primäre Pseudo- (subjektive) oder idiopathische (psychophysiologische) Insomnie vorliegt.
2. Progressive Muskelentspannung wirkt unspezifisch und ist nicht effektiver als andere, aktive verhaltenstherapeutische Verfahren, wie beispielsweise EMG- oder EEG-Biofeedback (Haynes Sides, & Lockwood, 1977; Coursey, Frankel, Gaarder & Mott, 1980; Hauri, 1981), Reizkontrolltechniken und paradoxe Intention (Turner & Ascher, 1979; Lacks, Bertelson, Gans, & Kunkel, 1983; Espie et al., 1989), oder andere Entspannungsverfahren (Borkovec & Fowles, 1973; Nicassio & Bootzin, 1974; Freedman, Hauri, Coursey & Frankel, 1978).
3. Die mangelnde Spezifität der Progressiven Muskelentspannung wird auch dadurch verständlich, daß der Mechanismus, durch den die Muskelentspannung eine Reduktion der Einschlaflatenzen bewirkt, völlig ungeklärt ist. Die zentrale Rolle, die Borkovec und Hennings (1978) den wechselseitigen Anspannungs- und Entspannungszyklen zugewiesen haben, konnte aufgrund einer Replikationsstudie von Woolfolk und McNulty (1983) nicht bestätigt werden. Die Autoren konnten nachweisen, daß solche Zyklen keineswegs eine notwendige Bedingung zur Reduktion der Einschlaflatenzen darstellen. Interessanterweise korrelieren auch die während der Entspannung auftretenden physiologischen Veränderungen weder mit den subjektiven noch mit den objektiven Indikatoren des Therapieausgangs, so daß die Reduktion einer vorliegenden autonomen Hyperaktivität (Monroe, 1967) eher unwahrscheinlich ist. Aber selbst wenn das von Borkovec (1982) postulierte Modell zuträfe, wonach durch die Aufmerksamkeitsfokussierung auf angenehme, monoton wiederkehrende, propriozeptive Empfindungen das unkontrollierte Eindringen sorgenvoller Gedanken und Vorstellungen verhindert wird, müßte man fragen, warum dann nicht spezifi-

schere therapeutische Maßnahmen zur Reduktion dieser „kognitiven Hyperaktivität" (Borkovec, 1982) angewendet und auf ihre Effektivität überprüft werden.
4. Alle klinischen Effektivitätsstudien belegen, daß die Progressive Muskelentspannung zwar Einschlaflatenzen reduzieren und die Schlafqualität steigern kann, eine vollständige Heilung der Schlaflosigkeit ist jedoch nicht möglich.

6. Zusammenfassung

Progressive Muskelentspannung ist eines der am häufigsten angewendeten und am intensivsten untersuchten Entspannungsverfahren. Seine klinische Effektivität ist für eine Reihe von Störungsbildern belegt, wobei neben den hier beschriebenen Hauptanwendungsgebieten noch für viele andere Störungsgruppen über positive therapeutische Effekte der Muskelentspannung berichtet wird, z.B. bei koronarer Herzkrankheit, Diabetes, Dysmenorrhoe, Krebserkrankungen, Asthma, Tinnitus, Colon irritabile, bei Muskelspasmen und -krämpfen, um nur einige zu nennen (vgl. Lichtstein, 1988). Besonders erfolgreich erweist sich die Progressive Muskelentspannung bei der Behandlung der essentiellen Hypertonie und des Spannungskopfschmerzes. Bei der Angstbehandlung – vom historischen Standpunkt aus eine Hauptdomäne der Progressiven Muskelentspannung – ist sie lediglich als flankierende Maßnahme während der Exposition in vivo indiziert.

Erwähnenswert ist sicherlich auch die Diskrepanz zwischen der deutlichen klinischen Effektivität einerseits und den relativ rudimentären Kenntnissen über die Wirkmechanismen des Verfahrens andererseits. Eine generelle Reduktion der Aktivität des sympathischen Teils des autonomen Nervensystems mit parallel verlaufenden Veränderungen in den entsprechenden Effektorsystemen ist, zumindest bei der in den meisten klinischen Studien applizierten Post-Jacobson'schen Variante der Progressiven Muskelentspannung, eher unwahrscheinlich. Um dem Wirkmechanismus der Progressiven Muskelentspannung auf die Spur zu kommen, ist es unter Umständen notwendig, sich auf Jacobsons Originalarbeiten zurückzubesinnen und die kritischen prozeduralen Variablen inklusive ihrer Einflüsse auf die verschiedensten Indikatoren herauszufiltern.

Literatur

1984 Joint National Committee on Detection, Evaluation and Treatment of High Blood Pressure (1986). Non pharmacological approaches to the control of high blood pressure. *Hypertension, 8*, 444–467.

Agras, W.S., Taylor, C.B., Kraemer, H.C., Allen R.A., & Schneider, J.A. (1980). Relaxation training: Twenty-four hour blood pressure reductions. *Archives of General Psychiatry, 37*, 859–863.

Arena, J.G., Hightower, N.E., & Chong, G.C. (1988). Relaxation therapy for tension headache in the elderly: A prospective study. *Psychology and Aging, 3*, 96–98.

Barlow, D.H., Cohen, A.S., Waddell, M.T., Vermilyea, B.B., Klosko, J.S., Blanchard, E.B., & DiNardo, P.A. (1984). Panic and anxiety disorders: Nature and treatment. *Behavior Therapy, 15*, 431–449.

Barrios, B.A., & Shigetomi C.C. (1979). Coping-skills training for the management of anxiety: A critical review. *Behavior Therapy, 10*, 491–522.

Basler, H.D., & Rehfisch, H.P. (1989). Psychologische Schmerztherapie in Rheuma-Liga-Selbsthilfegruppen. *Zeitschrift für Klinische Psychologie, 18*, 203–214.

Beiman, I., Israel, E., & Johnson, S.A. (1978). During training and post-training effects of live and taped extended progressive relaxation, self relaxation and electromyogram biofeedback. *Journal of Consulting and Clinical Psychology, 46*, 314–321.

Benson, H., Beary, J.F., & Carol, M.P. (1974). The relaxation response. *Psychiatry, 37*, 37–46.

Bernstein, D.A., & Borkovec, T.D. (1973). *Progressive relaxation training*. Champaign IL: Research Press.

Bernstein, D.A. & Borkovec, T.D. (1992). Entspannungs-Training. München: Pfeiffer.

Birbaumer, N. (1975). Die Bewältigung der Angst: Gewöhnung oder Hemmung? In N.Birbaumer (Ed.), *Psychophysiologie der Angst* (pp. 85–124). München: Urban & Schwarzenberg.

Bird, E.I. (1984). EMG quantification of mental rehearsal. *Perceptual and Motor Skills, 59*, 899–906.

Bischoff, C.(1989). *Wahrnehmung der Muskelspannung*. Göttingen, Toronto, Zürich: Hogrefe.

Blanchard, E.B., Andrasik, F. Evans, D.D., & Hillhouse, J. (1985). Biofeedback and relaxation treatments for headache in the elderly: A caution and a challenge. *Biofeedback and Self-Regulation, 10*, 69–73.

Blanchard, E.B., Andrasik, F., Evans, D.D., Neff, D.F., Appelbaum, K.A., & Rodichok, L.D. (1985). Behavioral treatment of 250 chronic headache patients: A clinical replication series. *Behavior Therapy, 16*, 308–327.

Blanchard, E.B., Andrasik, F., Neff, D.F., Arena, J.G., Ahles, T.A., Jurish, S.E., Pallmeyer, T.P., Saunders, N.L., Teders, S.J., Barron, K.D., & Rodichok, L.D. (1982). Biofeedback and relaxation treatment of three kinds of headache: Treatment effects and their prediction. *Journal of Consulting and Clinical Psychology, 50*, 562–576.

Blanchard, E.B., Appelbaum, K.A., Radnitz, C.L., Michultka, D., Morrill, B., Kirsch, C., Hillhouse, J., Evans, D.D., Guarnieri, P., Attanasio, V., Andrasik, F., Jaccard, J., & Dentinger, M.P. (1990). Placebo-controlled evaluation of abbreviated progressive muscle relaxation combined with cognitive therapy in the treatment of tension headache. *Journal of Consulting and Clinical Psychology, 38*, 210–215.

Blanchard, E.B., Appelbaum, K.A., Radnitz, C.L., Morrill, B., Michultka, D., Kirsch, C., Guarnieri, P., Hillhouse, J., Evans, D.D., Jaccard, J., & Barron, K.D. (1990). A controlled evaluation of thermal biofeedback and relaxation training combined with cognitive therapy in the treatment of vascular headache. *Journal of Consulting and Clinical Psychology, 58*, 216–224.

Blanchard, E.B., McCoy, G.C., Andrasik, F., Acerra, M., Pallmeyer, T.P., Gerardi, R., Hallpern, M., & Musso, A. (1984). Preliminary results from a controlled evaluation of thermal biofeedback as a treatment for essential hypertension. *Biofeedback and Self-Regulation, 9*, 471–495.

Blanchard, E.B., McCoy, G.C., Musso, A., Gerardi, M.A., Pallmeyer, T.P., Gerardi, R., Cotch, P.A., Siracusa, K., & Andrasik, F. (1986). A controlled comparison of thermal biofeedback and relaxation training in the treatment of essential hypertension: I. Short-term and long-term outcome. *Behavior Therapy, 17*, 563–579.

Borkovec, T.D. (1982). Insomnia. *Journal of Consulting and Clinical Psychology, 50*, 880–895.

Borkovec, T.D., & Fowles, D.C. (1973). Controlled investigation of the effects of progressive and hypnotic relaxation on insomnia. *Journal of Abnormal Psychology, 82*, 153–158.

Borkovec, T.D., & Weerts, T.C. (1976). Effects of progressive relaxation on sleep disturbance: An electroencephalographic evaluation. *Psychosomatic Medicine, 38*, 173–180.

Borkovec T.D., & Hennings, B.L. (1978). The role of physiological attention-focusing in the relaxation treatment of sleep disturbance, general tension, and specific stress reaction. *Behavior Research and Therapy, 16*, 7–19.

Borkovec, T.D., & Sides, J.K. (1979). Critical procedural variables to the physiological effects of progressive relaxation: A review. *Behaviour Research and Therapy, 17,* 119–125.

Borkovec, T.D., Kaloupek, D.G., & Salma, K. (1975). The facilitative effect of muscle tension-release in the relaxation treatment of sleep disturbance. *Behavior Therapy, 6,* 301–309.

Borkovec, T.D., Grayson, J.B., O'Brien, G.T., & Weerts, T.C. (1979). Relaxation treatment of pseudoinsomnia and idiopathic insomnia: An electroencephalographic evaluation. *Journal of Applied Behavior Analysis, 12,* 37–54.

Borkovec, T.D., Mathews, A.M., Chambers, A., Ebrahimi, S., Lytle, R., & Nelson, R. (1987). The effects of relaxation training with cognitive or nondirective therapy and the role of relaxation-induced anxiety in the treatment of generalized anxiety. *Journal of Consulting and Clinical Psychology, 55,* 883–888.

Brauer, A., Horlick, L.F., Nelson, E., Farquhar, J.U., & Agras, W.S. (1979). Relaxation therapy for essential hypertension: A Veterans Administration outpatient study. *Journal of Behavioural Medicine, 2,* 21–29.

Carrington, P. (1977). *Freedom in meditation.* New York: Doubleday.

Carrington, P., Collings, G.J. Jr., Benson, H., Robinson, H., Wood, L.W., Lehrer, P.M., Woolfolk, R.L., & Cole, J.W. (1980). The use of meditation-relaxation techniques for the management of stress in a working population. *Journal of Occupational Medicine, 22,* 221–231.

Cogan, R., & Kluthe, K.B. (1981). The role of learning in pain reduction associated with relaxation and patterned breathing. *Journal of Psychosomatic Research, 25,* 535–539.

Coursey, R.D., Frankel, B.L., Gaarder, K.R., & Mott, D.E. (1980). A comparison of relaxation techniques with electrosleep therapy for chronic, sleep-onset insomnia: A sleep-EEG study. *Biofeedback and Self-Regulation, 5,* 57–73.

Cuthbert, B.N., Vrana, S.R., & Bradley, M.M. (1991). Imagery: Function and physiology. In P.K. Ackles, J.R. Jennings, & M.G.H. Coles (Eds.), *Advances in Psychophysiology,* Volume IV. (pp. 1–42) Greenwich CT: JAI Press.

Davidson, R.J., & Schwartz, G.E. (1976). The psychobiology of relaxation and related states. In D. Mostofsky (Ed.), *Behavior modification and control of physiological activity* (pp. 399–442). Englewood Cliffs, NJ: Prentice-Hall.

Davisdson, P.O., & Hiebert, S.F. (1971). Relaxation training, relaxation instruction, and repeated exposure to a stressor film. *Journal of Abnormal Psychology, 78,* 154–159.

Davison, G.C. (1968). Systematic desensitization as a counterconditioning process. *Journal of Abnormal Psychology, 73,* 91–99.

Deckert, G.H. (1964) Pursuit eye movements in the absence of moving visual stimulus. *Science, 143,* 1192–1193.

Deffenbacher, J.L., & Suinn, R.M. (1982) The self-control of anxiety. In P. Karoly, & F.H. Kanfer (Eds.), *Self-management and behavior change: From theory to practice* (pp. 393–442). Elmsford, NY: Pergamon Press.

Derogatis, L.R. (1977). *SCL-90R Manual-I.* Baltimore, MD: John Hopkins University School of Medicine.

D'Zurilla, T.J., & Goldfried, M.R. (1971). Problem solving and behavior modification. *Journal of Abnormal Psychology, 78,* 107–126.

Eberspächer, H. (1990). *Mentale Trainingsformen in der Praxis. Ein Handbuch für Trainer und Sportler.* Oberhaching.

Eppley, K.R., Abrams, I.A, & Shear, J. (1989). Differential effects of relaxation techniques on trait anxiety: A meta-analysis. *Journal of Clinical Psychology, 45,* 957–974.

Espie, C.A., Lindsay, W.R., Brooks, D.N., Hood, E.M., & Turvey, T. (1989). A controlled comparative investigation of psychological treatments for chronic sleep-onset insomnia. *Behavior Research and Therapy, 27,* 79–88.

Fenz, W.D., & Epstein, S. (1965). Manifest anxiety: Unifactorial or multifactorial. *Perceptual and Motor Skills, 20,* 773–780.

Foa, E.B., & Kozak, M. J. (1986). Emotional processing of fear: Exposure to corrected information. *Psychological Bulletin, 99,* 20–35.

Freedman, R., & Papsdorf, J.D., (1976). Biofeedback and progressive relaxation treatment of sleep-onset insomnia: A controlled all-night investigation. *Biofeedback and Self-Regulation, 1,* 253–271.

Freedman, R., Hauri, P., Coursey, R., & Frankel, B. (1978). Behavioral treatment of insomnia: A collaborative study. *Biofeedback and Self-Regulation, 3,* 208–209.

Gada, M.T. (1984). A comparative study of EMG

bio-feedback and progressive muscular relaxation in tension headache. *Indian Journal of Psychiatry, 26,* 121–127.

Gerber, W-D. (1986). Chronische Kopfschmerzen. In W. Miltner, N. Birbaumer und W-D. Gerber (Eds.), *Verhaltensmedizin* (pp. 135–170). Berlin: Springer.

Glasgow, M.S., Gaardner, K.R., & Engel, B.T. (1982). Behavioural treatment of high blood pressure: II Acute and sustained effects of relaxation and systolic blood pressure biofeedback. *Psychosomatic Medicine, 44,* 155–170.

Goebel, M., Viol, G.W., Lorenz, G.J., & Clemente, J. (1980). Relaxation and biofeedback in essential hypertension: A preliminary report of a six-year project. *American Journal of Clinical Biofeedback, 3,* 20–29.

Goldfried, M.R. (1971). Systematic desensitization as training in self-control. *Journal of Consulting and Clinical Psychology, 37,* 228–234.

Greenwood, M.M., & Benson, H. (1977). The efficacy of progressive relaxation in systematic desensitization and a proposal for an alternative competitive response-the relaxation response. *Behaviour Research and Therapy, 15,* 337–343.

Haynes, S.N. (1981). Muscle-contraction headache: A psychophysiological perspective of etiology and treatment. In S.N. Haynes & L. Cannon (Eds.), *Psychosomatic disorders* (pp. 447–484). New York: Praeger.

Haynes, S.N., Sides, H., & Lockwood, G. (1977). Relaxation instructions and frontalis electromyographic feedback intervention with sleep-onset insomnia. *Behavior Therapy, 8,* 644–652.

Hauri, P., (1981). Treating psychophysiological insomnia with biofeedback. *Archives of General Psychiatry, 38,* 752–758.

Hoelscher, T.J., Lichtstein, K.L., Fischer, S., & Hegarty, T.B. (1987). Relaxation treatment of hypertension: Do home relaxation tapes enhance treatment outcome? *Behavior Therapy, 18,* 33–37.

Huber, H., & Gramer, M. (1990). Psychophysiologische Antwortmuster bei Entspannungsprozessen. *The German Journal of Psychology, 14,* 98–106.

Hyman, R.B., Feldman, H.R., Harris, R.B., Levin, R.F., & Malloy, G.B. (1989). The effects of relaxation training on clinical symptoms: A meta-analysis. *Nursing Research, 38,* 216–220.

Jacobson E. (1940). Cultivated relaxation in „essential" hypertension. *Archives of Physical Therapy, 21,* 645–654.

Jacobson E. (1947). The influence of relaxation upon the blood pressure in „essential" hypertension. *Federation Proceedings, 6,* 135–136.

Jacobson, E. (1929; 19382). *Progressive relaxation.* Chicago, IL: University of Chicago Press.

Jacobson, E. (1930). Electrical measurements of neuromuscular states during mental activities. (III) Visual imagination and recollection. *American Journal of Psycholgy, 95,* 694–702.

Jacobson, E. (1931). Electrical measurements of neuromuscular states during mental activities. (IV) Evidence of contraction of specific muscles during imagination. (V) Variation of specific muscles contracting during imagination. *Amer. Jour. of Psychology, 96,* 115–121.

Jacobson, E. (1970). *Modern treatment of tense patients.* Springfield, IL: Charles C Thomas Publisher.

Janda, L.H., & Cash, T.F. (1976). Effects of relaxation training upon physiological and self-report indices. *Perceptual and Motor Skills, 42,* 444.

Janssen, K., Neutgens, J. (1986). Autogenic training and progressive relaxation in the treatment of three kinds of headache. *Behaviour Research and Therapy, 24,* 199–208.

Johnstone, D.W. (1982). Behavioural treatment in the reduction of coronary risk factors: Type A behaviour and blood pressure. *British Journal of Clinical Psychology, 21,* 281–294.

Kabela, E., Blanchard, E.B., Appelbaum, K.A., & Nicholson, N. (1989). Self-regulatory treatment of headache in the elderly. *Biofeedback and Self-Regulation, 14,* 219–228.

Kanfer, F.H., & Phillips, J.S. (1970). *Learning foundations in behaviour therapy.* New York: J. Wiley.

Krug, S.E., Scheier, I.H., & Cattell, R.B. (1976). *Handbook for the IPAT Anxiety Scale.* Institute for Personality and Ability Testing, Champaign, IL.

Lacks, P., Bertelson, A.D., Gans, L., & Kunkel, J., (1983). The effectiveness of three behavioral treatments for different degrees of sleep onset insomnia. *Behavior Therapy, 14,* 593–605.

Lader, M.H., & Wing, L. (1966). *Physiological*

measures, sedative drugs, and morbid anxiety. London: Oxford University Press.

Lang, P.J. (1979). A bio-informational theory of emotional imagery. *Psychophysiology, 16,* 495–512.

Lang, P.J., Lazovik, A.D., & Reynolds, D.J. (1965). Desensitization, suggestibility, and pseudotherapy. *Journal of Abnormal Psychology, 70,* 395–402.

Lang, P.J., Levin, D.N., Miller, G.A., & Kozak, M. J. (1983). Fear imagery and the psychophysiology of emotion: The problem of affective response integration. *Journal of Abnormal Psychology, 92,* 276–306.

Lang, P.J., Melamed, B. G., & Hart, J. (1970). A psychophysiological analysis of fear modification using an automated desensitization procedure. *Journal of Abnormal Psychology, 76,* 220–234.

Lehrer, P.M. (1972). Physiological effects of relaxation in a double-blind analog of desensitization. *Behavior Therapy, 3,* 193–208.

Lehrer, P.M. (1978). Psychophysiological effects of progressive relaxation and alpha feedback in nonpatients. *Journal of Consulting and Clinical Psychology, 46,* 389–404.

Lehrer, P.M. (1982). How to relax and how not to relax: A re-evaluation of the work of Edmund Jacobson-I. *Behaviour Research and Therapy, 20,* 417–428.

Lehrer, P.M., & Woolfolk, R.L. (1984). Are stress reduction techniques interchangeable, or do they have specific effects?: A review of comparative empirical literature. In R.L. Woolfolk, & P.M. Lehrer (Eds.), *Principles and practice of stress management* (pp. 404–477). New York: Guilford Press.

Lehrer, P.M., Batey, D.M., Woolfolk, R.L., Remde, A., & Garlick, T. (1988). The effect of repeated tense-release sequences on EMG and self-report of muscle tension: An evaluation of Jacobsonian and Post-Jacobsonian assumptions about progressive relaxation. *Psychophysiology, 25,* 562–569.

Lehrer, P.M., Schoicket, S., Carrington, P., & Woolfolk, R.L. (1980). Psychophysiological and cognitive responses to stressful stimuli in subjects practicing progressive relaxation and clinically standardized meditation. *Behaviour Research and Therapy, 18,* 293–303.

Lehrer, P.M., Woolfolk, R.L., Rooney, A.J.,

McCann, B., & Carrington, P. (1983). Progressive relaxation and meditation: A study of psychophysiological and therapeutic differences between two techniques. *Behaviour Research and Therapy, 21,* 651–662.

Levin, D.N., Cook, E.W., III, & Lang, P.J. (1982). Fear imagery and fear behavior: Psychophysiological analysis of clients receiving treatment for anxiety disorders. *Psychophysiology, 19,* 571–572.

Lichtstein, K.L. (1988). *Clinical relaxation strategies.* New York: J. Wiley.

Linton, S.J. (1982). A critical review of behavioural treatments for chronic benign pain other than headache. *British Journal of Clinical Psychology, 21,* 321–337.

Linton, S.J., & Götestam, K.G. (1984). A controlled study of the effects of applied relaxation plus operant procedures in the regulation of chronic pain. *British Journal of Clinical Psychology, 23,* 291–299.

Loehr, J.E. (1988). *Persönliche Bestform durch Mentaltraining für Sport, Beruf und Ausbildung.* München.

Marks I.M. (1975). Behavioral treatments of phobic and obsessive compulsive disorders: A critical appraisal. In M. Hersen, R.M. Eisler, & P.M. Miller (Eds.), *Progress in behavior modification,* Vol. 1 (pp. 65–158). New York: Academic Press.

Marks, I.M. (1987). *Fears, phobias, and rituals: Panic, anxiety, and their disorders.* Oxford: Oxford University Press.

McCoy, G.C., Blanchard, E.B., Wittrock, D.A., Morrison, S., Pangburn, L., Siracusa, K., & Pallmeyer, T.P. (1988). Biochemical changes associated with thermal biofeedback treatment of hypertension. *Biofeedback and Self-Regulation, 13,* 139–150.

McFarlain, R.A., Mielke, D.H., & Gallant, D.M. (1976). Comparison of muscle relaxation with placebo medication for anxiety reduction in alcoholic impatients. *Current Therapeutic Research, 20,* 173–176.

Michelson, L., Mavissakalian, M., Marchione, K., Ulrich, R.F., Marchione, N., & Testa, S. (1990). Psychophysiological outcome of cognitive, behavioral and psychophysiologically – based treatments of agoraphobia. *Behaviour Research and Therapy, 28,* 127–139.

Mitchell, K.R., & Mitchell, D.M. (1971). Mi-

graine: An exploratory treatment application of programmed behavior therapy techniques. *Journal of Psychosomatic Research, 15,* 137–157.
Monroe, L. (1967). Psychological and physiological differences between good and poor sleepers. *Journal of Abnormal Psychology, 72,* 255–267.
Murphey, A.I., Lehrer, P.M., & Jurish, S. (1990). Cognitive skills training and relaxation training as treatments for tension headaches. *Behavior Therapy, 21,* 89–98.
Nawas, M.M., Welsh, W.V., & Fishman, S. (1970). The comparative effectiveness of pairing aversive imagery with relaxation, neutral tasks and muscular tension in reducing snake phobia. *Behaviour Research and Therapy, 6,* 63–68.
Nicassio, P., & Bootzin, R. (1974). A comparison of progressive relaxation and autogenic training as treatments for insomnia. *Journal of Abnormal Psychology, 83,* 253–260.
Öst, L-G. (1988). Applied relaxation vs progressive relaxation in the treatment of panic disorder. *Behaviour Research and Therapy, 26,* 13–22.
Öst, L.-G. (1987). Applied relaxation: Description of a coping technique and review of controlled studies. *Behaviour Research and Therapy, 25,* 397–409.
Öst, L.-G., & Sterner, U. (1987). Applied tension: A specific behavioral method for treatment of blood phobia. *Behaviour Research and Therapy, 25,* 25–29.
Öst, L.-G., Sterner, U., & Lindahl, I.-L. (1984). Physiological responses in blood phobics. *Behaviour Research and Therapy, 22,* 109–117.
Patel, C., Marmot, M.G., Terry, D.J., Carruthers, M., Hurt, B., & Patel, M. (1985). Trial of relaxation in reducing coronary risk: Four year folow up. *British Medical Journal, 290,* 1103–1106.
Paul, G.L. (1969). Physiological effects of relaxation training and hypnotic suggestion. *Journal of Abnormal Psychology, 74,* 425–437.
Paul, G.L., & Trimble, P.W. (1970). Recorded vs „live" relaxation training and hypnotic suggestion: Comparative effectiveness for reducing physiological arousal and inhibiting stress response. *Behavior Therapy, 1,* 285–302.
Philips, C., & Hunter, M. (1981). The treatment of tension headache-II. EMG „normality" and relaxation. *Behaviour Research and Therapy, 19,* 499–507-
Rachman, S. (1965). Studies in desensitization-I: The separate effects of relaxation and desensitization. *Behaviour Research and Therapy, 3,* 245–251.
Rachman, S.J. (1980). Emotional processing. *Behaviour Research and Therapy, 18,* 51–60.
Raskin, M., Bali, L.R., & Peeke, H.V. (1980). Muscle biofeedback and transcendental meditation. *Archives of General Psychiatry, 37,* 93–97.
Rawson, J.R., Bhatnagar, N.S., & Schneider, H.G. (1985). Initial relaxation response: Personality and treatment factors. *Psychological Reports, 57,* 827–830.
Rimm, D.C., & Medeiros, D.C. (1970). The role of muscle relaxation in participant modeling. *Behaviour Research and Therapy, 8,* 127–132.
Russell, R.K., Sipich, J.F., & Knipe, J. (1976). Progressive relaxation training: A procedural note. *Behaviour Research and Therapy, 7,* 566–568.
Russell, R.K., & Sipich, J.F. (1973). Cue-controlled relaxation in the treatment of test anxiety. *Journal of Behavior Therapy and Experimental Psychiatry, 4,* 47–49.
Sanders, S.H.(1983). Component analysis of a behavioral treatment program for chronic low-back pain. *Behavior Therapy, 14,* 697–705.
Shapiro, S., & Lehrer, P.M. (1980). Psychophysiological effects of autogenic training and progressive relaxation. *Biofeedback and Self-Regulation, 5,* 249–255.
Sherrington, C.S. (1947). *The integrative action of the central nervous system.* Cambridge: Cambridge University Press.
Siegal, L.J., & Peterson, L. (1980). Stress reduction in young dental patients through coping skills and sensory information. *Journal of Consulting and Clinical Psychology, 48,* 785–787.
Siegal, L.J., & Peterson, L. (1981). Maintenance effects of coping skills and sensory information on young children's response to repeated dental procedures. *Behavior Therapy, 12,* 530–535.
Silver, B.V., Blanchard, E.B., Williamson, D.A., Theobald, D.E., & Brown, D.A. (1979). Temperature biofeedback and relaxation training in the treatment of migraine headaches: One year follow up. *Biofeedback and Self-Regulation, 4,* 359–366.

Snow, W.G. (1977). The physiological and subjective effects of several brief relaxation training procedures. *Dissertation Abstracts International, 38*, 3417B.

Southam, M.A., Agras, W.S., Taylor, C.B., & Kraemer, H.C. (1982). Relaxation training: Blood pressure lowering during the working day. *Archives of General Psychiatry, 39*, 715–717.

Spielberger, C.D., Gorsuch, R.L., & Lushene, R.E. (1970). *Manual for the State-Trait Anxiety Inventory*. Consulting Psychology Press. Palo Alto, CA.

Stevens, R.J., & Heide, F. (1977). Analgesic characteristics of prepared childbirth techniques: Attention focusing and systematic relaxation. *Journal of Psychosomatic Research, 21*, 429–438.

Sue, D. (1972). The role of relaxation in systematic desensitization. *Behaviour Research and Therapy, 10*, 153–158.

Thoresen, C.E., Coates, T.J., Kirmil-Gray, K., & Rosekind, M.R. (1981). Behavioral self-management in treating sleep-maintenance insomnia. *Journal of Behavioral Medicine, 4*, 41–52.

Townsend, R.E., House, J.F, & Addario, D. (1975). A comparison of biofeedback-mediated relaxation and group therapy in the treatment of chronic anxiety. *American Journal of Psychiatry, 132*, 598–601.

Turner, J.A. (1982). Comparison of group progressive-relaxation training and cognitive-behavioral therapy for chronic low back pain. *Jour. of Consulting and Clinical Psychology, 50*, 757–765.

Turner, J.A., & Chapman, C.R., (1982). Psychological interventions for chronic pain: A critical review. Part I and II. *Pain, 12*, 1–46.

Turner, R.M., & Ascher, L.M. (1979). Controlled comparison of progressive relaxation, stimulus control, and paradoxical intention therapies for insomnia. *Journal of Consulting and Clinical Psychology, 47*, 500–508.

Turner, P.E. (1978). A psychophysiological assessment of selected relaxation strategies. *Dissertation Abstracts International, 39*, 3010B.

Vaitl D. (1982). Kontrolle der essentiellen Hypertonie durch Entspannungstechniken. In D. Vaitl (Hrsg.), *Essentielle Hypertonie* (S. 163–202). Berlin: Springer.

Vaitl, D. (1978). Entspannungstechniken. In L.J. Pongratz (Hg.), *Handbuch der Psychologie. Klinische Psychologie* 2. Halbband (S. 2104–2143). Göttingen: Hogrefe.

Vermilyea, J.A., Boice, R., & Barlow, D.H. (1984). Rachman and Hodgson's (1974) A decade later: How do desynchronous response systems relate to the treatment of agoraphobia? *Behaviour Research and Therapy, 22*, 615–621.

Wadden, T.A., Luborsky, L., Greer, S., & Crits-Christoph, P. (1984). The behavioural treatment of essential hypertension: An update and comparison with pharmacological treatment. *Clinical Psychology Review, 4*, 403–429.

Walsh, P., Dale, A., & Anderson, D.E. (1977). Comparison of biofeedback pulse wave velocity and progressive relaxation in essential hypertensives. *Perceptual and Motor Skills, 44*, 839–843.

Warrenburg, S., Pagano, R.R., Woods, M, & Hlastala, M. (1980). A comparison of somatic relaxation and EEG activity in classical progressive relaxation and transcendental meditation. *Journal of Behavioral Medicine, 3*, 73–93.

Waters, W.F. McDonald, D.G., & Koresko, R.L. (1972). Psychophysiological responses during analogue systematic desensitization and non-relaxation control procedures. *Behaviour Research and Therapy, 10*, 381–393.

Wittrock, D.A., Blanchard, E.B., & McCoy, G.C.(1988). Three studies on relation of process to outcome in the treatment of essential hypertension with relaxation and thermal biofeedback. *Behaviour Research and Therapy, 26*, 53–66.

Wolpe, J. (1958). *Psychotherapy by reciprocal inhibition*. Standford, CA: Standford University Press.

Wolpe, J., & Lazarus, A.A. (1966). *Behavior therapy techniques*. New York: Pergamon.

Woolfolk, R.L., & McNulty, T.F. (1983). Relaxation treatment for insomnia: A component analysis. *Journal of Consulting and Clinical Psychology, 51*, 495–503.

Woolfolk, R.L., Lehrer, P.M., McCann, B.S., & Rooney, A. (1982). Effects of progressive relaxation and meditation on cognitive and somatic manifestations of daily stress. *Behaviour Research and Therapy, 20*, 461–468.

Biofeedback
Dieter Vaitl

1. Einführung

Anfang der 70er Jahre entwickelten Psychologen eine neue Methode: das Biofeedback. Dank moderner Elektronik gelang es erstmals, ein sehr einfaches, aber grundlegendes Prinzip zu verwirklichen: Physiologische Prozesse, die der Wahrnehmung normalerweise unzugänglich sind, werden in wahrnehmbare (akustische oder optische) Signale verwandelt, um dem Individuum damit die Möglichkeit zu eröffnen, diese Prozesse willentlich zu beeinflussen. Es handelt sich also um eine Rückkopplung („Feedback") von Biosignalen (daher das Präfix „Bio").

Die Dynamik, mit der die Biofeedback-Forschung vorangetrieben wurde, war von der Überzeugung getragen, daß diese Methoden neue Einsichten in die willentliche Beeinflußbarkeit autonomer Körperfunktionen vermitteln. Denn bis dahin herrschte die Meinung vor, Körperfunktionen seien, wenn überhaupt, ausschließlich durch klassisches Konditionieren zu beeinflussen, jedoch nicht nach dem Prinzip des „Lernens am Erfolg" (intrumentelles Konditionieren; zu dieser Streitfrage vgl. Yates, 1980).

1.1 Entwicklungsstadien des Biofeedback

Heute lassen sich grob drei Entwicklungsstadien des Biofeedback unterscheiden.

Stadium der Polypragmasie

Das große Interesse, das der Biofeedback-Forschung in ihren Anfängen entgegengebracht wurde, stammte aus drei Bereichen (Roberts, 1985):
a) der Lerntheorie,
b) der Psychophysiologie und
c) der experimentellen Analyse von Verhalten.

Die frühen Arbeiten zum Biofeedback waren hauptsächlich der Entwicklung neuer Feedback-Methoden und dem Nachweis ihrer Wirkung gewidmet. Die Vermutung, daß Körperfunktionen (wie z.B. Hirnströme, Blutdruck, Herztätigkeit, Gefäßdurchblutung, gastrointestinale Reaktionen) durch Feedback-Methoden zu verändern seien, beflügelte den Optimismus der Forscher und weckte die Erwartungen der Kliniker. Die Erklärungen für diese Effekte entstammten weitgehend lerntheoretischen Ansätzen – vor allem dem des instrumentellen Konditionierens.

Stadium der Effekt-Determination

Die zweite Entwicklungsphase war einerseits durch die intensive Suche nach Faktoren, die für die Wirksamkeit der einzelnen Verfahren verantwortlich sind (sogenannte Parameter-Studien) und andererseits durch den Einsatz der Biofeedback-Verfahren im klinischen Bereich gekennzeichnet. Beide Entwicklungslinien verliefen weitgehend parallel, beeinflußten sich aber gegenseitig. Die seit 1979 jährlich erschienenen Sammelbände „Biofeedback and Self-Regulation", in denen die wichtigsten Arbeiten zum Biofeedback und verwandten Gebieten zusammengestellt waren, geben einen repräsentativen Überblick über die Forschungsaktivität dieser Periode. Die Akzeptanz, die diese neue Forschungsrichtung sehr bald fand, spiegelt sich auch darin wider, daß „Biofeedback" als Schlüsselbegriff 1974 in die Psychological Abstracts und 1977 in den Index Medicus aufgenommen wurde. Betrachtet man die wissenschaftlichen Publikationen als Index für die Forschungsaktivität auf einem Gebiet, so ist der Zeitraum von 1970 bis 1980 durch einen sprunghaften Anstieg der Publikationen zu Biofeedback-Themen gekennzeichnet (s. Abb. 1). Etwa ab 1980 ist jedoch in den Publikationsraten kein vergleichbarer Zuwachs mehr zu verzeichnen, Ende der 80er Jahre sind die Zahlen sogar rückläufig (Hatch & Saito, 1990).

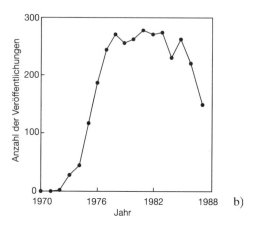

Abb. 1: Anzahl der Veröffentlichungen in wissenschaftlichen Zeitschriften zum Thema Biofeedback im Zeitraum von 1964 bis 1988 (aus Hatch & Saito, 1990).

Stadium der kritischen Evaluation

In der dritten Entwicklungsphase, die weitgehend mit dem Abflachen der Publikationsaktivität zusammenfällt, kam es zu einer deutlichen Verlagerung der Forschungsschwerpunkte in den klinischen Bereich. Kennzeichnend für diese Entwicklung ist die Tatsache, daß das Biofeedback, vor allem in den USA, zu einer klinischen Methode der Wahl für eine Vielzahl von psychosomatischen und psychiatrischen Störungen geworden war. Dies hatte zur Folge, daß klinische Effektivitätsstudien mit vorhandenen Verfahren und nicht so sehr die Erfindung neuer Verfahren das Forschungsfeld beherrschten. Damit aber eröffnete sich die Möglichkeit, den Stellenwert des Biofeedback als Therapieform realistischer als in der von Euphorie gekennzeichneten Anfangsphase zu beurteilen. Stationen einer solchen synoptischen Gesamtbewertung sind der Task Force Report der Biofeedback Society of America (Stoyva, 1978) sowie die Monographie von Hatch, Fisher und Rugh „Biofeedback. Studies in clinical efficacy" (1987).[1].

Zwei weitere Entwicklungsbedingungen sind hier noch zu nennen, die vor allem das intellektuelle Klima ausmachten, in dem sich die Biofeeback-Forschung vollzog:

a) Anfang der 70er Jahre entwickelten sich in der Verhaltenstherapie die Konzepte der Selbstkontrolle und Selbstregulation. Lag hier der Schwerpunkt auf kognitiven Variablen und psychologischen Selbstkontrolltechniken, lieferten demgegenüber die Biofeedback-Methoden bzw. Entspannungsverfahren, die im wesentlichen auf die somatische Selbstkontrolle abzielten, eine willkommene, biologische Ergänzung des psychologischen Konzepts selbstregulativer Prozesse beim Menschen.

b) Neben dieser Anbindung an verhaltenstherapeutische Modelle, wie dem der Selbstkontrolle, vollzog sich rasch eine Aufnahme der Biofeedback-Verfahren in den medizinischen Bereich, insbesondere nachdem 1977 auf der Yale Conference on Behavioral Medicine die neue Disziplin der Verhaltensmedizin) etabliert worden war

1.2 Biofeedback und Entspannung

In diesem Kapitel kann unmöglich ein vollständiger Abriß der gesamten Biofeedback-Forschung gegeben werden. Dazu sind die Verfahren und ihre Anwendungsbereiche zu vielfältig und heterogen. Der Schwerpunkt liegt daher ausschließlich auf jenen Aspekten, die den Zusammenhang zwischen Biofeedback und Entspannung betreffen.

Ohne Zweifel hat sich die Entwicklung, die das Biofeedback genommen hat, auch günstig auf die Entspannungsverfahren ausgewirkt. Sehr häufig wurden Biofeedback-Verfahren mit verschiedenen anderen Entspannungsmethoden kombiniert, was dazu führte, daß das bis dahin rudimentäre Wissen über physiologische Prozesse während körperlicher Entspannung erweitert und auf eine solide empirische Basis gestellt wurde. Dazu kam noch, daß sich die Biofeedback-Methoden seitens der Medizin, zumindest in den USA, einer großen Akzeptanz erfreuten, was sich dann auf die bis dahin bekannten, aber nicht sehr geschätzten Entspannungsverfahren übertrug (Lichstein, 1988).

---

1 Erwähnenswert erscheint in diesem Zusammenhang, daß der Begriff „Verhaltensmedizin" (Behavioral medicine) aus der Biofeedback-Forschung stammt. 1973 veröffentlichte L. Birk ein Buch mit dem Titel „Biofeedback: Behavioral Medicine" (Grune & Stratton, New York, 1973).

2. Feedback-Methodologie

Wer immer Biofeedback-Methoden anwendet, sollte über folgende Voraussetzungen verfügen:
▶ Grundkenntnisse über die physiologischen Prozesse, die rückgemeldet werden (empfohlene Literatur: Birbaumer & Schmidt, 1996; Schandry, 1996).
▶ Grundkenntnisse über die jeweiligen Registriertechniken (z.B. Meßwertaufnehmer, Verstärkereinheiten und deren Charakteristiken), die Feedback-Prozedur (Arten der Rückmeldung und deren Wirkweise) und Analyse der erhobenen physiologischen Meßwerte (empfohlene Literatur: Legewie & Nusselt, 1975; Martin & Venables, 1980).
▶ Spezialkenntnisse über die pathophysiologischen Störungsformen, die mit Biofeedback behandelt werden sollen (empfohlene Literatur: Kröner & Sachse, 1981; White & Tursky, 1982; Hatch, Fisher & Rugh, 1987; Schwarz et al., 1995).

Schematisch lassen sich die verschiedenen Biofeedback-Verfahren nach folgenden Gesichtspunkten ordnen: Nach den *physiologischen Systemen*, die sich überhaupt für eine Rückmeldung bestimmter Funktionsgrößen eignen (= abhängige Variablen) und nach den *Feedback-Modalitäten* (= unabhängige Variablen).

Alle Feedback-Verfahren beruhen auf dem Prinzip, daß Biosignale (Meßgrößen einer physiologischen Funktion) in Signale verwandelt werden, die von den Sinnesorganen wahrgenommen und vom Kortex weiterverarbeitet werden (Abb. 2). Dazu sind bestimmte meßtechnische Voraussetzungen erforderlich.

2.1 Allgemeine meßtechnische Voraussetzungen

Folgende Voraussetzungen lassen sich benennen:
a) Die Meßwert-Aufnahme muß möglichst artefaktfrei und kontinuierlich erfolgen und bereits geringfügige Veränderungen eines physiologischen Prozesses zu registrieren erlauben;
b) Veränderungen dieser physiologischen Meßwerte müssen außerdem unmittelbar, d.h. weitgehend verzögerungsfrei rückgemeldet werden;
c) die Biosignale müssen so transformiert werden, daß der Übende in die Lage versetzt wird, Veränderungen der physiologischen Vorgänge sowohl wahrzunehmen als auch zu verstehen;
d) die Feedback-Signale selbst müssen so gewählt sein, daß eine sukzessive Annäherung der physiologischen Reaktionen an ein Zielverhalten möglich wird, d.h., daß eine gewünschte Reaktion schrittweise aufgebaut werden kann.

Kontinuierliche Meßwert-Aufnahme und verzögerungsfreie Rückmeldung sind notwendig, damit überhaupt ein zeitlicher Zusammenhang zwischen Veränderungen der rückgemeldeten physiologischen Variablen und anderer Vorgänge, z.B. so-

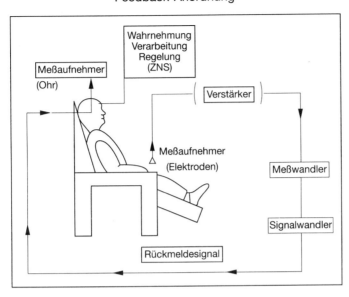

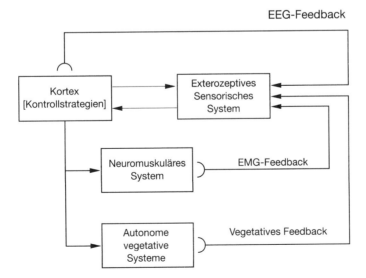

Abb. 2: Schematische Darstellung einer Feedback-Anordnung sowie verschiedener Feedback-Verfahren (EEG- und EMG-Feedback, vegetatives Feedback).

matischen oder mentalen Begleiterscheinungen hergestellt werden kann. Dadurch schränkt sich folglich die Zahl an physiologischen Variablen erheblich ein, die für eine Feedback-Prozedur in Frage kommen.

2.2 Abhängige Variablen: Physiologische Funktionen

Im Zusammenhang mit körperlicher Entspannung spielen folgende Systeme eine wichtige Rolle:

> ▸ Zentralnervöses System
> ▸ Neuromuskuläres System
> ▸ Autonome Systeme: hier insbesondere
>   – vasomotorische Reaktionen,
>   – Herztätigkeit,
>   – Blutdruck,
>   – Atmung und
>   – elektrodermale Reaktionen.

Ein Feedback-System muß in der Lage sein:
a) die Biosignale exakt zu registrieren (hierzu sind entsprechende Meßwertaufnehmer, Verstärker- und Biosignalverarbeitungseinheiten erforderlich. Einzelheiten finden sich bei Legewie & Nusselt, 1975);
b) die vorverarbeiteten Biosignale on-line in passende Feedback-Signale umzuwandeln.

Tabelle 1 gibt einen Überblick über verschiedene physiologische Systeme sowie deren Biosignal-Charakteristiken (Amplituden, Frequenzen, Volumen- und Druck-Verhältnisse, Temperatur, Meßwert-Aufnehmertypen). Einzelheiten hierzu finden sich in den Abschnitten, in denen die jeweiligen Feedback-Methoden besprochen werden.

2.3 Unabhängige Variablen: Feedback-Modalitäten

Die elektronisch vorverarbeiteten Biosignale werden durch sogenannte Feedback-Einheiten in geeignete wahrnehmbare Signale verwandelt. Diese Signale können folgende Charakteristiken haben (zur Veranschaulichung s. Abbildung 3):
▸ Die Rückmeldung kann binär (AN/AUS) oder analog (Verlauf von Biosignalen) erfolgen;

▸ sie kann kontinuierlich oder diskontinuierlich sein;

▸ die Rückmeldung kann während oder nach einzelnen Übungsabschnitten gegeben werden.

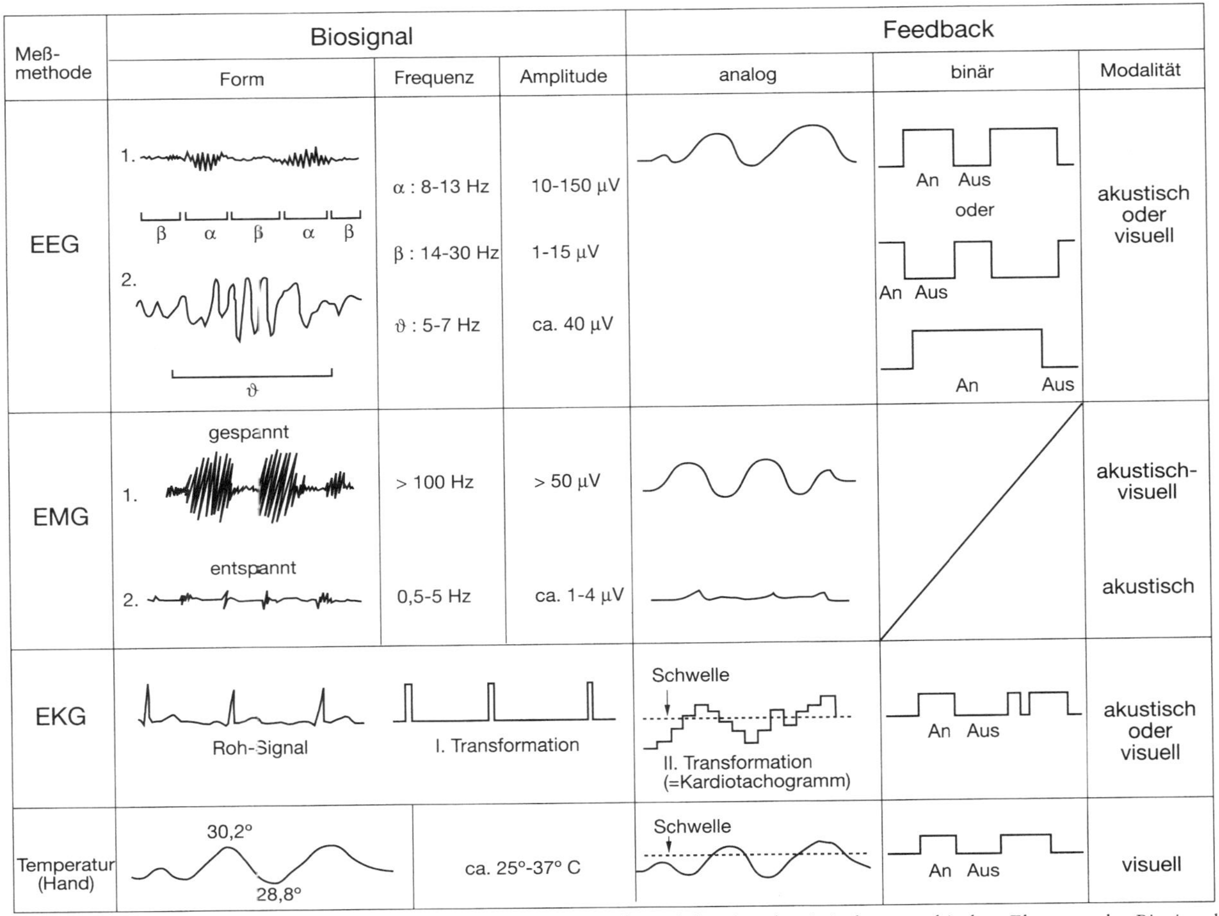

Meß-	Biosignal				Feedback	
methode	Form	Frequenz	Amplitude	analog	binär	Modalität
EEG	1. β α β α β (waveform)	α : 8-13 Hz β : 14-30 Hz ϑ : 5-7 Hz	10-150 µV 1-15 µV ca. 40 µV	(wave)	An Aus oder An Aus	akustisch oder visuell
	2. ϑ (waveform)					
EMG	1. gespannt (waveform)	> 100 Hz	> 50 µV	(wave)	An Aus	akustisch-visuell
	2. entspannt (waveform)	0,5-5 Hz	ca. 1-4 µV	(wave)		akustisch
EKG	Roh-Signal (waveform)	I. Transformation (spikes)		Schwelle → II. Transformation (=Kardiotachogramm)	An Aus	akustisch oder visuell
Temperatur (Hand)	30,2° 28,8° (curve)		ca. 25°-37° C	Schwelle → (wave)	An Aus	visuell

Abb. 3: Vereinfachte Darstellung einiger Biosignale und ihrer Rückmeldung (Feedback). Dargestellt sind die charakteristischen graphischen Elemente der Biosignale (z. B. Form, Frequenz, Amplitude), die möglichen Formen des Feedback (analog, binär) sowie die Modalität der Feedback-Signale.

Tabelle 1: Übersicht über die wichtigsten Biosignale der Biofeedback-Forschung.

System und Signal	Meßmethode	Frequenz/Amplitude	Meßfühler
A. Relativ häufig verwendete Biosignale			
Zentrales Nervensystem Elektrische Hirnaktivität	Elektronenzephalogramm (EEG)		
a) Rasche Hirnstrom-Wellen		00.5–40 Hz/10–150µV Frequenzklassen (Hz): – delta-Wellen: 0.5–4 – theta-Wellen: 5–7 – alpha-Wellen: 8–13 – beta-Wellen: 14–30 – 40 Hz-Rhythmus	Oberflächenelektroden
b) Langsame Hinstrom-Wellen (Gleichspannungsverschiebungen, sogenannte contingent negative variation, abgek. CNV)		5-25µV	Oberflächenelektroden
Motorisches System Muskelaktionspotentiale	Elektromyogramm (EMG)		
a) Aktivität einzelner motorischer Einheiten		ca. 100 Hz/ca. 50µV	Mikroelektroden
b) Summenpotentiale mehrerer motorischer Einheiten		20–1000Hz/ca 1–500µV	Oberflächenelektroden
Kardiovaskuläres System a) Elektrische Herzaktivität	Elektrokardiogramm (EKG)	1–30 Hz/= 0.2–2 mV	Oberflächenelektroden
b) Blutdruck	Blutdruck-Registrierung	Normalwerte: systolischer Blutdruck: 120 mmHg diastolischer Blutdruck: 80 mmHg	Invasiv: Druckfühler Nicht-invasiv: aufblasbare Manschette mit Luftdruckmesser

c) Pulswellengeschwindigkeit	Pulswellen-Geschwindigkeits-messung	4–12 m/Sek. Laufzeitdifferenz zwischen 2 Druckaufnehmern
d) Periphere Durchblutung	Plethysmogramm	ccm/Min (nur relatives Maß) Photozelle Hochfrequenz-Impedanzmesser Doppler-Sonde
e) Extremitäten-Temperatur (Hautdurchblutung)	Temperatur-Messung	25°–37° C Temperaturfühler
Respiratorisches System		
a) Atemfrequenz	Atemfrequenz-Registrierung	10–20 Atemzüge/Min. Dehnungsmeßstreifen um den Brustkorb Temperaturfühler an der Nase
Elektrodermales System		
a) Schweißdrüsen-Sekretion	Hautwiderstandsmessung	1–500 Kiloohm, Anstiegssteilheit der Signale: 0–5 Hz Oberflächenelektroden/Messung bei konstanter Spannung oder konstantem Strom

B. Relativ selten verwendete Biosignale

Gastrointestinales		
a) Magen-Darm-Motorik	Peristaltik-Registrierung	0.1 Hz/15–45 mmHg gefüller Gummiballon, Druckfühler
Urogenitales System		
a) Blaseninnendruck	Blaseninnendruck-Registrierung	Blasen-Katheter, Druckfühler
b) Harnausscheidung	Urofluogramm	Volumenbestimmung
c) Peniserektion	Penisplethysmogramm	relatives Maß Dehnungsmeßstreifen, Photozelle
d) vaginale Durchblutung	Kolpoplethysmogramm	relatives Maß Photozelle

Eine häufig benutzte Kontrollbedingung zur Bestimmung der Feedback-Effekte ist die Verwendung von nicht-kontingentem Feedback. Hierbei entspricht die rückgemeldete Signalfolge nicht dem tatsächlichen physiologischen Funktionsverlauf (= kontingentes Feedback), sondern ist verfälscht, d.h. nicht-kontingent.

Die folgenden Abschnitte stellen eine Auswahl dar. Sie behandeln nur diejenigen Feedback-Verfahren, bei denen ein unmittelbarer Zusammenhang zu Entspannungsprozessen besteht und die ausschließlich zur Veränderung der rückgemeldeten physiologischen Funktionen entwickelt wurden. Zu diesem Auswahlkriterium gesellt sich noch ein weiteres: die empirische Basis der jeweiligen Methoden; denn nur sie erlaubt eine Einschätzung, wie wirksam diese Methoden sind und welche Mechanismen an ihrem Effekt beteiligt sind.

3. Feedback-Methoden

3.1 EEG-Feedback

Die Rückmeldung der Hirnstromaktivität (Elektroenzephalogramm: EEG) gehört zweifellos zu den interessantesten und faszinierendsten Aufgaben der Biofeedback-Forschung. An sie knüpften sich in der Vergangenheit so weitreichende Hoffnungen wie die, hiermit neue Bewußtseinszustände („altered states of consciousness", Tart, 1969; Brown, 1974) zu erzeugen. Mittlerweile liegen Ergebnisse einer mehr als fünfundzwanzigjährigen Forschungstätigkeit vor. Kein anderes Gebiet der Biofeedback-Forschung hat eine so wechselvolle und kontroversenreiche Historie hinter sich wie gerade die des EEG-Feedback.

3.1.1 Richtungen der EEG-Feedbackforschung

Die EEG-Feedbackforschung läßt sich nach den einzelnen Hirnstrommustern, die rückgemeldet werden, strukturieren. Es gibt Methoden, die einen unmittelbaren funktionalen Zusammenhang zur Entspannung aufweisen, während andere mit einer vollkommen anderen Zielsetzung entwickelt worden sind. Die Hirnstrommuster, die in einer unmittelbaren Beziehung zu Entspannungsvorgängen stehen, sind die Frequenzklassen der Alpha- und der Theta-Rhythmen im Spontan-EEG (im folgenden der Kürze halber als Alpha-EEG und Theta-EEG bezeichnet). Ihnen ist eine eingehende Darstellung gewidmet. Bei den anderen Formen von Hirnstrommustern besteht dieser Zusammenhang nicht unmittelbar. Dessen ungeachtet haben aber gerade sie entscheidend zu unserem Wissen über die Möglichkeiten und Grenzen des EEG-Feedback beigetragen. Zu nennen sind hier:
a) das Feedback der 40-Hz EEG Rhythmen (Bird et al., 1978), welche meist mit Prozessen einer fokussierten Aufmerksamkeit einhergehen;
b) das Feedback der Gleichspannungs-Verschiebungen am Kortex (sogenannte Kontingente Negative Variation oder CNV), die als sogenannte Bereitschaftspo-

tentiale mit der Vorbereitung oder Blockierung motorischer Reaktionen in Zusammenhang stehen (vgl. Elbert et al., 1984);
c) das Feedback der sogenannten sensomotorischen Rhythmen (12–14 Hz), die bei einer willentlichen Unterdrückung von Bewegungsaktivität im Bereich der sensomotorischen Hirnrinde auftreten und zur Behandlung von Epilepsie eingesetzt worden sind (vgl. Sterman, 1977).

3.1.2 Methodik des EEG-Feedback

Das Feedback-Prinzip besteht im einfachsten Fall darin, daß aus dem Spontan-EEG jene Rhythmen herausgefiltert werden, die eine bestimmte Frequenz besitzen (z.B. der Alpha- oder Theta-Rhythmus). Hierzu sind entsprechend leistungsfähige Verstärker- und Filtereinheiten nötig (zur Technik vgl. Schandry, 1996), die ein digitales oder analoges Signal liefern, sobald dieser Rhythmus im EEG auftaucht. Diese Signale steuern dann die Feedback-Einheit, die entweder ein digitales („An"/„Aus" je nach Vorhandensein/Nicht-Vorhandensein der betreffenden Frequenzklasse im EEG) oder ein analoges Signal (kontinuierliche Zu- bzw. Abnahme des Signals je nach Amplitudenhöhe des herausgefilterten EEG-Rhythmus) liefert. Die Modalität der Signale kann optisch oder akustisch sein. Beide Formen sind gebräuchlich; auf ihre Vor- und Nachteile wird später noch genauer eingegangen.

3.1.3 Alpha-EEG-Feedback

Am Anfang der EEG-Feedbackforschung standen Versuche, den Anteil an Alpha-Aktivität im EEG mit Hilfe optischer und akustischer Signale zu steigern (Kamiya, 1969; Brown, 1970, 1971). War dies den Probanden gelungen, berichteten sie in der Regel, daß sie während solcher Phasen gesteigerter Alpha Aktivität Entspannung, Gelöstheit und Wohlbehagen verspürt hätten. Dies führte dazu, daß in einer naiv ontologisierenden Weise ein „Alpha-Zustand" als anzustrebendes Trainingsziel definiert wurde, da er mit einem veränderten Bewußtseinszustand einherzugehen versprach. Der anfängliche Enthusiasmus wurde aber schnell gedämpft, als diese These experimentell überprüft und nach alternativen Erklärungen für diese Erlebnisse gesucht wurde. Sie bezogen sich auf zwei wichtige Aspekte, nämlich auf die Berichte der Probanden während oder nach einem Alpha-Feedbacktraining sowie auf die Entstehungsbedingungen vermehrter Alpha-Aktivität im EEG. Es zeigte sich, daß die besonderen Erlebnisse, von denen die Probanden berichteten, eher die Ausnahme als die Regel waren. Denn Berichte über Gefühle des Wohlbefindens, der Ruhe und der Entspannung sowie eine intensivere Wahrnehmung innerpsychischer Prozesse waren, wie Plotkin (Plotkin et al., 1976; Plotkin, 1979) zeigen konnte, weit mehr durch positive Erwartungen und Einstellungen, Vorerfahrungen oder schlichte Versuchsleitereinflüsse provoziert worden als durch eine vermehrte Alpha-Aktivität im EEG.

Im Zusammenhang mit Entspannungsvorgängen weitaus wichtiger und anregender waren Beobachtungen, wonach die Veränderungen der Alpha-Aktivität durch verschiedene äußere und innere Bedingungen hervorgerufen werden. Wird beispielsweise ein EEG-Feedback-Training nicht in vollkommener Dunkelheit durchgeführt, ist aufgrund der visuellen Stimulation im Sehrindenbereich auf der Schädeloberfläche eine vermehrte Desynchronisation im EEG, also eine Verminderung der Alpha- und eine Zunahme der Beta-Aktivität, festzustellen (vgl. hierzu auch das Kapitel „Psychophysiologie der Entspannung"). Erhält ein Proband eine optische Rückmeldung immer dann, wenn beispielsweise Alpha-Wellen im EEG auftauchen, wird allein schon durch diese Prozedur der Alpha-Anteil im Spontan-EEG reduziert. Wenn es den Probanden dennoch gelingt, ihre Alpha-Aktivität unter dieser Bedingung zu steigern, so ist dies, wie eindeutig gezeigt werden konnte (Mulholland & Peper, 1971; Paskewitz & Orne, 1973; Mulholland & Eberlin, 1977; Mulholland, 1984), darauf zurückzuführen, daß sie lernten, all jene Einflüsse zu unterdrücken, die gewöhnlich zu einer EEG-Desynchronisation führen. Sie lernten also nicht, ihre Hirnstromtätigkeit direkt zu beeinflussen, sondern die Prozesse zu unterbinden, die eine EEG-Synchronisation (vermehrte Alpha-EEG-Aktivität) behindern. Diejenigen Aktivitäten, die hierbei eine entscheidende Rolle spielen, sind die okulomotorischen Vorgänge. Die Alpha-Aktivität wird um so wirkungsvoller unterdrückt, je mehr und je stärker okulomotorische Kommandos erfolgen, wie z.B. bei Augenbewegung, Fixationen oder Linsenakkomodation. Eine Verminderung dieser Impulse, wie dies häufig beim Dösen oder auch bei leichter Schläfrigkeit und geistigem Abschalten vorkommt, hat gewöhnlich eine Zunahme der Alpha-Aktivität zur Folge.

Diese enge Verschaltung von EEG-Veränderung und okulomotorischer Aktivität erlaubt heutzutage eine präzisere Formulierung der Indikation des Alpha-Feedbacktrainings zur Induktion einer Entspannungreaktion als dies noch vor zwanzig Jahren der Fall war. Je weniger nämlich Probanden durch Umgebungsreize oder durch die Lebhaftigkeit ihrer Vorstellungen zu efferenten, okulomotorischen Aktivitäten angeregt werden, um so wahrscheinlicher wird deren EEG Zeichen der Synchronisation, insbesondere eine vermehrte Alpha-Aktivität zeigen. Alle äußeren Bedingungen, wie z.B. Instruktionen, Beleuchtungsverhältnisse, körpergerechte Lage der Probanden und nicht-optische Feedbacksignale, die allesamt das Spektrum der Außenreize vermindern helfen und außerdem die Fokussierung der visuellen Aufmerksamkeit auf Vorstellungsinhalte verschwimmen lassen, steigern die Wahrscheinlichkeit, daß vermehrt Alpha-Perioden im EEG auftauchen. Was demnach gelernt wird, ist also nicht eine direkte Beeinflussung der Hirnstromaktivität, sondern eine Ausblendung und Blockierung von Reizaufnahme und Reizverarbeitung. Die dadurch hervorgerufenen Veränderungen der kortikalen Aktivität können sich in einer Zunahme der Alpha-Aktivität im Spontan-EEG widerspiegeln und durch Feedback-Signale verstärkt werden. Wie dies im einzelnen von den Probanden bewerkstelligt wird, welche Vorgänge es jeweils sind, die zu einer solchen Abschwächung okulomotorischer Kommandos führen, d.h. auf welche Weise sie die okulomotorischen Kommandos unterdrücken, spielt dabei inhaltlich keine Rolle.

3.1.4 Theta-EEG-Feedback

Wie bereits im Kapitel „Psychophysiologie der Entspannung" ausführlich behandelt, findet sich vermehrte Theta-Aktivität (3,5 – 7,5 Hz Rhythmus) im EEG beim Übergang vom Wachen zum Einschlafen. Aus diesem Grund wurde diesem Hirnstrommuster eine besondere Bedeutung beigemessen. So gingen die ersten Experimente zum Theta-EEG-Feedback von der Grundannahme aus, hierdurch einen tieferen Entspannungszustand herbeiführen zu können als dies durch bloßes Alpha-EEG-Feedback der Fall war. Schon bald aber stellte sich heraus, daß sich diese Trainingsprozedur weitaus schwieriger gestaltete als das Alpha-Feedbacktraining, was wahrscheinlich auch der Grund dafür ist, daß es zum Theta-EEG-Feedback nur relativ wenige Studien gibt. Nach anfänglichem Optimismus (vgl. Sittenfeld, Budzynski & Stoyva, 1976) sahen sich mehrere Forschergruppen mit der Tatsache konfrontiert, daß eine Feedback-induzierte Steigerung der Theta-Aktivität über das Ausgangsniveau hinaus kaum möglich ist. Daran änderte auch der Versuch nichts, die Probanden vorher einem Muskelentspannungstraining (Unterstufen-Übungen „Schwere" und „Wärme" des Autogenen Trainings; vgl. Green et al., 1970; Stirnmuskel-EMG-Feedback, vgl. Sittenfeld et al., 1976) zu unterziehen, um sie in einen Entspannungszustand zu versetzen, in dem, wie man hoffte, die Feedback-Kontrolle der Theta-Aktivität besser gelingen sollte. Die kritischen Experimente zu dieser Fragestellung, die in der Arbeitsgruppe von Birbaumer (Lutzenberger, Birbaumer & Wildgruber, 1975; Lutzenberger, Birbaumer & Steinmetz, 1976) durchgeführt worden sind, ließen Zweifel daran aufkommen, ob es überhaupt möglich sei, die Theta-Aktivität in irgendeiner Weise willentlich zu beeinflussen, geschweige denn zu erwarten, daß dadurch ein Entspannungzustand herbeiführt werden könne. Aus anderen Entspannungsverfahren (Hypnose, Autogenes Training, Transzendentale Meditation) ist bekannt, daß während dieser Übungen vermehrt Theta-Aktivität im EEG auftreten kann. Doch ist dies höchstwahrscheinlich kein Zeichen dafür, daß die Übenden ihre Hirnstromaktivität zu kontrollieren gelernt haben, sondern daß sie schlichtweg eingeschlafen sind. Wenn sich eine vermehrte Theta-Aktivität unter Feedback-Bedingungen nur selten bzw. unsystematisch beobachten läßt, kann dies womöglich auch darauf zurückzuführen sein, daß die Aufgabe selbst, nämlich die Verarbeitung der Feedback-Signale das Abgleiten in einen Einschlafzustand verhindert hat. Erschwerend kommt noch hinzu, daß vermehrte Theta-Aktivität nicht einzig und allein mit Einschlafprozessen einhergeht, sondern ebenso auch mit fokussierter Aufmerksamkeit und Problemlöse-Prozessen (Schacter, 1977).

3.1.5 Neurovegetative Effekte des EEG-Feedback

Vermehrte Synchronisation der Hirnstrommuster wird durch Alpha-EEG-Feedback dadurch erzielt, daß eine mentale Beruhigung eintritt (z.B. Reduktion okulomotorischer Aktivität). Diese wiederum könnte, so ist zu vermuten, eine allgemeine

Entspannungsreaktion begünstigen, die sich in einer Abnahme der psychophysiologischen Aktivierung ausdrückt. Eine Zunahme der Alpha-Aktivität im EEG müßte demnach mit einer Abnahme des neuromuskulären Tonus, einer peripheren Vasodilatation oder einer Pulsverlangsamung einhergehen. Knox (1982) führte ein Alpha-EEG-Feedback-Training durch und registrierte gleichzeitig EMG, EKG und elektrodermale Reaktionen. Obwohl die Alpha-Aktivität geringfügig zunahm, fanden sich keine Zusammenhänge zwischen der EEG-Synchronisation und diesen Meßgrößen, was bedeutet, daß das Feedback-Training auf den allgemeinen Aktivierungsgrad keinen Einfluß gehabt hat. Möglicherweise war das Training zu kurz (nur eine Sitzung), um überhaupt Effekte nachweisen zu können. Nicht auszuschließen aber ist, daß es sich beim EEG-Feedback um sehr spezifische mentale Kontrollstrategien handelt, die zwar zu einer kortikalen Deaktivierung beitragen, die aber ihrerseits nicht ausgeprägt genug sind, um auch in der Körperperipherie deaktivierend zu wirken. Wir haben es hier wahrscheinlich mit einer Form von Spezifität zu tun, die auch im Zusammenhang mit dem Feedback anderer Körperfunktionen (z.B. Muskelaktivität, Herztätigkeit) noch eingehender zu erörtern sein wird.

3.2 EMG-Feedback

Alle Entspannungsverfahren haben per definitionem zum Ziel, den neuromuskulären Tonus zu senken. Dazu dient auch die direkte Rückmeldung darüber, wie verspannt bzw. entspannt eine Muskelpartie ist. Das elektromyographische Feedback (im folgenden als EMG-Feedback bezeichnet) zählt zu den verbreitetsten Biofeedback-Methoden, insbesondere im klinischen Bereich. Aus diesem Grund soll diesem Verfahren eine relativ ausführliche Darstellung gewidmet sein.

3.2.1 Methodische Aspekte des EMG-Feedback

Beim Einsatz des EMG-Feedback sind physiologische, registriertechnische und datenanalytische Besonderheiten zu berücksichtigen.

Physiologische Besonderheiten

In der Regel stellen die von einer EMG-Elektrode (Oberflächenelektrode) erfaßten Muskelaktivitäten Summenpotentiale dar, die aus den verschiedensten Muskelfasern bzw. Muskelpartien stammen können (zur Registrierung des EMG vgl. Schandry, 1996). Es sind Summenpotentiale der Aktionspotentiale der einzelnen motorischen Einheiten (vgl. Kapitel „Psychophysiologie der Entspannung"). Ihre Dauer, Amplitude und Form hängt primär von der Anzahl der durch die motorische Einheit versorgten Muskelfasern und deren räumlicher Verteilung (z.B. fünf bis sechs

Muskelfasern pro motorischer Einheit beim äußeren Augenmuskel, etwa 2000 Muskelfasern am Oberschenkel) ab.

Allgemein gilt, daß die an der Oberfläche registrierten EMG-Signale kein direktes Maß für die neuromuskuläre Aktivität sind, weder für den Muskeltonus noch für die Muskelkontraktion (Goldstein, 1972). Dennoch besteht ein indirekter Zusammenhang zwischen dynamischen Muskelkontraktionen und elektromyographischer Aufzeichnung. Aufgrund eines relativ engen korrelativen Zusammenhangs zwischen diesen beiden Größen können die EMG-Amplituden als Indikator für Kontraktionsprozesse gelten. Anders dagegen verhält es sich, wenn eine Gruppe von Muskeln entspannt ist, d.h. die motorischen Einheiten deaktiviert sind. In diesen Fällen können keine Muskelaktionspotentiale mehr registriert werden, was jedoch nicht bedeutet, daß der Muskeltonus auf ein Null-Niveau abgesunken ist. Auch in einem sogenannten entspannten Zustand kann noch ein gewisser Grad an Muskeltonus vorhanden sein (Basmajian, 1979 a,b). Andererseits ist bekannt, daß allein schon die Aufforderung sich zu entspannen bei normalen Probanden zu einer totalen Muskelentspannung führen kann; allerdings entspannen sich nicht alle beteiligten Muskelpartien gleichzeitig. Je nach individueller Reaktionsdisposition werden die einzelnen Muskelpartien unterschiedlich rasch entspannt (deaktiviert). Da von einer Oberflächen-EMG-Elektrode mehrere Muskelpartien gleichzeitig erfaßt werden, kann das Summenpotential noch Aktivität anzeigen, obwohl schon die Mehrzahl der beteiligten motorischen Einheiten deaktiviert und die innervierten Muskelfasern völlig entspannt sind.

Diese physiologische Tatsache ist immer dann zu berücksichtigen, wenn bestimmte Muskelgruppen (irrtümlicherweise!) als Indikatoren für eine allgemeine Entspannung herangezogen werden. Dies ist bei dem häufig verwendeten EMG-Feedback der Stirnmuskulatur (musculus frontalis) der Fall. An diesem Ort werden nämlich nicht nur lokale Aktionspotentiale registriert, sondern auch Einstreuungen aus tiefer gelegenen, relativ reich innervierten Muskelpartien, wie z.B. Einstreuungen aus der Kau und Zungenmuskulatur, der mimischen Muskulatur und der Nacken-Hals-Schultermuskulatur. Dies ist leicht dadurch zu überprüfen, daß man die Probanden zu Willkürkontraktionen dieser Körperpartien auffordert und gleichzeitig deren Einfluß auf das Stirn-EMG beobachtet.

Registriertechnische Besonderheiten

Zieht man die Amplituden der EMG-Signale (zur Signalverarbeitung des EMG vgl. Schandry, 1996) als Indikator für die Muskelaktivität heran, müssen einige registriertechnische Parameter kontrolliert sein. Hierzu gehören: a) die Entfernung der Elektroden von den Muskelfasern, b) der Elektroden-Typ und c) die Leistungsfähigkeit der Verstärkersysteme (günstiges Signal-Rauschen-Verhältnis; vgl. Kröner & Sachse, 1981). Letzteres ist besonders dann von Bedeutung, wenn „Entspannung" gemessen werden soll. Da die EMG-Signale nicht normal, sondern rechtsschief verteilt sind, muß die Feedback-Einheit einen entsprechenden Skalierungsfaktor besitzen, der es erlaubt, die relativ schwachen und seltenen Signale im „Entspannungsbereich" zu spreizen und somit eine entsprechende Intensität bzw. Häufigkeit von Feedback-Signalen zu gewährleisten. Mittlerweile gibt es handelsübliche, tragbare EMG-Feedback-Geräte, die diesen Anforderungen genügen.

Datenanalytische Besonderheiten

Die Veränderungen der EMG-Signale, z.B. während eines Feedback-Trainings, sind von den Ausgangswerten vor dem Training abhängig (Kinsman & Staudemeyer, 1978). Je höher die Ausgangswerte liegen, um so größer sind die Veränderungsbeträge. Dies kann sich beim Vergleich von verschiedenen Behandlungsgruppen bzw. -verfahren insofern nachteilig auswirken, als ein bereits vor dem Training niedriges EMG-Niveau kaum noch die Chance bietet, weitere Veränderungen zu erzielen bzw. rückzumelden. Die Probanden hinsichtlich ihrer EMG-Ausgangsniveaus zu parallelisieren, hat sich als Kontrollbedingung nicht bewährt. Eine kovarianzanalytische Behandlung der Daten ist im Vergleich dazu nach Ansicht von Kinsman und Staudemeyer (1978) angemessener und erfolgversprechender. Nach wie vor bleibt aber das Problem bestehen, daß es keine Systematik gibt, der zufolge sich der „tatsächliche" Ausgangswert bestimmen ließe. Dies ist eine in der Psychophysiologie ausführlich diskutierte, letztlich aber noch nicht gelöste Methodenfrage.

3.2.2 Grundlagen des EMG-Feedback

Das Ausmaß an Selbstkontrolle, welches durch EMG-Feedback zu erreichen ist, soll an zwei Zielgrößen des Trainings verdeutlicht werden:
a) dem Feedback-Training einzelner motorischer Einheiten (Mikro-Ebene) und
b) größerer Muskelpartien (Makro-Ebene).

Feedbacktraining der motorischen Einheiten: Mikro-Ebene

Die kleinste motorische Einheit, die vom Zentralnervensystem gesteuert wird, besteht aus einem Motoneuron, einem Axon samt seinen Verzweigungen sowie den innervierten Muskelfasern. Die mit Nadelelektroden ableitbaren Aktionspotentiale, die die mechanische Muskelkontraktion bewirken, haben gewöhnlich bi- oder triphasische Gestalt und können eine Feuerungsrate von ca. 50 Impulsen/Sekunde erreichen. In der Regel entziehen sich Kontraktion bzw. Entspannung einzelner motorischer Einheiten der bewußten Wahrnehmung. Aus grundlagenwissenschaftlichem, vor allem aber auch aus klinischem Interesse, galt es zu überprüfen, ob und inwieweit mittels akustischer oder optischer Rückmeldung eine willentliche Kontrolle dieser kleinsten motorischen Einheiten zu erreichen ist (sogenanntes single motor unit training, SMUT; Basmajian, 1988; Abbildung 4).

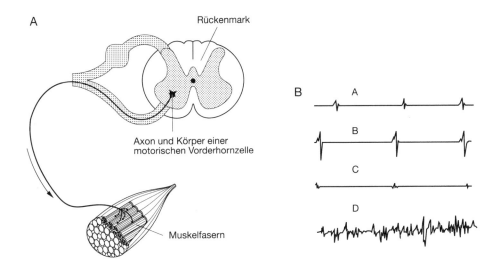

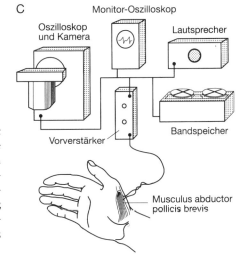

Abb. 4: Darstellung einer motorischen Einheit (A), der verschiedenen EMG-Signale, die mit Hilfe von Nadelelektroden aus einzelnen Muskelfasern abgeleitet werden können (A – C: Einzelpotentiale, D: Aktivierung mehrerer motorischer Einheiten) (B) und Beispiel einer Feedbackanordnung für die Rückmeldung der EMG-Aktivität des Daumenstrecker-Muskels (m. abductor pollicis brevis; nach Basmajian, 1967).

Diese Experimente, mit denen bereits Ende der 60er Jahre begonnen worden war (Basmajian, 1979a), haben wie kein anderes Gebiet der Biofeedback-Forschung unser Wissen um die Selbstkontrolle von Körpervorgängen erweitert.

Durch eine exakte Rückmeldung der Aktionspotentiale gelang es den Probanden schon nach kürzester Zeit (in 30 Minuten, nach Kato & Tanji, 1972), die Aktionspotentiale der motorischen Einheiten an- und auszuschalten, deren Feuerungsrate nach Wunsch zu rhythmisieren oder diese Form willentlicher Aktivierung von einer motorischen Einheit auf eine andere zu übertragen (bis zu sechs an der Zahl; Basmajian, 1988). Ebenso rasch wie die Aktivierung gelang, war auch die Entspannung (= EMG-Null-Niveau) zu erreichen. Der Vorgang, der sich dabei vollzog, war meist derselbe: damit eine derart fein abgestimmte Mikro-Kontrolle einer einzelnen motorischen Einheit gelang, mußten andere, nämlich benachbarte motorische Einheiten, die gewöhnlich bei gröberen Kontraktionen mitaktiviert werden, zum Schweigen gebracht werden. Dieses Grundmuster an Lernprozessen ließ sich für zahlreiche motorische Einheiten nachweisen (vgl. Middaugh, 1990). So spiegelt sich also auf dieser untersten Ebene motorischer Kontrolle das wider, was beim Erlernen komplexerer motorischer Fertigkeiten (z.B. bei Musikern, Artisten und Sportlern) entscheidend ist, nämlich die schrittweise Inhibition unerwünschter Begleitkontraktionen; darin besteht die Optimierung eines Bewegungsmusters. Die Art und Weise, wie sich eine solch differenzierte Interaktion zwischen Inhibition und Aktivierung einzelner motorischer Einheiten vollzieht, spricht für einen Lernprozeß nach dem Prinzip des operanten Konditionierens, wobei die Feedback-Signale die Funktion eines positiven Verstärkers besitzen (Lloyd & Leibrecht, 1972).

EMG-Feedback größerer Muskelpartien: Makro-Ebene

Da aus ökonomischen und verfahrenstechnischen Gründen nicht alle Muskelpartien einer Feedback-Kontrolle unterzogen werden können, muß eine Auswahl getroffen werden. Der Ableitungsort, den die Mehrzahl der EMG-Feedback-Untersuchungen gewählt hat, ist die Muskelpartie der Stirn (m. frontalis; daher häufig auch als Frontalis-EMG-Feedback bezeichnet). Weshalb das Stirn-EMG-Feedback eine solche Popularität erlangt hat, liegt in den Anfängen dieser Forschungsrichtung begründet. Sie geht auf die frühen Arbeiten zum EMG-Feedback von Budzynski und Stoyva (1969) zurück, wonach sich eine generalisierte körperliche Entspannung einstellen soll, wenn diese, wie man glaubte, relativ schwer zu entspannende Muskelpartie mit Hilfe einer akustischen oder optischen Rückmeldung in einen entspannten Zustand gebracht wird. Dies führt unmittelbar zur Frage nach der Übertragung von lokalen Entspannungseffekten auf andere Muskelgruppen. Die Antwort auf diese Frage ist vor allem unter praktischen Gesichtspunkten von zentraler Bedeutung, da, wie bereits erwähnt, nicht sämtliche Muskelpartien gleichzeitig einer Feedback-Kontrolle unterzogen werden können.

3.2.3 EMG-Generalisation der Entspannungseffekte

Spricht man von Generalisation eines Effektes, muß gesichert sein, daß dieser Effekt auch tatsächlich existiert. Für die Entspannung der Stirnmuskulatur gilt heute als erwiesen, daß sie mit Feedback besser gelingt als ohne diese Hilfe (Qualls & Sheehan, 1981; Sharpley & Rogers, 1984). Daran knüpft sich die nächste Frage: Geht die am Stirnmuskel erzielte Entspannung auch auf andere Muskelpartien, z.B. auf den Unterarm, über (Frage nach der sogenannten Generalisation)?

Alexander (1975) fand, daß die durch EMG-Feedback erzielte Entspannung der Stirnmuskulatur nicht auf den Muskeltonus im Unterarm übergeht; überraschenderweise trat dort statt einer Tonusminderung sogar eine Tonussteigerung auf. Weiter untersuchte er (Alexander et al., 1977), ob ein Vortraining zur Entspannung der einen oder anderen Muskelpartie (Unterarm, Stirn) eine Generalisierung der Effekte erleichtert. Auch hier wieder ein ähnliches Ergebnis: Weder fand sich eine Übertragung der Entspannung vom Unterarm auf die Stirn noch von der Stirn auf den Unterarm.

Auch nach längerem Feedback-Training ändert sich an diesem Sachverhalt nur wenig. Die Befunde (Übersicht bei Ince et al., 1984) sprechen dafür, daß ein EMG-Feedback-Training sehr umschriebene und lokale Effekte erzeugt, die eher für eine hohe Spezifität als für eine Generalisierung der erzielten EMG-Veränderungen sprechen. Legt man zur Erklärung der Feedback-Effekte das Modell des operanten Konditionierens oder das des motorischen Lernens (s. Theorien des Biofeedback) zugrunde, so ist nichts anderes als eine hohe Spezifität der Feedback-induzierten Effekte zu erwarten. Eine auf den gesamten Körper generalisierte Muskelentspannung ist nach EMG-Feedback-Training einer umgrenzten Muskelpartie äußerst unwahrscheinlich (Carlson et al., 1983).

Natürlich schließt dies nicht aus, daß dennoch eine Generalisierung von Entspannungseffekten auf benachbarte Muskelgruppen stattfindet. Allerdings findet die Übertragung dabei nicht vom Zielort, nämlich der Muskelpartie, deren Spannungsgrad rückgemeldet wird, auf benachbarte Muskelpartien statt, sondern umgekehrt. Ein Beispiel ist wiederum das Stirn-EMG-Feedback. Aufgrund der myoelektrischen Nachbarschaft von Kau-, Zungen-, Schulter- und Nackenmuskulatur zur Stirnmuskulatur, kann die EMG-Aktivität der Stirnmuskulatur nur dann gesenkt werden, wenn aus diesen benachbarten Muskelpartien keine Einstreuungen erfolgen, d.h. wenn auch sie entspannt sind. Eine solche „afferente Generalisierung" von Entspannung, also von distanten Muskelgruppen in Richtung auf die Ziel-Muskelgruppe hin, findet möglicherweise auch dann statt, wenn die Übenden eine entspannte Körperhaltung einnehmen, wodurch bewirkt wird, daß sich der Muskeltonus in einem anderen Zielort als dem der Stirn, z.B. im Unterarmbereich, verringert (Poppen & Maurer, 1982; vgl. Kapitel „Psychophysiologie der Entspannung").

3.2.4 Neurovegetative Veränderungen durch EMG-Feedback

Die Frage nach der Generalisierung der Entspannungseffekte beschränkt sich nicht nur auf das neuromuskuläre System, sondern stellt sich auch im Hinblick auf eine allgemeine Senkung des Aktivierungsniveaus („arousal"). Es ist mehrfach bestätigt worden, daß im Laufe eines EMG-Feedback-Trainings auch Veränderungen in anderen Systemen als dem neuromuskulären auftreten. So fanden sich während eines Stirn-EMG-Feedback auch Veränderungen in der Herzrate, im Blutdruck und in der Atmung (Blanchard et al., 1976; Freedman & Papsdorf, 1976; Alexander et al., 1977; Gatchel et al., 1978; Qualls & Sheehan, 1979; Davis, 1980). Außerdem wurde eine Zunahme der Hautleitfähigkeit beobachtet (Gatchel et al., 1978).

Solche Kovariationen zwischen verschiedenen Funktionssystemen scheinen deutlicher ausgeprägt zu sein als innerhalb ein und desselben Systems, z.B. des neuromuskulären Systems. Sofern die einzelnen Funktionssysteme in der geschilderten Weise miteinander kovariieren, scheint dies ein situationsspezifischer Effekt zu sein. So konnten Gatchel u.a. (1978) zeigen, daß die während eines EMG-Feedbacktrainings aufgetretene Senkung der Herzrate und der Atemtätigkeit dann wieder verschwand, wenn die Probanden nach dem Training einer Belastungsprobe unterzogen wurden. Zwar waren sie weiterhin in der Lage, ihr EMG-Niveau niedrig zu halten, in der Herzrate und in der Atemfrequenz aber kam es erneut zu belastungsbedingten Anstiegen. Dies spricht aus aktivierungstheoretischer und lernpsychologischer Sicht für Kovariationen, die weitgehend von bestimmten Situationen bzw. vom Untersuchungskontext abhängen.

3.2.5 EMG-Feedback und Entspannung

Wenn das EMG-Feedback (hier wiederum das am meisten verwendete EMG-Feedback der Stirnmuskulatur) der Entspannungsinduktion dient und zu Entspannungsreaktionen führt, ist zu fragen, inwieweit es anderen Entspannungsmethoden überlegen ist. Unterschiede in der Wirksamkeit, d.h. Senkung der EMG-Aktivtät der Stirnmuskulatur, zwischen den verschiedenen Entspannungverfahren (z.B. Hypnose, Meditation, Entspannungsinstruktion) und dem Stirn-EMG-Feedback ergaben sich nicht von vorneherein, sondern traten erst im Laufe des Trainings auf (Übersichten bei Tarler-Benlolo, 1978; Qualls & Sheehan, 1981). Erwies sich das EMG-Feedback anderen Entspannungsverfahren gegenüber als überlegen, hatten die Probanden meist über einen längeren Zeitraum hin trainiert. Nach Qualls und Sheehan (1981) lag die mittlere Anzahl an Trainingssitzungen jener Studien, die keine Überlegenheit des EMG-Feedback fanden, bei 4,1 Sitzungen, während die Zahl der Sitzungen fast doppelt so hoch war (X=8,06) in jenen Studien, in denen sich das EMG-Feedback als effektiver erwiesen hatte. Sharpley und Rogers (1984) führten anhand von 20 Studien eine Meta-Analyse durch. Sie bedienten sich dabei der Methode, die Smith und Glass (1977) für die Effektstärken-Berechnungen von Therapie-Erfolgsstudien vorgeschlagen hatten. Als Zielgröße wählten sie die EMG-Veränderungen der Stirnmuskulatur, die durch EMG-Feedback im Vergleich zu anderen Entspannungsmethoden, wie z.B. kognitivem Entspannungstraining, Hypnose und Meditation und der bloßen Aufforderung sich zu entspannen, erzielt worden waren. Daten von insgesamt 772 Probanden (Alter: 19 bis 39 Jahre) gingen in diese Analyse ein. Der Trainingsumfang variierte beträchtlich, nämlich von 1 bis 84 Tagen (Mittel: 26,09 Tage), ebenso die Sitzungsdauer (1 bis 60 Minuten; Mittel: 33,4 Minuten). Die Effektstärken (ES)-Maße waren deutlich größer – d.h. die EMG-Niveaus lagen niedriger – beim EMG-Feedback (ES=.42) als unter den Kontrollbedingungen (ES=.21), nicht aber im Vergleich zu den alternativen Entspannungsverfahren (ES=.33). Insgesamt sind die Effekt-Stärken im Vergleich zu denen, die aus Psychotherapie-Meta-Analysen bekannt sind, niedrig.

3.2.6 Determinanten der Spezifität bzw. Unspezifität des EMG-Feedback

Schon in den vorangegangenen Abschnitten tauchte die Frage nach der Spezifität der EMG-Feedback-Effekte auf. Hier soll nun auf die Faktoren eingegangen werden, von denen die Spezifität bzw. Unspezifität abhängt. Dabei ist nicht zu umgehen, daß auch klinische Befunde in diese Überlegungen einfließen.

Die Meinungen, worin die Wirkweise des EMG-Feedback begründet sei, gehen weit auseinander. Sie reichen von der Behauptung, das EMG-Feedback bewirke nichts anderes als einen generellen Placebo-Effekt (Stroebel & Glueck, 1973) bis hin zu der Annahme, daß es letztlich eine Form instrumentalisierter Psychotherapie sei; denn es beflügle die Hoffnung der Patienten, letztlich doch eine Kontrolle über Funktionen ihres Körpers zu erlangen, die bislang für unkontrollierbar galten (Frank, 1982).

Die Spezifität der Effekte des EMG-Feedback stehen außer Zweifel, wenn es um die Kontrolle einzelner motorischer Einheiten geht (s.o. SMUT; Basmajian, 1979a). Für eine Spezifität spricht auch die weiter oben geschilderte Beobachtung, daß sich die Tonuskontrolle in der einen Muskelpartie nicht auch auf andere, distante Muskelpartien übertragen läßt.

Fraglich wird die Spezifität allerdings dann, wenn die Aktivität größerer oder mehrerer Muskelpartien rückgemeldet wird, wie dies z.B. bei den Summenpotentialen des Stirn-EMG der Fall ist; denn diese Signale zeigen nicht nur Entspannungsvorgänge in der Stirnmuskulatur an, sondern auch von anderen, myoelektrisch benachbarten Muskelgruppen; d.h. das Stirn-EMG nimmt ab, nicht allein deswegen, weil nur dort Entspannung eingetreten ist, sondern weil sich benachbarte Muskelgruppen entspannt haben.

Mit der Unspezifität von Effekten ist aber vor allem dann zu rechnen, wenn als Erfolgsmaß nicht nur die EMG-Aktivität gilt, sondern noch andere, meist psychologische Maße zur Erfolgsmessung herangezogen werden. Holroyd und seine Mitarbeiter fanden (Holroyd et al., 1984), daß sich z.B. die Kopfschmerzen ihrer Patienten dann besserten, wenn sie durch das Feedback-Training versichert wurden, daß ihnen die Selbstkontrolle ihrer Stirnmuskel-Verspannung gut gelungen sei. Da durch das Feedback-Arrangement die Rückmeldung des individuellen Erfolgs im Prinzip quantifizierbar ist (z.B. kontingentes vs. nicht-kontingentes Feedback oder Abstufungen der Nicht-Kontingenz), kann hiermit der Einfluß nicht-spezifischer Faktoren genauer bestimmt werden. So meldeten Katz und seine Mitarbeiter (Katz et al., 1987) College-Studenten mit Hilfe von echtem und falschem Feedback zurück, daß sie entweder in der Lage seien, ihre Muskelverspannung zu kontrollieren, oder aber, daß ihnen diese Aufgabe mißglückt sei. Daraufhin besserten sich u.a. die Einschätzungen der Studienleistungen bei denjenigen Studenten, denen rückgemeldet worden war, sie seien in diesem Experiment erfolgreich gewesen. Diese und ähnliche Befunde (z.B. Andrasik & Holroyd, 1980) machen deutlich, daß der subjektive Nutzen, den Probanden allgemein – nicht Patienten – aus einem EMG-Feedback-Training ziehen, sicherlich nicht allein darin besteht, daß sie ein bestimmtes Mikrovolt-Niveau im EMG erreichen, sondern daß bestimmte Kontrollüberzeugungen aufgebaut werden.

Neben den Kontrollüberzeugungen spielen möglicherweise auch noch Persönlichkeitsmerkmale als unspezifische Faktoren eine Rolle. Hierzu zählt die Absorptionsfähigkeit. Damit ist das Ausmaß gemeint, in dem die Übenden von der Aufgabe, sich in einen Entspannungszustand zu versetzen, absorbiert werden und inwieweit sie sich entsprechende Vorstellungen von den dabei ablaufenden Körpervorgängen machen können (vgl. Tellegen & Atkinson, 1974; „absorbed attention" und „imaginative involvement", Qualls & Sheehan, 1979, 1981). Danach scheint ein Feedback-Training eher für solche Probanden geeignet zu sein, die über ein geringes Ausmaß an Absorptionsfähigkeit verfügen und von daher eher geneigt sind, sich an externen statt an internen Informationsquellen zu orientieren. Das Gegenteil ist bei solchen Probanden der Fall, die sich eine lebhafte und vielgestaltige Vorstellung von dem machen können, worin das Erlebnis der Entspannung besteht. Sie profitieren von der Unterstützung durch Feedback-Informationen weitaus weniger, ja sie können sich sogar in der Art und Weise, wie sie sich ihre eigene Entspannung vorstellen und was sie währenddessen erleben, gestört fühlen.

3.2.7 Klinische Anwendung des EMG-Feedback

Das EMG-Feedback zählt zu den Biofeedback-Verfahren, die am häufigsten im klinischen Bereich eingesetzt worden sind. Die Spanne der Anwendungsbereiche ist außerordentlich weit. Einen Überblick gibt Tabelle 2. Eine nahezu vollständige Übersicht über die englischsprachigen Publikationen findet sich in den schon erwähnten Publikationen des Task Force Report (Stoyva, 1978), der Monographie von Hatch (Hatch et al., 1987) und dem Praxis-Handbuch von Schwartz und Mitarbeitern (1995).

Die umfangreichste Literatur liegt derzeit für folgende Störungsformen und Krankheitsbilder vor: Angst, Spannungskopfschmerzen und chronische Schmerzzustände.

Das Rationale für die Verwendung des EMG-Feedback besteht darin, daß eine allgemeine Entspannung bzw. eine Spannungskontrolle (im Sinne einer Aktivierungsdämpfung) angebahnt und eingeübt wird (Gatchel, 1982). Dies trifft insbesondere bei der Behandlung von Angst-Problemen zu. Von Townsend und Mitarbeitern (Townsend et al., 1976) stammt die erste kontrollierte EMG-Feedback-Studie. Zielvariable war das Stirn-EMG. Als Kontrollbedingungen diente Entspannung und Gruppen-Psychotherapie. Lediglich die EMG-Feedback-Gruppe zeigte nach der Behandlung eine deutliche Besserung: Abnahme der Muskelverspannungen, Aufhellung der Stimmungslage und Abnahme der Zustands-Angst-Werte. Ebenfalls positive Resultate erzielten Canter und seine Mitarbeiter (Canter et al., 1975). Bei psychiatrischen Patienten, die als Angstneurotiker klassifiziert worden waren, trat im Vergleich zur Progressiven Muskelentspannung nach einem Stirn-

Tabelle 2: Einsatz des EMG-Feedback bei verschiedenen Störungen/Erkrankungen (Beispiele).

Störungsform/Erkrankung	Form des EMG-Feedback (Ort der Ableitung)
Arthritis	m. frontalis
Asthma	m. frontalis
Bruxismus	m. frontalis, temporalis, masseter
Dermatitis	m. frontalis
Diabetes	m. frontalis
Dysmenorrhoe	m. frontalis
Hyperaktivität	m. frontalis
Hypertonie	m. frontalis
Kiefergelenk-Schmerzen	m. frontalis
Migräne	m. frontalis
Prurigo	m. frontalis
Rückenschmerzen	m. frontalis
Spannungskopfschmerz	m. frontalis, trapezius
Stottern	m. frontalis
Tinnitus	m. frontalis
Torticollis	m. sternocleidomastoideus
Ulcus	m. frontalis

EMG-Feedback-Training eine generalisierte Senkung des Muskeltonus sowie eine deutliche Abnahme der Angst-Symptomatik auf.

Weniger eindeutig sind die Befunde der nachfolgenden Studien. Garrett und Silver (1976) verglichen mehrere Feedback-Verfahren (Stirn-EMG, Alpha-EEG, Kombination aus Alpha- und Stirn-EMG-Feedback) daraufhin miteinander, inwieweit sie zur Reduktion von Testangst bei College-Studenten beigetragen haben. Bei allen drei Feedback-Verfahren verringerte sich die Testangst gleich stark, am geringsten waren die Effekte bei bloßer Entspannung. College-Studenten mit Testangst wurden auch von Counts, Hollandworth und Alcorn untersucht (1978). Sie kombinierten das Stirn-EMG-Feedback mit einer cue-controlled Entspannungsmethode (=Wiederholung des Wortes „relax" während der Ausatmung) und verglichen sie mit einer Placebo-Bedingung (Anhören von Musik; sogenannte „attention placebo"-Bedingung) und der Nicht-Behandlung. Auch hier verbesserte sich die Testangst unter allen drei Behandlungsbedingungen gegenüber der unbehandelten Kontrollgruppe. Zwischen den Behandlungsformen trat wiederum kein Unterschied auf. Ebenfalls an hoch-testängstlichen College-Studenten sollte in einem überkreuzten Versuchsplan der Einfluß eines kontingenten und nicht-kontingenten Stirn-EMG-Feedback überprüft werden (Kappes & Michaud, 1978). Sowohl unter kontingentem als auch unter nicht-kontingentem Feedback nahm die Testangst ab. Die Entspannung der Stirnmuskulatur, die unter kontingentem Feedback besser gelang als unter nicht-kontingentem, korrelierte allerdings nicht mit den Veränderungen, die sich im Verhaltens- und Erlebnisbereich ergeben hatten. Einen ähnlichen Untersuchungsansatz wählten auch Gatchel und seine Mitarbeiter (Gatchel et al., 1978). Sie verglichen kontingentes Stirn-EMG-Feedback mit nicht-kontingentem an College-Studenten, die nach Möglichkeiten suchten, mit ihren alltäglichen Belastungen, Ängsten und Befürchtungen besser fertig zu werden. Die Therapieeffekte wurden hier nicht, wie in den vorangegangenen Studien, allein mit Fragebögen erfaßt, sondern zusätzlich noch durch Belastungsproben (Kopfrechenaufgaben, Androhung eines elektrischen Schlages) erhärtet, die vor und nach der Behandlung durchgeführt wurden. Nur bei der Gruppe, die kontingentes Feedback erhalten hatte, fanden sie eine signifikante Abnahme des EMG-Niveaus während der Belastungsproben. In den Berichten der Probanden über ihre Angstreaktionen aber trat dieser Unterschied nicht auf: Alle Gruppen berichteten über vergleichbare Ängste und Befürchtungen.

Klinisch relevanteren Angstformen als der Testangst waren weitere Studien gewidmet. Miller und Mitarbeiter (Miller, Murphy & Miller, 1978) untersuchten Personen, die große Angst vor zahnärztlicher Behandlung hatten. Ihre Angst hatte nach einem Stirn-EMG-Feedback in gleicher Weise abgenommen wie nach einer einfachen Entspannungs-Behandlung. Auch Untersuchungen an Patienten mit Angstneurose (Raskin et al., 1973) zeigten, daß Stirn-EMG-Feedback, Muskelentspannungs-Training und Meditation in gleichem Umfang bei etwa 40% der Patienten die Zustands- und Situationsangst, Schlafstörungen und soziales Fehlverhalten bessern halfen. Lavallée und Mitarbeiter (Lavallée et al., 1977) verglichen das Stirn-EMG-Feedback mit einem Diazepam-Präparat bei Patienten mit frei flottierenden Ängsten. Danach wirkten im Hinblick auf die Senkung des Muskeltonus Feedback und Medikament additiv. Patienten, die EMG-Feedback und Verum-Präparat erhalten hatten, konnten den Muskeltonus der Stirnpartie besser senken als jene, die weder eine Feedback-Behandlung noch eine aktive Substanz bekommen hatten. Nach jeweils drei bzw. sechs Monaten nach Abschluß der Behandlung waren diese Unterschiede allerdings wieder verschwunden. Ein völlig anderes Bild lieferten dagegen die subjektiven Angstmaße (z.B. erfaßt mit der Hamilton Anxiety Scale). Diejenigen Patienten, die mit Feedback und einem Verum-Präparat behandelt worden waren, zeigten in den Angstmaßen deutliche Abnahmen gegenüber jener Gruppe von Patienten, die nur selbstinduzierte Entspannung praktizierten und Placebos verabreicht bekamen. Dieser positive Effekt war auch nach einem Monat nach Behandlungsabschluß noch vorhanden. Nach drei Monaten wies nur noch jene Gruppe erniedrigte Angstwerte auf, die ein EMG-Feedback, aber als Medikament ein Placebo erhalten hatte. Obwohl diese Effkte insgesamt nur von kurzer Dauer waren, sind sie doch ein Hinweis darauf, daß eine entsprechende Kombination aus EMG-Feedback und medikamentöser Behandlung zu einer Senkung der Angstreaktionen in Verbindung mit der Regulation des Muskeltonus führen kann (vgl. hierzu auch das Kapitel „Psychopharmakologie und Entspannungsverfahren").

Insgesamt betrachtet sind die angstreduzierenden Effekte, die von einem EMG-Feedback-Training ausgehen, bescheiden. Dies trifft vor allem für die Persönlichkeitsvariable „Ängstlichkeit" (trait anxiety) zu. In einer Meta-Analyse verglichen Eppley und Abrams (1989) die Effektstärken (ES) verschiedenster Entspannungsmethoden (Meditation, Progressive Muskelentspannung, Bensons Technik, meditationsverwandte Methoden, Placebo) im Hinblick auf die Angstreduktion.

Das EMG-Feedback erbrachte im Durchschnitt nur sehr niedrige Effektstärken (ES= .30). Es war darin vergleichbar der Progressiven Muskelentspannung (ES=.38), der Benson Technik (ES=.41) und den Placebo-Kontrollverfahren (ES=.41). Nur die Meditation (Transzendentale Meditation) erreichte eine mittlere Effektstärke (ES=.70), die sich von allen übrigen genannten Verfahren deutlich unterschied.

Nach diesen Befunden ist kaum damit zu rechnen, daß das EMG-Feedback zu Effekten bei der Angstbehandlung führt, die über die einer allgemeinen Entspannungsbehandlung hinausgehen. Sie tragen, womöglich in einer unspezifischen Weise, zu einer Abnahme des Muskeltonus bei, wobei nicht restlos sicher ist, ob diese Reaktionsänderung überhaupt Teil einer allgemeinen Entspannungsreaktion ist; denn nach den vorliegenden Befunden scheint es nicht zu einer vegetativen Aktivierungsdämpfung zu kommen (vgl. Garrett & Silver, 1976; Gatchel et al., 1978). Kontrolle der Muskelverspannung in kritischen, insbesondere angstauslösenden Situationen wäre eine notwendige Erweiterung des Behandlungsansatzes und sicherlich wirkungsvoller als ein isoliertes Training zur Muskeltonus-Kontrolle. Untersuchungen, die diese Form eines Transfers auf verschiedene Situationen zum Ziel gehabt hätten, liegen bislang noch nicht vor.

Ein weiteres klinisches Anwendungsfeld des EMG-Feedback ist der Spannungskopfschmerz. Aufgrund der möglichen Beziehung zwischen Muskelverspannungen und Kopfschmerzzuständen lag es nahe, mit dem EMG-Feedback eine Muskelkontraktions-Kontrolle aufzubauen, in der Hoffnung, damit auch die Kopfschmerzzustände zu lindern. Mittlerweile liegen zahlreiche klinische Studien vor, die die Wirksamkeit und die Spezifität dieses Verfahrens annähernd zu beurteilen erlauben (vgl. Andrasik & Blanchard, 1987).

Die Pionierarbeit auf diesem Gebiet leisteten in den frühen 70er Jahren Budzynski, Stoyva und ihre Mitarbeiter (Budzynski, Stoyva & Adler, 1970; Budzynski, Stoyva, Adler & Mullaney,1973). Ihre Arbeiten bildeten den Anfang des klinischen Einsatzes des EMG-Feedbacks bei komplexeren klinischen Störungen, insbesondere beim Spannungskopfschmerz. Sie nahmen an, daß die klinische Effektivität dieses Verfahrens darauf beruhe, daß nach einer Entspannung der Stirnmuskulatur eine allgemeine Entspannung eintrete, was zu einer Senkung des gesamten neuromuskulären und vegetativen Aktivierungsniveaus führe. Sie leiteten diese Annahme vor allem aus der hohen positiven Korrelation von r=.90 zwischen der Reduktion des Stirn-EMG-Niveaus und der Symptomverbesserung her.

Die Ergebnisse einer ersten, 1980 publizierten Meta-Analyse (Blanchard et al., 1980) ließen jedoch Zweifel an der Spezifität der klinischen Effekte aufkommen: Die Katamnesen erbrachten nämlich im Durchschnitt, sowohl für das EMG-Feedback als auch für die Entspannungsverfahren, identische Befunde, unabhängig davon, ob sie allein oder in Kombination eingesetzt worden waren. Alle drei Verfahren erwiesen sich gleichermaßen einer psychologischen Placebo-Behandlung (mittlere Besserung: 35,3%), einer pharmakologischen Placebo-Behandlung (mittlere Verbesserung: 34,8%) sowie einer weiteren Kontrollbedingung überlegen, die in einer bloßen Protokollierung der Kopfschmerzen bestand (mittlere Verschlechterung: 4,5%). Die Verbesserungbeträge lagen beim EMG-Feedback bei 60,6% (Streuung: 12 bis 81%), bei den Entspannungsverfahren bei 59,2% (Streuung: 14 bis 100%) und bei den Kombinationsverfahren bei 58,8% (Streuung: 28 bis 79%). Etwas niedrigere Veränderungsbeträge wurden in einer Studie fünf Jahre später von Holroyd und Penzien (1985) mitgeteilt (vgl. Abbildung 5).

Neuere Arbeiten kommen zu einem ähnlichen Resultat. Danach also ist das EMG-Feedback der Stirnmuskulatur eine wirkungvolle Behandlungsform für Spannungskopfschmerzen. Im Mittel liegen die relativen Besserungsraten bei 46%. Diese positiven Effekte nehmen noch geringfügig zu, wenn sie mit Entspannungsverfahren kombiniert werden. Allerdings sind diese Unterschiede nicht so groß, als daß von spezifischen Effekten der einen oder anderen Methode gesprochen werden könnte. Kein Zweifel aber besteht heute mehr daran, daß EMG-Feedback eindeutig einer Nicht-Behandlung bzw. verschiedenen Placebo-Bedingungen (Medikamente, andere Biofeedback-Verfahren, Psychotherapie) überlegen ist. Wahrscheinlich verstärkt eine zusätzliche, kognitiv-verhaltenstherapeutisch orientierte Psychotherapie die Effekte noch weiter.

Über die Dauer der Effekte liegen gegenwärtig nur wenige Berichte vor. Sie stimmen aber darin überein, daß durch eine Fortsetzung der Kontakte mit dem Therapeuten die positiven Effekte länger erhalten bleiben, wenngleich sie sich im Laufe der Zeit insgesamt abschwächen. Ferner scheinen auch Patienten-Variablen den Erfolg mitzubeeinflussen. Von der Behandlung profitieren insbesondere Personen, die jünger sind, keine Depression entwickelt haben, insgesamt ein niedriges

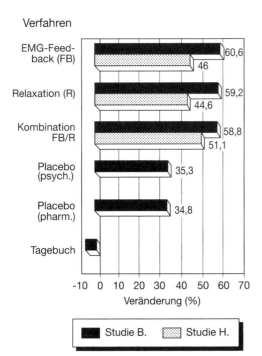

Abb. 5: Prozentuale Veränderungen der Spannungskopfschmerzen bei verschiedenen Verfahren. Die Daten stammen aus der Untersuchung von Blanchard et al. (1980; = Studie B) und aus der von Holroyd und Pelzien (1985; = Studie H). Erläuterungen s. Text.

EMG-Niveau aufweisen und außerdem unter geringeren Kopfschmerzen zu leiden hatten, d.h. also: Patienten mit geringen oder mittleren Beschwerdegraden.

Hier stellt sich die Frage, wodurch diese Effekte zustande gekommen sein könnten. Ist es die Spannungskontrolle, die, wie Budzynski und Mitarbeiter (Budzynski et al., 1973) noch annahmen, zur Symptombesserung führte, oder sind noch andere Faktoren am Werk? Es ist wahrscheinlich wiederum die Rückmeldung darüber, inwieweit ein Patient Erfolg bei der Kontrolle einer Muskelpartie erzielt hat, die hier eine wichtige Rolle spielt.

Ganz gleich, ob den Patienten die Aufgabe gestellt wurde, ihre Stirnmuskulatur zu entspannen, zu verspannen oder die EMG-Spannungsschwankungen einzuschränken, blieb das Ergebnis stets dasselbe: die klinische Symptomatik verbesserte sich (Andrasik & Holroyd, 1980). Ähnliches geschieht auch, wenn die EMG-Signale nicht von der Stirnpartie, sondern vom Unterarm stammen. Werden die Feedback-Signale so arrangiert, daß eine Gruppe von Patienten den Eindruck erhält, die EMG-Kontrolle gelinge ihnen gut, die andere Gruppe dagegen nicht, ergeben sich auch entsprechende Unterschiede in der klinischen Symptomatik. Ist die Erfolgsrückmeldung hoch, liegt die Besserungsrate bei 53%, ist sie niedrig, beträgt sie nur 26% (Holroyd et al., 1984). Man kann demnach wohl nicht mehr davon ausgehen, daß die aktuelle, tatsächlich erlernte EMG-Kontrolle eine hinreichende und notwendige Bedingung für den klinischen Erfolg sei, wie dies zu Beginn der Entwicklung dieses Verfahrens (s.o.) noch postuliert wurde. Sehr wahrscheinlich spielen kognitive Variablen, wie z.B. die Meisterung einer schwierigen Aufgabe (Performanz, Bewältigungsstil), eine ebenso wichtige, wenn nicht sogar eine noch größere Rolle (vgl. hierzu auch die Befunde aus den Grundlagenuntersuchungen).

Ein weiteres, vielversprechendes Anwendungsgebiet des EMG-Feedback sind die chronischen Schmerzzustände, insbesondere die chronischen Rückenschmerzen, deren Ursachen äußerst komplex sein können (degenerative Prozesse, Traumata, Bandscheibenschäden; Überblick bei Turk et al., 1979). Drei Behandlungsansätze sind in der Vergangenheit erprobt worden.

a) Das EMG-Feedback diente ausschließlich einer allgemeinen muskulären Entspannung (vgl. Keefe et al., 1981 a,b). Sowohl Stirn-EMG als auch das EMG betimmter Partien der Rückenmuskulatur wurden rückgemeldet.
b) Ein spezifisches Entspannungstraining sollte ferner während statischer Tätigkeiten zu einer Lockerung der lumbosakralen Skelettmuskulatur führen (Nouwen & Solinger, 1979).
c) Während dynamischer Muskelaktivität des Rumpfes, wie z.B. Beugung und Rotation, sollte mit Hilfe des EMG-Feedbacks das Zusammenspiel der beteiligten Muskelgruppen normalisiert werden (Wolf et al., 1979).

Die vorliegenden Arbeiten (Übersicht bei Keefe & Hoelscher, 1987) belegen, daß ein EMG-Feedback-Training sowohl konventionellen Behandlungsverfahren als auch Placebo-Kontrollbedingungen überlegen ist. In kaum einer Studie aber wurde völlige Schmerzfreiheit erzielt, was bei der Komplexität der möglichen Ursachen sicherlich auch ein unrealistisches Therapieziel gewesen wäre. Die Linderungen aber,

die erzielt werden konnten, ließen sich in Katamnesen nach durchschnittlich vier Monaten noch nachweisen (vgl. auch Flor et al., 1983). Mehrere Mechanismen werden für die Wirksamkeit dieser Methoden diskutiert:
▸ Die Patienten lernen mit Hilfe des Feedbacks den erhöhten Muskeltonus in bestimmten Muskelpartien, die am Zustandekommen der Schmerzzustände beteiligt sind, soweit zu senken, daß eine Schmerzlinderung eintritt. Dafür scheint die relativ hohe Korrelation zwischen lokaler Verspannung und Schmerzintensität zu sprechen (Flor et al., 1984).
▸ Neben der spezifischen, auf eine bestimmte Muskelpartie bezogenen Entspannung scheint auch das Erlernen eines normalen Zusammenspiels verschiedener Muskelgruppen in den Regionen, in denen die Schmerzen produziert werden, eine wichtige Rolle zu spielen. Dies wird, wie Wolf und seine Mitarbeiter (Wolf et al., 1987) gezeigt haben, während statischer und dynamischer Muskelbetätigung unter Feedback-Kontrolle schrittweise erreicht.
▸ Als unspezifischer Faktor kommt außerdem noch die Reduktion von Angst vor bestimmten Aktivitäten in Betracht, die Schmerzen hervorrufen (z.B. langes Sitzen, Gehen) und zu exzessivem Vermeidungsverhalten und Immobilisation führen.
▸ Schließlich kann auch die durch das Feedback erworbene Kontrollüberzeugung, daß die gefürchteten Schmerzen in gewissem Umfang willentlich zu steuern seien, ein zusätzlich motivierender und effektstabilisierender Faktor sein (Nouwen & Solinger, 1979).

Neben den chronischen Rückenschmerzen wurden noch weitere Formen chronischer Schmerzen mit EMG-Feedback behandelt wie z.B. der zentrale Schmerz (z.B. Phantom-Schmerzen), Schmerzen infolge rheumatischer Arthritis sowie heterogene, meist sonst nicht behandelbare Schmerzzustände (Überblick bei Keefe et al., 1987). Meist handelt es sich hierbei jedoch um Einzelfallberichte, nicht-kontrollierte klinische Studien oder um kombinierte Behandlungsformen, die eine Beurteilung der Effekte, die das EMG-Feedback dazu beisteuert, zur Zeit noch nicht erlauben.

3.3 Vasomotorisches Feedback

Kennzeichen einer Entspannungsreaktion ist u.a. die Zunahme der peripheren Vasodilatation (vgl. Kapitel „Psychophysiologie der Entspannung"). Je stärker die distalen Hautgefäße durchblutet sind, um so mehr nimmt die Temperatur in diesen Bereichen zu. Insofern besteht das vasomotorische Feedback in einer Rückmeldung der Temperaturveränderungen, z.B. in den Fingern. Diese Form des Feedbacks hat sich aufgrund des einfachen Meßvorgangs gegenüber der Rückmeldung der plethysmographisch registrierten Pulsamplitude durchgesetzt (außer zephales vasomotorisches Feedback, s.u.).

3.3.1 Methodik des vasomotorischen Feedback

Temperatur-Feedback

Beim Temperatur-Feedback erfolgt die Meßwertaufnahme über einen Meßfühler (Thermosonde, Thermistor), der meist an einem Finger oder an der Innenfläche der dominanten Hand plaziert wird. Dieser ist mit einer Verstärkereinheit verbunden, die ein analoges Ausgangssignal liefert, welches direkt als Feedback-Information verwendet werden kann. Die Rückmeldung erfolgt also auf analogem Wege, entweder über eine Zeigereinheit oder eine Temperaturangabe in Ziffern auf einem Display (zur Technik vgl. Schandry, 1981; physiologische Grundlagen bei Freedman, 1991).

Beim Temperatur-Feedback muß berücksichtigt werden, daß die Beziehung zwischen Hauttemperatur und Blutfluß nicht linear ist. Die Temperatur nimmt mit dem Blutfluß zu, bis sie die Körperkerntemperatur (36 bis 37°C) erreicht hat. Von diesem Punkt an kann der Blutfluß weiter zunehmen, ohne daß sich dadurch die Hauttemperatur noch wesentlich ändert. Wird dieser Deckeneffekt berücksichtigt, kann das Temperatur-Feedback als zuverlässige, einfach zu quantifizierende und mit hinlänglicher Schnelligkeit reagierende Variable zur Veränderung des peripheren Blutflusses benutzt werden.

Zephales vasomotorisches Feedback

Demgegenüber stellt das z.B. bei der Behandlung der Migräne eingesetze zephale vasomotorische Feedback eine plethysmographische Methode dar, mit der Schwankungen der Pulsamplituden registriert werden. Ableitungsort ist meist die Schläfen-Arterie (arteria temporalis). Die Meßwert-Aufnahme erfolgt über Druckfühler, Fotozellen oder Doppler-Sonden. Die Amplituden der verstärkten Pulsdruck-Kurven werden in der Feedback-Einheit weiter verarbeitet, indem die Amplitudenhöhen kontinuierlich bestimmt und diese Werte in Feedback-Signale transformiert werden; die Rückmeldung erfolgt meist optisch und auf analogem Wege.

3.3.2 Grundlagen des vasomotorischen Feedback

Daß sich die periphere Vasomotorik willentlich beeinflussen läßt, ist aus mehreren Studien außerhalb der Biofeedback-Forschung bekannt (z.B. durch Hypnose, s. Maslach, Marshall & Zimbardo, 1972). Grundlagenuntersuchungen haben zeigen können, daß eine Feedback-unterstützte Kontrolle der distalen Vasomotorik möglich ist (Yates, 1980). Im allgemeinen waren die Veränderungsbeträge beim Senken der Fingertemperatur größer als beim Steigern (s. Übersicht bei Freedman, 1991). Interessanterweise treten diese Effekte nicht erst nach einem langen Feedback-Training auf, sondern stellen sich sehr häufig schon zu Beginn des Trainings ein (Freedman & Ianni, 1983). Nach solch initialen Effekten kann es wiederum zu einer Vasokonstriktion kommen. In den Studien, die von einem signifikanten Anstieg der Fingertemperatur unter Feedback-Bedingungen berichtet haben, betrugen die Trainingsperioden lediglich 15 Minuten oder weniger (Keefe, 1978; Keefe & Gardner, 1979; Kluger & Tursky, 1982; Stoffer et al., 1979; Taub & Emurian, 1976). Waren die Trainingsperioden dagegen länger (24 und mehr Minuten) fanden sich keine positiven Effekte mehr (Surwit et al., 1976; Surwit, 1977). Waren aber solche positiven Effekte einmal erzielt, konnten die Probanden sie auch nach längerer Pause noch reproduzieren (Keefe, 1978), und zwar sowohl ohne die Hilfe einer Feedback-Apparatur (Stoffer et al., 1979) als auch außerhalb des Laboratoriums (Freedman & Ianni, 1983). Man versuchte außerdem noch, die vasodilatorischen Reaktionen durch zusätzliche Entspannungsinstruktionen zu beschleunigen. Obwohl sich Veränderungen in anderen Meßgrößen (z.B. Herzrate, Atmung, Stirn-EMG) ergaben, die für eine allgemeine Entspannung sprachen, trat überraschenderweise keine weitere Vasodilatation mehr unter Feedback-Bedingungen auf (Freedman & Ianni, 1983; Freedman, 1991). Entspannung scheint also den Effekt nicht zu unterstützen. Eine Erklärung dieses Phänomens findet sich weiter unten sowie im Kapitel „Psychophysiologie der Entspannung".

3.3.3 Klinische Anwendung des vasomotorischen Feedback

Die Popularität, die das vasomotorische Feedback (oft auch als Fingertemperatur- oder Handerwärmungs-Feedback bezeichnet) erlangt hat, geht auf seine klinische Effizienz zurück. Sie wurde an zwei Störungsformen erprobt, für die es bislang noch keine zufriedenstellende Therapie gibt: dem vasomotorischen Kopfschmerz und der Raynaud'schen Erkrankung. Da diese beiden Störungsformen und ihre Behandelbarkeit mit Entspannungsverfahren ausführlich in Band II dargestellt werden, sollen hier nur die grundlegenden Aspekte erörtert werden, die zu einem besseren Verständnis der Wirkweise dieses Feedback-Verfahrens beitragen.

Zur Behandlung von Kopfschmerzen (Migräne, kombinierte Kopfschmerzformen) diente einmal das Handerwärmungs-Feedback sowie, als spezifische Behandlungsform, das zephale vasomotorische Feedback. Letzteres hat zum Ziel, eine Vasokonstriktion der extrakranialen Gefäße (z.B. der Temporalarterie) herbeizuführen; denn während einer Migräne-Attacke kommt es zu drastischen Erweiterungen dieser Gefäßbahnen, deren willentliche Steuerung für den Notfall einer Schmerzattacke mit Hilfe des Feedback-Trainings schrittweise eingeübt werden soll.

Zur Migräne liegen mittlerweile viele klinische Studien vor, die die klinische Effektivität des einen oder anderen Feedback-Verfahrens annähernd abschätzen lassen; für die anderen Formen des Kopfschmerzes ist dies derzeit noch nicht möglich.

Blanchard und Andrasik (1987) unterzogen die Studien zur Migräne einer Meta-Analyse nach den bereits beschriebenen Kriterien und kamen zu folgendem Schluß:

▸ Die klinische Effizienz (d.h. die Abnahme der Migräne-Attacken, Einschrän-

kung des Medikamentenkonsums) ist beim Handerwärmungs-Feedback im Durchschnitt größer als unter Kontrollbedingungen, die darin bestehen, daß die Patienten entweder nur ein Kopfschmerz-Tagebuch führen oder völlig unbehandelt bleiben. Allerdings war in diesen positiven Fällen das Feedback-Training mit Übungen des Autogenen Trainings (Schwere- und Wärme-Übungen) kombiniert. Dadurch wird natürlich eine Schätzung des Netto-Effekts des Feedback-Trainings erschwert; dennoch deutet sich an, daß diese Kombinationsbehandlung zwar vorteilhafter als das Feedback-Training (inklusive EMG-Feedback) allein war, sich aber keinesfalls einem bloßen Entspannungstraining gegenüber als überlegen erwies.
▸ Außerdem hält die Linderung der Migräne-Attacken bei der vorteilhafteren Kombination aus Handerwärmungs-Feedback und Autogenem Training etwa sechs bis zwölf Wochen an.

Bei der Frage nach den spezifischen Effekten einer klinischen Methode muß geklärt sein, welchen Einfluß der Placebo-Effekt hat. Nur wenige Studien sind dieser Frage explizit nachgegangen. Sie lassen vermuten, daß sich die Effekte des Handerwärmungs-Feedbacks nicht von Placebo-Effekten trennen lassen. Dafür sprechen neben früheren Befunden auch die Ergebnisse einer gut kontrollierten neueren Untersuchung von Blanchard et al. (1990; hier findet sich auch eine Übersicht über vorangegangene Studien zu diesem Thema). Sie verglichen das Handerwärmungs-Feedback mit und ohne zusätzliche kognitive Therapie mit einer Placebo-Kontrollbedingung (Pseudomeditation) und bloßem Ausfüllen eines Kopfschmerz-Tagebuchs. Alle drei Behandlungsformen waren in ihrer Wirkung ähnlich und führten gleichermaßen zu stärkeren Symptomverbesserungen als das bloße Protokollieren der Kopfschmerzattacken. Der Grund hierfür liegt wahrscheinlich darin, daß die Placebo-Bedingung selbst ein therapeutisches Agens darstellt. Es spricht also sehr viel dafür, daß die klinischen Effekte eher durch unspezifische Faktoren zustande gekommen sind, worunter sicherlich der Faktor „Entspannung" (oft global als „stress management" bezeichnet) eine führende Rolle gespielt hat. Dies ist wahrscheinlich auch der Grund dafür, daß zusätzliche kognitive Maßnahmen die Effekte nicht weiter zu steigern vermochten (Blanchard et al., 1990).

Wenn das Erlernen einer peripheren Vasodilatation durch eine Reduktion der alpha-adrenergen sympathischen Aktivität erleichtert oder gebahnt wird (vgl. „conditioned adaptation reflex" oder „reduction in sympathetic tone", Dalessio et al., 1979, S. 2104), müßte auch, zumindest nach heutigem Verständnis der beteiligten Mechanismen, ein Zusammenhang zwischen dem Ausmaß an vasomotorischer Selbstkontrolle und klinischer Symptomatik bestehen. Blanchard und seine Mitarbeiter (Blanchard et al., 1983) fanden zwar eine positive, aber nur schwache Korrelation (r=.30) zwischen der Anzahl der Sitzungen, in denen den Patienten eine Temperatur-Kontrolle gelungen war, und der prozentualen Abnahme der Kopfschmerz-Attacken. Ferner beobachteten sie, daß sich die Symptomatik bei 85,7% jener Patienten verbessert hatte, die in den Trainingssitzungen eine Temperatursteigerung bis zu 35,9°C und darüber hinaus erreicht hatten. In eine ähnliche Richtung weisen auch die Befunde von Kewman und Roberts (1980) sowie von Libo und Arnold (1983a,b). Insgesamt betrachtet ist das empirische Fundament noch zu schwach, um von einem engen Zusammenhang zwischen Trainingserfolg, d.h. Ausmaß an Temperatur-Kontrolle, und Symptomverbesserung sprechen zu können.

Der Einsatz des Temperatur-Feedbacks zur Behandlung der Raynaud'schen Erkrankung (Hypersensitivität und Vasospasmus der Hautgefäße auf Kältereize und/oder emotionale Belastung hin) hat auf ein therapeutisches Vorgehen aufmerksam gemacht, welches von grundsätzlicher Bedeutung ist: nämlich das Erlernen der vasomotorischen Kontrolle unter kritischen, d.h. symptomauslösenden Temperaturbedingungen. Da der periphere Vasospasmus meist bei niedrigen Umgebungstemperaturen auftritt, lag es nahe, ein Feedback-Training nicht nur unter normalen, d.h. für den Patienten unkritischen Umgebungstemperaturen (z.B. im Laboratorium unter normalen Raumtemperaturen) durchzuführen, sondern während des Trainings die Außentemperaturen immer weiter abzusenken und gleichzeitig zu versuchen, dem Vasospasmus entgegenzuwirken. Dadurch sollte eine Übertragung der erlernten Durchblutungs-Kontrolle gebahnt und stabilisiert werden. In einer gut kontrollierten Studie konnten Freedman und seine Mitarbeiter (Freedman et al., 1983) zeigen, daß Patienten mit einer idiopathischen Raynaud'schen Erkrankung in der Lage waren, ihre Handtemperatur nicht nur unter normalen, sondern auch unter erniedrigten Umgebungstemperaturen zu steigern. Demgegenüber führten weder das Stirn-EMG-Feedback noch das Autogene Training, die als Kontroll-Behandlungsformen dienten, zu vergleichbaren Durchblutungssteigerungen, selbst dann nicht, wenn die Patienten unter diesen Behandlungsbedingungen eine bessere Muskelentspannung erzielten oder sich durch „Streß" weniger belastet fühlten. Noch ein Jahr nach dem Training fanden sich Unterschiede zwischen den Behandlungsformen: Temperatur-Feedback plus erschwerte Bedingung durch Kältereize führte zu Symptomverbesserungen bei 92,5% der Patienten, Temperatur-Feedback allein bei 66,8%, Autogenes Training bei 32,6% und das EMG-Feedback nur bei 17,0%. Weder nach Autogenem Training noch nach EMG-Feedback ließ sich die Schwelle senken, bei der sonst gewöhnlich ein Vasospasmus aufgetreten war, dagegen war sie signifikant niedriger nach den geschilderten Formen des Temperatur-Feedbacks.

Der Mechanismus, der sowohl bei Gesunden als auch bei Patienten mit Raynaud'scher Erkrankung eine Rolle spielt, ist beim vasomotorischen Feedback die Reduktion sowohl der alpha- als auch der beta-adrenergen sympathischen Aktivität (kurz: Sympathikolyse). Seine Effekte sind offensichtlich spezifischer Natur. Schon Taub (1977) vermutete, daß das Temperatur-Feedback zu lokalen vasomotorischen Reaktionen führe, die nicht Bestandteil eines allgemeinen Entspannungsvorganges oder einer generalisierten Entspannungsreaktion seien. Bislang ging man immer davon aus, daß die Zunahme der peripheren Blutversorgung einzig und allein auf einer über den Sympathikus vermittelten alpha-adrenergen Vasodilatation beruhe, die letztlich auf eine Abnahme der Nebennierenrinden-Aktivität zurückgehe.

Darin seien sich, so vermutete Surwit (1982), Entspannungsverfahren und vasomotorisches Feedback ähnlich. Jüngst aber zeigte sich, daß durch eine lokale Beta-Rezeptoren-Blockade die Vasodilatation unterbrochen werden kann. Dies bedeutet, daß auch die Beta-Rezeptoren an der Vasodilatation in den Hautgefäßen beteiligt sein müssen. Darin ist also ein zusätzlicher, lokaler und spezifischer Mechanismus zu sehen, der an einer Feedback-unterstützten Kontrolle der peripheren Blutversorgung beteiligt ist (Freedman et al., 1988). So wird auch verständlich, weshalb bei einem Finger-Temperatur-Feedback kaum eine Bradykardie oder eine Verminderung des Muskeltonus auftritt, wie dies z. B. vom Autogenen Training her bekannt ist oder schon nach einfachen Entspannungsinstruktionen auftritt; denn diese Effekte sind bei einer allgemeinen Entspannung, im Sinne einer Sympathikolyse, in der Regel mit einer peripheren Vasodilatation verbunden. Nach diesen Befunden muß man also heute davon ausgehen, daß das vasomotorische Feedback seine Wirkung auf die periphere Durchblutung sowohl über alpha- als auch über beta-adrenerge sympathische Einflüsse entfalten kann.

Demgegenüber ist die physiologische Basis der Effekte, die das Handerwärmungs-Feedback auf den vasomotorischen Kopfschmerz hat, weitgehend unklar. Mehrere Studien (Übersicht bei Blanchard & Andrasik, 1987) haben versucht, die Veränderungen der regionalen Hirndurchblutung (133 Xenon Inhalationsmethode) zu bestimmen und mit den peripheren, Feedback-induzierten Temperaturveränderungen in Beziehung zu setzen. Die Befunde sind sehr uneinheitlich; es ist demnach unwahrscheinlich, daß die periphere Vasodilatation einen spezifischen Einfluß auf die regionale Hirndurchblutung und damit auf das vasomotorische Geschehen der Hirngefäße während eines Migräneanfalls hat. Zu vermuten ist, daß auch hier Mechanismen, die mit einer Sympathikolyse einhergehen, auf indirektem Wege an den Veränderungen der Hirndurchblutung beteiligt sind.

3.4 Kardiovaskuläres Feedback

Zwei kardiovaskuläre Meßgrößen erwiesen sich als lohnenswerte Zielvariablen für Feedback-Untersuchungen: die Herztätigkeit und der Blutdruck. In beiden Fällen ging es darum, festzustellen, ob und in welchem Ausmaß durch geeignete Rückmeldeprozeduren Veränderungen zu erzielen sind, sowohl an Gesunden als auch an Patienten mit Herzrhythmusstörungen und Bluthochdruck.

3.4.1 Rückmeldung der Herztätigkeit

Grundlagenuntersuchungen

Die Rückmeldung der Herztätigkeit bezieht sich auf drei Veränderungsmodi:
▸ die Steigerung der Herzrate,
▸ die Senkung der Herzrate und

▸ die Stabilisation der Herzschlagfolge (= Einschränkung der Variabilität der Herzschlagintervalle).

Die Grundlagenuntersuchungen sollten vor allem klären, ob und in welchem Ausmaß solche Änderungen zu erreichen sind (= Studien zum Effektnachweis) und welche Faktoren dabei eine Rolle spielen (= sogenannte Parameterstudien).

Die verwendeten Feedback-Methoden sind sehr verschieden. Zwei Arten lassen sich grob unterscheiden:

a) *Richtungsinformations-Feedback:*

Die Probanden erhalten eine binäre Information (Signal AN/AUS), sobald die Herzrate eine vorher festgelegte Schwelle über- bzw. unterschreitet. Das Feedback-Signal kann entweder akustisch oder optisch sein.

b) *Verlaufsinformations-Feedback:*

In diesem Falle erhalten die Probanden eine Information über die einzelnen Herzschläge und ihre Intervalldauern (= Kardiotachogramm). Eine akustische Rückmeldung besteht in Tönen, deren Höhe sich entsprechend den Herzschlagintervallen verändern; diese Methode wurde allerdings nur selten verwendet, da ihr Informationsgehalt zu gering ist. Am häufigsten bediente man sich einer optischen Rückmeldung. Hierbei werden die Herzschlagintervalle in graphische Zeichen verwandelt, die z.B. auf einem Monitor in Form von Kardiotachogrammkurven oder Balkendiagrammen erscheinen (vgl. Vaitl & Kenkmann, 1972; Vaitl & Gruppe, 1987, Vaitl et al., 1992).

Die Mehrzahl der Grundlagenuntersuchungen sind verschiedenen Feedback-Parametern gewidmet, wie z.B. der Art der Rückmeldung, der Dichte der Information, der Trainingsdauer, dem Einfluß von Instruktion und Verstärkern. Es zeigte sich, daß die Herztätigkeit mit Hilfe von Feedback-Informationen in der Tat zu beeinflussen ist, doch sind die Veränderungen in der Regel nicht sehr groß. Gesunden Probanden fällt es leichter, ihre Herzrate zu steigern als zu senken. Dabei können unterschiedliche Faktoren am Werk sein. Das Feedback unterstützt vor allem die Steigerung der Herzrate und hilft den Probanden, jene Strategien herauszufinden, die eine Beschleunigung der Herzrate hervorrufen, wie z.B. Anspannung der Muskulatur, raschere Atmung, aufregende Gedanken (Stegagno & Vaitl, 1979). Sollen sie aber die Herzrate senken, erwies sich eine zu hohe Dichte an Feedback-Information als unvorteilhaft; denn sie behindert den Einsatz von Entspannungsstrategien, mit denen die Probanden im allgemeinen versuchen, eine Verlangsamung der Herzrate herbeizuführen. Einfache Entspannungsinstruktionen oder meditationsähnliche Repetitionen von sinnlosen Silben haben dabei den gleichen Effekt (Cuthbert et al., 1981). Ähnlich wie beim Alpha-EEG-Feedback lernen die Probanden auch hier sehr rasch, all jene Aktivitäten zu unterbinden, die zu einer Steigerung der Herzrate führen könnten. Die Feedback-Information muß daher so gestaltet sein, daß sie sowohl anzeigt, welche Kontrollstrategien zu einer vorübergehenden Steigerung der Herzrate führen, aber geschickt vermeidet, zuviel Information zu bieten, die die Probanden am Aufbau einer Entspannungsreaktion hindern könnte. Zahlreiche praktische Hinweise finden sich hierzu in den entsprechenden Parameterstudien und Übersichtsarbeiten (Vaitl, 1975a, b). Allgemein gilt, daß eine Steigerung bzw. Senkung der Herzrate bei gesunden Probanden vorwiegend durch eine Modulation des psychophysiologischen Aktivierungsniveaus zustande kommt. Die Effekte, über die in kontrollierten Grundlagenstudien berichtet wurde, sind daher nur gering und liegen im normalen Schwankungsbereich der Herzrate, wie er bei körperlicher Minderbelastung oder Deaktivierung gewöhnlich auftritt.

Klinische Anwendung des Feedback der Herztätigkeit

Demgegenüber hat die Anwendung des Herzraten-Feedbacks im klinischen Bereich einen höheren Stellenwert. Allerdings fehlen hier bislang noch kontrollierte Therapieerfolgsstudien.

Eingesetzt wurde Feedback zur Steigerung bzw. Senkung der Herzrate bei Patienten mit Herzrhythmusstörungen (Sinustachykardie, Extrasystolen, Kammerflattern, Wolff-Parkinson-White-Syndrom). Hierbei handelt es sich ausschließlich um Einzelfallstudien. Die aufschlußreichsten Untersuchungen stammen aus dem Arbeitskreis von Engel (Weiß & Engel, 1971; Engel & Bleecker, 1974; Engel, 1977). Bei fast allen Patienten wurde in einer Serie von Trainingssitzungen zwischen Herzraten-Steigerung und -Senkung abgewechselt. Der Grund für dieses Vorgehen liegt in kardiophysiologischen Überlegungen; denn zur Steigerung der Herzrate ist ein anderes Zusammenspiel von Sympathikus und Vagus am Herzen nötig als zur Herzraten-Senkung. Da im individuellen Fall aber nicht klar ist, welches dieser beiden Regulationsmuster vorwiegend am Zustandekommen bzw. an der Unterdrückung einer Herzrhythmusstörung beteiligt ist, muß dies alternierend mit entsprechenden Trainingsprozeduren überprüft werden. Der psychologische Grund für dieses Vorgehen ist darin zu sehen, daß den Patienten mittels der Feedback-Prozedur unterschiedliche Kontrollstrategien beigebracht werden, mit deren Hilfe sie versuchen können, Einfluß auf die Unregelmäßigkeit des Herzschlags zu nehmen.

Eine weitere klinisch verwendete Form des Feedback besteht in der Stabilisation (= Reduktion der spontanen Schwankungen der Herzschlagfolge, z.B. respiratorische Sinusarrhythmie). Diese Form wurde zur Behandlung von Patienten mit Kardiophobien gewählt; denn Patienten mit herzbezogenen Ängsten und Befürchtungen ist nur schwer klar zu machen, daß sie ihre Herztätigkeit steigern sollen, befürchten sie doch, daß es zu einem nicht mehr kontrollierbaren Herzrasen kommen kann; oder: Erlernen der Verlangsamung des Pulsschlages kann Befürchtungen eines Herzstillstandes wecken. Insofern bleibt als Kompromiß nur das Trainingsziel, den Patienten nahezulegen, allzu große Schwankungen der Herztätigkeit vermeiden zu lernen. Mit Hilfe eines Verlaufsinformations-Feedback (s.o.) wurden Patienten mit funktionellen Herzbeschwerden und Herzangst-Syndrom einem Feedback-Training über zehn Sitzungen unterzogen (Vaitl, Ebert & Kuhmann, 1988). Es zeigte sich, daß durch die Kontingenz der Rückmeldung zwar eine Stabilisierung der Herzschlagfolge erzielt werden konnte, die selbst nach einem halben Jahr noch gelang. Die Besserung der kardiophoben Symptomatik aber hing zu einem großen Teil von der Erfolgsrückmeldung ab, unabhängig davon, ob die Rückmeldung kontingent zum Herzschlag erfolgte oder systematisch manipuliert worden war. Je eindeutiger den Patienten versichert wurde, daß sie in der Lage seien, ihre Herztätigkeit willentlich zu beeinflussen, um so größer waren auch die Erfolgsaussichten und um so deutlicher verbesserten sich ihre Symptome. Der Vorteil des Feedbacks lag hier offensichtlich nicht in der spezifischen Feedback-induzierten Herz-Kontrolle selbst, sondern im unspezifischen Effekt einer Rückmeldung des Erfolgs, daß nämlich den Patienten im Laufe des Trainings die Selbstkontrolle eines so delikaten Organs wie dem Herzen gelungen ist. Diese Wirkweise ist bereits aus klinischen Studien zur Behandlung von Angst und Kopfschmerzen bekannt (s.o.).

Das Herzraten-Feedback wurde auch zur Angstbehandlung eingesetzt (z.B. im Rahmen einer Systematischen Desensibilisierung). Es diente dabei im wesentlichen der Regulation von angstinduzierten Aktivierungsprozessen oder zur Änderung von Fehlattributionen („Herzrasen" als Angstzeichen; Übersicht bei Kröner & Sachse, 1981). Auch hier scheinen die Kontrollüberzeugungen, die durch das Feedback aufgebaut werden, ein zentrales therapeutisches Agens zu sein. Insofern hat das Feedback der Herztätigkeit einen gewissen Stellenwert als klinisches Interventionsverfahren.

3.4.2 Blutdruck-Feedback

Die Literatur zu diesem Themenkreis ist so umfangreich, daß hier nur einige wenige grundlegende Gesichtspunkte erörtert werden können (eine ausführliche Darstellung findet sich in Band II).

Methodik des Blutdruck-Feedback

Ziel der meisten, insbesondere der klinischen Untersuchungen war die Senkung des arteriellen Blutdrucks. Ausgehend von der Vorstellung, daß eine kontinuierliche Rückmeldung vorteilhafter sei als eine diskontinuierliche (z.B. in Abständen von Minuten), erhob sich die Frage nach einer geeigneten Methode zur nicht-invasiven, kontinuierlichen Erfassung des systolischen und diastolischen Blutdrucks (zur Methode der Blutdruckmessung, vgl. Schandry, 1996). Da dies bekanntlich große Schwierigkeiten bereitet, bestand das Hauptanliegen der frühen Arbeiten zum Blutdruck-Feedback zunächst in der Entwicklung geeigneter Meßverfahren. In der Mehrzahl handelt es sich um sogenannte sphygmomanometrische Methoden. Daneben gibt es noch andere Verfahren, wie z.B. die Bestimmung der Pulswellenlaufzeiten.

a) Das von Shapiro und seinen Mitarbeitern (Shapiro et al., 1969; Tursky et al., 1972) entwickelte Meßprinzip beruht auf einem servomechanistischen Verfahren, bei dem der Druck in der Armmanschette konstant gehalten wird und die

Intensitätsschwankungen der Korotkow-Geräusche bzw. deren Fehlen oder Vorhandensein als Zeichen für einen Anstieg bzw. einen Abfall der Druckverhältnisse in der arteria brachialis in der Armbeuge zum Zeitpunkt des jeweiligen Herzschlages genommen wurden. Diese Signale werden dann in Feedback-Signale umgeformt.

b) Aufgrund des nicht-linearen Zusammenhangs zwischen Stärke der Korotkow-Geräusche und Blutdruck wurde von Miller und Dworkin (vgl. Legewie & Nusselt, 1975) eine Methode entwickelt, bei der die Korotkow-Geräusche konstant gehalten, der Manschettendruck aber automatisch nachgeregelt wurde. Wichtig hierbei ist, daß der Servomechanismus, der diese Nachregelung besorgt, rasch und zuverlässig arbeitet. Mit beiden Methoden kann jedoch nur entweder der systolische oder der diastolische Blutdruck hinlänglich präzise rückgemeldet werden.

c) Neuere Verfahren zur kontinuierlichen Bestimmung relativer Blutdruckveränderungen (Methode von Penaz) erlauben eine kontinuierliche Registrierung sowohl des diastolischen als auch des systolischen Blutdruck mit Hilfe einer Fingermanschette und eines druckregulierenden Servomechanismus. Blutdruck-Feedbacks Untersuchungen mit dieser Methode stehen noch aus.

d) Die einfachste und für den klinischen Einsatz praktikabelste Methode besteht darin, daß die Patienten ohne jeden apparativen Aufwand, lediglich mit Hilfe eines einfachen handelsüblichen Blutdruckmeßgerätes lernen, die Korotkow-Geräusche bei aufgeblasener Manschette zu unterdrücken (Engel et al., 1981). Dieses Verfahren hat den Vorteil, daß sich die Patienten ein solches Feedback jederzeit selbst und in ganz verschiedenen Situationen (z.B. zu Hause oder an der Arbeitsstelle) verschaffen können.

Grundlagen des Blutdruck-Feedback

Unabhängig davon, mit welcher Methode der Blutdruck zurückgemeldet wurde, traten bei Probanden mit normalen Blutdruckwerten kurzfristige Blutdruckänderungen auf. Sowohl der systolische als auch der diastolische Blutdruck ließ sich je nach Feedback-Anordnung und Instruktion steigern und senken (ein Überblick über diese Arbeiten findet sich bei Yates, 1980). Die Befundlage ist jedoch nicht einheitlich. Teils gelang es, nur den Blutdruck zu senken (z.B. bis zu 10 mmHg systolisch), nicht aber zu steigern. Bei vergleichbaren Steigerungen fiel es andererseits schwer, die Feedback-Effekte von einfachen Instruktionseinflüssen zu trennen. Dabei zeigte sich sehr deutlich, daß die Veränderungsbeträge in beide Richtungen weitgehend davon abhängen, wie hoch das Ausgangsniveau des Blutdrucks vor Beginn des Trainings lag. War es beispielsweise niedrig, gelang eine weitere Blutdrucksenkung weder durch Feedback noch durch Entspannung oder durch bloße Instruktion. Hinzu kommt, daß der Blutdruck sehr starken Schwankungen unterworfen sein kann, die von verschiedenen Faktoren beeinflußt sind (z.B. Tagesrhythmik, Temperatur, physische und psychische Belastungen und Beanspruchungen). Die in Feedback-Untersuchungen erzielten Blutdruckveränderungen sind nur insofern relevant, als sie gezeigt haben, daß es überhaupt möglich ist, den Blutdruck mit diesen Methoden in einem gewissen Ausmaß zu beeinflussen. Sehr häufig genügte hierfür schon eine einzige Trainingssitzung.

Klinisch relevante Blutdruckveränderungen indes stellen sich erst nach langer Übung ein, welche sich über mehrere Monate erstreckt (Glasgow & Engel, 1987). Nur dann sind Effekte zu erwarten, die die Wirksamkeit der verwendeten Methoden (z.B. Blutdruck-Feedback, Entspannungsverfahren) annähernd abzuschätzen erlauben.

Klinische Anwendung des Blutdruck-Feedback

Der Einsatz von Biofeedback-Verfahren zur Behandlung des Bluthochdrucks (essentielle Hypertonie) wird eingehend im Kapitel „Herzkreislauf-Erkrankungen" des zweiten Bandes behandelt. Hier geht es hauptsächlich um die Frage des spezifischen Einflusses, den Feedback-Methoden im Vergleich zu Entspannungsverfahren auf das erhöhte Blutdruckniveau von Hypertonikern haben. Engel und seine Mitarbeiter (Engel et al., 1981; Glasgow, et al., 1982; Engel et al., 1983) gingen davon aus, daß Blutdrucksenkungen durch verschiedene Mechanismen erzielt werden können, je nachdem welches Verfahren verwendet wird: Blutdruck-Selbstmessung (=Kontrollbedingung; abgekürzt: C), Entspannungsmethoden (=Relaxation; abgekürzt: R) oder Blutdruck-Feedback (abgekürzt: F). Sie gingen von der Grundannahme einer synergistischen Wirkung der Verfahren aus, welche sie in einer kontrollierten klinischen Langzeitstudie überprüften. Nach einer Blutdruckmeßperiode von einem Monat, während der die Hypertoniker (Stadium I und II) ihren Blutdruck nach einem vorgegebenen Schema am Morgen, am Nachmittag und am Abend gemessen hatten, begann eine sechsmonatige Behandlungsphase. Es wurden vier Gruppen gebildet, in denen die blutdrucksenkenden Effekte der zwei Behandlungsbedingungen (F und R) einzeln und in Kombination geprüft wurden. Insgesamt wurden vier Behandlungssequenzen, deren einzelne Phasen jeweils drei Monate dauerten, miteinander verglichen: Entspannung-Entspannung (RR), Entspannung-Feedback (RF), Feedback-Entspannung (FR) und Feedback-Feedback (FF). Die Kontrollgruppe (CC) setzte die Selbstmessung des Blutdrucks nach der einmonatigen Blutdruckmeßperiode über weitere sechs Monate fort. Die Entspannung bestand in einer verkürzten Form der Progressiven Muskelentspannung (nach Jacobson) kombiniert mit Anteilen, die Meditationsverfahren entliehen waren. Als Feedback dienten die Korotkow-Geräusche (während der einzelnen Herzschläge), die bei konstantem Manschettendruck zum Verwinden gebracht werden sollten (= Feedback des systolischen Blutdrucks). Der Erfolg der Behandlung wurde von unabhängigem medizinischem Personal mit Hilfe klinischer Blutdruckmessungen überprüft. 90 Patienten durchliefen die gesamte Studie. Die größten Blutdruckveränderungen ergaben sich für die Nachmittagswerte; hier haben die Blutdruck-Tagesprofile im Durchschnitt ihren Gipfel. Was die Verfahren im einzelnen betrifft, erwies sich die Kombination aus Entspannung und Feedback (RF) als wirkungsvoller als die Einzelverfahren, nämlich die Sequenzen RR oder FF. Die Kombination FR war geringfügig, statistisch jedoch nicht absicherbar, wirkungsvoller als die Kombination RF. Die unter medizinischen Bedingungen gemessenen Blutdruckveränderungen zeigten folgendes Bild: CC (-7/-4 mmHg), RR (-6/-4 mmHg), FF (-9/-8 mmHg), RF (-10/-6 mmHg) und FR (-12/-10). Im Vergleich zur Kontrollbedingung (CC) war lediglich die Kombination FR wirkungsvoller, also eine Sequenz, bei der die Entspannungverfahren auf die Feedback-Periode folgten.

Die Frage nach den Mechanismen, die bei einem Feedback-Training zur Senkung des Blutdrucks am Werk sind, kann heute noch nicht befriedigend beantwortet werden. Frühe Studien (Wallace, Benson & Wilson, 1971; Wallace & Benson, 1972; Benson, Greenwood & Klemchuk, 1975) berichten über Blutdrucksenkungen, wenn die Probanden versuchten, sich zu entspannen. Dabei ließ sich regelmäßig auch eine Verminderung der Atemfrequenz, der Herzrate und des Sauerstoffverbrauchs feststellen. Sehr wahrscheinlich kommt es auch, sobald sich die Probanden zu entspannen gelernt haben, zu einer Reduktion des Herzminutenvolumens (Gervino & Veazey, 1984), wodurch sich eine Abnahme vor allem des systolischen Blutdrucks ergibt. Messerli und seine Mitarbeiter (Messerli et al., 1979) nehmen ferner an, daß durch Blutdruck-Feedback außerdem der Tonus der peripheren Gefäßmuskulatur verringert wird. Die blutdrucksenkende Wirkung des Feedback besteht demnach in einer allgemeinen körperlichen Entspannung, die ihrerseits zu einer Reduktion des Sympathikotonus, vor allem bei der Regulation der Herztätigkeit, führt. Feedback-Methoden, die nach diesen Vorstellungen über die zugrunde liegenden physiologischen Mechanismen körperliche Entspannung verhindern (z.B. aufgrund einer zu komplizierten Aufgabenstellung), sind wahrscheinlich nicht geeignet, Blutdrucksenkungen herbeizuführen. Alle Verfahren aber, die diese Mechanismen ansprechen, haben einen günstigen Einfluß auf den Blutdruck.

4. Die klinische Effektivität des Biofeedback aus der Sicht der Patienten

Da im klinischen Bereich Biofeedback-Verfahren sehr häufig mit Entspannungsverfahren kombiniert werden, stellt sich die Frage, wovon die Patienten am meisten profitiert zu haben glauben, von der Feedback-Behandlung oder von den Entspannungsverfahren. Dabei kommt es nicht so sehr darauf an, welche Störungen im einzelnen als behandlungsbedürftig galten, sondern worauf die Patienten ihre Symptombesserung zurückführten. Dieser Frage ging Olson (1988) in einer Langzeitstudie an 563 Patienten nach, die in einer bestimmten Klinik behandelt worden waren und nach mehr als drei Monaten nach Behandlungsabschluß einen Katamnese-Fragebogen vorgelegt bekamen. Die Palette der Störungen reichte vom Bluthochdruck bis zum Schiefhals. Die häufigsten Störungen aber waren Kopfschmerzen (n= 188), Angst (n=115) und chronische Schmerzzustände (n=44). Die Therapien dauerten im Durchschnitt acht Sitzungen, in denen Entspannungsverfahren (vorwiegend Progressive Muskelentspannung, daneben Autogenes Training und Meditation), Temperatur- und Stirn-EMG-Feedback eingesetzt und zusätzlich noch Hilfen und Anregungen gegeben wurden, wie das Erlernte auch im Alltag zu nutzen sei. 474 Patienten machten Angaben zu den Fragen, welcher Teil des Behandlungsprogramms ihnen am meisten geholfen habe. Fast jeder zweite Patient (49,3%) gab an, daß er von den Entspannungsverfahren am meisten profitiert habe, sowohl in der Klinik (27,0%) als auch beim Training zu Hause mit Hilfe einer Entspannungskassette (22,3%). Das Feedback hielt nur jeder vierte Patient (26,2%) für die hilfreichste Methode. Noch niedriger wurden die Gespräche mit dem Therapeuten eingestuft (18%), verschwindend gering waren die Bewertungen des Autogenen Trainings (3%), der meditativen Verfahren (2%) und anderer nicht näher bezeichneter Methoden (1,5%). Es ist offensichtlich die leichte Handhabung der Entspannungstechniken und ihre Übertragbarkeit auf Alltagssituationen, die sie den Patienten als praktikabler und für den Erfolg der Behandlung verantwortlicher erscheinen lassen als die Feedback-Verfahren. Vermutlich spielt auch die Übungsdichte eine Rolle; denn bei Entspannungsverfahren besteht grundsätzlich die Möglichkeit, zu Hause weiterzuüben, während das Feedback an Apparate gebunden ist, und Üben deshalb nur innerhalb der Klinik möglich war.

5. Theorien des Biofeedback

Der gegenwärtige Stand der Biofeedback-Forschung erlaubt heute eine Gewichtung der theoretischen Konzepte, mit denen die Wirkweise dieser Verfahren erklärt wird. Einige der wichtigsten sollen im folgenden behandelt werden.

5.1 Lerntheoretische Ansätze

Historisch und methodisch betrachtet ist der lerntheoretische Ansatz einer der Grundpfeiler der Biofeedback-Methoden. Dabei steht die Theorie des operanten Konditionierens im Vordergrund („Lernen am Erfolg"). Das Grundprinzip lautet: Wird eine physiologische Funktionsänderung durch Feedback-Signale rückgemeldet, tritt diese Änderung häufiger oder stärker als bisher auf, sofern die Feedback-Signale die Funktion positiver Verstärker haben. Im Tierexperiment konnte gezeigt werden, daß sich beispielsweise kardiovaskuläre Reaktionen unter operante Stimuluskontrolle bringen lassen (vgl. Engel, 1986). Dies hat dazu geführt, auch autonome Reaktionen als „Verhalten" zu betrachten. Was hierbei nach langem Training gelernt wird, ist ein neurales Regulationsmuster, welches von den jeweiligen Verstärkungsbedingungen (negative Verstärkung, signalled avoidance conditioning), d.h. von den externen Stimulus-Kontingenzen abhängt und bestimmt wird. Die prinzipielle Möglichkeit, daß sich autonome Funktionsänderungen in Abhängigkeit von den jeweiligen Verhaltenskonsequenzen ergeben, gilt auch für den Humanbereich. Dort allerdings fällt der experimentelle Nachweis schwer. Am ehesten gelingt dies noch bei der Feedback-unterstützten Kontrolle eng umschriebener, isolierter Funktionsverläufe. Beispiele sind: das Training einzelner motorischer Einheiten, Muskelkontraktionskontrolle bei Entleerungsstörungen, Veränderung der peripheren Durchblutung. Bei komplexeren Funktionsverläufen aber, wie z.B. bei der Regulation des Blutdrucks oder der Herztätigkeit, hat diese Modellannahme, zumindest im Humanbereich, nur einen begrenzten Stellenwert. Trotz dieser Einschränkungen wäre es sicherlich unangebracht, auf die lernpsychologischen Verfahrenstechniken zu verzichten und sie bei der Planung von Untersuchungen und Behandlungskonzepten unberücksichtigt zu lassen.

Eng verschränkt mit den lerntheoretischen Konzepten ist gerade bei Biofeedback-Verfahren das Konzept des Knowledge of Results (KOR). Damit ist gemeint, daß sich eine Annäherung der Reaktion in Richtung auf eine vorgegebene Zielreaktion nur dann ergibt, wenn dem Übenden ein irrtumsfreier Vergleich möglich ist, wie weit er noch mit seiner aktuellen Reaktion von dieser Zielreaktion entfernt ist. Solche Vergleichsprozesse laufen u.a. beim Erlernen motorischer Fertigkeiten ab. In Analogie dazu wurden auch die Lernprozesse, die z.B. die Steigerung und Senkung der Herzrate bewirken, beschrieben (Lang, 1975). Diese Modellannahme hat vor allem praktische Konsequenzen für die Gestaltung der Feedback-Signale (Vaitl & Kenkmann, 1972). Solche Erwägungen sind immer dann angebracht, wenn es um die Reduktion oder Verstärkung von Reaktionsniveaus geht, z.B. bei der Verringerung des Muskeltonus während der Entspannung, beim Senken des Blutdruckniveaus oder beim Training einzelner motorischer Einheiten. Wichtig ist dabei, daß solche Änderungen nicht nur passager auftreten, sondern – ist das Zielkriterium einmal erreicht – weiterhin auf diesem Niveau gehalten werden können. Nur dann hat dieses Modell einen gewissen heuristischen Stellenwert, wenn eine quasi-asymptotische Annäherung an das Zielkriterium physiologisch auch möglich und sinnvoll ist und das Zielverhalten außerdem beibehalten werden kann. Bislang fehlen aber in der Biofeedback-Forschung noch entsprechende Parametrisierungsansätze, die explizit auf ein solches Modell Bezug genommen hätten oder daraus abgeleitet worden wären.

Die Analogie zum Erwerb motorischer Fertigkeiten ist auch insofern wegweisend, als es dabei im wesentlichen um eine Inhibition überflüssiger Reaktionen und eine Optimierung des Zusammenwirkens der motorischen Einheiten geht. Ähnliche Vorgänge sind aus der Biofeedback-Forschung unmittelbar aus dem motorischen Bereich (SMU-Training, s.o.), aber auch vom Alpha-EEG-Feedback her bekannt. In beiden Fällen wurde das Zielverhalten dadurch erreicht, daß Einflüsse inhibiert wurden, die eine Annäherung an das Zielverhalten erschwerten oder verhinderten, z.B. okulomotorische Aktivität während eines Alpha-EEG-Feedback.

5.2 Regelungstheoretische Ansätze

Regelkreis-Modelle standen bei den frühen Grundlagenexperimenten zum Biofeedback Pate bei der Entwicklung entsprechender Instrumente, jedoch nicht im Sinne einer theoretischen und funktionsanalytischen Parametrisierung (wie z.B. einer

Quantifizierung der einfachsten Regelkreiskomponenten „Regelstrecke"-„Meßfühler"-„Regler"). Im allgemeinen handelt es sich bei den verwendeten Feedback-Methoden nicht um geschlossene, sondern um offene Regelkreise. Die optische Rückmeldung der Herzrate beispielsweise in Form eines Kardiotachogramms oder die akustische Rückmeldung des Muskeltonus stellen nicht einen direkten Input in das jeweilige System dar, sondern erfordert die Zwischenschaltung einer informationsverarbeitenden Instanz (z.B. das Gehirn). Welche funktionalen Beziehungen zwischen dem Input und dieser Kontrollinstanz bestehen, ist weitgehend unbekannt. Insofern ist der Begriff „Feedback" verfahrenstechnisch und parameteranalytisch nichts anderes als eine Metapher.

Sinn eines Regelkreises ist u.a. die Optimierung der Funktionsweise eines Systems. Da ein Regelkreis die Aufgabe hat, die Varianz eines Systems einzuschränken, kann ein Regelkreis-Modell auch in der Feedback-Forschung eine konzeptuelle Orientierunghilfe sein (z.B. bei der Stabilisation der Herzrate, Einschränkungen der Schwankungen des Muskeltonus, Korrektur der Körperhaltung bei Kyphoskoliose). Bei allen Richtungs- und Intensitätsänderungen von physiologischen Funktionen, die in der Regel die entscheidende Zielgröße eines Feedback-Trainings sind, haben Regelkreis-Modelle bisher keine Rolle gespielt. Hierzu folgende Beispiele: Steigerung oder Senkung der Herzrate, periphere Vasodilatation, Vermehrung der Alpha-Perioden im EEG.

5.3 Modelle der Interozeption

Eines der einflußreichsten, wenngleich auch umstrittensten Modelle der Biofeedback-Forschung ist das der Interozeption (Wahrnehmung afferenter Signale aus dem Körperinneren). Die Grundthese lautet: Selbstkontrolle autonomer Reaktionen kann nur dann gelingen, wenn Körpervorgänge, die bislang der bewußten Wahrnehmung nicht zugänglich waren, durch eine Feedback-Anordnung sichtbar und hörbar gemacht werden. Jedes Feedback-Verfahren versucht die Diskrimination von afferenten Signalen aus dem Körperinneren anzubahnen, zu unterstützen und zu verstärken. Untersucht wurde diese Annahme vorwiegend im Bereich der Wahrnehmung der Herztätigkeit (Brener, 1977). Der Grund hierfür lag weniger in theoretischen Vorüberlegungen, als vielmehr in der relativ unaufwendigen Registriermöglichkeit der Herztätigkeit (EKG). Man ging davon aus, daß nur solche Probanden imstande seien, ihre Herzrate unter Feedback-Bedingungen z.B. zu steigern oder zu senken, die gleichzeitig auch in der Lage waren, ihre Herztätigkeit wahrzunehmen. Die Diskrimination galt also als Vorbedingung für autonomes Lernen.

Diese Grundannahme ist neuerdings von der Interozeptionsforschung in Zweifel gezogen worden. Gingen die frühen Arbeiten zur Herzwahrnehmung und zur willentlichen Kontrolle der Herztätigkeit noch von der Diskriminierbarkeit der Herzschlagfolge (also: Diskrimination von Intervalländerungen) aus, scheint es heute als gesichert, daß es die mechanische Aktion des pumpenden Herzens ist, welche wahrgenommen wird. Insofern sind wahrscheinlich all jene Arbeiten, die sich um eine empirische Untermauerung der Diskriminationshypothese bemüht haben, von einer fragwürdigen Aufgabenstellung ausgegangen. Weiter hat die Interozeptionsforschung gezeigt, daß afferente Signale aus dem viszeralen Bereich (vor allem aus dem gastrointestinalen System) zu zuverlässigen Diskriminationsleistungen führen, ohne daß sich die Probanden dessen bewußt zu sein brauchen. Für die Biofeedback-Forschung bedeutet dies, daß eine Kontrolle autonomer Funktionen selbst dann gelingt, wenn die Probanden nicht in der Lage sind, anzugeben, was sie gespürt oder wie sie diese Kontrolle zustande gebracht haben (vgl. Vaitl & Schandry, 1995).

5.4 Mediations-Hypothese

Diese Hypothese besagt in ihrer einfachsten Form folgendes: Wenn ein Proband mit Hilfe einer optischen Rückmeldung seinen Pulsschlag beschleunigen soll, kann er dies dadurch erreichen, daß er schneller atmet. Die Atmung ist hierbei der Mediator für die Pulsbeschleunigung. Die Diskussion über den Einfluß von Mediatoren entzündete sich vor allem an der Behauptung, autonome Reaktionen seien direkt durch instrumentelles Konditionieren zu beeinflussen. Als Alternative wurde die These aufgestellt, daß die Mediatorprozesse, nicht aber die Zielfunktion – in unserem Fall die Atmung und nicht die Herztätigkeit – operant verstärkt werden (Katkin & Murray, 1968). Bei der Vielfalt und Komplexität der körperlichen und kognitiv-mentalen Prozesse, die durch ein Feedback-Training in Gang gesetzt werden, muß zwangsläufig mit der Beteiligung verschiedener Mediator-Variablen gerechnet werden. Beispiele hierfür sind:

a) EEG-Alpha-Steigerung kommt hauptsächlich durch Veränderung der okulomotorischen Aktivität zustande.
b) Senkung des Stirnmuskeltonus wird nur erreicht, wenn auch jene Muskelpartien entspannt werden, die in das EMG-Signal der Stirn einstreuen.
c) Das EMG-Niveau bestimmter Muskelpartien läßt sich nur senken, wenn insgesamt eine entspannte Körperhaltung eingenommen wird.
d) Periphere Vasodilatation ist nur dann zu erreichen, wenn die Sympathikusaktivität reduziert wird.

Es liegt also nahe, gerade den Mediatorprozessen besondere Aufmerksamkeit zu schenken, da ohne deren Veränderung auch keine nennenswerten Veränderungen in der rückgemeldeten Körperfunktion zu erwarten sind. Die Mediator-Hypothese ist also nicht nur eine Alternative, sondern eine zentrale Annahme hinsichtlich der Wirkweise des Biofeedback überhaupt.

5.5 Streß-Entspannungs-Ansatz

Dieser Ansatz ist in der Biofeedback-Forschung weit verbreitet. Aufgrund seines hohen Allgemeinheitsgrades wurde er zur Leitlinie bei der praktischen Anwendung zahlreicher Biofeedback-Verfahren. Postuliert wird ein Kontinuum psychophysiologischer Aktivierung, dessen Pole durch die Zustände „Belastung-Beanspruchung" (Streß) und „Entspannung" markiert sind. Ein Biofeedback-Training soll dabei helfen, die psychophysiologische Reaktionslage eines Individuums vom Pol hoher Aktiviertheit zum Pol der Entspannung hin zu verschieben. Dem liegt ferner die Annahme zugrunde, daß die Selbstkontrolle autonomer Reaktionen in einem Zustand körperlicher Entspannung besser gelänge als bei einem hohen Aktivierungsniveau. Diese Sichtweise herrscht vor allem im klinischen Bereich vor. Dafür spricht, daß das Feedback mit einem Entspannungsverfahren kombiniert wird, oder durch das Feedback-Arrangement primär Entspannung herbeigeführt werden soll (vgl. auch die diesbezüglichen Instruktionen vor Beginn zahlreicher Feedback-Trainings). Trotz der Popularität, die dieses Vorgehen genießt, steht der Nachweis noch aus, daß Selbstkontrolle autonomer Reaktionen besser im entspannten Zustand als unter aktivierenden Bedingungen gelingt (vgl. hierzu weiter unten auch den Exkurs: Leistungssteigerung durch Biofeedback). Was die Selbstkontrolle maßgeblich unterstützt, ist nicht primär die körperliche Entspannung, sondern es sind kognitive Faktoren und entsprechende Haltungen gegenüber dem Feedback-Training. Hierzu zählen die passive Konzentration, das Gewährenlassen, die absichtsfreie Beobachtung körperlichen Geschehens sowie das Unterbinden störender Gedanken und Vorstellungen. Zahlreiche kurzfristige Effekte, die während einer Trainingssitzung auftauchen, lassen sich damit erklären.

Selbstkontrolle bedeutet aber darüber hinaus nicht nur, daß körperliche Entspannung erlernt und beherrscht wird, sondern daß sie auch in anderen, zumeist belastenden Situationen, die der Entspannung entgegengesetzt sind, gelingt. Hier aber erweist sich der oben geschilderte Ansatz als unvorteilhaft, da möglicherweise eine Übertragung des unter entspannten Bedingungen Erlernten schwerfällt oder gänzlich mißlingt, sobald psychophysische Belastungen auftreten. Ähnlich wie Patienten mit Raynaud'scher Erkrankung beim Handtemperatur-Feedback die Kontrolle der Handtemperatur auch unter erschwerten, d.h. kritischen Temperatur-Bedingungen einübten, sollte auch bei den übrigen Feedback-Verfahren der Transfer des Erlernten programmatisch in das Behandlungskonzept integriert werden (vgl. Zolten, 1989, Schwartz et al., 1995).

In diesem Zusammenhang soll der viel diskutierten Frage ein Exkurs gewidmet sein, inwieweit durch Biofeedback-Verfahren Leistungssteigerungen erzielt werden. Biofeedback-Verfahren sind nämlich außer zur Entspannungsinduktion auch zur Selbstregulation von psychophysiologischen Aktivierungsprozessen eingesetzt worden. Die Einstellung des Organismus auf ein optimales Aktivierungsniveau kann bei verschiedenen Tätigkeiten und Handlungsvollzügen von Vorteil sein, so z.B. bei bestimmten sensomotorischen Leistungen, bei der Muskeltonus-Koordination und im Sport (Übersicht bei Christen, 1986; Petruzzello, Landers & Salazar, 1991). Dabei kommt es nicht so sehr darauf an, einen möglichst „tiefen" Entspannungszustand zu erreichen, sondern Entspannung in verschiedenen physiologischen Subsystemen (zentralnervöses, neuromuskuläres, kardiovaskuläres) nur soweit herzustellen als für ein Leistungsoptimum erforderlich ist.

Leistungsverbesserungen bei verschiedensten Tätigkeiten erwartete man vom EMG-Feedback und vom Alpha-EEG-Feedback. Die Grundannahme all dieser Untersuchungen war, daß Muskelentspannung und vermehrte EEG-Alpha-Produktion einen günstigen Einfluß auf das Leistungsverhalten habe. Eine kritische Sichtung der hierzu vorliegenden Arbeiten (Landers, 1988; Petruzzello et al., 1991) kam jedoch zu dem Ergebnis, daß weder das EMG-Feedback (meist Stirn-EMG-Feedback) noch ein Alpha-EEG-Feedbacktraining zu Leistungsverbesserungen führt, zumindest ist deren leistungsfördernder Einfluß umstritten. Sehr viel spricht dafür, daß die Grundannahme, allgemeine muskuläre Entspannung oder kortikale Deaktivierung führe zu besseren Leistungen, zu unspezifisch, wenn nicht sogar irreführend ist; denn motorische Fertigkeiten, z.B. im Sport, lassen sich eher dadurch verfeinern, daß das Trainingsziel integraler, d.h. spezifischer Bestandteil eines Handlungsvollzuges ist, und nicht durch eine unspezifische globale Entspannung.

Positive Resultate konnten demgegenüber beim Einsatz eines Feedbacks der Gleichspannungsverschiebungen am Kortex (CNV; s.o.) und des Herzraten-Feedbacks erzielt werden. Hier handelt es sich um Verfahren, die direkt auf die Selbstregulation der an bestimmten Handlungen und Aktivitäten beteiligten physiologischen Subsysteme abzielen. So sind beispielsweise die langsamen Hirnstrompotentiale (CNV) mit der Vorbereitung und Mobilisation zerebraler Ressourcen für die darauffolgende Tätigkeit verknüpft (Birbaumer et al., 1981). Ein Training dieser Hirnstrommuster, d.h. in Richtung stärkerer Negativierung der Schädeloberfläche führt
a) zu rascheren Reaktionszeiten,
b) zu rascheren Lösungen mathematischer Aufgaben und
c) zu geringeren Leistungseinbußen bei Vigilanzaufgaben (Lutzenberger et al., 1982; Übersicht bei Landers, 1988).

Auch bei Sportlern (z.B. Bogenschützen; Landers u.a., 1991) erwies sich ein Feedback-Training dieser Art als leistungssteigernd.

Eine ähnlich systemspezifische Zielsetzung verfolgte auch Engel und seine Arbeitsgruppe mit dem Einsatz des Herzraten-Feedbacks. Dabei ging es um die Reduktion der Herzarbeit bei dynamischer Körperbelastung. Da mit steigender physischer Leistungsanforderung der Sauerstoffverbrauch des Herzens und damit auch die Herzrate zunimmt, galt es bei dieser Feedback-Prozedur, nämlich digitalen Rückmeldung bei Überschreitung einer bestimmten Herzrate, die Herzrate trotz steigendem Sauerstoffbedarf (während einer Fahrrad-Ergometer-Belastung) niedrig zu halten. Perski und Engel (1980) fanden, daß die mittlere Herzrate während der Feedback-Kontrolle um 22% niedriger lag als bei der Fahrrad-Ergometer-Belastung ohne eine solche Feedback-Unterstützung. Auch an Patienten mit Grenzwert-Hypertonie konnte mit demselben Verfahren gezeigt werden, daß sie bereits nach einem fünftägigen Training in der Lage waren, bei unverminderter körperlichen Leistung ihre Herzrate um durchschnittlich zehn Schläge/Minute niedriger zu halten und damit die Anforderungen an die Pumpleistung der linken Herzkammer zu reduzieren (Frederikson & Engel, 1985). Weitaus stärker waren die Effekte vor allem dann, wenn, wie Engel (1986) zeigen konnte, Affen über lange Zeit hin mit dieser Feedback-Methode darin trainiert wurden, Herzratensteigerungen während physischer Leistungsanforderungen zu vermeiden. Der Mechanismus, der dies ermöglicht, besteht wahrscheinlich in einer besseren Sauerstoffausnutzung während körperlicher Belastung.

Auf dem Hintergrund der oben geschilderten negativen Befunde machen diese positiven Resultate vor allem zweierlei deutlich:

▸ Leistungsverbesserungen können durch Feedback nur dann erwartet werden, wenn das Feedback-Training auf physiologische Funktionen abzielt, die eng mit den an der Leistung beteiligten Funktionen gekoppelt sind (z.B. Mobilisation elektrokortikaler Funktionen bei sensomotorischen Leistungen, bessere Sauerstoffausnutzung bei physischer Belastung).
▸ Wenn dies sichergestellt ist, erweist sich das entsprechende Feedback als sehr spezifische und wirksame Methode zum Aufbau von Selbstkontrolle physiologischer Funktionen. Es ist damit jenen Verfahren vergleichbar, bei denen ein ebensolch enger Zusammenhang zwischen Feedback-Zielvariable und zu veränderndem Prozeß besteht (z.B. SMUT, vasomotorisches Feedback; s.o.).

5.6 Performanz-Ansatz

Der Schwerpunkt dieses Ansatzes liegt auf den kognitiven Variablen, die während eines Feedback-Trainings eine Rolle spielen. Hierzu zählt vor allem das Erfolgserlebnis, welches sich nach geglückter Kontrolle einer physiologischen Zielgröße einstellt. Beispiele hierfür sind all jene Untersuchungen, die gezeigt haben, daß sich im Laufe eines Feedback-Trainings oder einer Feedback-Behandlung positive Ergebnisse in den verschiedensten Bereichen (z.B. Selbstwert-Gefühl, Symptombesserung) einstellen, unabhängig davon, ob die Rückmeldung kontingent oder nichtkontingent gewesen war (vgl. Vaitl, Ebert & Kuhmann, 1989); denn ausschlaggebend war einzig und allein die Tatsache, daß den Übenden der Eindruck vermittelt wurde, sie seien bei einer so schwierigen Aufgabe wie der Kontrolle einer bislang für unkontrollierbar erachteten körperlichen Funktion erfolgreich gewesen.

Theoretisch lassen sich diese Befunde mit den in der kognitiven Verhaltenstherapie entwickelten Modellen der Selbsteffizienz („perceived self-efficacy", Bandura, 1977) und Selbstkontrolle („self-mastery", Meichenbaum, 1976) erklären. Bereits 1980 machte Yates, nach einer kritischen Analyse der bis dahin publizierten Arbeiten zu Erwartungen und Biofeedback-Performanz, darauf aufmerksam, daß kaum eine Feedback-Untersuchung diesen Ansatz der Selbsteffizienz nicht in irgendeiner Weise verwirklicht hätte. Dieses Ergebnis ist insofern nicht überraschend, als die elektronische Prothese „Biofeedback" den Trainingsaspiranten vorab als ein Verfahren zur Verbesserung der Körperkontrolle nahegebracht und erläutert wird. Die Tatsache, daß außerdem die Unterstützung ihrer Kontrollüberzeugungen nicht durch Persuasion oder durch die naive Versicherung, es werde ihnen schon gelingen, geschieht, ist ein klarer Vorteil der Biofeedback-Verfahren.

Hier nämlich kann der Erfolg sichtbar und hörbar gemacht werden, und zwar in einer quantitativ abstufbaren Weise. Mißerfolg läßt sich, falls indiziert, verschleiern, kleine Schritte in Richtung auf den Erfolg größer darstellen als sie in Wirklichkeit sind und bereits Erreichtes, falls demotivierendes Mißtrauen vorherrscht, dokumentieren und objektivieren.

Nach kognitionspsychologischen und verhaltenstherapeutischen Vorstellungen sollten sich dadurch auch Attributionen und Bewertungen der eigenen Kompetenz (Bandura, 1977; Meichenbaum, 1976) günstig beeinflussen lassen. Ob und inwieweit sich dadurch auch Verhaltensänderungen ergeben, hängt gewiß nicht mehr nur davon ab, was mit Hilfe des Biofeedback erlernt wurde, sondern von übergeordneten Veränderungen im kognitiven Bereich und von Einflüssen aus dem individuellen Lebensbereich. Gerade dieser Aspekt aber verlangt, daß – nimmt man den Performanz-Ansatz ernst – die Biofeedback-Verfahren in ein übergeordnetes Behandlungskonzept integriert sein müssen.

6. Vorteile des Biofeedback

Zusammenfassend sind folgende Aspekte zu nennen, die für Biofeedback als Methode der Entspannungsinduktion sprechen:
1. Feedback macht Körpervorgänge, die der Wahrnehmung schwer oder gar nicht zugänglich sind, beeinflußbar. Dabei spielt es keine Rolle, ob die entsprechende Körperfunktion direkt beeinflußt wird oder ob nur die Mediatoren verändert werden, die mit ihr funktional gekoppelt sind.
2. Feedback macht kleinste körperliche Änderungen sichtbar und hörbar, wodurch frühzeitig angezeigt wird, ob eine individuelle Kontrollmaßnahme Erfolg verspricht. Dies ist gewöhnlich bei anderen Entspannungsverfahren nicht möglich; bei ihnen sind lediglich subjektive Empfindungen der Gradmesser des Erfolgs, also ein sehr unzuverlässiger Maßstab für Veränderungsrichtung und -ausmaß.
3. Feedback erlaubt quantitativ abgestufte Shaping-Prozeduren für den Aufbau von Selbstkontrolle und Kontrollüberzeugungen.
4. Sowohl Klient als auch Therapeut erhalten durch die während des Feedbacks aufgezeichneten Meßgrößen objektive Anhaltspunkte für den erzielten Erfolg. Dies ist bei den anderen Entspannungsverfahren nur dann der Fall, wenn während der Übungen entsprechend kontinuierliche physiologische Messungen vorgenommen werden.
5. Da für die geschilderten Biofeedback-Verfahren annähernd bekannt ist, über welche Mechanismen ihre Effekte zustande kommen, lassen sich Kombinationen von Feedback-Verfahren denken. Beispiele: wenn ein Klient/Patient Schwierigkeiten hat, sich zu konzentrieren und „abzuschalten", empfiehlt sich ein Alpha-EEG-Feedback-Training, bevor mit der feedbackinduzierten Entspannung bestimmter Muskelpartien begonnen wird. Oder: bei der Reduktion des systolischen Blutdrucks müssen zunächst individuelle Strategien herausgefunden werden, die eine blutdrucksenkende Wirkung haben. Da dies im individuellen Fall

sehr verschiedene Strategien sein können, sind diese erst durch ein Feedback zu identifizieren, ehe sie mit einer Entspannungsmethode eingeübt, verstärkt und stabilisiert werden (s. Methode von Engel et al., 1981).
6. Der Aufbau von Kontrollüberzeugungen kann möglicherweise rascher vonstatten gehen, wenn Feedback verwendet wird als wenn man es dem Zufall überläßt, wann und in welcher Weise ein Klient/Patient zu der Überzeugung kommt, er könne seinen Körper unter Kontrolle bringen.

Neben diesen Vorteilen gibt es natürlich auch Nachteile, auf die im folgenden hingewiesen werden soll.

7. Nachteile des Biofeedback

Die Nachteile des Biofeedback sind spezifischer Art und sollten daher auf dem Hintergrund der Vorteile gesehen werden:
1. Da es sich um apparative Verfahren handelt, spielt natürlich der Kostenfaktor eine Rolle. Nach Angaben aus den USA liegen die Kosten für eine Feedback-Behandlung um 20% höher als für eine Behandlung mit herkömmlichen Entspannungsverfahren (Beaton et al., 1982). Warum sollen, so ist zu fragen, die kostspieligeren Methoden verwendet werden, von denen bekannt ist, daß sie nicht oder nur geringfügig wirkungsvoller sind als die kostengünstigeren nicht-apparativen Entspannungsmethoden. An diesem Argument ändert sich auch dann nichts, wenn darauf verwiesen wird, daß die Feedbackgeräte immer preisgünstiger werden. Das Argument der Effektäquivalenz bleibt nach wie vor bestehen.
2. Mit diesem Argument eng verknüpft ist die Frage nach dem intellektuellen Aufwand. Der sachgerechte Einsatz von Biofeedback-Verfahren setzt ein physiologisches und technisches Grundwissen voraus, welches nur schwer als Voraussetzung zu verlangen ist, wenn es sich um Verfahren handelt, die ebenso wirkungsvoll sind wie Entspannungsverfahren, deren Anwendung sich jeder, zumindest nach laienhafter Vorstellung, zutrauen kann.
3. Im klinischen Bereich ist mit Widerständen zu rechnen, wenn sich zu den unter Punkt 1) und 2) genannten Aspekten noch der Einwand gesellt, durch die Verwendung von Apparaten komme die Therapeut-Patient-Beziehung zu kurz. Je nach Definition dieses delikaten Bereichs und therapeutischer Zielsetzung, hat ein Argument dieser Art unterschiedliches Gewicht.
4. Mehr aber als das vorgenannte Argument fällt die Tatsache ins Gewicht, daß die Patienten – und darauf kommt es hier an – der Meinung sind, von Entspannungsverfahren mehr profitiert zu haben als von Feedback-Verfahren. Zumindest trifft dies für die oben erwähnte Studie von Olson (1988) zu. Selbst wenn dies nur ein vereinzelter Befund sein sollte, ist er doch als Hinweis ernstzunehmen; denn die Sicht der Patienten sollte gerade dann im Mittelpunkt stehen, wenn sie ihre Schwierigkeiten und Störungen mit Hilfe von Selbstkontrollstrategien zu bewältigen bereit sind.

Literatur

Alexander, A.B. (1975). An experimental test of assumptions relating to the use of electromyographic biofeedback as an general relaxation technique. *Psychophysiology, 12*, 656–662.

Alexander, A.B., White, P.D., & Wallace, H.M. (1977). Training and transfer of training effects in EMG Biofeedback assisted muscular relaxation. *Psychophysiology, 14*, 551–558.

Andrasik, F. & Blanchard, E.B. (1987). The Biofeedback treatment of tension headache. In J.P. Hatch, J.G. Fisher, & J.D. Rugh (Eds.), *Biofeedback: Studies in clinical efficacy.* (p. 281–321). New York, London: Plenum Press.

Andrasik, F., & Holroyd, K. (1980). A test of specific and nonspecific effects in the biofeedback treatment of tension headache. *Journal of Consulting and Clinical Psychology, 48*, 575–586.

Bandura, A. (1977). Self-efficacy: Toward a unifying theory of behavioral change. *Psychological Review, 84*, 191–215.

Basmajian, J.V. (1967). Control of individual motor units. *American Journal of Physical Medicine, 46*, 480–486.

Basmajian, J.V. (1979a). *Muscles alive: Their functions revealed by electromygraphy.* Baltimore: Williams & Wilkins.

Basmajian, J.V. (Ed.). (1979b). *Biofeedback: Principles and practice for clinicians.* Baltimore: Williams & Wilkins.

Basmajian, J.V. (1988). Research foundations of EMG Biofeedback in rehabilitation. *Biofeedback and Self-Regulation, 13*, 275–298.

Beaton, R., Egan, K., Betrus, P., & Nakagawa, H. (1982). Cost-benefit analysis of out-patient stress response management training. *Proceedings of the 13th Annual Meeting of the Biofeedback Society of America*, 27–30.

Benson, H., Greenwood, M.M., & Klemchuk, H. (1975). Relaxation response: Psychophysiological aspects and clinical applications. *International Journal of Psychiatry in Medicine, 6*, 87–98.

Birbaumer, N. & Schmidt, R.F. (1996). 3. Auflage. *Biologische Psychologie.* Berlin, Heidelberg, New York: Springer.

Birbaumer, N., Lutzenberger, W., Elbert, T., Rockstroh, B., & Schwarz, J. (1981). EEG and slow cortical potentials in anticipation of mental tasks with different hemispheric involvement. *Biological Psychology, 13*, 251–260.

Bird, B.L., Newton, F.A., Sheer, D.E. & Ford, M. (1978). Behavioral and electroencephalographic correlates of 40-Hz EEG Biofeedback training in humans. *Biofeedback and Self-Regulation, 1*, 13–28.

Blanchard, E.B. & Andrasik F. (1987). Biofeedback treatment of vascular headache. In J.P. Hatch, J.G. Fisher & J.D. Rugh (Eds.), *Biofeedback. Studies in clinical efficacy.* (p. 1–80). New York: Plenum Press.

Blanchard, E.B., Andrasik, F., Ahles, T.A., Teders, S.J., & O'Keefe, D.M. (1980). Migraine and tension headache: A meta-analytic review. *Behavior Therapy, 11*, 613–631.

Blanchard, E.B., Andrasik, F., Neff, D.F., Saunders, N.L., Arena, J.G., Pallmeyer, T.P., Teders, S.J., Jurish, S.E., & Rodichok, L.D. (1983). Four process studies in the behavioral treatment of chronic headache. *Behaviour Research and Therapy, 21*, 209–220.

Blanchard, E.B., Haynes, M.R., Kallman, M.D., & Harkey, L. (1976). A comparison of direct blood pressure feedback and electromyographic feedback of the blood pressure of normotensives. *Biofeedback and Self-Regulation, 1*, 445–451.

Blanchard, E.B., Appelbaum, K.A., Radnitz, C.L., Morrill, B., Michultka, D., Kirsch, C., Guarnieri, P., Hillhouse, J., Evans, D.D., Jaccard, J., & Barron, D. (1990). A controlled evaluation of thermal biofeedback and thermal biofeedback combined with cognitive therapy in the treatment of vascular headache. *Journal of Consulting and Clinical Psychology, 58*, 216–224.

Brener, J. (1977). Visceral perception. In J.Beatty & H. Legewie (Eds.), *Biofeedback and behavior* (pp. 235–259). New York: Plenum.

Brown, B. (1970). Recognition of aspects of consciousness through association with EEG alpha activity represented by a light signal. *Psychophysiology, 6*, 442–452.

Brown, B. (1971). Awareness of EEG-subjective activity relationships detected within a closed feedback system. *Psychophysiology, 7*, 451–464.

Brown, B. (1974). *New mind, new body, Biofeed-*

back: *New directions for the mind.* New York: Harper & Row.

Budzynski, T.H. & Stoyva, J.M. (1969). An instrument for producing deep muscle relaxation by means of analog information feedback. *Journal of Applied Behavioral Analysis, 2,* 231–237.

Budzynski, T.H., Stoyva, J.M., & Adler, C.S. (1970). Feedback-induced muscle relaxation: Application to tension headache. *Journal of Behavior Therapy and Experimental Psychiatry, 1,* 205–211.

Budzynski, T.H., Stoyva, J.M., Adler, C.S., & Mullaney, D.J. (1973). EMG Biofeedback and tension headache: A controlled outcome study. *Psychosomatic Medicine, 35,* 484–496.

Canter, A., Kondo, Ch.Y., & Knott, J.R. (1975). A comparison of EMG feedback and progressive muscle relaxation training in anxiety neurosis. *British Journal of Psychiatry, 127,* 470–477.

Carlson, J.G., Basilio, C.A., & Heaukulani, J.D. (1983). Transfer of EMG training: Another look at the general relaxation issue. *Psychophysiology, 20,* 530–536.

Christen, J. H. (1986). *Beanspruchungskontrolle durch Biofeedback.* München: Profil-Verlag.

Counts, D.K., Hollandsworth, J.G. Jr., & Alcorn, J.D. (1978). Use of electromyographic biofeedback and cue-controlled relaxation in the treatment of test anxiety. *Journal of Consulting and Clinical Psychology, 46,* 990–996.

Cuthbert, B.N., Kristeller, J., Simons, R., Hodes, R., & Lang, P.J. (1981). Strategies in arousal control: Biofeedback, meditation, and motivation. *Journal of Experimental Psychology (General), 110,* 518–546.

Dalessio, D.J., Kunzel, M., Sternbach, R., & Sovak, M. (1979). Conditioned adaptation-relaxation reflex in migraine therapy. *Journal of American Medical Association, 242,* 2102–2104.

Davis, P.J. (1980). Electromyograph biofeedback: Generalization and the relative effects of feedback, instructions and adaptation. *Psychophysiology, 17,* 604–612.

Elbert, T., Rockstroh, B., Lutzenberger, W., & Birbaumer, N. (Eds.). (1984). *Self-Regulation of the brain and behavior.* New York: Springer.

Engel, B. (1986). Behavioral modulation of cardiovascular and somatomotor-cardiovascular interactions in the non-human primate. In P. Grossman, K.H.L. Janssen & D. Vaitl (Eds.), *Cardiorespiratory and cardiosomatic psychophysiology.* New York: Plenum.

Engel, B.T. (1977). Cardiac arrhythmias. In R. B. Williams & W.D. Gentry (Eds.), *Behavioral approaches to medical treatment.* (pp. 67–76). Cambridge: Ballinger.

Engel, B.T. (1986). An essay on the circulation as behavior. *The Behavioral and Brain Sciences, 9,* 285–318.

Engel, B.T., & Bleeker, E.R. (1974). Application of operant conditioning techniques to the control of the cardiac arrhythmias. In Obrist et al. (Eds.), *Cardiovascular psychophysiology.* Chicago: Aldine.

Engel, B.T., Gaarder, K.R., & Glasgow, M.S. (1981). Behavioral treatment of high blood pressure: I. Analyses of intra- and interdaily variations of blood pressure during a one-month, baseline period. *Psychosomatic Medicine, 43* 255–270.

Engel, B.T., Glasgow, M.S., & Gaarder, K.R. (1983). Behavioral treatment of high blood pressure: III. Follow-up results and treatment recommendations. *Psychosomatic Medicine, 45,* 23–29.

Eppley, K.R. & Abrams, A.T. (1989). Differential effects of relaxation techniques on trait-anxiety: A meta-analysis. *Journal of Clinical Psychology, 45,* 957–974.

Flor, H., & Turk, D.C., & Koehler, H. (1984). Etiological theories and treatments for chronic back pain: I. Somatic models and interventions. *Pain, 19,* 105–122.

Flor, H., Haag, G., Turk, D.C., & Koehler, H. (1983). Efficacy of EMG Biofeedback, pseudotherapy, and conventional medical treatment for chronic rheumatic back pain. *Pain 17,* 21–31.

Frank, J.D. (1982). Biofeedback and the placebo effect. *Biofeedback and Self-Regulation, 7,* 449–460.

Fredrikson, M., & Engel, B.T. (1985). Learned control of heart rate during exercise in patients with borderline hypertension. *European Journal of Applied Physiology, 54,* 315–320.

Freedman, R. & Papsdorf, J.D. (1976). Biofeedback and progressive relaxation treatment of sleep-onset insomnia: A controlled all-night investigation. *Biofeedback and Self-Regulation, 1,* 253–271.

Freedman, R.R. (1991). Physiological mechanisms of temperature Biofeedback. *Biofeedback and Self-Regulation 16,* 95–115.

Freedman, R.R., & Ianni, P. (1983). Self-control of digital temperature: Physiological factors and transfer effects. *Psychophysiology, 20,* 682–688.

Freedman, R.R., Ianni, P., & Wenig, P. (1983). Behavioral treatment of Raynaud's disease. *Journal of Consulting and Clinical Psychology, 51,* 539–549.

Freedman, R.R., Morris, M., Norton, D.A.M., Masselink, D., Sabharwal, S.C., & Mayes, M. (1988). Physiological mechanisms of digital vasoconstriction training. *Biofeedback and Self-Regulation, 13,* 299–305.

Garrett, B.L. & Silver, M.P. (1976). The use of EMG and alpha biofeedback to relieve test anxiety in college students. In I. Wickramasekera (Ed.), *Biofeedback, behavior therapy and hypnosis: Potentiating the verbal control of behavior for clinicians.* Chicago: Nelson-Hall.

Gatchel, R.J. (1982). EMG biofeedback in anxiety reduction. In L. White & B. Tursky (Eds.), *Clinical biofeedback: Efficacy and mechanisms.* New York, London: Guilford.

Gatchel, R.J., Korman, M., Weis C.B., Smith, D. & Clarke L. (1978). A multiple response evaluation of EMG biofeedback performance during training and stress induction conditions. *Psychophysiology, 15,* 252–258.

Gervino, E.V., & Veazey, A.E. (1984). The physiologic effects of Benson's relaxation response during submaximal aerobic exercise. *Journal of Cardiac Rehabilitation, 4,* 254–259.

Glasgow, M.S. & Engel, B.T. (1987). Clinical issues in biofeedback and relaxation therapy for hypertension. In J.P. Hatch, J.G. Fisher & J.D. Rugh (Eds.), *Biofeedback. Studies in clinical efficacy.* (pp. 81–121). New York: Plenum.

Glasgow, M.S., Gaarder, K.R., & Engel, B.T. (1982). Behavioral treatment of high blood pressure: II. Acute and sustained effects of relaxation and systolic blood pressure Biofeedback. *Psychosomatic Medicine, 44,* 155–170.

Goldstein, J.B. (1972). Electromyography. In N.S. Greenfield & R.A. Sternbach (Eds.)., *Handbook of psychophysiology.* (pp. 329–365). New York: Holt.

Green, E.E., Green, A.M., & Walters, E.D. (1970). Voluntary control of internal states: Psychological and physiological. *Journal of Transpersonal Psychology, 2,* 1–26.

Hatch, J.P. & Saito, I. (1990). Growth and development of biofeedback: A bibliographic update. *Biofeedback and Self-Regulation, 15,* 37–46.

Hatch, J.P., Fisher, J.G. & Rugh J.D. (1987). (Eds.). *Biofeedback. Studies in clinical efficacy.* New York: Plenum.

Hoelscher, T.J., & Lichstein, K.L. (1983). Blood volume pulse biofeedback treatment for chronic cluster headache. *Biofeedback and Self-Regulation, 8,* 533–541.

Holroyd, K., Andrasik, F., & Westbrook, T. (1977). Cognitive control of tension headache. *Cognitive Therapy and Research, 1,* 121–133.

Holroyd, K., Penzien, D., Hursey, K., Tobin, D., Rogers, L., Holy, J., Marcille, P., Hall, J., & Chila, A. (1984). Change mechanisms in EMG biofeedback training: Cognitive changes underlying improvements in tension headache. *Journal of Consulting and Clinical Psychology, 52,* 1039–1053.

Holroyd, K.A., & Penzien, D.B. (1985). *Client variables and the behavioral treatment of recurrent tension headache: A meta-analytic review.* Unpublished manuscript.

Ince, L.P., Leon, M.S. & Christidis D. (1984). Experimental foundations of EMG biofeedback with the upper extremity: A review of the literature. *Biofeedback and Self-Regulation, 9,* 371–383.

Kamiya, J. (1969). Operant control of the EEG alpha rhythm and some of its reported effects on consciousness. In C.T. Tart (Ed.), *Altered states of consciousness.* (pp. 519–529). New York: Wiley.

Kappes, B. & Michaud, J. (1978). Contingent vs. noncontingent EMG feedback and hand temperature in regulation to anxiety and locus of control. *Biofeedback and Self-Regulation, 1,* 51–60.

Katkin, E.S., & Murray, E.N. (1968). Instrumental conditioning of autonomically mediated behavior: Theoretical and methodological issues. *Psychological Bulletin, 70,* 52–68.

Kato, M., & Tanji, J. (1972). Volitionally controlled single motor units in human finger muscles. *Brain Research, 40,* 435–437.

Katz, R.C., Simkin, L.R., Beauchamp, K.L., & Matheson, D.W. (1987). Specific and nonspecific effects of EMG biofeedback. *Biofeedback and Self-Regulation, 12*, 241–253.

Keefe, F. (1978). Biofeedback vs. instructional control of skin temperature. *Journal of Behavioral Medicine, 1*, 323–335.

Keefe, F., & Gardner, E. (1979). Learned control of skin temperature: Effects of short and long-term biofeedback training. *Behavior Therapy, 10*, 202–210.

Keefe, F.J., & Hoelscher, T.J. (1987). Biofeedback in the management of chronic pain syndromes. In J.P. Hatch, J.G. Fisher, & J.D. Rugh (Eds.). *Biofeedback. Studies in clinical efficacy.* (pp. 211–253). New York: Plenum.

Keefe, F.J., Block, A.R., Williams, R.B., & Surwit, R.S. (1981a). Behavioral treatment of chronic low back pain: Clinical outcome and individual differences in pain relief. *Pain, 11*, 221–231.

Keefe, F.J., Schapira, B., Williams, R.B., Brown, C., & Surwit, R.S. (1981b). EMG-assisted relaxation training in the management of chronic low back pain. *American Journal of Clinical Biofeedback, 4*, 93–103.

Kewman, D., & Roberts, A.H. (1980). Skin temperature biofeedback and migraine headache; A double-blind study. *Biofeedback and Self-Regulation, 9*, 327–345.

Kinsman, R.A. & Staudenmayer, H. (1978). Methodology. Baseline levels in muscle relaxation training. *Biofeedback and Self-Regulation, 3*, 97–104.

Kluger, M., & Tursky, B. (1982). A strategy for improving finger temperature Biofeedback training. *Psychophysiology, 19*, 329 (Abstract).

Knox, S.S. (1982). Alpha enhancement, autonomic activation, and extraversion. *Biofeedback and Self-Regulation, 7*, 421–433.

Kondo, C.Y., Travis, T.A., & Knott, J.R. (1975). The effects of changes in motivation on alpha enhancement. *Psychophysiology, 12*, 388–389.

Kröner, B. & Sachse, R. (Eds.). (1981). *Biofeedbacktherapie. Klinische Studien, Anwendung in der Praxis.* Stuttgart: Kohlhammer.

Landers, D.M. (1988). Improving motor skills. In D. Druckman & J.A. Swets (Eds.), *Enhancing human performance* (pp. 61–101). Washington, DC: National Academy Press.

Landers, D.M., Petruzzello, S.J., Salazar, W., Crews, D.J., Kubitz, K.A., Gannon, T.L., & Han, M. (1991). The influence of electrocortical biofeedback on performance in pre-elite archers. *Medicine and Science in Sports and Exercise, 23*, 123–129.

Lang, P.J. (1975). Acquisition of heart rate control: Method, theory and clinical implication. In D.C. Fowles, *Clinical applications of psychophysiology.* New York: Columbia University Press.

Lavallée, Y., Lamontagne, Y., Pinardo, G., Annable, L., & Tétreault, L. (1977). Effects on EMG feedback, diazepam and their combination on chronic anxiety. *Journal of Psychosomatic Research, 21*, 65–71.

Legewie, H. & Nusselt, L. (Hrsg.). (1975). *Biofeedback-Therapie. Lernmethoden in der Psychosomatik, Neurologie und Rehabilitation.* München: Urban & Schwarzenberg.

Libo, L.M., & Arnhold, G.E. (1983a). Does training to criterion influence improvement? A follow-up study of EMG and thermal biofeedback. *Journal of Behavioral Medicine, 6*, 397–404.

Libo, L.M., & Arnhold, G.E. (1983b). Relaxation practice after biofeedback therapy: A long-term follow-up study of utilization and effectiveness. *Biofeedback and Self-Regulation, 8*, 217–227.

Lichstein, K.L. (1988). *Clinical relaxation strategies.* New York: John Wiley & Sons.

Lloyd, A.J. & Leibrecht, B.C. (1972). Conditioning of a single motor unit. *Journal of Experimental Psychology, 88*, 1–7.

Lutzenberger, W., Birbaumer, N., & Steinmetz, P. (1976). Simultaneous biofeedback of heart rate and frontal EMG as a pretraining for the control of theta activity. *Biofeedback and Self-Regulation, 1*, 395–410.

Lutzenberger, W., Birbaumer, N., & Wildgruber, C. (1975). An experiment on the feedback of the theta activity of the human EEG. *European Journal of Behavioral Analysis and Modification, 2*, 119–126.

Lutzenberger, W., Elbert, T., Rockstroh, B., & Birbaumer, N. (1982). Biofeedback of slow cortical potentials and its effect on the performance in mental arithmetic tasks. *Biological Psychology, 14*, 99–111.

Martin, I. & Venables, P.H. (Eds.) (1980). *Techniques in psychophysiology.* New York: Wiley.

Maslach, C., Marshall, G., & Zimbardo, P.G. (1972). Hypnotic control of peripheral skin temperature: A case report. *Psychophysiology, 9,* 600–605.

Meichenbaum, D. (1976). Cognitive factors in biofeedback therapy. *Biofeedback and Self-Regulation, 1,* 201–216.

Messerli, F.H., Decarvalho, J.G.R., Christie, B., & Frohlich, E.D. (1979). Systemic haemodynamic effects of biofeedback in borderline hypertension. *Clinical Science, 57,* 437s-439s.

Middaugh, S.J. (1990). On clinical efficacy: Why biofeedback does – and does not – work. *Biofeedback and Self-Regulation 15,* 191–208.

Miller, M.P., Murphy, P.J., & Miller, T.P. (1978). Comparison of electromyographic feedback and progressive relaxation training in treating circumscribed anxiety stress reactions. *Journal of Consulting and Clinical Psychology, 46,* 1291–1298.

Mulholland, T.B. (1984). Concepts of control in biofeedback therapy. In T. Elbert, B. Rockstroh, W. Lutzenberger, & N. Birbaumer (Eds.), *Self-Regulation of the brain and behavior.* New York: Springer.

Mulholland, T.B., & Eberlin, P. (1977). Effects of feedback contingencies on the control of occipital alpha. *Biofeedback and Self-Regulation, 2,* 43–57.

Mullholland, T.B. & Peper, E. (1971). Occipital alpha and accomodative vergence, pursuit trakking and fast eye movements. *Psychophysiology, 5,* 556–575.

Nouwen, A., & Solinger, J. (1979). The effectiveness of EMG biofeedback in low back pain. *Biofeedback and Self-Regulation, 4,* 103–112.

Olson, R.P. (1988). A long-term, single-group follow-up study of biofeedback therapy with chronic medical and psychiatric patients. *Biofeedback and Self-Regulation, 13,* 331–346.

Paskewitz, D.A., & Orne, M.T. (1973). Visual effects on a feedback training. *Science, 181,* 361–363.

Perski, A., & Engel, B.T. (1980). The role of behavioral conditioning in the cardiovascular adjustment to exercise. *Biofeedback and Self-Regulation, 5,* 91–103.

Petruzzello, S.J., Landers, D.M., & Salazar, W. (1991). Biofeedback and sport/exercise performance: Applications and limitations. *Behavior Therapy, 22,* 379–392.

Plotkin, W.B. (1979). The alpha experience revisited: Biofeedback in the transformation of psychological state. *Psychological Bulletin, 86,* 1132–1148.

Plotkin, W.B., Mazer, C., & Loewy, D. (1976). Alpha enhancement and the likelihood of an alpha experience. *Psychophysiology, 105,* 466–471.

Poppen, R. & Maurer, J.P. (1982). Electromyographic analysis of relaxed postures. *Biofeedback and Self-Regulation, 7,* 491–498.

Qualls, P.J. & Sheehan P.W. (1981). Role of the feedback signal in elektromyograph feedback: The relevance of attention. *Journal of Experimental Psychology, 110,* 204–216.

Qualls, P.J. & Sheehan, P.W. (1979). Capacity for absorption and relaxation during electromyograph biofeedback and no-feedback conditions. *Journal of Abnormal Social Psychology, 88,* 652–662

Raskin, M., Johnson, G., Rondestvedt, J.W. (1973). Chronic anxiety treated by feedback-induced muscle relaxation: A pilot study. In N.E. Miller et al. (Eds.), *Biofeedback & Self-Control.* (pp. 274–285). Chicago: Aldine.

Roberts, A.H. (1985). Biofeedback: Research, training, and clinical roles. *American Psychologist, 40,* 938–941.

Schacter, D.L. (1977). EEG theta waves and psychological phenomena: A review and analysis. *Biological Psychology, 5,* 47–82.

Schandry, R. (1996). *Psychophysiologie. Körperliche Indikatoren menschlichen Verhaltens.* Weinheim: Beltz PsychologieVerlagsUnion. 3. korrigierte Auflage.

Schwartz, M. S. and associates (1995). *Biofeedback. A practitioner's guide.* New York: The Guilford Press.

Shapiro, D., Turksy, B., Gershon, E., & Stern, M. (1969). Effects of feedback and reinforcement on the control of human systolic blood pressure. *Science, 163,* 588–590.

Sharpley, C.F. & Rogers, H.J. (1984). A meta-analysis of frontalis EMG levels with biofeedback and alternative procedures. *Biofeedback and Self-Regulation 9,* 385–393.

Sittenfeld, P., Budzynski, T., & Stoyva, J. (1976). Differential shaping of EEG theta rhythms. *Biofeedback and Self-Regulation, 1,* 31–46.

Smith, M.L., & Glass, G.V. (1977). Meta-analysis of psychotherapy outcome studies. *American Psychologist, 32,* 752–760.

Stegagno, L. & Vaitl, D. (1979). Voluntary heart

rate acceleration under conditions of binary feedback and social competition. In N. Birbaumer & H.D. Kimmel (Eds.). *Biofeedback and self-regulation.* Hillsdale, N.J.: Erlbaum.

Sterman, M.B. (1977). Sensorimotor EEG operant conditioning: Experimental and clinical effects. *Pavlovian Journal of Biological Science, 12,* 63–92.

Stoffer, G.R., Jensen, J.A.S., & Nesset, B.L. (1979). Effects of contingent versus yoked temperature feedback on voluntary temperature control and cold stress tolerance. *Biofeedback and Self-Regulation, 4,* 51–61.

Stoyva, J. (Ed.) (1978). Task Force Reports of the Biofeedback Society of America. *Biofeedback and Self-Regulation, 3,* 329–455.

Stroebel, C.F. & Glueck, B.C. (1973). Biofeedback treatment in medicine and psychiatry: An ultimate placebo? *Seminars in Psychiatry, 5,* 379–393.

Surwit, R. (1977). Simple versus complex feedback displays in the training of digital temperature. *Journal of Consulting and Clinical Psychology, 45,* 146–147.

Surwit, R.S. (1982). Behavioral treatment of Raynaud's syndrome in peripheral vascular disease. *Journal of Consulting and Clinical Psychology, 50,* 922–932.

Surwit, R.S., & Jordan, J.S. (1987). Behavioral treatment of Raynaud's syndrome. In J.P. Hatch, J.G. Fisher, & J.D. Rugh (Eds.). *Biofeedback. Studies in clinical efficacy.* (pp. 255–279). New York: Plenum.

Surwit, R.S., Shapiro, D., & Feld, J.L. (1976). Digital temperature autoregulation and associated cardiovascular changes. *Psychophysiology, 13,* 242–248.

Tarler-Benlolo, L. (1978). The role of relaxation in biofeedback training: A critical review of the literature. *Psychological Bulletin, 85.* 727–755.

Tart, C.T. (ed.) (1969). *Altered states of consciousness.* Garden City, New York: Anchor Books.

Taub, E. (1977). Self regulation of human tissue temperature. In G.E. Schwartz & J. Beatty (Eds.), *Biofeedback: Theory and research* (pp. 265–300). New York: Academic.

Taub, E., & Emurian, C.S. (1976). Feedback-aided self-regulation of skin temperature with a single feedback locus. I. Acquisition and reversal training. *Biofeedback and Self-Regulation, 1,* 147–168.

Tellegen, A., & Atkinson, G. (1974). Openness to absorbing and self-altering experiences („absorption"), a trait related to hypnotic susceptibility. *Journal of Abnormal Psychology, 83,* 268–277.

Townsend, R.E., House, J.F., & Addario, D. (1976). A comparison of Biofeedback-mediated relaxation and group therapy in the treatment of chronic anxiety. *Biofeedback & Self-Control, 42,* 537–548.

Turk, D., Meichenbaum, D., & Berman, W. (1979). Application of Biofeedback for the regulation of pain: A critical review. *Psychological Bulletin, 86,* 1322–1338.

Tursky, B., Shapiro, D., & Schwartz, G.E. (1971). Automated constant cuff-pressure system to measure average systolic and diastolic blood pressure in man. *IEEE Transactions on Biomedical Engineering, 19,* 271–276.

Vaitl, D. (1975a). Zur Problematik des Biofeedback, dargestellt am Beispiel der Herzfrequenzkontrolle. *Psychologische Rundschau, 26,* 191–211.

Vaitl, D. (1975b). Biofeedback-Einsatz in der Behandlung einer Patientin mit Sinustachycardie. In H. Legewie & W. Nusselt (Eds.), *Biofeedbacktherapie. Lernmethoden in der Psychosomatik, Neurologie und Rehabilitation.* München: Urban & Schwarzenberg.

Vaitl, D. & Kenkmann, H.-J. (1972). Stabilisation der Pulsfrequenz durch visuelle Rückmeldung. *Zeitschrift für Klinische Psychologie, 1,* 251–271

Vaitl, D. & Gruppe, H. (1987). Kardio-respiratorische Kohärenz: Ein Versuch, sie sanft zu verändern. *Zeitschrift für experimentelle und angewandte Psychologie, 34,* 628–648.

Vaitl, D., Ebert-Hampel, B. & Kuhmann, W. (1988). Cardiac feedback training in patients with cardiophobia. In T. Elbert, W. Langosch, A. Steptoe, & D. Vaitl (Eds.), *Behavioural medicine in cardiovascular disorders.* (p. 307–323). New York, London: Wiley.

Vaitl, D., Stark, R. & Gruppe, H. (1992). Biofeedback: a methodology for changing cardiorespiratory coupling. Journal of Ambulatory Monitoring, 5, 175–186.

Vaitl, D. & Schandry R. (Eds.) (1995). From the

Heart to the Brain. Frankfurt, Berlin, Bern, New York, Paris, Wien: Lang.

Wallace, R.K., & Benson, H. (1972). The physiology of meditation. *Scientific American, 226,* 84–90.

Wallace, R.K., Benson, H., & Wilson, A.F. (1971). A wakeful hypometabolic state. *American Journal of Physiology, 221,* 795–799.

Wallace, R.K., Silver, J., Mills, P.J., Dillbeck, M.C., & Wagoner, D.E. (1983). Systolic blood pressure and long-term practice of the transcendental meditation and tm-sidhi program: Effects of tm on systolic blood pressure. *Psychosomatic Medicine, 45,* 41–46.

Weiss, T. & Engel, B.T. (1971). Operant conditioning of heart rate in patients with premature ventricular contractions. *Psychosomatic Medicine, 33,* 301–321.

White, L. & Tursky, B. (Eds.). (1982). *Clinical Biofeedback: Efficacy and mechanisms.* New York, London: Plenum.

Wolf, S., & Fisher-Williams, M. (1987). The use of Biofeedback in disorders of motor function. In J.P. Hatch, J.G. Fisher, & J.D. Rugh (Eds.), *Biofeedback: Studies in clinical efficay* (pp. 153–177). New York: Plenum.

Wolf, S.L., Basmajian, J.V., Russe, C.T.C., & Kutner, M. (1979). Normative data on low back motility and activity levels: Implications for neuromuscular reeducation. *American Journal of Physical Medicine, 58,* 217–229.

Yates, A.J. (1980). *Biofeedback and the modification of behavior.* New York, London: Plenum.

Zolten, A.J. (1989). Constructive integration of learning theory and phenomenological approaches to Biofeedback training. *Biofeedback and Self-Regulation, 14,* 89–99.

Entspannungsverfahren bei Kindern und Jugendlichen

Ulrike Petermann und Franz Petermann

1. Einleitung

Entspannung kann eine wichtige Methode im Rahmen der Behandlung von Kindern und Jugendlichen sein (vgl. Hermecz & Melamed, 1984; King et al., 1989; Kohen & Botts, 1987). Therapeutisches Ziel der Entspannung ist entweder die unmittelbare Veränderung eines Symptoms bzw. die Beseitigung eines Problems oder häufiger das Anliegen, die Kinder auf die nachfolgende Intervention bzw. Behandlung so vorzubereiten, daß die angestrebte Verhaltensänderung und kognitive Umstrukturierung erleichtert wird (vgl. Kohen et al., 1984; Petermann & Petermann, 1996a; 1996b; 2000).

Häufig wird bei Kindern und Jugendlichen das Autogene Training angewandt, aber auch Imaginationsverfahren werden eingesetzt (vgl. Kruse, 1980; Hermecz & Melamed, 1984; King, Cranstoun & Josephs, 1989; Lang, 1977; Petermann, 1996a; Petermann & Petermann, 2000).

Auch wenn der potentielle Nutzen von Entspannung bei Kindern und Jugendlichen unbestritten ist, so ist ein Entspannungsverfahren nicht ohne weiteres und in jedem Fall anwendbar. Nicht wenige Therapeuten, die Entspannungsübungen bei Kindern eingesetzt haben, berichten, daß Kinder sich nicht ohne Schwierigkeiten tief genug entspannen können. Auch können die Kinder oft genug nicht den Anweisungen oder den Phantasiebildern des Therapeuten folgen, und zwar besonders dann nicht, wenn

- die Kinder unter zehn Jahre alt sind,
- sie Sprachprobleme haben,
- sie nur über eine geringe Phantasie verfügen,
- sie motorisch sehr unruhig sind,
- sie massive Konzentrationsstörungen mit sehr kurzen Aufmerksamkeitsspannen aufweisen und
- schließlich bei alledem die Entspannungstechnik nicht auf die spezifischen Erfordernisse von Kindern abgestimmt ist, sondern mehr oder weniger das Vorgehen für Erwachsene angewendet wird.

Sind Kinder aufgrund der aufgeführten Punkte mit Entspannungsübungen überfordert, so kann sich Angst oder Langeweile einstellen. Vermeidungsverhalten oder „Blödeleien", die jede Entspannungssituation zunichte machen, sind die Folge.

Besonders Kinder mit expansiven Verhaltensstörungen, wie Hyperaktivität oder aggressivem Verhalten, sind nicht immer leicht zu Entspannungsübungen zu motivieren. Gründe können darin liegen, daß das Erleben von Ruhe und Entspannung den Kindern zu unvertraut ist und in einem sehr großen Gegensatz zu ihrem sonstigen Verhalten steht. Auch der Eindruck, während der Durchführung einer Entspannung die Kontrolle über sich zu verlieren, kann ein Hemmnis darstellen. Deshalb ist stets darauf zu achten, daß das Kind ein Gefühl der Selbstkontrolle herstellen und über die Entspannung hinweg aufrechterhalten kann. Eine gute Vorbereitung und Hinführung der Kinder vor der erstmaligen Durchführung einer Entspannungsübung ist unabdingbare Voraussetzung, um eine positive Motivation aufzubauen. Auf eine kindgerechte Sprache ist dabei zu achten, und häufig erweist es sich als sinnvoll, Begriffe wie Entspannungsverfahren, Autogenes Training usw. zu vermeiden.

Bei Jugendlichen ist das Augenmerk noch auf andere Probleme zu richten (vgl. Petermann & Petermann, 1996a), wie beispielsweise:

1. Manchen, vor allem männlichen Jugendlichen widerspricht Entspannung ihrem Selbstbild, insbesondere ihrem Körperbild. Entspannung kann für sie Schwäche, Unterlegenheit oder sich ausliefern bedeuten. Dem steht der Wunsch nach körperlicher Kraft, Kondition, Aktivität und überlegen sein entgegen. Hält sich der Jugendlliche vorrangig in einer Bezugsgruppe auf, die sich über ein Image von Stärke definiert, so kann dies die Vorbehalte gegenüber Entspannungverfahren deutlich vergrößern.
2. Sprechen Jugendliche auf Entspannungsübungen positiv an, dann benutzen sie manchmal die Übungen als Flucht- und Vermeidungsverhalten vor Alltagsproblemen. Diese Jugendlichen möchten sich lediglich gut fühlen; für eine Problembewältigung und Verhaltensänderung wollen sie sich aber nicht engagieren.
3. Entspannung mit Jugendlichen in einer Gruppe zu realisieren ist schwieriger als mit Kindern; Jugendliche haben nämlich eine größere Selbstaufmerksamkeit als Kinder, und in der Folge davon entwickeln sie eher Schamgefühle.

Die angedeuteten Schwierigkeiten, mit Kindern und Jugendlichen Entspannungsverfahren durchzuführen, zeigen die Notwendigkeit auf, zu grundlegenden Einschätzungen darüber zu kommen,
▶ welche Art der Entspannung bei Kindern und Jugendlichen wirksam ist,
▶ welche Indikationen bzw. Kontraindikationen beachtet werden müssen und
▶ welche empirischen Ergebnisse bei den verschiedenen Entspannungsverfahren und Symptomen vorliegen.

Entsprechend diesen grundlegenden Aspekten gliedert sich dieser Beitrag, wobei eine ausführliche Darstellung eines Entspannungsverfahrens für Kinder aufzeigt, warum gerade die Kombination von Entspannungs- und Imaginationsverfahren für Kinder hilfreich ist.

2. Beispiel eines kombinierten Entspannungsverfahrens

Vielfach werden bei der Arbeit mit Kindern und Jugendlichen verschiedene Entspannungverfahren miteinander verknüpft. Im nachfolgenden Beispiel wird das Autogene Training mit Imaginationen kombiniert. Die dabei entstandene Entspannungsgeschichte verfolgt ein Thema, in die das Kind aktiv miteinbezogen wird. Dieses Entspannungsverfahren ist für Kinder ab ca. vier oder fünf Jahre bis zu zwölf Jahren geeignet.

Kapitän-Nemo-Geschichte

Bei der Kapitän-Nemo-Geschichte handelt es sich um eine bildgetragene Kurzentspannung. Bildgetragene Kurzentspannung bedeutet, daß geeignete Bilder verwendet werden, die Ruhe und Entspannung leicht induzieren und die sich mit Entspannungsinstruktionen in Einklang bringen lassen. Es wurde das Bild des Wassers, der Unterwasserwelt gewählt. Die Unterwasserwelt scheint besonders deshalb geeignet zu sein, da sich physiologisch der Körper mit seinen Handlungsmöglichkeiten verändert. Das Medium Wasser erzeugt das Gefühl der Schwerelosigkeit, Bewegungen können nicht so schnell und ruckartig wie in der Luft ausgeführt werden, Geräusche sind gedämpft und der Körper kann problemlos in unterschiedliche Lagen gebracht werden. Gezielte Instruktionen bezüglich der Wärme, der Helligkeit und Sonnendurchflutung des Wassers unterstützen positiv das Unterwassererlebnis. Bedrohliche und angstauslösende Momente müssen in der bildgetragenen Kurzentspannungsgeschichte vermieden werden.

In diese Unterwassergeschichte sind die ersten beiden Grundübungen des Autogenen Trainings integriert. Das Ziel, welches mit dieser Entspannungsgeschichte angestrebt wird, ist, bei den Kindern motorische Ruhe zu erzeugen und Erregung abzubauen. Das Kind wird langsam und sukzessive in das Entspannungstraining eingeführt und zwar zuerst im Einzelkontakt.

Die Kapitän-Nemo-Geschichte wird bei aggressiven, sozial unsicheren und hyperaktiven Kindern angewendet. Es wird von ihr nicht erwartet, daß durch die bildgetragene Kurzentspannung die Symptomatik abgebaut wird. Vielmehr dient sie der Vorbereitung der Kinder auf ein sich an die Entspannung anschließendes systematisches Verhaltenstraining.

Entscheidend ist bei der bildgetragenen Kurzentspannung, daß es für die Kinder ein wiederzuerkennendes Leitmotiv gibt. Dadurch können die Kinder von Sitzung zu Sitzung einen Gesamtzusammenhang erkennen. Das Leitmotiv besteht in der Unterwasserwelt, dem Unterwasserboot Nautilus, dem Kapitän Nemo und den Unterwasserausflügen. Die Geschichte ist mit einem Fortsetzungscharakter aufgebaut. Sie gliedert sich in sogenannte Einstiegs- und Erlebnisbilder. Die Einstiegsbilder sind gleichbleibend und wiederkehrend; sie umfassen das Unterwasserboot Nautilus, die Ausstiegsluke, das schrittweise Anziehen des Taucheranzuges sowie das Ins-Wasser-Gleiten. Diese wiederkehrenden Einstiegsbilder stellen für ein

Kind wichtige Sicherheitssignale dar. Die Erlebnisbilder bestehen in der eigentlichen Fortsetzungsgeschichte. Sie haben einerseits beruhigende Funktionen und andererseits das Entspannungsgefühl intensivierende Absichten. Die Erlebnisbilder umfassen verschiedene Fische, Unterwasserpflanzen, Steine, Korallen, Unterwasserhöhlen, versunkene Piratenschiffe, große Muscheln usw.. Durch die Variation der Motive wird Langeweile bei der Entspannungsdurchführung vorgebeugt, was besonders bei aggressiven und hyperaktiven Kindern von Bedeutung ist.

Es folgt nun ein Beispiel für eine Kapitän-Nemo-Geschichte. Es wird mit dem Einstiegsbild begonnen, welches in gleichbleibender Weise zu erzählen ist (vgl. Petermann & Petermann, 2000, S. 74 ff):

„Stelle Dir vor, Du bist von Kapitän Nemo in sein Unterwasserboot Nautilus eingeladen worden. Ihr fahrt gemeinsam durch alle Weltmeere und seht viele wunderschöne Dinge unter Wasser. Die schönsten Stunden sind immer die, wenn Kapitän Nemo Dich auf seine Unterwasserausflüge mitnimmt. Dazu mußt Du Dich vorbereiten, indem Du einen speziellen Taucheranzug anziehst. Er hat eine ganz besondere Wirkung auf Deinen Körper. Du merkst schon beim Anziehen, daß Du vollkommen ruhig wirst. Du steigst zuerst mit dem rechten Bein in den Taucheranzug und Du denkst dabei: Mein rechtes Bein ist ganz ruhig. Dann kommt das linke Bein an die Reihe, und auch bei Deinem linken Bein bemerkst Du das besondere Gefühl: Mein linkes Bein ist ganz ruhig. Du sagst dann zu Dir: Meine beiden Beine sind vollkommen ruhig. Du ziehst den Taucheranzug nun über den Po und den Rücken herauf. Dann schlüpfst Du mit dem rechten Arm in den Taucheranzug, und auch dabei bemerkst Du: Mein rechter Arm ist ganz ruhig. Du ziehst den linken Arm an und auch hier sagst Du zu Dir: Mein linker Arm ist ganz ruhig. Du denkst für Dich: Meine beiden Arme sind vollkommen ruhig. Du ziehst noch die Kapuze über den Kopf und machst den Reißverschluß vorne zu. Jetzt bist Du vom Taucheranzug rundherum eingehüllt, und er schützt Dich. Du fühlst Dich im Taucheranzug wohl, sicher und vollkommen ruhig. Zum Schluß ziehst Du noch die Schwimmflossen an, die rechte und die linke Schwimmflosse; Kapitän Nemo hilft Dir, das Sauerstoffgerät auf den Rücken zu setzen, und schließlich nimmst Du noch Deine Taucherbrille. Jetzt bist Du für den Unterwasserausflug mit Kapitän Nemo gerüstet."

Dieses Einstiegsritual entspricht der konzentrativen Einstellung im Autogenen Training. In den nun folgenden Erlebnisbildern werden die Schwereinstruktionen und Wärmeinstruktionen eingebaut. Hierbei wird so vorgegangen, daß über vier Sitzungen verteilt, zuerst nur die Schwereübung mit den Armen, beim zweiten Mal die Schwereübung mit den Beinen, beim dritten Mal die Wärmeübung mit den Armen und schließlich in der vierten Sitzung die Wärmeübung mit den Beinen in die bildgetragene Kurzentspannungsgeschichte integriert werden.

„Nacheinander gleiten Kapitän Nemo und Du durch die Ausstiegsluke des Nautilus ins Wasser. Weich landest Du auf dem feinen, weißen Sand des Meeresbodens. Heute wollen Kapitän Nemo und Du ein versunkenes Piratenschiff aus dem Mittelalter finden und erkunden. Kapitän Nemo führt Dich wie immer sicher durch die Unterwasserwelt; er kennt sich sehr gut aus. Ihr gleitet beide nebeneinander durch das Wasser und einige Fische schwimmen in kleinen Schwärmen vor Euch und neben Euch her. Du fühlst Dich in dem hellen, klaren Wasser angenehm und sehr wohl und freust Dich zu sehen, wie die Sonnenstrahlen in das Wasser eintauchen und alles in den schönsten Farben erleuchten lassen. Dein Körper ist immer noch vollkommen ruhig, und sicher schwimmst Du neben Kapitän Nemo her.

Du bemerkst, daß Dein Körper im Wasser auf eine besondere Weise angenehm schwer ist. Es ist eine Art Schwerelosigkeit, die Du zuerst bei Deinem rechten Arm feststellst. Du sagst zu Dir: Mein rechter Arm ist auf besondere Art im Wasser schwer. Auch bei Deinem linken Arm stellst Du fest: Mein linker Arm ist auf besondere Art im Wasser schwer. Die besondere Art der schweren Arme im Wasser behindert Dich überhaupt nicht beim Schwimmen; ruhig und sicher gleitest Du neben Kapitän Nemo durch das Wasser. Noch einmal sagst Du zu Dir: Meine beiden Arme sind auf besondere Art im Wasser schwer. Da zeigt Kapitän Nemo in eine Richtung, in der Du bereits ebenfalls einen Schatten aus dem Sand des Meeresbodens herausragen siehst. Vermutlich ist dies das Piratenschiff, welches vom Sand ganz zugedeckt ist. Zügig schwimmt Ihr auf das Piratenschiff zu. Als Ihr Euch bis auf wenige Meter genähert habt, gibt Dir Kapitän Nemo das bekannte Zeichen mit der Hand, welches bedeutet, daß Du warten sollst. Obwohl Du sehr neugierig bist und am liebsten gleich anfangen würdest, das Piratenschiff auszugraben, wartest Du auf ein zweites Zeichen von Kapitän Nemo. Dieses Zeichen signalisiert Dir, ob Du näherschwimmen kannst. Kapitän Nemo prüft die Lage und winkt Dir dann. Ruhig und entspannt, aber in zügigen Stößen schwimmst Du auf Kapitän Nemo und die Teile des Piratenschiffes, die aus dem Meeressand herausragen, zu. Es sind ein großer Mast, ein Teil der Kajüten und das Heck des Schiffes zu erkennen. Ihr beginnt beide mit den mitgebrachten Schaufeln das Schiff auszugraben. Nach einer Weile habt Ihr einen Teil des Schiffes freigelegt. Dich interessiert besonders die Kajütentür, durch die man in das Innere des Schiffes eintauchen kann. Auch hier gibt Dir Kapitän Nemo das Stopp-Zeichen. Er erkundet als erster, ob Gefahren in dem Schiffbauch lauern. Erst als er wieder hervorkommt und Dir das Zeichen gibt, daß alles in Ordnung ist, tauchst Du mit ihm gemeinsam in das Schiffsinnere. Im Geheimen hoffst Du darauf, einen Schatz der Piraten zu finden. Die große Lampe, die Kapitän Nemo mitgebracht hat, leuchtet den ganzen Schiffsbauch wunderbar hell aus. So sehr Du auch suchst und die Augen aufmachst, einen Schatz in einer Kiste oder Truhe kannst Du leider nicht finden. Nun gibt Dir Kapitän Nemo das Zeichen, daß Ihr beide zum Unterwasserboot Nautilus zurückschwimmen müßt. Ihr verlaßt wieder das Innere des Piratenschiffes und gleitet ruhig und sicher durch das Wasser in Richtung Nautilus. Dabei bemerkst Du wieder die besondere Schwere im Wasser bei Deinen Armen, und Du sagst zu Dir: Mein rechter Arm ist auf besondere Art im Wasser schwer. Mein linker Arm ist auf besondere Art im Wasser schwer. Meine beiden Arme sind auf besondere Art im Wasser schwer. So gleitest Du angenehm schwer, ruhig und sicher neben Kapitän Nemo her, und ein kleiner Fischschwarm begleitet Euch wieder. Es ist angenehm, auf besondere Art schwere Arme zu haben und trotzdem mühelos im Wasser entlangzugleiten. Dabei kribbelt und kitzelt es ein wenig an Deinen Fingerspitzen. Die Sonne scheint durch das Wasser hindurch, und alles erscheint Dir in leuchtenden, bunten Farben. Du sagst noch einmal zu Dir: Ich bin ganz ruhig und meine beiden Arme sind auf besondere Weise schwer. Da taucht das Unterwasserboot Nautilus vor Euch auf. Ruhig, schwer und sicher schwimmt Ihr darauf zu. Bei Nautilus angekommen, steigst Du durch die Luke in das Unterwasserboot hinein. Es ist so, als ob Du aus einem schönen Traum erwacht wärst. Du beugst und streckst Deine Arme, holst tief Luft, atmest wieder aus und machst die Augen auf."

Zur Durchführung dieser bildgetragenen Kurzentspannung können die Kinder entweder sitzen oder liegen. Zu berücksichtigen sind die üblichen Durchführungsmodalitäten des Autogenen Trainings. Das Unterwasserabenteuer wird mit dem Kind in einem kurzen Gespräch noch einmal reflektiert. Dabei ist festzustellen, in welcher Form sich die Phantasie der Kinder verselbständigt hat oder ob sie Ängste erlebt haben. Aussagen von Kindern sind z.B.: „Ich wäre fast eingeschlafen!", „Es war ein schönes Gefühl!" oder „Machen wir bald wieder einen Unterwasserausflug?". Die Motive für die Fortsetzungsgeschichten variieren von Mal zu Mal: eine Unterwasserstadt, ein Unterwasserurwald oder ein Korallenwald wird erkundet; eine Herde von Seepferdchen oder Delphinen wird besucht oder eine Unterwasserhöhle wird besichtigt. – In die Unterwassergeschichte können gezielte Instruktionen eingebaut werden, wie die Beispielgeschichte zeigt.

In der Kapitän-Nemo-Geschichte werden sowohl Elemente der Entspannung als auch solche der Imagination miteinander verbunden. Eine Aktivitätsreduktion wird herbeigeführt und gleichzeitig die Imaginationen der Kinder strukturiert; diese Kombination erlaubt es, einen Zustand gesteigerter und selektiver Aufmerksamkeit herzustellen, der als eine Voraussetzung nachfolgender therapeutischer Bemühungen angesehen werden kann.

Entspannung und Imagination kombinieren beispielsweise auch Hermecz und Melamed (1984) in der Behandlung ängstlicher Kinder oder Kohen und Botts (1987) sowie Kohen et al. (1984) bei verschiedenen Problemen im Kindesalter (vgl. Abschnitt 6.2). Die Imaginationen bzw. Erlebnisbilder scheinen besonders dann wirkungsvoll zu sein, wenn sie Instruktionen zu Handlungen und Aufforderungen zu spezifischen Reaktionen (Reaktionspropositionen; vgl. Petermann und Kusch in diesem Buch) enthalten, beispielsweise: „Du ziehst den Taucheranzug an. Dabei bemerkst Du seine besondere Wirkung, Du wirst nämlich ganz ruhig" oder „Du gleitest durch das helle, warme Wasser und Du fühlst Dich dabei auf besondere Art schwer". Je jünger die Kinder sind und je unvoreingenommener sie dem Vorgehen gegenüberstehen, um so deutlicher reagieren sie auf Reaktionspropositionen in der Imagination. Dies könnte zu einer bestimmten inneren Haltung beitragen, die sich durch folgende Aspekte kennzeichnen läßt:

1. *Eine spontane und ziellose Einstellung der Kinder*
   In der Kapitän-Nemo-Geschichte werden die Kinder lediglich aufgefordert, eine bestimmte Sitz- oder Liegeposition einzunehmen und der vorgetragenen Geschichte zu folgen.
2. *Eine geringe Anforderung an die Konzentration und eine spezifische Vorgehensweise*, die das Kind durch die Entspannung leitet und die Entspannungsreaktionen kontrolliert (vgl. Eppley et al., 1989 und Abschnitt 7 in diesem Beitrag).

Die Konstruktion der Kapitän-Nemo-Geschichte realisiert beide Aspekte. Zum einen greift sie auf eine Kindern eigene Neigung zum Tagtraum bzw. zum phantasievollen Spielen zurück. Hierbei zeigt sich, daß Kinder sehr gut in der Lage sind, einer Geschichte in der Vorstellung zu folgen, erst recht, wenn von ihnen keine großen konzentrativen Leistungen abverlangt werden. Zum anderen sind die Instruktionen der Geschichte so angelegt, daß verschiedene Indikatoren der Entspannung beobachtbar sind.

3. Klassifikationsversuche verschiedener Entspannungsverfahren

Verschiedene Klassifikationsversuche der Entspannungsverfahren beziehen sich auf deren Wirkungsbereiche (Petermann, 1996a; zur Psychophysiologie vgl. Vaitl in diesem Buch). Eine Klassifikation der Entspannungsverfahren für Kinder und Jugendliche muß neben den primären Wirkungsbereichen zusätzlich berücksichtigen, welche Anforderungen das Verfahren an das Kind stellt. Lazarus und Mayne (1990) fordern z.B., entsprechend der primären Bewältigungsstrategien der Kinder zu klassifizieren. Dabei könnten Entspannungsverfahren danach gruppiert werden, ob sie die Aufmerksamkeit eines Kindes auf einen wichtigen Aspekt (z.B. schmerzhafte medizinische Behandlung) zentrieren oder davon ablenken. Verfahren zur Aufmerksamkeitszentrierung sind solche, bei denen das Kind sich auf die Verhaltensaspekte konzentriert, deren Aktivität reduziert werden soll. Ablenkende Verfahren sind solche, bei denen es beim Kind nicht direkt zu einer Aktivitätsreduktion kommt; dies erfolgt indirekt durch imaginatives Vorgehen.

Die Aufmerksamkeitslenkung kann durch die Aktivierung physiologischer, motorischer, affektiver oder kognitiver Prozesse erfolgen. Imaginative Verfahren, z.B. in der Schmerzbehandlung, versuchen durch die Beeinflussung affektiver und kognitiver Prozesse ein Kind abzulenken. Asthmakranke Kinder werden durch Biofeedback (EMG) für eine genauere Körperwahrnehmung geschult, indem sie lernen, Körpersignale gezielt zu erkennen und zu beeinflussen. In ähnlicher Weise lernen Jugendliche mit Verhaltensproblemen durch die Progressive Muskelentspannung motorische Prozesse zu regulieren. Beim Autogenen Training (bezogen auf die unterschiedlichen Stufen) und bei kombinierten Verfahren, wie der Kapitän-Nemo-Geschichte, sind Prozesse der Aufmerksamkeitslenkung auf unterschiedlichen Ebenen (physiologisch, motorisch, affektiv) beabsichtigt.

Es zeigt sich, daß die meisten Entspannungsverfahren eine gewisse Form der Aufmerksamkeitszentrierung erfordern. Dies bedeutet, daß das Kind sich auf die Bedingungen konzentrieren muß, die vor und während der Entspannung vorherrschen. Imaginative Verfahren erzielen eine Entspannung gewissermaßen als Nebenwirkung. Sie stellt sich während der Imaginationsübung ein. Generell profitieren jüngere Kinder eher von ablenkenden Verfahren.

Viele Entspannungsverfahren bei Kindern und Jugendlichen kombinieren die Vorteile von Entspannung und Imagination:
- Relaxation/Mental Imagery (RMI) nach Kohen et al. (1984)
- Emotional Imagery Training nach Hermecz und Melamed (1984)
- Emotive Imagery nach King et al. (1989)
- Bildgetragene Kurzentspannung (Kapitän-Nemo-Geschichte) nach Petermann und Petermann (2000; vgl. auch den Beitrag von U. Petermann im Band 2 dieses Handbuches).

4. Indikationsstellung

Berücksichtigt man, daß es eine Reihe unterschiedlicher Entspannungsverfahren gibt und diesen eine mehr oder weniger spezifische Wirkung zugeschrieben werden kann, so lassen sich verschiedene Indikationsbereiche nennen. Zum einen können alle Entspannungsverfahren präventiv eingesetzt werden, womit eher unspezifische Wirkkomponenten angesprochen sind. Die so erreichte allgemeine Aktivitätsreduktion kann die psychische Gesundheit erhalten und fördern und der Streßregulation dienen (vgl. Hampel & Petermann, 1998). Durch die allgemeine Aktivitätsreduktion lassen sich zum anderen auch akute und chronische Belastungen besser bewältigen. Akute Belastungen können sich im Rahmen der Vorbereitung auf außergewöhnliche Situationen ergeben, wie sie durch schmerzhafte medizinische Prozeduren, Operationen oder aktuellem Schulstreß bei Kindern gegeben sind (Hampel & Petermann, 1998). Chronische Belastungen beziehen sich auf längere Krankenhausaufenthalte oder chronische Schmerzen bei Kindern (vgl. Petermann et al., 1987). In diesen Fällen müssen vor allem das primäre Bewältigungsverhalten des Kindes und die Anforderungen der Belastungssituation (Lazarus & Mayne, 1990) aufeinander abgestimmt werden.

Entspannungsverfahren können in folgenden Bereichen eingesetzt werden:

Tabelle 1: Indikationsbereiche von Entspannungsverfahren bei Kindern und Jugendlichen (vgl. auch King et al., 1998).

Wirkungsebene	Indikationsbereich
Somatischer Bereich	(1) Asthma bronchiale
	(2) Akute und chronische Schmerzen: Kopf- und Krebsschmerz, Migräne
Motorischer Bereich	(1) Expansive Verhaltensstörungen: aggressives Verhalten, Aufmerksamkeits- und Konzentrationsstörungen; Hyperaktivität
	(2) Schlafstörungen
Kognitiv-affektiver Bereich	(1) Verhaltenshemmungen: Ängste, Phobien, Zwänge

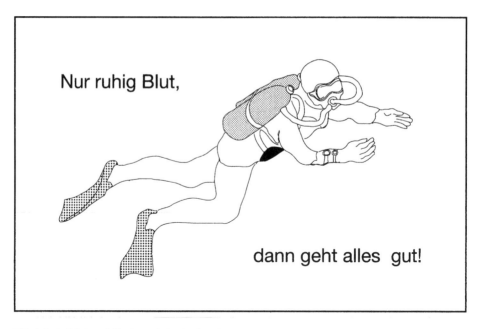

Abb. 1: Beispiel einer Selbstinstruktion in einer Imagination (aus: Petermann & Petermann, 2000).

Bei den Angaben in Tabelle 1 ist zu berücksichtigen, daß neben dem Indikationsbereich auch die bisherigen Bewältigungsversuche des Kindes zu beachten sind. Die Instruktionen der einzelnen Verfahren sollten auf die Belange des Kindes abgestimmt sein. So ist es z.B. bei einem aggressiven Kind und hyperaktiven Kind möglich, die Aufmerksamkeit auf die Inhalte der Entspannungsübung zu lenken und – bei einer Strukturierung der Vorstellung – die Unruhe zu reduzieren. Bei sozial unsicheren, ängstlichen Kindern ist es denkbar, über die Aufmerksamkeitslenkung die körperliche Angespanntheit zu verringern und durch eine entspannende Geschichte (= Imagination) eine Desensibilisierung zu erzielen. Setzt man in der Imagination Reaktionspropositionen ein, so kann man im Zustand der Entspannung soziale Kompetenzen aufbauen. Reaktionspropositionen können z.B. in Vorsatzformeln bestehen, wie in der Kapitän-Nemo-Geschichte illustriert. Ein solcher Vorsatz lautet beispielsweise: „Nur ruhig Blut, dann geht alles gut!".

5. Kognitiv-behaviorale Entspannungsverfahren

Kognitiv-behaviorale Vorgehensweisen basieren auf verschiedenen Elementen der gängigen Entspannungsverfahren; meistens entstehen durch diese Kombination besonders kindgemäße Prozeduren. Kognitiv-behaviorale Entspannungsverfahren nützen den natürlichen Ablauf der Streßreaktion. Bei diesem Vorgehen werden anfänglich Techniken eingesetzt, die eine Entspannung des Organismus erlauben. In der Folge werden dann (im entspannten Zustand) Techniken der Aufmerksamkeitslenkung herangezogen, um eine Phase der spezifischen Konzentration und selektiven

Aufmerksamkeit einzuleiten. Im Zustand der selektiven Aufmerksamkeit werden dann weitere Verfahren der Aufmerksamkeitslenkung herangezogen, um Kinder mit bestimmten Informationen (angstauslösende Informationen, Selbstverbalisationen, Lerninhalte) zu konfrontieren. Nach solchen Lerndurchgängen erfolgt eine Erholungsphase, in der das Kind sich ausschließlich entspannt. Dabei wird sein erworbenes Wissen gefestigt, da die postmentalen Prozesse ungestört ablaufen können.

Bei kognitiv-behavioralen Entspannungsverfahren kann man also drei Phasen unterscheiden:
1. die Entspannungsphase,
2. die Phase der Konzentration und selektiven Aufmerksamkeit (= Lernphase) und
3. die Konsolidierungsphase (= Erholungsphase).

In der einleitenden Phase wird gezielt Entspannung induziert. Diese gilt zugleich als Vorbereitung auf die Lernphase, in der es zum selektiven Aufmerksamkeitsanstieg kommt. Je nach Trainingsziel können in dieser Phase Imaginationen, Selbstverbalisationen oder andere kognitiv-behaviorale Verfahren eingesetzt werden. Nach einer Lernphase schließt sich eine Erholungsphase an, die das Erlernte vertieft und zugleich die Trainingssitzung beendet. In diesem Ablauf dient die Entspannung gewissermaßen als Katalysator, der das Lernen begünstigt.

Besteht das Ziel, daß ein Kind ein Entspannungsverfahren nicht nur durch Fremdanweisung, sondern auch durch Selbstinstruktion autonom durchführen kann, so sind besondere Vorgehensweisen zum Erlernen erforderlich. Hier bieten sich Meichenbaums Instruktionsübungen an, die über Modellernen vermittelt werden (Meichenbaum, 1979). Meichenbaums ursprüngliche Sicht von Selbstverbalisation entsprach der Annahme von Homme (1965) über Coverants (= covert operants). Demnach wären Selbstverbalisationen Verhaltensweisen, die zwar verdeckt sind, jedoch denselben Lernprinzipien gehorchen, wie offenes Verhalten auch. Unter Bezug auf die Theorie von Luria (1961) sieht Meichenbaum die Internalisierung von Selbstverbalisation als einen fundamentalen Aspekt der Entwicklung von Selbstkontrolle und Selbstregulation.

Verhaltensstörungen werden somit als Störungen oder Fehlanpassungen bei der Internalisierung dieser regulierenden Selbstverbalisationen angesehen. Die Modifikation dieser Selbstregulationen ist eine der vielen der Verhaltenstherapie zugrundeliegenden Komponenten.

Die grundlegende Vorgehensweise der Internalisierung kann man nach Meichenbaum und Goodman (1971) wie folgt beschreiben:
1. Der Trainer bewältigt eine Aufgabe, indem er sich laut gesprochene Anweisungen gibt (er fungiert als Modell).
2. Das Kind führt dieselbe Aufgabe aus, während der Trainer es laut sprechend instruiert.
3. Das Kind wird aufgefordert, sich laut zu instruieren, während es die Aufgabe ausführt.
4. Es soll sich selbst leise sprechend instruieren (Lippenbewegungen) beim Bewältigen der Aufgabe.

5. Letztlich instruiert es sich gedanklich, d.h. nur noch in der Vorstellung ohne Lippenbewegungen.

Dieses Vorgehen kann sowohl bei der Einübung der Entspannung, um sie z.B. mit einer Hausaufgabentechnik verknüpfen zu können, als auch in der folgenden Lernphase eines Trainings bzw. einer Therapie eingesetzt werden.

Wird ein Kind oder Jugendlicher im Einsatz von Entspannungstechniken verselbständigt, so resultieren daraus weitergehende Wirkungen für den Therapieerfolg insgesamt, es werden nämlich die kognitive und die Verhaltenskontrolle unterstützt.

Verhaltenskontrolle

Durch motorische bzw. sensorische Entspannungsübungen (z.B. durch das gezielte An- und Entspannen einzelner Muskelgruppen) erlebt ein Kind Kontrolle über seine willkürlichen Körperfunktionen, deren Selbstregulation sowie neue Verhaltensweisen i.S. der muskulären Entspannung.

Empfindungskontrolle

Durch sensorische Übungen erlebt ein Kind bestimmte körperliche Zustände (Wärmegefühl, Temperaturempfindungen, Atmung usw.) intensiver oder wird erstmals ihnen gegenüber sensibilisiert. Auch hierbei werden neue Verhaltensweisen aufgebaut oder alternatives Verhalten ermöglicht („Statt mich zu ärgern, atme ich zuerst einmal tief durch!").

Kognitive Kontrolle

Durch kognitive Entspannungsübungen (z.B. Imaginationen mit Selbstinstruktionen oder die Kapitän-Nemo-Geschichte) erlangt ein Kind Kontrolle über seine Gedanken und Vorstellungen. Es erlebt, daß es diese selbst lenken und beeinflussen kann.

Kognitiv-behaviorale Entspannungsverfahren erreichen psychophysiologische, behaviorale und kognitive Wirkungen. Davidson und Schwartz (1976) gehen davon aus, daß erst durch das Vorliegen dieser drei Wirkungen von einer umfassenden Entspannung gesprochen werden kann. In allen drei Bereichen sind unerwünschte Reaktionen zu beseitigen, bevor ein entspannter Zustand erreicht werden kann.

Smith (1988) geht in seinem kognitiv-behavioralen Modell von kritischen Einwänden gegenüber der weitverbreiteten Annahme aus, daß Entspannung der Zustand reduzierter Spannung sei. Vielmehr müßte von kognitiv-behavioralen Prinzipien bei der Entspannung ausgegangen werden. Smith (1988) begreift Entspannung als ein vielfältig ineinandergreifendes System von konvergenten und divergenten kognitiven Prozessen, Strukturen, Restrukturierungen und Generalisierungen. Entspannung nach dem kognitiv-behavioralen Modell ist ein komplexerer Vorgang als die Aktivierungsreduktion. Smith (1988) nimmt fünf Schritte an, die die Person, die sich entspannen lernt, durchläuft:

1. Zuerst wird Kontrolle über die Erregung erworben und die Spannung reduziert.
2. Kognitive Fertigkeiten werden erlernt, und zwar Fokussierung (die Fähigkeit, bestimmte Stimuli zu identifizieren, zu differenzieren, die Aufmerksamkeit über eine gewisse Zeit auf spezifische Reize gerichtet zu halten), Passivität (die Fähigkeit, unnötige, zielgerichtete und ablenkende Aktivitäten zu beenden) und Rezeptivität (die Fähigkeit, Erfahrungen zu akzeptieren, die unvertraut oder sogar paradox sind).
3. Komponenten von Spannung und Entspannungsfertigkeiten werden differenziert wahrgenommen und artikuliert.
4. Kognitive Strukturen, die mit Entspannung unvereinbar sind (z. B. das Bedürfnis, zu Beginn der Entspannung etwas zu essen), werden mit Selbstkontrolltechniken verändert.
5. Abstraktere und differenziertere kognitive Strukturen, die der Entspannung förderlich sind, werden angeeignet (z. B. „Es ist gut, unnötige Sorgen im Leben loszuwerden!").

Nach diesem kognitiv-behavioralen Entspannungsmodell nimmt Smith (1988) hypothetisch eine mögliche Hierarchie von Entspannungsverfahren an. Entsprechend den Schritten würden stark körperbezogene Ansätze an erster Stelle stehen (z. B. die Progressive Muskelentspannung, die über reine Körpervorgänge, nämlich das Gegensatzerleben von An- und Entspannung, die Entspannung herbeiführt). An zweiter Stelle würden in dieser Hierarchie komplexere und anspruchsvollere Verfahren, wie das Autogene Training, stehen. Hierbei ist die Vorstellungsfähigkeit (z. B. Wärmesuggestion) gefordert, und alle Körperreaktionen sind verdeckt. An dritter Stelle plaziert Smith (1988) meditative Techniken, die wegen ihres kontemplativen Charakters sowie der Fokussierung auf einen einzelnen Stimulus die größte Anforderung an die kognitiven Strukturen einer Person stellen. Entsprechend diesen Hypothesen wäre es sinnvoll, eine individuelle Indikation zu stellen, welche Person auf welche Entspannungstechnik am besten anspricht. Diese Indikationsstellung, nämlich nach den individuellen Präferenzen und kognitiven Möglichkeiten, müßte in Übereinklang gebracht werden mit der symptomabhängigen Indikation von Entspannungsverfahren.

6. Entspannungsverfahren bei Kindern und Jugendlichen

Im folgenden werden verschiedene Entspannungsverfahren im Hinblick auf ihren Indikationsbereich angesprochen. Im einzelnen sind beispielsweise zu nennen:
▸ Die emotionale Imagination mit ängstlichen Kindern (Hermecz & Melamed, 1984; King et al., 1989)

▸ Entspannungsverfahren beim Tourette-Syndrom (Kohen & Botts, 1987)
▸ Entspannung und Imagination in der Operationsvorbereitung (Robinson & Kobayashi, 1991)
▸ Entspannung und Imagination in der pädiatrischen Onkologie (Jay et al., 1987)
▸ Entspannung und Imagination bei aggressiven und hyperaktiven Kindern (Petermann & Petermann, 2000; Petermann, 1996b)
▸ Progressive Muskelentspannung bei verhaltensgestörten Jugendlichen (Petermann & Petermann, 1996a)
▸ Biofeedback-Verfahren (EMG) bei asthmakranken Kindern (Kotses et al., 1991)

6.1 Emotionale Imagination mit ängstlichen Kindern

Ängstliche Kinder werden häufig mit kombinierten Verfahren behandelt. Techniken der emotionalen Imagination werden mit Verfahren der operanten und Gegenkonditionierung verknüpft. Dazu werden z. B. in Geschichten und Märchen die individuellen Angstinhalte eines Kindes integriert. Die Angstinhalte folgen einer Angsthierarchie, die mit dem Kind zuvor erarbeitet wurde. Die Geschichte enthält solche Elemente, die positive Affekte beim Kind auslösen. Diese positiven Affekte wirken der Angst entgegen, so daß eine Gegenkonditionierung erzielt wird. Häufig wird dieses Vorgehen mit verschiedenen Verstärkungstechniken gekoppelt. Die behandelten Ängste bei Kindern reichen von Schulangst, über Angst vor lauten Geräuschen oder bestimmten Tieren bis hin zur Angst vor Zahnarztbehandlungen oder Dunkelheit. Die emotionale Imagination kann als eine Variante kindspezifischer Systematischer Desensibilisierung bezeichnet werden, und verschiedene Autoren berichten über entsprechende Effektivitätsstudien (vgl. Hermecz & Melamed, 1984; King et al., 1989; Petermann et al., 2000).

Bei Kindern und Jugendlichen ist es in besonderem Maße für die Effektivität einer Interventionsmethode von Bedeutung, daß sie Akzeptanz findet. Kinder und Jugendliche schätzen bei der Behandlung von Angst die Systematische Desensibilisierung als beliebter und effektiver ein im Vergleich zu Modellernen, Kontingenzmanagement oder Flooding (vgl. King & Cullone, 1990).

6.2 Entspannungsverfahren beim Tourette-Syndrom

Ein Entspannungsverfahren im Sinne der Selbsthypnose setzten Kohen und Botts (1987) bei Kindern in der Behandlung des Tourette-Syndroms ein. Bei der Tourette-Störung handelt es sich um multiple motorische Tics, z. B. Augenblinzeln, Finger und Hände verdrehen, die mit mindestens einem vokalen Tic gemeinsam auftreten (z. B. Grunzen, Zungenschnalzen). Dieses Entspannungsverfahren im Sinne der Selbsthypnose, welches Relaxation/Mental Imagery genannt wird, will einen Zustand des Bewußtseins erreichen, in welchem sich eine erhöhte Konzentration entwickelt, um ein bestimmtes Ziel zu erreichen. Dieses Entspannungsverfahren besteht aus Phantasiesituationen, die ein Kind mitgestaltet bzw. auswählt und in die es sich hineinversetzen soll. In der Phantasie verändern die Kinder ihre Gedanken, kontrollieren oder steuern sie in eine bestimmte Richtung, um mit bestimmten schwierigen Situationen fertigzuwerden. Die Konzentration auf spezifische Vorstellungen setzt die Empathie des Trainers in das Kind voraus, da das Kind die Imagination selbst wählt, und der Trainer durch Ausgestaltung und Instruktionen die kognitiven Prozesse des Kindes zu lenken und positiv zu ändern versucht. Es wird deutlich, daß die verhaltenstherapeutische Imagination, so wie sie hier beschrieben wurde, kein suggestives Verfahren darstellt. Durch Fragen kann die Imagination gesteigert werden. Die Fragen können die Empfindungen des Kindes betreffen (sensorische Stimuluspropositionen); sie können sich auch auf Reaktionen und Handlungen in der Phantasiesituation beziehen (motorische Reaktionspropositionen). Besonders bei den Reaktionspropositionen ist das Kind in einer aktiven Rolle, wodurch es Kontrolle über seine Imaginationen erhält. Gerade bei Kindern ist es von Bedeutung, daß sie ein Gefühl der Selbstkontrolle herstellen und über die Zeit der Entspannung hinweg aufrechterhalten können (vgl. Kohen et al., 1984). Aber nicht nur aufgrund der Selbstkontrollmöglichkeit bei dieser Art von Imagination akzeptieren Kinder dieses Vorgehen gut, sondern auch aufgrund der Nähe zu alltäglichen Erfahrungen und Empfindungen (wie beim Spielen oder Tagträumen).

6.3 Entspannung und Imagination

Imagination alleine, ohne die Beachtung des Aktivitätsniveaus des Kindes, erzielt ebensowenig optimale Effekte wie Entspannung alleine. Erst durch die Kombination beider Verfahren werden bessere Wirkungen erzielt. Durch die Entspannungsverfahren kommt es zu einer allgemeinen Aktivitätsreduktion und Streßminderung, so daß die dann einsetzende Imagination nicht durch Unruhe oder Ängste beeinträchtigt wird. Selbstverbalisationen sowie Selbstverstärkungen können dann effektiv in das Vorgehen integriert werden. Zudem erleben die Kinder bei diesen kombinierten Vorgehensweisen Selbstwirksamkeit (vgl. Hermecz & Melamed, 1984; Kohen & Botts, 1987).

Die Kombination von Entspannung und Imagination findet verschiedene Anwendungsfelder, sei es in der Verhaltensmedizin (vgl. Jay et al., 1987; Robinson & Kobayashi, 1991), sei es in der Verhaltenstherapie mit Kindern (Petermann & Petermann, 2000). Dabei nutzt die Imagination die Wirkung der zuvor erzeugten Entspannung, nämlich die Senkung des Aktivitätsniveaus eines Kindes. Ist die Entspannung hergestellt, erfolgen die gezielten Instruktionen des Trainers zur Imagination. Dabei scheinen sogenannte Reaktionspropositionen bessere Effekte zu bewirken als Stimuluspropositionen. Bei Stimuluspropositionen werden den Kindern Phantasiesituationen berichtet, ohne daß die Kinder aktiv miteinbezogen werden. Bei Reaktionspropositionen erhalten die Kinder Instruktionen, sich nicht nur die Bilder und Geschichten genau vorzustellen, sondern sich auch selbst als Akteure in den Situationen zu beteiligen und zu handeln. Kinder reagieren auf Reaktionspropositionen in Imaginationen mit physiologischen Begleitreaktionen, und von Sitzung zu Sitzung treten mehr Übungseffekte auf, d.h. Kinder können ihre Vorstellungen differenzierter aufbauen und ihre Kognitionen strukturieren. Selbstberichte der Kinder zeigen lebhaftere Vorstellungen bei den Reaktionspropositionen als bei den Stimuluspropositionen. Die Effektivität scheint darauf zurückzuführen zu sein, daß eine Übereinstimmung von verbalen, behavioralen und physiologischen Reaktionen hergestellt wird (vgl. Hermecz & Melamed, 1984). Eine beispielhafte Umsetzung dieses Imaginationsvorgehens wurde mit der Kapitän-Nemo-Geschichte zu Anfang dieses Beitrages demonstriert. Diese Entspannungs- und Imaginationstechnik wird besonders bei aggressiven und hyperaktiven Kindern eingesetzt und als Katalysator für ein folgendes kognitiv-behaviorales Training genutzt (vgl. Petermann & Petermann, 2000).

Zur Verdeutlichung weiterer Einsatzgebiete kombinierter Entspannungs- und Imaginationsverfahren wird über eine Studie von Jay et al. (1987) berichtet. In dieser Studie werden kognitiv-behaviorale Verfahren pharmakologischen Interventionen bei Kindern, die schmerzhafte medizinische Prozeduren durchstehen müssen, gegenübergestellt. Bei den Kindern handelte es sich um 56 an Leukämie erkrankte Kinder im Alter von drei bis 13 Jahren. Die Behandlung der Kinder umfaßte auch Knochenmarkspunktionen, die aufgrund ihrer Schmerzhaftigkeit aversiv besetzt sind. Die Knochenmarkspunktion erzeugt drei Schmerzarten: Zum einen bei der Punktion der Haut, zum anderen beim Durchdringen der Knochenhaut und zum dritten während der Entnahme des Knochenmarks. Der damit verbundene Distreß für die Kinder soll so gering wie möglich gehalten werden. Die 56 Kinder wurden drei Interventionsbedingungen zugeordnet, und zwar:
1. Kognitiv-behaviorales Interventionspaket (siehe unten),
2. Pharmakologische Intervention (orale Valiumgabe) und
3. Aufmerksamkeitskontroll-Bedingung (den Kindern wurde ein Zeichentrickfilm 30 Minuten vor der medizinischen Prozedur gezeigt).

Das geringste Distreß-Niveau zeigten die Kinder der kognitiv-behavioralen Intervention im Vergleich zu den Kindern der Aufmerksamkeitskontroll-Bedingung, und zwar hinsichtlich des Verhaltens, den Selbstbeurteilungen und der Pulsfrequenz. Zwischen den Kindern der Valium-Bedingung und der Aufmerksamkeitskontroll-Bedingung ergaben sich außer in den Blutdruckmaßen keinerlei Unterschiede (vgl. Jay et al., 1987).

Kognitiv-behaviorale Methoden der Angst- und Schmerzreduktion, die effektiv eingesetzt worden sind, beziehen sich vor allem auf Techniken des Modellernens, der Entspannung, der Imagination, der Selbstverbalisation und die Information des Patienten. Bei der Knochenmarkspunktion ist vor allem auch der Einsatz von Hypnose untersucht und diskutiert worden (vgl. Katz et al., 1987; Noeker & Petermann, 1990; Wall & Womack, 1989). Dieses Verfahren ist allerdings bei Kindern, die jünger als sechs Jahre alt sind, fraglich (vgl. Jay et al., 1987). Das kognitiv-behaviorale Interventionspaket in der Studie von Jay et al. (1987) enthielt fünf

Komponenten, nämlich Videomodellernen, Atemübungen, imaginative Ablenkung, positive Anreize und Verhaltensübungen.

Videomodellernen

Zwei altersspezifische Videofilme stehen zur Verfügung, um eine größtmögliche Modellähnlichkeit zwischen Beobachter und Modell herzustellen. In dem elfminütigen Film für Kinder von drei bis acht Jahren beschreibt ein sechsjähriges Mädchen seine Gedanken und Gefühle bezüglich belastender und angstauslösender Momente während der Knochenmarkspunktion. Das Filmkind zeigt weiterhin ein positives Bewältigungsverhalten wie Atemübungen und Imaginationen; auch positive Selbstverbalisationen wie z.B. „Ich weiß, ich kann es schaffen!" enthält die Videodemonstration. Das Filmkind läßt ein realistisches Maß an Angst vor der medizinischen Maßnahme erkennen, jedoch ist dies mit positiven Bewältigungsverhaltensweisen verbunden. Für Kinder von neun bis 13 Jahren zeigt der Videofilm einen elfjährigen Jungen.

Atemübungen

Nach dem Ansehen des Filmes werden mit den Kindern einfache Atemtechniken (tief einatmen und langsam mit einem Geräusch ausatmen) eingeübt. Diese Atemtechnik dient einerseits der Entspannung, andererseits der aktiven Aufmerksamkeitslenkung.

Imaginative Ablenkung

In dieser Technik werden emotionale Imaginationen zur Angstreduktion eingesetzt. Hierzu werden Vorbilder der Kinder in einem Gespräch erfragt (z.B. Superman, Märchenfee, Popsänger usw.) und diese Vorbilder dann in altersgemäße Phantasiegeschichten umgesetzt. Es wird in der Geschichte eine Situation herbeigeführt, in der ein Kind Superman bei einer wichtigen Aufgabe helfen und dabei eine schmerzhafte Situation überstehen muß. Dies wird so geschildert, daß die emotionale Imagination die Bedeutung des Schmerzes für das Kind verändert und Assoziationen fördert, die mit der Schmerzbewältigung statt mit Vermeidungsverhalten verbunden sind.

Ein anderes Vorgehen kann als Strategie zur Aufmerksamkeitsablenkung bezeichnet werden. Dieses imaginative Vorgehen beinhaltet angenehme Vorstellungen, die mit der Schmerzwahrnehmung inkompatibel sind (imaginative Transformation). Die Kinder können zwischen der emotionalen Imagination sowie der angst- und schmerzinkompatiblen Imagination wählen.

Positive Anreize

Sie bestehen in einer Trophäe, die ein Kind erhält, wenn es sich während der Knochenmarkspunktion bemüht, Angst und Schmerzen zu bewältigen. Das bedeutet: Das Kind soll Aktivitäten reduzieren, still liegenbleiben und tief durchatmen; dies vermindert einerseits den Distreß für das Kind und andererseits Komplikationen während der Durchführung der Knochenmarkspunktion. Die Trophäen sollen nicht nur einen Anreiz darstellen, die Anweisungen durchzuführen, sondern auch die Bedeutung der Prozedur verändern, d.h., daß die Prozedur als eine Herausforderung vom Kind betrachtet werden soll, die es zu bewältigen gilt und nicht als eine aversive schmerzvolle Maßnahme. Auch hier wird, wie bei der emotionalen Imagination, eine kognitive Umstrukturierung beim Kind vorgenommen. Die Kinder erhalten die Sicherheit, daß ihnen bei der Schwierigkeit, still liegenzubleiben oder tief durchzuatmen, geholfen wird.

Verhaltensübungen

Dies bedeutet, daß die Knochenmarkspunktion an Hand eines Doktorspieles bei jüngeren Kindern durchgeführt wird. Ältere Kinder erfahren sogenannte Trockenübungen, bei denen die realen Instrumente verwendet werden und das medizinische Vorgehen Schritt für Schritt vorgestellt wird.

Interessant ist die Bewertung der kognitiv-behavioralen Techniken durch die Eltern und durch die Kinder. Die Eltern schätzten auf einer Fünfer-Rating-Skala ein, ob sie die Technik gering hilfreich (1) oder sehr hilfreich (5) empfanden. Die Kinder brachten ihre Einschätzungen in Form einer Rangfolge, welche Strategie ihnen am meisten geholfen hat und welche sie am meisten mochten, zum Ausdruck (vgl. Tab. 2).

Die Eltern bewerteten die kognitiv-behavioralen Techniken als effektiver (4,1) im Vergleich zur Valium-Intervention (3,3), und die Valium-Intervention schätzten sie effektiver ein als die Aufmerksamkeitskontroll-Bedingung (2,7).

Tabelle 2: Bewertung der kognitv-behavioralen Techniken durch die Eltern und Kinder.

Technik	Eltern-Rating	Kinder	
		Rang für hilfreich	Rang für Beliebtheit
Trophäe	3,5	5 (9%)	1 (53%)
Film	3,3	4 (13%)	3 (14%)
Atemübung	3,3	1 (40%)	5 (2%)
Imagination	2,7	2 (23%)	2 (19%)
Verhaltensübungen	2,6	3 (15%)	4 (12%)

6.4 Progressive Muskelentspannung bei verhaltensgestörten Jugendlichen

Will man mit verhaltensgestörten Jugendlichen, besonders mit Jungen, Entspannung durchführen, so ist dies einerseits von ihrer Problematik her, andererseits von ihrem Selbstverständnis her nicht ohne weiteres realisierbar (s.o.). Hierbei wird deutlich, daß bei jeder durchzuführenden Entspannung Hintergrundinformationen beachtet sowie das Ziel und die Art der Entspannungstechnik auf die Personengruppe abgestimmt werden müssen. Bei Jugendlichen mit Verhaltensstörungen bietet sich häufig die Progressive Muskelentspannung als das Vorgehen der Wahl an (vgl. Petermann & Petermann, 1996a). Hierbei handelt es sich um eine psychophysiologische Entspannungstechnik, die im Gegensatz zum Autogenen Training keine suggestive Vorgehensweise darstellt (Jacobson, 1990), die als körpernahes Vorgehen von Jugendlichen akzeptiert wird und aufgrund der aktiven Entspannungsübungen bei Jugendlichen das Gefühl verringert, sich auszuliefern. Das Entspannungserleben beruht auf der Wahrnehmung des Gegensatzes bewußter Muskelanspannung und das Loslassen bzw. Entspannen der Muskeln (Kontrasteffekt). Schrittweise werden einzelne Körpermuskeln angespannt und wieder entspannt. Das Entspannen entsteht im Loslassen der Anspannung, und dabei wird ein körperlich deutlich bemerkbarer Gegensatz in den Muskelpartien wahrgenommen. Über die An- und Entspannung aller Muskelpartien im Körper wird die Aktivität der Muskelgruppen reduziert, und in der Folge davon treten Ruhe- und Entspannungsempfindungen auf. Eine reduzierte und gut handhabbare Version der Progressiven Muskelentspannung bezieht sich auf die Arme, die Stirn, die Augen, die Schultern, den Rücken, den Bauch, und die Beine sowie die Füße (vgl. Petermann & Petermann, 1996a). Diese Kurzform der Progressiven Muskelentspannung wird als Einstiegsritual durchgeführt, d.h. vor spezifischen Trainings- und Therapiemaßnahmen mit Jugendlichen. Es hat eine vorbereitende Funktion für ein dann folgendes zielgerichtetes Arbeiten mit Jugendlichen. Bei Jugendlichen läßt sich das Entspannungsverfahren am günstigsten in Einzelkontaktsitzungen durchführen; in Gruppensitzungen können Probleme im Sinne der Verweigerung auftreten. Progressive Muskelentspannung ist dort indiziert, wo es darum geht, über An- und Entspannung bestimmter Muskelpartien eine körperliche Entspannung zu erzielen. Dieser Sachverhalt läßt sich Jugendlichen mit Verhaltensstörungen in der Regel gut vermitteln, was hingegen bei anderen Entspannungsverfahren nicht ohne weiteres möglich ist.

6.5 Biofeedback-Verfahren bei asthmakranken Kindern

Als letztes wird auf Biofeedback-vermittelte Entspannung bei asthmakranken Kindern eingegangen. Biofeedback macht einer Person akustisch oder visuell deutlich, welchen Grad der An- bzw. Entspannung sie erreicht hat. Dieses Verfahren gibt einer Person nicht nur Rückmeldung über ihre kognitiv gesteuerten Entspannungsprozesse, sondern dadurch wird auch eine bessere Selbstkontrolle und Selbstregulation aufgebaut. In einer Studie von Kotses et al. (1991) wurden vor allem Langzeiteffekte des elektromyographischen Biofeedbacks (EMG der Stirnmuskulatur) geprüft. Die Autoren gehen dabei davon aus, daß Veränderungen der Gesichtsspannung mit Veränderungen des Atemwegswiderstandes einhergehen: Werden durch Biofeedback die Gesichtsmuskeln entspannt, so senkt dies innerhalb kurzer Zeit den Atemwegswiderstand. 29 Kinder im Alter von sieben bis 16 Jahren wurden von Kotses et al. (1991) zufällig zwei Gruppen zugeordnet; die einen lernten, mit Hilfe von Biofeedback ihre Gesichtsanspannung zu reduzieren; die Kontrollgruppenkinder lernten, ebenfalls über ein Biofeedback-Training, ihre Gesichtsanspannung konstant zu halten. Beide Gruppen sollten ihre Übungen auch zu Hause durchführen.

Die Ergebnisse zeigten, daß sich die beiden Gruppen hinsichtlich des EMG-Niveaus und der Lungenfunktionswerte unterschieden. Das Gesichtsentspannungstraining führte bei den Kindern dazu, daß ihr EMG-Niveau sank und die Lungenfunktionsdiagnostik wies einen geringeren Atemwegswiderstand auf. Allerdings zeigten die Peak-flow-Werte keinen Gruppenunterschied. Bei den anderen Maßen kam es zu generellen Verbesserungen hinsichtlich medizinischer (Medikamenteneinnahme, Häufigkeit der Anfälle, Schweregrad des Asthmas) und psychologischer Parameter (Ängste, Selbstkonzept) bei beiden Gruppen. Die Erklärung der Autoren bezieht sich auf die täglich durchzuführenden Übungen und Beobachtungen der Kinder, die diese z.B. für frühe Warnsymptome sensibilisierten.

Zusammenfassend läßt sich zum Einsatz von Biofeedback-Verfahren bei asthmakranken Personen feststellen, daß die Studienergebnisse uneinheitlich und schwer einordenbar sind und auch nicht die Körperwahrnehmung für Vorboten von Asthmaanfällen im erwarteten Umfang verbessern. Entspannungsverfahren generell werden in fast alle Patientenschulungsprogramme integriert, zeigen dabei jedoch eher eine unspezifische Wirkung (Petermann, 1999).

7. Möglichkeiten und Grenzen von Entspannungsverfahren

Es wird immer noch zu wenig beachtet, mit welchem Ziel und Zweck welches Entspannungsverfahren eingesetzt werden soll. Es fehlt an Kriterien zur differentiellen Indikation und zwar hinsichtlich
- der Symptomatik,
- des Alters und Entwicklungsstandes von Kindern und Jugendlichen,
- ihrer individuellen Bewältigungsstrategien,
- ihrer bevorzugten sensorischen, vorstellungsmäßigen oder kognitiven Ansprechbarkeit,
- einer präventiven oder therapeutischen Anwendung.

Geht man von den Rechten eines Patienten nach einer angemessenen, wirkungsvollen und ethisch vertretbaren Behandlung aus (vgl. von Houten et al., 1988), dann sind dringend Fragen nach der Differential- und Kontraindikation zu klären. So sind Nebenwirkungen zu beachten wie unangenehmes Empfinden von Schwere und Wärme, z.B. als Taubheit, Ansteigen der Herzfrequenz, paradoxer Anstieg der Muskelspannung, negative Reaktionen im Gehör-, Geschmacks- und Geruchsbereich oder Ängste. Im Blickpunkt der Diskussion stehen seit einigen Jahren die durch die Entspannung induzierten Ängste und Panikattacken (Relaxation Induced Anxiety; vgl. Heide & Borkovec, 1983; 1984). Die Ängste beziehen sich u.a. darauf, die Kontrolle zu verlieren, Hilflosigkeit zu erfahren, statt Entspannung eine erhöhte Erregung zu erleben, mit undefinierbaren Bedrohungen konfrontiert zu werden, depressiv oder „verrückt" zu werden. Entspannungsinduzierte Ängste sollen bis zu 40% der Klienten erfahren (vgl. Smith, 1988). Die Ängste werden entweder auf die Veränderung in der Atmung zurückgeführt oder auf die inkompatible Anwendung einer Entspannungstechnik bezüglich der bevorzugten Art, sich zu entspannen. Diese Erklärung geht von dem Arousal-Reduktionsmodell aus und meint, daß z.B. eine somato-zentrierte Technik wie Progressive Muskelentspannung auf einen kognitiven Erregungszustand trifft.

Manche Personen können auch bei wiederholtem Üben keinen entspannten Zustand erreichen. Sie haben Vorurteile oder negative Assoziationen, und bei dem Versuch, sich zu entspannen, reagieren sie paradox, d.h. sie regen sich auf (vgl. Lazarus & Mayne, 1990). Solche Einstellungen, Ängste und Verhaltensweisen sind vereinzelt auch schon bei Kindern anzutreffen, aber häufiger bei Jugendlichen.

Wie kann man mit solchen Nebenwirkungen umgehen? Von Bedeutung ist, zuerst, die individuellen Entspannungsvariablen festzustellen. Es wird der SIC- vom CIS-Typ unterschieden (Sensation-Imaginary-Cognition/Cognition-Imaginary-Sensation). Dies bezieht sich auf die bevorzugte Sequenz von Reaktionen beim Entspannen. Die einen beginnen mit sensorischer Entspannung, gefolgt von Vorstellungsbildern und schließlich kognitiv gesteuerte Entspannung (SIC-Typ). Die anderen gehen umgekehrt vor und benutzen kognitive Hinweisreize, denen Bilder und schließlich sensorische Elemente folgen (CIS-Typ); weitere Sequenzen sind denkbar. Beim SIC-Typ sind entsprechend Verfahren wie Progressive Muskelentspannung oder Muskelbiofeedback besonders wirksam; beim CIS-Typ müßte die Entspannung mit einer kognitiven oder Imaginationsmethode eingeleitet werden (z.B. Meditation oder bildgetragene Entspannungsgeschichten; vgl. Lazarus & Mayne, 1990). Um die bevorzugte Entspannungsart diagnostizieren zu können, schlägt Lazarus (1989) ein Structural Profile Interview (SPI) mit 35 Fragen vor. Dieser Fragebogen kann Vorhersagen darüber treffen, welche speziellen Sequenzen und Entspannungsart eine Person besonders ansprechen.

In manchen schweren Fällen kann eine Desensitivierung helfen, Hindernisse, wie z.B. Ängste, zu überwinden. Die Desensitivierung erfolgt z.B. in Form von passiven Phasen bei der Progressiven Muskelentspannung oder Konzentration auf die Atmung oder dadurch, sich ein schönes Bild bzw. Ereignis vorzustellen. Manchen Personen muß man verdeutlichen, daß Entspannung keine zu erbringende Leistung darstellt; diese Haltung ist im Gegenteil nur hinderlich (vgl. Lazarus & Mayne, 1990).

Außer den Nebenwirkungen und deren Umgehung sind auch Aspekte der Kontraindikation zu beachten. Von Bedeutung sind die Studien von Lehrer et al. (1986). Sie berichten bei Asthmatikern von negativen Effekten durch Entspannungsverfahren, wenn nicht der Typ des Asthmas unterschieden wurde (small-airway und large-airway Asthma). Die Entspannung bedingt eine parasympathische Aktivierung und diese wiederum verengt die Atemwege, was zur Folge hat, daß bei small-airway Asthmatikern Atembeschwerden auftreten können.

Auch für Patienten mit gastrointestinalen Erkrankungen wie Ulcus oder Colitis, eignen sich Entspannungsverfahren nicht (Luthe & Schultz, 1969). Ihre Erkrankungen verschlechtern sich, da ein entspannter Zustand eine verstärkte Säurebildung im Magensaft, eine verstärkte Durchblutung der Magenschleimhaut und eine übermäßige Peristaltik zur Folge hat.

Eine Indikationsfrage bezieht sich darauf, welches Entspannungsverfahren am effektivsten ist bzw. ob sie bessere Effekte als eine Placebo-Intervention bewirken. Diesen Fragen gingen Eppley et al. (1989) nach; sie untersuchten Progressive Muskelentspannung, Transzendentale Meditation und eine Placebo-Intervention, unter anderem auch bei Kindern mit Trait-Angst. Die Ergebnisse der Meta-Analysen sind nachdenkenswert. Die signifikant größten Effekte bezüglich der Reduktion von Angst zeigte die Transzendentale Meditation, die abgegrenzt wurde von anderen Meditationsformen, die beispielsweise ein Mantra oder Konzentrationsübungen benutzten. Die Progressive Muskelentspannung erwies sich im Vergleich zu Placebo-Interventionen nicht effektiver (vgl. Eppley et al., 1989). Eine Reihe von möglichen Gründen zur Erklärung der Ergebnisse werden diskutiert, wie die Anzahl der Sitzungen, die Kompetenz des Trainers oder die Genauigkeit der Durchführung. Diese Variablen spielen aber wohl kaum eine Rolle.

Der bedeutendste Unterschied zwischen den verschiedenen Vorgehensweisen scheint vielmehr die Art der Instruktion zu sein. Damit ist die Anforderung an die Konzentration einer Person, die sich entspannen will, gemeint. Entspannungstechniken, welche in irgendeiner Form eine Konzentrationsleistung abverlangen, führen deutlich zu geringeren Effekten bei der Angstreduktion. Entspannung und Konzentration, aber auch aktive Entspannungsbemühungen, schließen sich wohl aus; entscheidend für gute Entspannungseffekte könnten die Mühelosigkeit und der „anstrengungsarme", spontane Gedankenfluß im Hinblick auf eine spezifische kognitive Haltung sein.

Betrachtet man die immer wieder geäußerten Schwierigkeiten, mit Kindern Entspannung durchzuführen, z.B. daß sie sich nicht tief genug entspannen können oder die Anweisungen des Therapeuten nicht verstehen, so könnte dies mit den oben dargestellten Erklärungen oder den Ergebnissen von Eppley et al. (1989) in Zusammenhang stehen. Gerade für Kinder und oft auch für Jugendliche ist es wichtig, sich mit Hilfe einer „mühelosen" Methode, die keine Konzentrationsleistung voraussetzt, zu entspannen. Geeignet sind Vorstellungsbilder und Geschichten, die zwar kein bestimmtes Ziel verfolgen, aber dennoch eine spezifische mentale Aktivität evozieren, die Entspannung zur Folge hat. Dieser Effekt scheint mit der bildgetragenen Kurzentspannungsgeschichte „Kapitän Nemo" realisierbar zu sein (vgl. oben). Gerade die Wahl des Unterwassermotivs und die Art der Beschreibung der Unterwasserwelt können als geeignete Imaginationstechnik für Kinder begriffen werden. Dabei ist hervorzuheben, daß wir von einer symptomunspezifischen, aber interventionsoptimierenden Wirkung ausgehen (vgl. Petermann & Petermann, 2000). Eine Kombination von Entspannungsverfahren mit kognitiven und verhaltenseinübenden Verfahren im Rahmen der Verhaltenstherapie erweist sich vielfach als hilfreich, besonders wenn sich Psychotherapie als Fertigkeitstraining versteht. Entspannung kann den Erwerb von Fertigkeiten, die für den Erfolg im Leben bzw. die Bewältigung von schwierigen Situationen wichtig sind, entscheidend erleichtern; sie kann aber nicht Defizite ausgleichen, falsche Informationen korrigieren oder fehlende Informationen ersetzen (Lazarus & Mayne, 1990). Diese Sichtweise relativiert die Ergebnisse von Eppley et al. (1989) und zeigt den realistischen Stellenwert von Entspannungsverfahren im „Konzert" verhaltenstherapeutischer Methoden auf.

Literatur

Alexander, A.B. (1972). Systematic relaxation and flow rates in asthmatic children: Relationship to emotional precipitants and anxiety. Journal of Psychosomatic Research, 16, 405–410.

Blankfield, R.P. (1991). Suggestion, relaxation and hypnosis as adjuncts in the care of surgery patients: A review of the literature. American Journal of Clinical Hypnosis, 33, 172–186.

Borkovec, T.D., Johnson, M.C. & Block, D.L. (1984). Evaluating experimental designs in relaxation research. In R.L. Woolfolk & P.M. Lehrer (Eds.), Principles and practice of stress management. New York: Guilford Press.

Bowers, K.S. (1982). The relevance of hypnosis for cognitive-behavioral therapy. Clinical Psychology Review, 2, 67–78.

Brown, J.M., O'Keefe, J., Sanders, S.M. & Baker, B. (1986). Developmental changes in children's cognition to stressful and painful situations. Journal of Pediatric Psychology, 11, 343–357.

Burisch, Th.G., Snyder, S.L. & Jenkins, R.A. (1991). Preparing patients for cancer chemotherapy: Effect of coping preparation and relaxation interventions. Journal of Consulting and Clinical Psychology, 59, 518–525.

Cautela, J.R. & Klarney, A.J. (1990). Behavior analysis, cognitive therapy and covert conditioning. Journal of Behavior Therapy and Experimental Psychiatry, 21, 83–90.

Davidson, R.J. & Schwartz, G.E. (1976). The psychobiology of relaxation and related states: A multi-process theory. In D.I. Mostofsky (Ed.), Behavior control and modification of psysiological activity. Englewood Cliffs: Prentice-Hall.

Davis, M.H., Saunders, D.R., Creer, Th.L. & Chai, H. (1973). Relaxation training facilitated by biofeedback apparatus as a supplemental treatment in bronchial asthma. Journal of Psychosomatic Research, 17, 121–128.

Donney, V.K. & Poppen, R. (1989). Teaching parents to conduct behavioral relaxation training with their hyperactive children. Journal of Behavior Therapy and Experimental Psychiatry, 20, 319–325.

Dush, D.M., Hirt, M.L. & Schroeder, H.E. (1989). Self-Statement modification in the treatment of child behavior disorders: A meta-analysis. Psychological Bulletin, 106, 97–106.

Eppley, K.R., Abrams, A.J. & Shear, J. (1989). Differential effects of relaxation techniques on trait anxiety: A meta-analysis. Journal of Clinical Psychology, 45, 957–974.

Fowler-Kerry, S. & Ramsey-Lander, J. (1990). Utilizing cognitive strategies to reliefe pain in young children. Advances in Pain Research and Therapy, 15, 247–254.

Gil, K.M., Perry, G. & Knig, L.R. (1988). The use of biofeedback in a behavioral program designed to teach on anxious child self-catheterization. Biofeedback and Self-Regulation, 13, 347–355.

Grazzi, L., Leone, M., Frediani, F. & Bussone, G.

(1990). A therapeutic alternative for tension headache in children: Treatment and 1-year follow-up results. Biofeedback and Self-Regulation, 15, 1–6.

Hampel, P. & Petermann, F. (1998). Anti-Streß-Training für Kinder. Weinheim: Psychologie Verlags Union.

Harver, A. & Kotses, H. (1984). Pulmonary changes induced by frontal EMG training. Biological Psychology, 18, 3–10.

Heide, F.J. & Borkovec, T.D. (1983). Relaxation-induced anxiety: Paradoxical anxiety enhancement due to relaxation training. Journal of Consulting and Clinical Psychology, 51, 171–182.

Heide, F.J. & Borkovec, T.D. (1984). Relaxation-induced anxiety: Mechanisms and theoretical implications. Behaviour Research and Therapy, 22, 1–12.

Hermecz, D.A. & Melamed, B.G. (1984). The assessment of emotional imagery training in fearful children. Behavior Therapy, 15, 156–172.

Hockenberry, M.J. (1988). Relaxation techniques in children with cancer: The nurses' role. Journal of American Pediatric Oncology Nursing, 5, 7–11.

Homme, L. (1965). Perspectives in psychology: Control of coverants, the operants of the mind. Psychological Record, 15, 501–511.

Houten van, R., Axelrod, S., Bailey, F.S., Flavell, E. et al. (1988). The right to effective treatment. Behavior Analyst, 11, 111–114.

Hyman, R.B., Feldman, H.R., Harris, R.B., Levin, R.F. & Malloy, G.B. (1989). The effects of relaxation training on clinical symptoms: A meta-analysis. Nursing Research, 38, 216–220.

Jacobson, E. (1990). Entspannung als Therapie. Progressive Relaxation in Theorie und Praxis. München: Pfeiffer.

Jay, S.M., Elliott, C.H., Katz, E. & Siegel, S.E. (1987). Cognitive-behavioral and pharmacologic interventions for children's distress during painful medical procedures. Journal of Consulting and Clinical Psychology, 55, 860–865.

Jay, S.M. & Elliott, C.H. (1990). A stress inoculation program for parents whose children are undergoing painful medical procedures. Journal of Consulting and Clinical Psychology, 58, 799–804.

Katz, E.R., Kellerman, J. & Ellenberg, L. (1987). Hypnosis in the reduction of acute pain and distress in children with cancer. Journal of Pediatric Psychology, 12, 379–394.

King, N.J., Cranstoun, F. & Josephs, A. (1989). Emotive imagery and children's night-time fears: A multiple baseline design evaluation. Journal of Behavior Therapy and Experimental Psychiatry, 20, 125–135.

King, N.J. & Cullone, E. (1990). Acceptability of fear reduction procedures with children. Journal of Behavior Therapy and Experimental Psychiatry, 21, 1–8.

King, N.J., Ollendick, T.H., Murphy, G.C. & Molloy, G.N. (1998). Utility of relaxation training with children in school settings: a plan for realistic goal setting and evaluation. British Journal of Educational Psychology, 68, 53–66.

Koeppen, A.S. (1974). Relaxation training for children. Elementary School Guidance and Counselling, 9, 14–21.

Kohen, D.P. & Botts, P. (1987). Relaxation-imagery (self-hypnosis) in Tourette syndrome: Experience with four children. American Journal of Clinical Hypnosis, 29, 227–237.

Kohen, D.P., Olness, K.N., Colwell, S. & Heimel, A. (1984). The use of relaxation/mental imagery (self-hypnosis) in the management of 505 pediatric behavioral encounters. Journal of Developmental and Behavioral Pediatrics, 5, 21–25.

Kossak, H.-Ch. (1989). Hypnose. Ein Lehrbuch. München: Psychologie Verlags Union.

Kotses, H. & Glaus, K. (1981). Applications of biofeedback to the treatment of asthma: A critical review. Biofeedback and Self-Regulation, 6, 573–593.

Kotses, H., Glaus, K., Crawford, P., Edwards, J. & Scherr, M. (1976). Operant reduction of frontalis EMG activity in the treatment of asthma in children. Journal of Psychosomatic Research, 20, 453–459.

Kotses, H., Harver, A., Segreto, J., Glaus, K.D. Creer, T.L. & Young, G.A. (1991). Long-term effects of biofeedback-induced facial relaxation on measures of asthma severity in children. Biofeedback and Self-Regulation, 16, 1–21.

Kruse, W. (1980). Einführung in das Autogene Training mit Kindern. Köln: Deutscher Ärzte-Verlag.

Labbe, E.E. & Ward, C.H. (1990). Electromyographic biofeedback with mental imagery and home practice in the treatment of children with

muscle-contraction headache. Journal of Developmental and Behavior Pediatrics, 11, 65–68.
Lang, P.J. (1977). Imagery in therapy: An information processing analysis of fear. Behavior Therapy, 8, 862–886.
Lazarus, A.A. (1989). The practice of multimodal therapy. Baltimore: John Hopkins University Press.
Lazarus, A.A. & Mayne, T.J. (1990). Relaxation: Some limitations, side effects and proposed solutions. Psychotherapy, 27, 261–266.
Lehrer, P.M., Hochron, S., McCann, B., Swartzman, L. & Phyllis, R. (1986). Relaxation decreases large-airway but not small-airway-asthma. Journal of Psychosomatic Research, 30, 13–25.
Lichtstein, K.L. (1988). Clinical relaxation strategies. New York: Wiley.
Linkenhoker, D. (1983). Tools of behavioral medicine: Applications of biofeedback treatment for children and adolescents. Developmental and Behavioral Pediatrics, 4, 16–20.
Luria, A. (1961). The role of speech in the regulation of normal and abnormal behaviors. New York: Liveright.
Luthe, W. & Schultz, J.H. (1969). Autogenic training: Medical applications. New York: Grune and Stratton.
Mc Grath, P.A. (1990). Pain in children: Nature, assessment and treatment. New York: Guilford.
Meichenbaum, D.W. (1979). Kognitive Verhaltensmodifikation. München: Urban & Schwarzenberg.
Meichenbaum, D.M. & Goodman, I. (1971). Training impulsive children to talk to themselves: A means of developing self-control. Journal of Abnormal Psychology, 77, 115–126.
Noeker, M. & Petermann, F. (1990). Treatment-related anxieties in children and adolescents with cancer. Anxiety Research, 3, 101–111.
Parott, L. (1990). Helping children managed stress: Some preliminary observations. Child and Family Behavior Therapy, 12, 69–73.
Petermann, F. (1999). Asthma bronchiale. Göttingen: Hogrefe.
Petermann, F., Noeker, M. & Bode, U. (1987). Psychologie chronischer Krankheiten im Kindes- und Jugendalter. München: Psychologie Verlags Union.
Petermann, F. & Petermann, U. (2000). Training mit aggressiven Kindern. Weinheim: Psychologie Verlags Union, 9., überarbeitete Auflage.
Petermann, F. & Petermann, U. (1996a). Training mit Jugendlichen. Weinheim: Psychologie Verlags Union, 5. veränderte Auflage.
Petermann, U. (1996a). Entspannungstechniken für Kinder und Jugendliche. Weinheim: Psychologie Verlags Union.
Petermann, U. (1996b). Entspannung bei hyperkinetischen Kindern. In U. Petermann (Hrsg.), Ruherituale und Entspannung mit Kindern und Jugendlichen. Baltmannsweiler: Schneider.
Petermann, U., Essau, C.A. & Petermann, F. (2000). Angststörungen. In F. Petermann (Hrsg.), Lehrbuch der Klinischen Kinderpsychologie und Kinderpsychotherapie. Göttingen: Hogrefe, 4. völlig veränd. Auflage.
Petermann, U. & Petermann, F. (1996b). Training mit sozial unsicheren Kindern. Weinheim: Psychologie Verlags Union, 6. ergänzte Auflage.
Peterson, L., Harbeck, C., Chaney, J. Farmer, J. & Thomas, A.M. (1990). Children's coping with medical procedures. A conceptual overview and integration. Behavioral Assessment, 12, 197–212.
Robinson, P.J. & Kobayashi, K. (1991). Development and evaluation of a persurgial preparation program. Journal of Pediatric Psychology, 16, 193–212.
Ross, D.M. & Ross, S.A. (1988). Childhood pain: Current issues research and management. Baltimore: Urban & Schwarzenberg.
Smith, J.C. (1988). Steps toward a cognitive-behavioral model of relaxation. Biofeedback and Self-Regulation, 13, 307–329.
Smith, J.C. (1989) Cognitive-behavioral relaxation training: Theory and practice. New York: Springer.
Titlebaum, H.M. (1988). Relaxation. Holistic Nursing Practice, 2, 17–25.
Varni, J. W. (1990). Behavioral management of pain in children. Advances in Pain Research and Therapy, 15, 215–224.
Wall, V.J. & Womack, W. (1989). Hypnotic versus active cognitive strategies for alleviaton of procedures distress in pediatric oncology patients. American Journal of Clinical Hypnosis, 31, 181–191.
Zarkowska, E., Crawley, B. & Locke, J. (1989). A behavioural intervention for Gilles de la Tourette syndrome in a severely mentally handicapped girl. Journal of Mental Deficiency Research, 33, 245–253.

Psychopharmakologie und Entspannungsverfahren

Petra Netter

1. Einführung

Es mag den Leser verwundern, in einem Handbuch über Entspannungsverfahren, das sich vorwiegend an psychotherapeutisch tätige Psychologen wendet, auch pharmakologische Methoden erwähnt zu finden. Dies begründet sich durch folgende Überlegungen:

Wie in den Eingangskapiteln gezeigt wurde, bezieht sich Entspannung auf eine Veränderung
1. der Reaktionen im muskulären,
2. im vegetativen Bereich,
3. der Vigilanz,
4. der Sensibilität und
5. der für emotionale Prozesse verantwortlichen Regionen des Gehirns.

Diese Komponenten der Entspannung können jeweils auch pharmakologisch herbeigeführt werden, wobei die Pharmakotherapie zur Unterstützung der verhaltensmedizinischen Interventionsverfahren dient und umgekehrt. Neben dem Ziel, die pharmakotherapeutischen Verfahren vorzustellen, verfolgt der Beitrag folgende Intentionen:
1. Vermittlung der Kenntnis über die grundlegenden psychophysiologischen und psychochemischen Mechanismen, die den Entspannungseffekt erzeugen und die gemeinsame Endstrecke der psychotherapeutischen und pharmakotherapeutischen Zugangsweise darstellen;
2. Vermittlung der Kenntnis möglicher Nebenwirkungen zur Risikoabschätzung bei der Indikationsstellung und zur Bewertung potentieller Verhaltensauffälligkeiten und Symptome bei Patienten, die zusätzlich von ärztlicher Seite aus medikamentös behandelt in eine Psychotherapiepraxis gelangen;
3. eine bessere Verständigungsmöglichkeit mit den Kollegen der Medizin zu bieten, die am gleichen Fall oder Patientengut pharmakotherapeutisch tätig sind, und
4. eine Möglichkeit zur Beantwortung von Patientenfragen bereitzustellen, die Prognose, Nebenwirkungen, potentielle Erfolgsaussichten und Komplikationen bei Pharmakotherapie im Vergleich zur Psychotherapie betreffen.

Da psychologische Methoden oft nicht mehr greifen können, wenn bereits auf dem Wege der pharmakologischen Angriffsorte eine Entspannung des Zielorgans erreicht worden ist, findet man in den Darstellungen der Literatur selten Vergleiche der Kombinationsbehandlung mit der Monotherapie, wie sie in Arbeiten zur Therapieevaluation bei Angstsyndromen, reaktiver und endogener Depression oder schizophrenen Erkrankungsformen sehr oft anzutreffen sind.

Es wird bei der Darstellung der pharmakologischen Methoden also darum gehen, im wesentlichen die Möglichkeiten pharmakologischer Beeinflußbarkeit aufzuzeigen, ohne daß ihr additiver, potenzierender oder u.U. auch hemmender Effekt auf psychologische Entspannungsverfahren beurteilt werden kann.

In den folgenden Abschnitten sollen
a) die Substanzklassen mit ihren zugehörigen Angriffsorten, Wirkprinzipien und Indikationsgebieten in einer Übersicht erläutert werden, darauf folgt
b) eine Darstellung der einzelnen Präparatklassen mit ihren spezifischen Dosierungsbedingungen, Nebenwirkungen und Kontraindikationen; es soll
c) ein Abschnitt der Absetzproblematik und
d) der Akzeptanz von pharmakotherapeutischen Maßnahmen bei Patienten und Therapeuten gewidmet werden, und
e) wird kurz das Problem Antinomie oder Koexistenz von Psychotherapie und Pharmakotherapie angeschnitten.

2. Übersicht über Substanzgruppen mit ihren Angriffsorten und Indikationen

Wie eingangs definiert, können im wesentlichen fünf verschiedene Systeme an dem Zustandekommen von Spannungszuständen bzw. deren Beseitigung beteiligt sein. Gemeinsam ist der Definition des Spannungszustandes in diesen Systemen eine erhöhte Reagibilität, d.h. eine herabgesetzte Schwelle, eine verkürzte Latenz, eine erhöhte Amplitude, eine verlängerte Dauer und ein häufigeres Auftreten der Reaktion. Im Falle der muskulären Verspannung betrifft dies vor allem die Übererregbarkeit tonischer Streckreflexe, deren in kurzen Abständen aufeinander folgende Erregungsimpulse zu einer spastischen tonischen Dauererregung führen (Hardman et al., 1996). Dasselbe gilt für die glatte Muskulatur der vegetativ innervierten Gefäße, Organe und Drüsen, wobei ebenfalls phasische Erregungen aufgrund der erhöhten Reaktionsbereitschaft zu einem tonischen Dauerzustand verschmelzen können. Ob die gleichen Gesetze für die emotionsvermittelten Erregungszustände des limbischen Systems gelten, kann nur aus den Verhaltensindikatoren der emotionalen Reagibilität erschlossen werden, da physiologische Messungen in der Tiefe des Gehirns bisher kaum möglich sind. Bei der Vigilanzveränderung handelt es sich ebenfalls in erster Linie um die Herabsetzung der Erregungsschwelle, vorwiegend in der Formatio reticularis, mit der zusätzlich ein erhöhtes Auflösungsvermögen für differente Reizintensitäten und -qualitäten in

Kombination mit einer erhöhten Resistenz gegenüber Dauer und Stärke der Beanspruchung einhergeht.

Allgemein gilt, daß bei Verspannungszuständen selten nur eines dieser Systeme isoliert betroffen ist. Vor allem, wenn psychische Erregungs- und Angstsymptome im Vordergrund stehen, werden das neuromuskuläre und das vegetative System zusätzlich in Spannungszustände im oben definierten Sinne versetzt. Neuromuskuläre Verspannungen oder solche der vegetativ innervierten Organe hingegen können auch ohne Beteiligung psychischer Komponenten vorliegen und spezifisch medikamentös behandelt werden. Obwohl sich die Substanzen nach ihrer Hauptindikation und ihrem primären Angriffsort meist einem der „Verspannungssysteme" zuordnen lassen, weisen sie darüber hinaus oft Begleiteffekte in anderen Systemen auf, die entweder negativ als sog. unerwünschte Wirkungen oder positiv als zusätzlicher Therapieeffekt zu berücksichtigen sind.

Zur groben Orientierung geben Tabelle 1a und b zunächst eine Übersicht über die derzeit bekannten Substanzklassen mit ihren Indikationen. Sie sind gegliedert nach Angriffsorten im neuromuskulären System, im Zentralnervensystem und im vegetativen Nervensystem.

Sicher haben die zentral-nervös angreifenden Substanzen, welche psychisch erlebte Zustände von Angst, Erregung und Verspanntheit beeinflussen, eine größere Bedeutung für den Psychotherapeuten als solche, die peripher an der quergestreiften oder glatten Muskulatur angreifen. Da aber dieser Band auch solchen Entspannungsverfahren gewidmet ist, die zur Behandlung psychosomatischer und neuromuskulärer Krankheiten eingesetzt werden, scheint es angebracht, auch muskuläre Relaxanzien und vegetativ wirksame Pharmaka mit abzuhandeln.

Aus Tabelle 1a geht bereits hervor, daß sich Angriffsort und Substanzklasse nicht immer klar einander zuordnen lassen. Der Angriff am GABA-Rezeptor (durch Benzodiazepine) taucht z.B. sowohl bei den zentralwirksamen Muskelrelaxanzien als auch bei den Tranquilizern auf; oder: Eingriffe in das cholinerge System können sowohl bei der Behandlung vegetativer Verspannungen durch Parasympatholytika als auch bei neuromuskulären Verspannungen mithilfe der cholinerg wirksamen Antiparkinsonmittel erfolgen. Ferner ist aus dieser tabellarischen Übersicht zu erkennen, daß verschiedenartige Angriffsmechanismen für die gleichen Wirkungen verantwortlich sein können. Obwohl nicht alle Substanzklassen als Alternativen oder Ergänzungen zu psychotherapeutischen Entspannungsverfahren anzusehen sind, sollen die jeweiligen Wirkprinzipien, Anwendungsstrategien und Nebenwirkungen dennoch kurz erwähnt werden, da sie letztlich direkt oder indirekt am Entspannungsgeschehen beteiligt sein können.

Tabelle 1: Übersicht über zur Herbeiführung von Entspannung geeignete Substanzklassen mit Hauptangriffsorten, -wirkprinzipien und Indikationen.
Tabelle 1a: Über neuromuskuläre und psychische Mechanismen wirkende Substanzen im Rahmen von Entspannungstherapie.

	Substanzklasse	Hauptangriffsort	Hauptwirkprinzip	Indikation
NEUROMUSKULÄR	Zentrale Muskelrelaxanzien (z.T. identisch mit Anxiolytica und Antiparkinsonm.)	ZNS: Formatio reticularis	Dämpfung polysynaptischer Reflexe durch Verstärkung der GABA-Wirkung	Narkoseeinleitung, Muskuläre Verspannungen, zerebrale u. spinale Spasmen
	Periphere Muskelrelaxanzien	Skelettmuskel: Motorische Endplatte	Blockade der nicotinischen Acetylcholin (nACh)-Rezeptoren, Depolarisation durch nACh-agonistische Wirkung	Muskelrelaxation bei Narkose
		Muskelzelle	Hemmung der Freisetzung von Calcium (Ca^{++})-Ionen	Spastische Lähmungen
	Antiparkinsonmittel	ZNS: Basalganglien	Dopamin (DA)-Anreicherung (Zufuhr, Blockade von Abbau, Rezeptoragonisten), Blockade zentraler Acetylcholinrezeptoren	Rigor, Tremor, Akinese bei Parkinson
PSYCHISCH	Anxiolytica Tranquilizer Sedativa Hypnotica	ZNS: Limbisches System ZNS: Formatio reticularis, Cortex Limbisches System	Agonismus am GABA-Rezeptor Z.T. Agonismus am GABA-Rezeptor z.T. Membran-Stabilisierung des neuronalen Axons	psychische Spannungs-, Angst- u. Erregungszustände Schlafstörungen
	Antidepressiva	ZNS: Limbisches System	Wiederaufnahmehemmung von Neurotransmittern, speziell Serotonin	Agitierte Depression Panikattacken Zwangssyndrome
	Neuroleptica	ZNS: Basalganglien Limb. System	Dopaminrezeptorblockade	Psychosen Angstsyndrome
	Analgetica Opiate/Opioide	ZNS: Hirnstamm Rückenmark Thalamus Limbisches System	Agonismus am Opiatrezeptor	Schmerzen
	Antipyretica/ Antiphlogistica	Periphere Schmerzrezeptoren	Prostaglandinsynthesehemmung	Schmerzen

Tabelle 1b: Über vegetative Mechanismen wirkende Substanzen.

	Substanzklasse	Hauptangriffsort	Hauptwirkprinzip	Indikation
V E G E T A T I V	Substanzen der cholinergen Erregungsübertragung: Parasympatholytica	Parasympathische Nervenenden, Vegetative Ganglien	Blockade des Acetylcholins am muscarinischen Rezeptor Hemmung des Acetylcholinabbaus	Bronchospasmus, bradykarde Herzarrhythmien Spastische Gastritis Gallengangsspasmen
	Substanzen der adrenergen Erregungsübertragung: Sympathomimetica	Sympathische Nervenenden der glatten Muskulatur von Gefäßen und Organen Stoffwechsel Endokrine Drüsen Hämatolog. System	Postsynaptischer noradrenerger Agonismus am α- und β-Rezeptor Hemmung des Katecholaminabbaus oder der Rückresorption	Bronchospasmus Wehenhemmung
V	Sympatholytica	Sympathische Nervenenden der glatten Muskulatur, der Gefäße und Organe Stoffwechsel Endokrine Drüsen Hämatolog. System	α- oder β-Rezeptorenblockade, z.T. auch Serotoninblokkade	Hypertonie Tachyarrhythmie Angina pectoris Tremor, Angst Migräneprophylaxe

3. Über neuromuskuläre Mechanismen wirksame Entspannungstherapeutika

Da dem muskulären System bei der Ver- und Entspannung eine zentrale Rolle zukommt, sollen zunächst jene Substanzen behandelt werden, die den Tonus der Willkürmuskulatur herabsetzen. Abweichend von Lehrbüchern der Pharmakologie werden hier Substanzen zu einer eigenen Kategorie zusammengefaßt, die z.T. peripher, z.T. zentral-nervös angreifen und nur das eine gemeinsam haben, nämlich den Tonus der Skelettmuskulatur zu verändern. Daher soll hier auch die Kategorie der Antiparkinsonmittel unter dieser Perspektive mit eingereiht werden.

3.1 Zentrale Muskelrelaxanzien

Der Muskeltonus wird durch den monosynaptischen Dehnungsreflex kontrolliert. Dieser wird durch erregende und hemmende polysynaptische Bahnsysteme aus der Peripherie (Muskelspindeln, Gelenke, Haut) und aus dem Zentralnervensystem (Cortex, Formatio reticularis, Kleinhirn, Basalganglien) gesteuert (Jurna in Forth et al., 1996). Die tonische Dauererregung (Spastik, Rigor) kann durch Erhöhung der erregenden oder Wegfall der hemmenden Einflüsse aufgrund verschiedener Ursachen (Schädigung bestimmter Hirnzentren, entzündliche Prozesse in Gelenken, schmerzbedingte Schonhaltungen) entstehen. Den zentralen Muskelrelaxanzien ist gemeinsam, daß sie diese den Dehnungsreflex modulierenden polysynaptischen Reflexe dämpfen.

Die dominierende Substanzklasse der zentralen Muskelrelaxanzien sind die Benzodiazepine, deren Hauptindikation in der Behandlung von Angst und Schlafstörungen liegt (vgl. Abschnitt 4.1). Sie haben aber neben der angst- und erregungs-dämpfenden und schlaffördernden Komponente auch eine krampflösende (antiepileptische) und vor allem muskelrelaxierende Wirkung. Nur sind diese Effekte bei den einzelnen Substanzen und dosisabhängig unterschiedlich ausgeprägt (vgl. Tabelle 3 unter Abschn. 4.1). Als zentral-wirksame Muskelrelaxanzien werden jene Vertreter dieser Stoffklasse aufgeführt, bei denen die muskelrelaxierende Wirkung ausreichend ausgeprägt ist (Tabelle 2a: z.B. Musaril®, Valium®).

Die Benzodiazepine entfalten ihre Wirkung dadurch, daß sie die erregungshemmenden Effekte der Gammaaminobuttersäure (GABA) am GABA-Rezeptor verstärken, so daß die Durchlässigkeit der Ionenkanäle für Chlorid-Ionen erhöht und damit eine Hyperpolarisation im Zellinneren hervorgerufen wird. Dies hat eine verminderte Erregbarkeit der Nervenzellen zur Folge. Die Benzodiazepine werden daher als „Bremskraftverstärker" der GABA-Bremse im Gehirn verstanden (Koella, 1989).

Der Wirkungsmechanismus von Baclofen (Lioresal®) ist ähnlich wie der der Benzodiazepine, denn es ist ein Abkömmling der GABA. Es greift jedoch am GABA-B-Rezeptor an, und seine antispastische Wirkung beruht auf der Dämpfung poly- und monosynaptischer Erregungsübertragung vor allem im Rückenmark. Es kann jedoch nicht, wie GABA selbst, durch GABA-Antagonisten (z.B. Bicucullin) blockiert werden. Es verursacht keine Depolarisation primär afferenter Nervenenden, sondern vermindert die Freisetzung exzitatorischer Transmitter auf Motoneurone durch Erhöhung der Schwellen. Dies wird außer über den GABA-Agonismus durch die Blockade des Calzium-Ionen-Einstroms und die Vermehrung des Kalium-Ionen-Ausflusses aus der Zelle vermittelt (Hardman et al., 1996).

Ein anderer Mechanismus liegt der Wirkung von Dantrolen zugrunde, das seine Wirkung direkt an der Zelle durch Verminderung des Calzium-Ionen-Ausstroms aus dem sarcoplasmatischen Reticulum der Muskelzelle entfaltet, ohne daß jedoch die Aktionspotentiale des Muskels behindert werden, d.h. die Muskelreflexe werden unterdrückt, die Willkürmotorik kann jedoch aufrecht erhalten werden. Alle diese Substanzen, wie auch das Chlormezanon (MuskelTrancopal®) und das Carisoprodol (Sanoma®) dienen nicht nur der Therapie von spinaler Spastik, sondern kommen auch bei lokalen und entzündlich bedingten Muskelspasmen zur Anwendung. Alle haben sedierende Eigenschaften und können, wie das Dantrolen® und Trancopal®, durch die Erschlaffung der peripheren Muskulatur das Gefühl von Kontrollverlust über die Willkürmuskulatur und dadurch Angst auslösen. Dosierungen und Nebenwirkungen gehen aus Tabelle 2a hervor.

Tabelle 2a: Muskelrelaxanzien; Hinweise zu Anwendung, Indikationen, Nebenwirkungen und Gegenanzeigen (z.T. nach Starke, sowie Jurna in Forth, Henschler, Rummel, Starke, 1996; Reynolds & Martindale, 1989; Kümmerle, 1991; Rote Liste, 1998).

Substanzgruppe	Beispiel für Handelsnamen	Tagesdosis (mg)	Halbwerts-zeit (Std.)	Indikationen	Nebenwirkungen	Gegenanzeigen
Zentrale Muskelrelaxanzien						
Tetrazepam (BDZ)	Musaril®	einschleich. 1/2 – 4×50	15	Muskelhypertonus, Kontrakturen	Müdigkeit, Reaktions-zeitanstieg, Anterograde Amnesie	Intoxikationen von Alkohol, dämpfenden Psychophar-maka
Diazepam (BDZ)	Valium®	3×5–10	35	Muskelverspannungen aller Art, psych. + veget. Spannungszust.	Abhängigkeitspotential	Leberschäden
Baclofen	Lioresal®	3×5 bis 2×20	2,75–4,75	Muskelspastizität bei versch. Krankh. einschl. Lähmun-gen	Müdigkeit, Übelkeit Muskelschmerzen Ataxie	Epilepsie + siehe BDZ (Benzodiazepine)
Chlormezanon	Muskel-Trancopal®	2–4×300	24	lokale Muskelspasmen	Mundtrockenheit Schwindel	Nierenfunktionsstörungen MAO-Hemmer + siehe BDZ
Dantrolen	Dantrolen®	2×25 bis 4×50	8,7	Spastik bei zerebraler Läh-mung u. degenerat. Nerven-erkrankungen	Müdigkeit, Schwäche evt. Durchfall	Leber-, Herzmuskelschäden + siehe BDZ
Carisoprodol	Sanoma®	3×350 bis 700	unbekannt	Ischias, Lumbago	siehe BDZ (= Benzodiazepine) oben	Epilepsie
Periphere Muskelrelaxantien						
Alcuronium	Alloferin®	0,15/kg 1×i.v.	20–30 Min.	Muskelrelaxation bei Nar-kose	Bronchialverengung Blutdrucksenkung	Leber-, Nierenfunktions-störungen
Suxamethonium	Succynyl-Asta®	0,8–1,2/kg 1×i.v.	5–10 Min.	dto bei Kurznarkose	Tachykardie/Bradykardie Herzrhythmusstörungen Hyperkaliämie,	Leberfunktionsstörungen Lungenödem
Hexacarbacholin	Imbretil®	0,03/kg 1×i.v.	60–90 Min.	dto bei Langzeitnarkose	Herzrhythmusstörungen	Nierenfunktionsstörungen

Tabelle 2b: Antiparkinsonmittel zur Behandlung von spezifischen Verspannungszuständen (z.T. nach Jurna in Forth, Henschler, Rummel, Starke 1996; Kümmerle, 1991; Reynolds & Martindale, 1989).

Substanzgruppe	Beispiel für Handelsnamen	Tagesdosis (mg)	Halbwertszeit (Std.)	Indikationen	Nebenwirkungen	Einschränkungen
Dopaminerg wirkende Substanzen						
L-Dopa	Larodopa®	langs. Steigerung 1000–6000	ca. 4	Akinese, Rigor	Übelkeit, Durchfall, Angst, Herzrhythmusstörungen	Wirkungseintritt erst nach Wochen, on-off-Effekte
Amantadin	PK Merz®	100–500	ca. 16	Akinese, Rigor	Tremor, Ataxie Schlaflosigkeit Magen-Darmbeschwerden	Nachlassen der Wirkung nach einiger Zeit
Bromocriptin	Pravidel®	2,5–7,5	6–8	Rigor Akinese	Schwindel Übelkeit Blutdruckabfall Unruhe	
Selegilin (Monoaminoxidase B Hemmer)	Movergan®	5–10	16–69	Zur Unterstützung der L-Dopa Therapie	siehe L-Dopa	Nur als Zusatztherapie
Cholinolytisch wirkende Substanzen						
Benzatropinmalesiat	Cogentinol®	2–8	unbekannt	Tremor Rigor	Mundtrockenheit Doppelbilder Obstipation Tachykardie	
Biperiden	Akineton®	6–20	18,4	Tremor		
Trihexyphenidyl	Artane®	4–20	13,0	Tremor	Blasenentleerungsstörung	Wirkungsabschwächung nach Wochen
Metixen	Tremarit®	3–6	unbekannt	Tremor	Verwirrtheitszustände	

3.2 Periphere Muskelrelaxanzien

Periphere Muskelrelaxanzien kommen fast ausschließlich im Rahmen der Narkosetherapie zum Einsatz, doch sollen sie hier in ihrem Wirkprinzip kurz vorgestellt werden. Neben der im Abschnitt 5.1 abzuhandelnden Wirkung des Acetylcholins bei der Reizübertragung an den Endstrukturen parasympathischer Nerven über muscarinische Rezeptoren und an vegetativen Ganglien wirkt das Acetylcholin auch als Überträgerstoff an der motorischen Endplatte der Willkürmuskulatur über nicotinische Rezeptoren. Die periphere Muskelrelaxation erfolgt über zwei Prinzipien, nämlich entweder über die Depolarisation durch Acetylcholin-ähnliche Agonisten, wie Suxamethonium (Syccynyl-Asta®) oder Hexacarbacholin (Imbretil®) oder durch nicht depolarisierende Acetylcholinantagonisten, wie das Alcuronium (Alloferin®). Beide Substanzklassen führen über Histamin-Freisetzung zu Bronchiokonstriktion und aufgrund von Parasympatholyse zu einem Anstieg der Herzfrequenz. Jedoch können auch über parasympathomimetische Effekte (Succynyl-Asta®) oder Ganglienblockade (Alloferin®) Bradykardie und vor allem Blutdruckabfall auftretenä (vgl. Tabelle 2a). Ein dritter Mechanismus, der direkte Angriff am Muskel über die Blockade des Calcium-Ionentransportes, wurde bereits bei Dantrolen unter den zentralen Muskelrexanzien erwähnt.

3.3 Antiparkinsonmittel

Auch diese Substanzgruppe dient nur einer sehr speziellen Indikation, nämlich der Verminderung von Akinese, Rigor und Tremor bei der Parkinsonkrankheit, der ein gestörtes Gleichgewicht zwischen dopaminerger Hemmung und cholinerger Erregung aufgrund von Neuronendegeneration zugrunde liegt.

Der pharmakotherapeutische Eingriff kann daher entweder über die Herabsetzung der erregenden cholinergen Wirkung wie mit Biperiden (Akineton®) oder über die Vermehrung der dopaminergen Potenz auf verschiedenen Wegen (vermehrte Zufuhr oder Synthese, verminderter Abbau von Dopamin oder direkte Wirkung am Rezeptor) erfolgen, wie bei den übrigen Substanzen der Tabelle 2b.

4. Über psychische Mechanismen wirksame Entspannungstherapeutika

Während die unter Abschnitt 3 abgehandelten Muskelrelaxanzien direkt am Zielorgan angreifen, lassen sich Entspannungseffekte auch indirekt erzielen, indem man die dem muskulären Spannungszustand zugrunde liegenden emotionalen Erregungszustände, Zustände erhöhter Vigilanz und damit auch Schlaflosigkeit oder erhöhter Sensibilität, d.h. auch Schmerzen, beseitigt. Es muß dabei betont werden, daß nicht alle Angstzustände zu muskulärer Verspannung führen und zudem sehr unterschiedliche Ursachen und Formen haben (z. B. Panikattacken, agitierte Angst bei Depressionen, Angst bei akuter Schizophrenie). Auch Schlaflosigkeit und Schmerz werden nicht in jedem Fall mit muskulärer Schonhaltung oder Abwehrspannung beantwortet. Dennoch sollen Substanzklassen, die diese potentiellen Ursachen für Spannungszustände beseitigen helfen können, hier gemeinsam abgehandelt werden. Zur Beseitigung von Angst, Schlaflosigkeit und Schmerz können jeweils Substanzklassen sehr unterschiedlicher Struktur und Wirkungsmechanismen eingesetzt werden. Da zwischen Beruhigungs- und Schlafmitteln breite Überschneidungen bestehen, sollen diese hier zunächst gemeinsam abgehandelt werden, gefolgt von Neuroleptika und Antidepressiva, die nur für die Behandlung spezifischer Angstzustände geeignet sind, und von Schmerzmitteln als weiteren indirekt muskelrelaxierenden Substanzen.

4.1 Tranquilizer und Hypnotika

Die Substanzklasse, die zur Behandlung von Angst und Schlafstörungen z.Zt. das breiteste Spektrum an Präparaten und den höchsten Verschreibungsanteil aufweist, ist die der Benzodiazepine. Ihr Wirkungsmechanismus war bereits unter den zentralen Muskelrelaxanzien beschrieben worden. Hier folgt eine Aufstellung der Substanzen, die in erster Linie zur Behandlung von Angst und Schlafstörungen verwendet werden (Tabelle 3).

Daß Benzodiazepine als *Anxiolytica* bezeichnet werden, geht auf tierexperimentelle Befunde zurück. Sie bewirken in dem von Gray (1982) für „Verhaltenshemmung" verantwortlich angesehenen System, daß durch Bestrafung unterdrücktes Verhalten aufgehoben wird. Übertragen auf den Menschen bedeutet dies, daß aversive und normalerweise als bedrohlich erlebte Reize keine Alarmreaktion angespannter Aufmerksamkeit sowie keine Vermeidungsreaktion mehr auslösen. Dieser Effekt tritt auch bei schwächeren Dosierungen und bei solchen Substanzen auf, die prinzipiell keine sedierende Wirkung haben, er ist also nicht auf eine Reduktion der motorischen Aktivität zurückzuführen.

Sedierende Effekte haben dagegen Substanzen, die auch (bzw. vorwiegend) als Schlafmittel *(Hypnotica)* eingesetzt werden. Sie setzen allgemein das Antriebsniveau herab, wodurch bei gleichzeitiger Müdigkeit auch die Anstrengungen zu Schmerz- und Unlustvermeidung reduziert werden. Daher dienen diese Substanzen auch in der Anaesthesie zur Narkoseeinleitung, bei der noch zwei weitere Eigenschaften der Benzodiazepine, die Muskelrelaxation (siehe 3.1) und die an sich unerwünschte Nebenwirkung der anterograden Amnesie (Vergessen von Ereignissen nach Einnahme des Präparates), genutzt werden.

Bei der Anwendung und Dosierung von Benzodiazepinen muß beachtet werden, daß mit höherem Alter und größerem Körperfettanteil die Eliminationshalbwertszeit und damit die Wirkdauer verlängert wird. Diese Faktoren erklären auch die breite Streuung der Halbwertszeiten (vgl. Tabelle 3) und die geringe Korrelation zwischen den Plasmakonzentrationen und der Wirkstärke. Bei den meisten Sub-

Tabelle 3: Tranquilizer und Hypnotica: Hinweise zur Anwendung, Indikationen, Nebenwirkungen (nach Coper in Forth, Henschler, Rummel, Starke, 1996; Möller et al., 1989; Koella, 1989).

Substanzgruppe	Beispiel für Handelsnamen	Tagesdosis (mg)	Halbwerts-zeit* (Std.)	Indikationen**	Nebenwirkungen	Gegenanzeigen
Tranquilizer						
Benzodiazepine						
Alprazolam	Tafil®	0,5–1,5	10–18	ASpE, Panikattacken	Müdigkeit	
Oxazepam	Adumbram®	10–60	5–18	ASpE, S	Reaktionszeitverminderung; bis auf Clobazam mehr oder minder starke anterograde Amnesie; Abhängigkeitspotential	
Bromazepam	Lexotanil®	3–6	12–24	ASpE, S		
Clobazam	Frisium®	20–30	10–30	ASpE		
Chloridiazepoxyd	Librium®	5–50	10–18	ASpE, (M)		
Azaspirodecandion						
Buspiron	Bespar®	15	2–3	ASpE	Übelkeit, Schwindel Kopfschmerzen	
Hypnotica						
Benzodiazepine						
Brotizolam	Lendormin®	0.125–0.25	4–8	S	s. Benzodiazepine als Tranquilizer	
Triazolam	Halcion®	0.125–0.25	2–4	S		
Flurazepam	Dalmadorm®	15–30	2	S		
Barbiturate						
z. B. Pentobarbital	Medinox®	100	10–22	S	Hangover, Allergien Toleranzentwicklung Abhängigkeitspotential	Nicht mit Alkohol u. dämpf. Pharmaka, nicht bei Arteriosklerose, Nieren- u. Herzinsuffizienz
Chloralhydrat	Chloraldurat®	250–500	4–5 Tage	S		
Pflanzl. Stoffe z. B. Baldrian	Baldrisedon®	100–200	Mischpräp. (keine Hwzt.)	ASpE, S	keine	u.U. Placeboeffekt höher als pharm. Effekt

*) ohne aktive Metabolite; **) ASpE = Angst, Spannung, Erregung, S = Schlaflosigkeit, M = Muskelverspannung

stanzen ist nur zu Beginn der Therapie ein enger Zusammenhang nachweisbar, der bei längerer Anwendung durch Toleranzentwicklung (s.unten) entkoppelt wird. Obwohl sich die Benzodiazepine großer Beliebtheit erfreuen (s. Abschnitt 7) und eine sehr geringe Toxizität aufweisen (nicht zum Suicid geeignet), haben sie dennoch erhebliche Nebenwirkungen. Besonders zu Beginn tritt Müdigkeit und Benommenheit auf, die jedoch mit längerer Therapie nachläßt. In seltenen Fällen werden auch paradoxe Effekte wie Aggressivität, Erregtheit und Schlaflosigkeit beobachtet. Aufgrund der muskelrelaxierenden Wirkung treten bei hohen Dosen Gangunsicherheit und Ataxie auf. Wegen ihres Abhängigkeitspotentials werden sie heute z.T. durch niedrig dosierte Neuroleptika ersetzt.

Ein anderes Wirkungsprinzip und Nebenwirkungsprofil hat das Buspiron®, ein Serotonin (5-Hytroxytryptamin = 5-HT)-wirksamer Agonist am 5HT-1a-Rezeptor, dessen anxiolytische Wirkung jedoch erst nach 1–2 Wochen eintritt, so daß es einen geringen „Belohnungswert" und folglich zwar kein Suchtpotential hat, aber auch weniger von Patienten akzeptiert wird.

Die in Tabelle 3 unten aufgeführten Barbiturate werden z.T. gar nicht mehr in der ambulanten Therapie der Schlaflosigkeit, sondern nur noch in der Anästhesie eingesetzt, da der Nutzen-Risiko-Quotient bei dieser Substanzklasse infolge der geringen therapeutischen Breite (= Bandbreite zwischen wirksamer und toxischer Dosis), der langen Wirkdauer mit unangenehmen Nachwirkungen und des Abhängigkeitspotentials besonders ungünstig ausfällt. Auch ihr Angriffsort ist der GABA-Benzodiazepin-Chlorid-Ionen-Komplex, jedoch an einer anderen Bindungsstelle (vgl. Abb. 1). Sie entfalten ihre erregungsdämpfende Wirkung über eine Verlängerung der Öffnungsperioden der Chlorid-Ionen-Kanäle (Hardman et al., 1996).

Schließlich sollte auch der Alkohol als sedierende und relaxierende Substanz erwähnt werden, obwohl er nicht apothekenpflichtig ist. Er hat mit den Benzodiazepinen und Barbituraten gemeinsam, daß er auf das Verhaltenshemmsystem im Sinne von Gray (1982) wirkt, daß er die GABA-erge Hemmung der synaptischen Erregungsübertragung verstärkt und durch Induktion der arzneimittelabbauenden Enzyme in der Leber zur Toleranzentwicklung beiträgt. Sein Haupteffekt auf zellulärer Ebene besteht in einer Erhöhung der Membranfluidität, ohne daß deren exakter Bezug zur Erregungsdämpfung bisher identifiziert werden konnte.

4.2 Antidepressiva und Neuroleptika

Antidepressiva haben nur in sehr begrenztem Umfange Bedeutung für das vorliegende Thema; denn sie wirken primär psychomotorisch aktivierend und stimmungsaufhellend. Einige Substanzen haben allerdings neben diesen beiden Haupteffekten auch eine sedierende oder anxiolytische Wirkung, so daß sie zum Einsatz bei agitiert ängstlicher Depression oder bei Panikattacken geeignet sind.

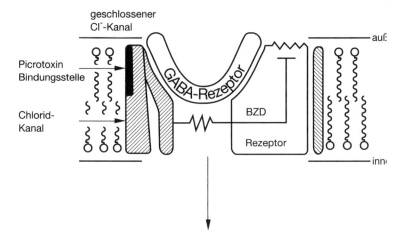
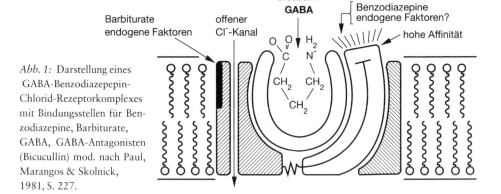

Abb. 1: Darstellung eines GABA-Benzodiazepepin-Chlorid-Rezeptorkomplexes mit Bindungsstellen für Benzodiazepine, Barbiturate, GABA, GABA-Antagonisten (Bicucullin) mod. nach Paul, Marangos & Skolnick, 1981, S. 227.

Das gemeinsame Grundprinzip der Wirkung von Antidepressiva ist der Eingriff in den Neurotransmitter-Stoffwechsel von Noradrenalin, Serotonin oder Dopamin (nur teilweise). Entweder wirken sie
a) durch Hemmung von deren Wiederaufnahme in die präsynaptische Nervenzelle, oder
b) von deren Abbau (Monoaminoxidase-Hemmer) oder
c) durch Stimulation der postsynaptischen Rezeptoren, indem sie den Transmitter verdrängen.

Alle drei Wege führen zu einer Verstärkung der spezifischen Transmitterwirkung am post-synaptischen Neuron und bei längerfristiger Anwendung zu einer Reduktion der Zahl und Sensibilität der entsprechenden, durch diese Transmitter erregten Rezeptoren. Dieser Prozeß (sog. Down-Regulation) wird als der eigentlich antidepressive Effekt angesehen. Die bei einigen Substanzen beobachtete sedierende Komponente (vgl. Tabelle 4) wird z.T. auf die zusätzliche Blockade von Histamin (H_1-Rezeptoren) zurückgeführt. Panikattacken, die kaum durch Benzodiazepine

Tabelle 4: Angst- und Spannungs-reduzierende Substanzen aus der Klasse der Antidepressiva und Neuroleptika (n. Coper in Forth, Henschler, Rummel, Starke 1996; Möller et al., 1989; Koella, 1989; Gilman et al., 1990; Rote Liste 1998; Reynolds & Martindale 1989; Kümmerle, 1991).

Substanzgruppe	Beispiel für Handelsnamen	Dosis (mg) (tägl.)	Halbwertszeit (Std.)	Indikation im Bereich von Angstsyndromen	Nebenwirkungen	Pharmakodynamische Mechanismen
Antidepressiva						
Amitriptylin	Saroten®	50–100	17–36	ängstl. agitierte Depression	Mundtrockenheit Verstopfung Schwindel Tachykardie Sehstörungen	anticholinerg
Imipramin	Tofranil®	25–100 (Hauptdosis abends)	18–25	Zwänge Panikattacken		
Clomipramin	Anafranil®	50, später 150–200	17–28	Zwänge Phobien	Blutdruckabfall	α_1-adrenerg
Trazodon	Thombran®	100 später 200	4–7	Angst, Unruhe Schlafstörungen	Unruhe	noradrenerg oder serotonerg
Tranylcypromin*	Iatrosom®	20	1,5–3	Phobien Angstneurosen	Übelkeit, Schwindel Unruhe, Schlafstörung Blutdruckanstieg	anticholinerg serotonerg/noradrenerg
Fluoxetin	Fluctin®	20	53+43	Zwänge, Panikattacken	Unruhe, Schlafstörung	serotonerg
Neuroleptica						
Thioridazin	Melleril®	50–200	6–42	Sp,E schwere Unruhe u. Erregung	Frühdyskinesie Akathisie u.a. motorische Störungen Spätdyskinesien Sedation Blutdruckabfall	antidopaminerg
Levomepromazin	Neurocil®	50–200	14–30			
Perphenazin	Decentan®	4	8,4–12,3	ASpE		
Perazin	Toxilan®	25–100	8–16	ASpE		
Fluphenazin	Dapotum 2,5®	i.m. 1,0 ml alle 14 Tage	Depot präp.	ASpE		histaminerg
Clorprothixen	Truxal®	30–200	8–12	veg. Störung Unruhe	Tachykardie Mundtrockenheit	α_1-adrenerg
Fluspirilen	Imap 1,5®	i.m. 1–1,5 ml jede Woche	Depot präo.	Angst	Sehstörung, Verstopfung Harnverhaltung	anticholinerg
Sulpirid*	Dogmatil®	150–300	5,5	Phobien, veg. Störung		

* explizit zur Unterstützung bei Psychotherapie angegeben. Sp=Spannung, A=Angst, E=Erregung

außer durch Alprazolam (vgl. Tabelle 3) behandelbar sind, sprechen oft gut auf Antidepressiva an, vor allem auf solche, bei denen der serotonerge Mechanismus überwiegt, wie z. B. bei Imipramin und Clomipramin (vgl. Tabelle 4).

Seit Ende der achtziger Jahre werden speziell selektive Serotoninaufnahme-Hemmer (Fluoxetin und Fluvoxamin) nicht nur zur Depressionsbehandlung, sondern auch zur Behandlung von Panikattacken (Charny et al., 1990), und Zwangssyndromen (Solyom & Solyom, 1990) eingesetzt. Es wird diskutiert, daß der Wirkungsmechanismus in einer Herabsetzung der serotonergen Übertragung aufgrund der Stimulation präsynaptischer Rezeptoren besteht, welche die Serotoninausschüttung hemmen.

Neben diesen Effekten auf die drei genannten Transmittersysteme haben die Antidepressiva in unterschiedlich starkem Ausmaß auch noch Wirkungen auf α1- und α2-Rezeptoren, sowie auf Acetylcholin- und Histaminrezeptoren. Dadurch erklären sich die zahlreichen bei den einzelnen Präparaten unterschiedlich stark ausgeprägten Nebenwirkungen (vgl. Tabelle 4). Dies erfordert eine sorgfältige Indikationsstellung und ärztliche Überwachung, auch wegen der gelegentlich auftretenden Blutbildveränderungen.

In neuerer Zeit werden zur Behandlung von Angst- und Verspannungssyndromen auch *Neuroleptika* in niedriger Dosierung eingesetzt, die in höheren Dosen zur Behandlung schizophrener Erregungszustände und psychotischer Symptomatik verwendet werden.

Der Hauptwirkungsmechanismus dieser Substanzklassen ist der Antagonismus am Dopaminrezeptor, jedoch haben auch diese, wie die Antidepressiva, noch zahlreiche zusätzliche Angriffspunkte (vgl. Tabelle 4, rechts). In Tabelle 4 sind jene Präparate aufgeführt, die nicht nur antipsychotisch wirksam sind, sondern auch nachgewiesenermaßen in der Angst-Behandlung erfolgreich waren (vgl. auch Giedke & Coenen, 1986).

Neuroleptika haben neben zusätzlich therapeutisch nutzbaren Effekten, wie analgetischen, antiemetischen und antiallergischen, auch eine Reihe von unerwünschten Wirkungen. Zu diesen zählt vor allem die über Histaminrezeptoren vermittelte Sedation, die sich allerdings im Laufe der Behandlung durch Toleranzentwicklung verliert. Durch α-adrenerge und anticholinerge Effekte werden eine Reihe von vegetativen Nebenwirkungen, wie Blutdruckabfall, Herzfrequenzanstieg, Mundtrockenheit, Sehstörungen, Verstopfung und Harnverhaltung, ausgelöst, und durch den dopaminergen Wirkungsmechanismus entstehen bei vielen Präparaten die sog. Frühdyskinesien und Sitzunruhe. Allgemein gilt, daß die stärker antipsychotisch wirksamen Substanzen auch die letztgenannte Gruppe von Nebenwirkungen stärker aufweisen, dafür aber die sedierenden und vegetativen im geringeren Maße. Bei den schwächer wirksamen Substanzen ist es umgekehrt. Bei Langzeitapplikation treten bei den stärker wirksamen Präparaten parkinsonähnliche Symptome auf. Diese sowie auch die selten, aber unvorhersagbar auftretenden Leber- und Blutbildschäden lassen es geraten erscheinen, diese Substanzen nicht unkritisch zur Angstbehandlung einzusetzen, auch wenn sie nicht, wie die Benzodiazepine, zu Abhängigkeit führen.

4.3 Analgetika

Wie unter Abschnitt 2 herausgestellt, können durch Schmerzzustände entzündlicher Genese oder durch Schonhaltungen direkte Reflexe aus der Peripherie zu Verspannungseffekten der Muskulatur führen. Ebenso kann eine erhöhte Sensibilität und Schmerzwahrnehmung über zentralnervöse Mechanismen den Dehnungsreflex der Skelettmuskulatur beeinflussen. Umgekehrt können Verspannungen der glatten Muskulatur aus vegetativ innervierten Organen Schmerzen erzeugen, die den Spannungszustand über zentralnervöse Mechanismen perpetuieren. Daher sollen kurz die wichtigsten Analgetika mit ihren Wirkungsmechanismen erwähnt, jedoch nicht tabellarisch zusammengefaßt werden. Analgetika untergliedern sich in Opioide und peripher-wirksame Analgetika. Während stärkere Opiate, wie das Morphin selber, meist nur post-operativ oder bei Tumorschmerzen eingesetzt werden, sind einige schwächere Opioide, wie Pentazozin (Fortral®) und Tramadol (Tramal®), auch bei Schmerzbehandlungen im Einsatz, die genauso gut auf peripher-wirksame Analgetika ansprechen. Auch diese schwächer wirksamen Opioide führen zur Toleranzentwicklung, jedoch wird bei post-operativer Schmerzbehandlung mit Opiaten kaum eine Suchtentwicklung beobachtet.

Zu peripher wirksamen Analgetika zählen verschiedene Substanzen. Ihr Wirkungsmechanismus besteht in der Hemmung der Prostaglandinsynthese. Diese führt dazu, daß die schmerzerzeugenden Gewebshormone, wie Histamin, an den peripheren Schmerzrezeptoren des geschädigten Gewebes afferente Signale blockieren und damit die Schmerzwahrnehmung unterbinden. Über diesen Mechanismus wirken sowohl die Acetylsalicylsäure (Aspirin®) und Paracetamol (Dolarit®) als auch die unter der Bezeichnung Antiphlogistica zusammengefaßten Substanzen Indometazin (Amuno®), Piroxicam (Felden®, Diclofenac, Voltaren®) und Ibuprofen (Dolo-Dolgit®). Durch die Prostaglandinsynthese-Hemmung wirken die Substanzen nämlich auch fiebersenkend und vor allem entzündungshemmend (auch bei abakteriellen, z.B. rheumatischen Entzündungen). Die bei den meisten Präparaten relativ kurzen Wirkdauern und Halbwertszeiten erfordern allerdings eine mehrmalige Anwendung pro Tag, wobei die Dosierung bei Acetylsalicylsäure in Dosen bis zu 3 g pro Tag gegeben werden kann, während die übrigen Substanzen mit Dosen zwischen 50 und 200 mg pro Tag sehr viel niedriger liegen.

Da die Prostaglandinsynthese-Hemmung auch zur Beeinflussung der Thrombozytenaggregation führt, ist als Nebenwirkung, besonders bei Acetylsalicylsäure und Indometazin, mit Schleimhautblutungen in der Magenwand zu rechnen. Ein weiterer, zur Zeit intensiv diskutierter Aspekt ist, daß einige dieser Substanzen zu Abusus und durch Kumulation über Monate und Jahre zur Papillennekrose der Niere und schließlich zu schwerer dialysepflichtiger Niereninsuffizienz führen. Es liegen Hinweise darauf vor, daß vor allem Personen mit chronischen Kopfschmerzen diese Substanzen in nicht-therapeutischen Dosen zu sich nehmen, besonders, wenn Coffeinbeimischungen eine schnellere Resorption der analgetischen Substanz bewirken und zur Bevorzugung coffeinhaltiger Präparate (im Sinne einer negativen Verstärkung) führen.

5. Über vegetative Mechanismen wirksame Entspannungstherapeutika

Da viele psychosomatische Krankheiten mit Spasmen der glatten Muskulatur an den Gefäßen und Eingeweiden einhergehen, sind Präparate, die über das vegetative Nervensystem eingreifen, eine wichtige Gruppe der Entspannungstherapeutika. Durch den Antagonismus zwischen Noradrenalin als sympathischem und Acetylcholin als parasympathischem Überträgerstoff sind parasympatholytische und sympathomimetische Substanzen an den Bronchien, am Magen-Darmtrakt und am Urogenitalsystem entspannungsfördernd, sympatholytische dagegen an den glatten Muskeln der Blutgefäße und damit wirksam bei vegetativ bedingten Herz-Kreislauferkrankungen. Die Gefäßmuskeln tragen jedoch keine Acetylcholinrezeptoren, weswegen parasympathomimetische Substanzen zur Unterstützung der Sympatholyse hier nicht aufgeführt werden. Es gibt jedoch noch die Substanzklasse von direkt am glatten Muskel wirkenden Präparaten, die parasympatholytisch, jedoch nicht über Acetylcholinrezeptoren wirken. Diese sind ebenfalls in Tabelle 5a mit aufgeführt.

5.1 Parasympatholytika

Im Gegensatz zu den im zentralen Nervensystem angreifenden cholinolytischen Substanzen, die zur Parkinsontherapie eingesetzt und in Tabelle 2b vorgestellt worden sind, wirken die hier behandelten Stoffe am muscarinischen Rezeptor der peripheren glatten Muskulatur als Acetylcholin-Antagonisten. Zu den Prototypen zählen Atropin und Scopolamin. Atropin dient in Comprettenform der Behandlung von Magenspasmen sowie von Gallen- und Harnwegskoliken. Ferner wird es als Unterstützung der Sympathomimetika zur Erweiterung der Bronchien eingesetzt, sofern die damit verbundene Hemmung der Bronchialsekretion in Kauf genommen werden kann. Als Nebenwirkungen sind besonders störend die Hemmung des Speichelflusses, die Reduktion der Schweißsekretion mit der Gefahr der Hyperthermie und die Darmatonie. Einige synthetische, vom Atropin abgeleitete Substanzen haben ähnliche Indikationen und Nebenwirkungen. Einige andere nebenwirkungsärmere Substanzen wie das Pirencepin (Gastrozepin®) sind spezifischer an der Magen-Darmmuskulatur wirksam. Auch Scopolamin wird in seiner reinen Form außer als Antiemeticum (Dämpfung der Magenmotorik) in Form von Hautpflastern nur in abgewandelter synthetischer Form eingesetzt. Hier haben besondere Bedeutung die Spasmolytica N-Methylscopolamin (Holopan®) und das N-Butylscopolamin (Buscopan®). Diese Derivate gelangen nicht in das zentrale Nervensystem und wirken daher auch nicht zentralnervös dämpfend wie Scopolamin selbst. Beide Substanzen haben jedoch außer einer parasympatholytischen auch noch eine ganglienblockierende Wirkung. Zu dieser Gruppe zählen noch weitere Substanzklassen (wie z.B. Propanthelin, Valithamat, Trospionchlorid), deren Hauptindikation Spasmen des Magen-Darmtraktes, der Gallengang- und ableitenden Harnwege sind.

Tabelle 5a: Vegetativ wirksame Pharmaka I (z.T. nach Greef & Wirth, sowie Hellenbrecht et al., in Forth, Henschler, Rummel, Starke 1996; Strubelt, 1991; Rote Liste, 1998)

Substanzgruppe	Beispiel für Handelsnamen	Tagesdosis (mg)	Halbwertszeit (Std.)	Indikation	Nebenwirkungen
Cholinerg wirksame Substanzen: Parasympatholytica					
Atropinsulphat	Atropinum sulphuricum Compretten®	1,5–3	4	Magen-, Gallengangs-, Harnwegsspasmen Bronchospasmus	Reduktion von Speichelfluß u. Schweißsekretion; Darmatonie; Tachykardie; Sehstörung (Akkomodationsstörung d. Augenmuskeln)
Pirencepin	Gastrocepin®	2 × 50	10	Magenschließmuskelspasmus	s. o.
N-Mehylscopolamin	Holopon®	3 × 1–2	8	Spasmen von Magen, Darm, Galle, Harnwegen; Dysmenorrhoe	
N-Butylscopolamin	Buscopan®	bis 100	10	s. o.	s. o.
Direkt am glatten Muskel angreifende Spasmolytica:					
Moxaverin	Certonal®	300	?	Durchblutungsstörungen von Hirn- u. Coronargefäßen	keine
Adiphenin	im Spasmo-Cibalgin® enthalten	3 × 20–40	?	Gallengangs- u. Harnwegskoliken Dysmenorrhoe	s. o.
Sympathomimetica ($\beta_1+\beta_2$; β_2)					
Isoprenalin ($\beta_1+\beta_2$; β_2)	Bellasthman®	Aerosol 16 × 0,1–0,2	wenige Minuten	Asthma bronchiale spastische Bronchitis	Muskeltremor Unruhe Herzklopfen Harnentleerungsstörungen
Orciprenalin ($\beta_1+\beta_2$; β_2)	Alupent®	4 × 0,1–0,2 Inhalation	2,1	Asthma bronchiale spastische Bronchitis Wehenhemmung	
Fenoterol (β_2)	Berotec® Partusisten®	7,5–15 4–8 × 5	6–7		
Terbutalin (β_2)	Asthmo-Kranit®	7,5–15	3,5	Asthma bronchiale spast. Bronchitis	
Salbutamol (β_2)	Sultamol®	Aerosol 3–4 × 0,2 Inhalation	2–7		

5.2 Substanzen mit direkter spasmolytischer Wirkung am glatten Muskel

Die bekannteste Substanz in dieser Gruppe ist das Papaverin, das aber nicht mehr im Handel ist. Ein praktisch nebenwirkungsfreies Papaverin-Derivat, Moxaverin (Certonal®), wird mit der Hauptindikation der Erweiterung von Hirn- und Herzkranzgefäßen verwendet.

Eine weitere Beispielsubstanz ist das im Spasmo-Cibalgin® enthaltene Adiphenin, das primär bei kolikartigen Spasmen der Gallengänge und Harnwege eingesetzt wird, und dessen Nebenwirkungsspektrum denen der Parasympatholytika gleicht.

5.3 Sympathomimetika

Sympathomimetische Substanzen können grundsätzlich sowohl auf α_1- und α_2-Rezeptoren als auch auf die β_1- und β_2-Rezeptoren wirken. In unserem Kontext interessieren jedoch nur jene Substanzen, die ihre sympathomimetische Wirkung vorwiegend an den β_2-Rezeptoren der glatten Muskulatur in den Bronchiolen, im Magen-Darmtrakt, am Blasenschließmuskel, am Uterus und an den Gefäßen der Skelettmuskulatur entfalten. Viele Substanzen wirken jedoch nicht isoliert auf α- oder β-Rezeptoren, sondern, wie das Adrenalin und wie z.T. auch noch das vorwiegend α-adrenerge Noradrenalin, auf beide Rezeptortypen. Beide Substanzen sind hier nicht aufgeführt, da sie ausschließlich kreislaufstimulierende Eigenschaften besitzen.

Ebenso sind von den β-Rezeptoragonisten einige auf β_1- *und* β_2-Rezeptoren wirksam, wie das Isoprenalin (Aludrin®) und Orciprenalin (Alupent®), so daß z.B. bei der Behandlung des Asthma bronchiale oder bei der Wehenhemmung zusätzlich unerwünschte Wirkungen in Form von Steigerung der Frequenz, Überleitungsgeschwindigkeit und Kontraktilität am Herzen infolge der β_1-Wirkung beobachtet werden.

Fenoterol, Terbutalin und Salbutamol, ebenfalls Substanzen zur Asthmatherapie, haben eine höhere Affinität zu β_2- als zu β_1-Rezeptoren und daher am Herzen Nebenwirkungen in geringerem Ausmaß. Jedoch geht auch bei diesen Substanzen in höherer Dosierung die Selektivität ihrer Wirkung verloren, so daß sie ebenso wie die β_1/β_2-wirksamen Substanzen bei Arteriosklerose, Hypertonie und tachycarden Erkrankungen kontraindiziert sind.

5.4 Sympatholytica

Eine Spasmolyse der peripheren Gefäße kann einmal durch direkten *Angriff am α-Rezeptor* erfolgen, zum anderen durch α_2-Agonisten am präsynaptischen Rezeptor, welche die Freisetzung des Noradrenalins blockieren. Beide Prinzipien macht man sich in der Antihypertonietherapie zunutze. In Tabelle 5b ist ein postsynaptisch wirkender reversibler α-Rezeptorenblocker, das Prazosin (Minipress®) aufgeführt, das neben einer Dilatation der Arteriolen auch eine Venenerweiterung bewirkt. Ebenfalls am α-Rezeptor greifen Mutterkornalkaloide an, allerdings meist als α-Agonisten und α-Antagonisten zugleich. Wenn sie, wie das Ergotamin, eine mehr α-agonistische Wirkung entfalten, eignen sie sich durch die Vasokonstriktion zur Akuttherapie des Migräneanfalls. Die mehr α-antagonistisch wirksamen Substanzen wie Dihydroergotoxin (Hydergin®) sind zur Verbesserung der Hirndurchblutung bei altersbedingter Hirninsuffizienz geeignet und daher hier nicht aufgeführt.

Die wichtigste Gruppe von Substanzen, welche auf vegetativem Wege eine Entspannung des Gefäß- und Kreislaufsystem herbeiführen, sind die *Betarezeptorenblocker*. Hier gibt es spezifische β_1-Rezeptorenblocker wie Atenolol und Metoprolol, die außer bei Hochdruck auch bei Tachykardien eingesetzt werden, oder sog. nichtselektive Betarezeptorenblocker (Wirkung auf $\beta_1 + \beta_2$-Rezeptoren) wie Propranolol, Oxprenolol und Pindolol. Während die Senkung der Herzfrequenz durch den genannten Wirkungsmechanismus eindeutig erklärt werden kann, ist die blutdrucksenkende Wirkung eher unklar. Man vermutet, daß die vorwiegend β_1-vermittelte Freisetzung von Renin aus den juxtaglomerulären Zellen der Niere blockiert wird.

Außer den hier aufgeführten Möglichkeiten zur antihypertensiven Behandlung gibt es noch das ältere Wirkprinzip der Noradrenalinentspeicherung (Reserpin®), sowie direkt am Gefäßmuskel angreifende Substanzen wie Dihydralazin (Nepresol®), ferner die Calciumkanalblockade durch Nifedipin (Adalat®) sowie sog. ACE-Hemmer, die das Konversionsenzym zur Umwandlung von Angiotensin I in Angiotensin II blockieren, z.B. Captopril (Lopirid®). Bei der Hypertoniebehandlung werden verschiedene Behandlungsprinzipien je nach Schweregrad der Erkrankung kombiniert, wobei die Betarezeptorenblocker meist die Einstiegssubstanz bilden.

Die meisten der aufgeführten Betarezeptorenblocker können nur im geringen Maße die Bluthirnschranke überwinden. Einige Substanzen, hier vor allem Propranolol und Pindolol, sind dazu in der Lage, was zu einem breiten Einsatz dieser Präparate in der Angstbehandlung geführt hat. Zahlreiche Vergleichsstudien zum Nachweis der anxiolytischen Wirkung von Betarezeptorenblockern im Vergleich mit Benzodiazepinen und anderen Anxiolytika haben jedoch ergeben, daß, wenn eine Angstreduktion auftritt, diese in erster Linie über die Reduktion der vegetativen Zeichen des „Lampenfiebers" gelingt, während das subjektive Empfinden der Angst nicht wesentlich beeinflußt wird (Tyrer & Lader, 1974; Netter, 1986).

Tabelle 5b: Fegetatif wirksa-e Pharmaka II: Noradrenerg wirksame Substanzen (nach Palm et al. in For4h, Henschler, Rummel, Starke, 1996; Strubelt, 1991; Rote Liste, 1998).

Substanzgruppe	Beispiel für Handelsnamen	Tagesdosis (mg)	Halbwertszeit (Std.)	Indikation	Nebenwirkungen
Über α-Rezeptoren wirkende Präparate					
Prazosin (α$_1$-Blocker)	Minipress®	einschleichend 0,5–20 mg/kg	2–3	Hypertonie	Anfangs orthostatische Dysregulation, Tachykardie
Clonidin (α$_2$-Agonist)	Catapresan®	2 × 38–75	8	Morbus Raynaud Hypertonie	s.o. + Müdigkeit
Labetol (α +β-Blocker)	Trandate®	400–600	4	schnell erwünschte Blutdrucksenkung	aufgrund von β-Blockade keine Tachykardie
Mutterkornalkaloide Ergotamin (α-Blocker + α-Agonist)	Gynergen®	0,124–0,5 Sc oder i. m.	1,5–2,5	Migräneanfall	Übelkeit, Taubheits- und Kältegefühl an d. Fingern (Vasokonstriktion) bei Langzeither. Coronarbeschwerden
Über β-Rezeptorenblockade wirkende Präparate					
Atenolol (β$_1$-Blocker)	Tenormin®	1 × 50–100	6–9	Hochdruck	Benommenheit
Metoprolol (β$_1$)	Beloc®	2–50–100	2–5	Tachykardie	Reduktion des Tränenflusses (→ Conjunktivitis)
Propranolol (β$_1$ + β$_2$)	Dociton®	2–3 × 40–80	2–4	Migräneprophylaxe	Mundtrockenheit
Oxprenolol (β$_1$ + β$_2$)	Trasicor®	2–3 × 40–80	1–3		
Pindolol (β$_1$ + β$_2$) (+ partieller-Agonist)	Visken®	1–2 5–10	4–6		Potenzstörungen

6. Probleme der Langzeittherapie, Absetzphänomene und Absetzstrategien

Viele Spannungszustände sind chronisch und erfordern eine langfristige Therapie, da kaum eine der genannten Substanzen (bis vielleicht auf einige analgetisch wirksame Antiphlogistica) die Ursachen der Spannungszustände beseitigen können. Aber fast alle Substanzen bergen Gefahren bei chronischem Gebrauch. Hierzu zählt u.a. die mehrfach erwähnte Toleranzentwicklung durch die Reduktion der Rezeptorsensibilität (z.B. bei Antidepressiva, Opioiden, Benzodiazepinen) bzw. durch den krankheitsbedingten Untergang von Rezeptoren (z.B. bei Antiparkinsonmitteln vom Dopamin-agonistischen Typ) oder durch den Enzyminduktion-bedingten beschleunigten Metabolismus (z.B. bei Benzodiazepinen, Barbituraten, Alkohol). Toleranz tritt z.B. bei Chloralhydrat bereits nach 3–4 Wochen, bei Barbituraten etwas später auf. Bei Benzodiazepinen betrifft sie in erster Linie die sedierende (etwas später die antiepileptische) Komponente, während die anxiolytischen Effekte auch bei mehrjährigem Gebrauch erhalten bleiben (Rickels et al., 1983). Sowohl die Toleranzentwicklung als auch die häufig damit verbundene physische und/oder psychische Abhängigkeit zwingen zum Übergang auf ein anderes Präparat bzw. Therapieprinzip.

Das abrupte Absetzen, insbesondere von Substanzen mit hohem Toleranzentwicklungs- und Abhängigkeitspotential, führt zu Entzugssymptomen (neu auftretende, vor Therapiebeginn nicht vorhandene Symptome, die ihren Höhepunkt nach Absetzen haben und sich nach Wochen verlieren) oder Rebound-Phänomenen, die eine Mischung aus Entzugssymptomen und dem Wiederauftreten der Krankheitssymptome darstellen (Du Pont, 1990). Bei Hypnotica z.B. bestehen diese Rebound-Phänomene in einem extremen Anstieg des unterdrückten REM-Schlafes (=rapid-eye-movement-Phasen), bei fast allen Anxiolytica und Hypnotica in vermehrter Angst, Unruhe und Schlaflosigkeit, die 2–5 Tage nach Absetzen auftreten und begleitet sein können von gastrointestinalen Beschwerden, Kreislaufstörungen, aber auch von neurologischen Ausfällen, epileptischen Attacken und Halluzinationen (Koella, 1989). Bei Benzodiazepinen sind diese Entzugsphänomene am besten untersucht und zeigen eine klare Abhängigkeit von Therapiedauer und Dosis. Bei Verwendung therapeutischer Dosen treten sie bei etwa 50 % der Patienten (Rickels et al., 1991), und zwar meist erst nach mindestens 3-monatiger Therapiedauer auf, bei höheren als den therapeutisch empfohlenen Dosen jedoch schon nach wenigen Wochen (Nutt, 1990). Benzodiazepine mit kürzerer Wirkdauer produzieren häufiger und stärkere Absetzsymptome als solche mit längerer Halbwertszeit (z.B. Alprazolam > Diazepam; Noyes et al., 1991) und haben auch ein höheres Suchtpotential (Lüllmann et al., 1990).

Bei dieser Art von Präparaten besteht die Strategie zur Reduktion daher in einem langsamen „Ausschleichen". Bei Benzodiazepinen z.B. empfehlen Möller u.a. (1989) eine Dosisreduktion über 4 Wochen, wobei alle 7 Tage die Dosis um ¼ der Vorphase reduziert wird, bis die kleinste Einzeldosis erreicht ist, die dann auf Intervalle bis zu 24 Stunden verteilt und schließlich in den letzten 4 Wochen diskontinuierlich verabreicht wird. Beim Absetzen von Benzodiazepinen zur Behandlung von Panikattacken (Alprazolam) wird eine Dosisreduktion von 0.5–1.0 mg alle drei Tage empfohlen (Burrows, 1990). Oft ist eine unterstützende oder bereits prophylaktische Behandlung der Absetzphänomene durch Carbamazepin (Tegretal®) indiziert (DuPont, 1990). Die Komplikationen der Langzeitbehandlung mit Muskelrelaxanzien sind in der Regel wegen der kürzeren Anwendungsdauer nicht gegeben, sofern sie nicht der Klasse der Antiparkinsonmittel angehören. Auch die sonst bei der Neuroleptica-Dauertherapie gefürchteten Komplikationen der z.T. irreversiblen Spätdyskinesien spielen in den zur Angstbehandlung eingesetzten Dosen keine Rolle. Auch haben diese Substanzen nicht die Probleme des Rebound oder der Entzugssymptomatik. Ähnliches gilt für Antidepressiva. Doch auch hier wird eine langsame Reduktion von 2 Tabletten pro Woche nach Paniktherapie empfohlen, bei MAO-Hemmern in dieser Indikation sogar eine noch langsamere Absetzstrategie (Ballenger, 1991). Auch bei den ebenfalls nicht der Toleranz- und Abhängigkeitsgefahr unterworfenen Sympatholytica ist eine ausschleichende Behandlung beim Absetzen erforderlich, da eine Sollwertverstellung der Kreislaufregulation eine langsame Rückgewöhnung des Organismus erforderlich macht.

In jedem Fall ist es ratsam, erlernbare und längerfristig einsetzbare nicht medikamentöse Entspannungsverfahren in den medikamentös überbrückten Phasen der Therapie dem Patienten zugänglich zu machen, ehe das Absetzen der Präparate erforderlich wird.

7. Akzeptanz von Pharmakotherapie bei Patienten und Therapeuten

Erhebungen zur Akzeptanz von Pharmakotherapie bei Patienten mit ausschließlich oder vorwiegend psychisch beeinflußten Störungen sprechen zwei verschiedene Sprachen, je nachdem, ob Umfragen über die Teilnahmebereitschaft an Medikamentenstudien oder aber Arzneimittelverbrauchsziffern zugrunde gelegt worden sind. So lehnten 48% der Patienten von zwei Orthopädischen Kliniken die Teilnahme an einer Studie mit Analgetica ab, nicht, weil sie befürchteten, der unwirksamen Placebotherapie zugewiesen zu werden, sondern weil sie Angst vor einer Behandlung mit einem Medikament hatten. Der größere Teil von ihnen war weiblich und jünger als 40 Jahre (Netter, et al., 1986). Weibliche Patienten mit Angst und Spannungssymptomen, die für eine Studie mit einem Anxiolyticum gesucht wurden, lehnten zu 32% ab, sobald sie erfuhren, daß das Therapieverfahren medikamentöser und nicht verhaltensmedizinischer oder naturheilkundlicher Natur sei (Hebeka, unveröffentlichte Erhebung Universität Gießen). Andererseits ergaben Auswertungen des Verbrauchs von Tranquilizern und Hypnotica nach demographischen Merkmalen, daß der Konsum dieser Substanzklasse bei weiblichen Patienten der mittleren Altersklassen besonders hoch war (Grohmann, zit. nach Netter, 1988). Zum Arzneimittelverbrauch, der gerade in bezug auf Psychopharmaka und Analgetica eine andere Sprache spricht, gehört natürlich das Verordnungsverhalten des Arztes genauso wie die Akzeptanz des Patienten. Im allgemeinen kann aber gerade hier davon ausgegangen werden, daß Nachforderungen der Präparate nur nach ihrer tatsächlichen Einnahme zu verzeichnen sein dürften, und daß daher die Verordnungsfrequenz weitgehend die Nachfrage des Patienten widerspiegelt.

Betrachten wir die Rangreihe der Verordnungshäufigkeiten der hier behandelten Substanzgruppen (basierend auf den Auswertungen aller bundesdeutschen kassenärztlichen Verordnungen von 1988 (Schwabe & Paffrath, 1989)), so stehen unter den ersten 15 Gruppen die Analgetica/Antirheumatica mit 85,2 Millionen Verordnungen an erster Stelle, die Psychopharmaca (ohne Hypnotica) auf Platz 4 mit 37,5 Millionen Verordnungen, während Hypnotica und Sedativa erst auf Platz 14 folgen. Die Antihypertensiva verteilen sich mit Betablockern und Calciumantagonisten auf Platz 7 und sonstigen auf Platz 15. Bronchospasmolytica und Koronarerweiterungsmittel liegen auf Platz 12 und 13.

Sicher kann man davon ausgehen, daß die Pharmakotherapie eine größere Akzeptanz bei psychosomatischen Erkrankungen mit organischem Befund (Asth-

Tabelle 6: Verordnete Tagesdosen (DDD) in Millionen von den wichtigsten zur Muskelrelaxation abgehandelten Arzneisubstanzen (Monopräparate + Kombin. Präp. addiert) (Bezug: 1988, kursiv gedruckte Gruppe = Gesamt; fehlende Anteile seltenere, nicht aufgeführte Gruppen).

Tranquilizer, Hypnotica *Antidepressiva, Neuroleptica*		*Analgetica, Antirheumatica* *Muskelrelaxanzien*		*Antihypertensiva* *Antiasthmamittel*	
Benzodiazepine als		Opioide (ohne Komb.		Betarezeptorenblocker	665,0
Tranquilizer	416,0	mit Codein)	6,6	β_1-selektive	398,6
Bromazepam	150,6			zur Hypertoniebehandlung	147,9
Diazepam	61,2	Andere Analgetica	143,0	zu and. Indikation	250,7
		Salycilate	54,8	$\beta_1 + \beta_2$-wirksame	118,5
Hypnotica	329,0	Paracetamol	53,8		
BDZ als Hypnotica	221,6	Pyrazolderivate	18,0	*Vasodilatatoren*	119,0
Barbiturate	65,0			α_1-Blocker	56,8
Pflanzl. Hypnotica	42,0	*Antirheumatica*	354,0	andere Antihypertensiva	69,5
		Diclofenac	176,7		
Antidepressiva	212,0	Piroxicam	33,7	*Sympathomimetica*	479,0
Opipramin	13,0	Indometacin	31,1	Fenoterol	167,6
Clomipramin	4,3	Ibuprofen	22,9	Salbutamol	48,9
Imipramin	3,5			Terbutalin	45,4
Trazodon	2,2	*Muskelrelaxanzien*	80,5	Isoprenalin	5,9
		Tetrazepam	16,8	Orciprenalin	3,0
Neuroleptica	166,0	Chlormezanon	25,5		
Phenothiazine	65,4	Baclofen	4,5		
Fluspirilen	31,6				
Flupentixol	9,5	*Antiparkinsonmittel*	56,1		
Sulpirid	3,3	Amantadin	23,0		
		L-Dopa	13,8		
		Biperiden	15,3		
		Metixen	4,4		

ma, Hypertonie usw.) genießt als bei Ängsten oder Schlaflosigkeit. Auch die hier zentral interessierenden Muskelverspannungen werden als Indikation für Pharmakotherapie leicht akzeptiert, besonders wenn sie auf neurologischen Krankheiten beruhen. Tabelle 6 gibt einen Einblick in die Verordnungshäufigkeiten auch jener Substanzklassen, die zur Reduktion psychisch vermittelter Verspannungszustände dienen, im Vergleich mit einigen unter den Muskelrelaxanzien und Schmerzmitteln genannten Präparatgruppen sowie mit Antihypertensiva und Asthmamitteln. Die Angaben erfolgen in DDD = Definierte Tagesdosen, wie sie den Packungsbeilagen entsprechen.

Diese Daten gelten mit Einschränkung, da ihnen 1. nur Kassenrezepte (keine Krankenhausverordnungen, keine Privatrezepte) zugrunde liegen (der Anteil speziell bei nicht verschreibungspflichtigen Substanzen ist daher sicher noch erheblich höher), 2. stammen die Daten aus dem Jahr 1988; jedes Jahr aber verschieben neue auf dem Markt erscheinende Substanzen das Spektrum erheblich, und schließlich sind 3. die gebildeten Subkategorien ungleich differenziert. Dennoch geben die Zahlen einen Einblick in das augenblickliche Bedarfsspektrum.

Die Literatur zur Akzeptanz der Pharmakotherapie bei Psychotherapeuten bezieht sich meist auf Erhebungen unter Psychiatern. Erhebungen über die Praxis der Zusatzmedikation bei vorwiegend psychotherapeutisch tätigen Psychiatern ergeben, daß ca. zwei Drittel der Respondenten medikamentöse Zusatztherapien verwenden (Beitman, 1981; Goldberg et al., 1991), aber die Hälfte von diesen mit schlechtem Gewissen (Goldberg et al., 1991). Die Empfehlungen, die aus solchen Erhebungen resultieren, obwohl sie in erster Linie für andere Psychotherapieformen als die Entspannungstherapie zutreffen (Appelbaum, 1991; Goldberg et al., 1991), fordern eine bessere Absprache und Kooperation zwischen den Therapeuten der medikamentösen und nicht-medikamentösen Therapieformen, die simultan am Patienten verwendet werden.

8. Pharmaka und Psychotherapie, Ergänzung oder Alternative?

Versuche, Pharmakotherapie (Ph) und Psychotherapie (Ps) als Alternativen oder sich ergänzende Therapieprinzipien zu betrachten, orientieren sich entweder an der Krankheitsklassifikation (Schizophrenie → Depression → Neurose = Ph → Ph + Ps → Ps), dem Schweregrad der Erkrankung (Ph = bei schweren Stadien) oder sehen die Bevorzugung der einen oder der anderen Therapieform als determiniert durch den Zeitgeist verschiedener Jahrzehnte der Therapiegeschichte (1950–1960 = Ph, 1960 – 1970 = Ps, 1970 – heute = Ph + Ps; Karasu, 1982). Leider beziehen sich Untersuchungen und Modelle zu dieser Frage vorwiegend auf psychische und psychiatrische Erkrankungen. Eine Fülle von Studien liegt z.B. zum Therapievergleich bei der Depressionsbehandlung vor (z.B. Ananth & Ruskin, 1974; Dolezal & Hausner, 1973; McLean & Hakstian, 1990; Weissman, 1979) mit der überwiegenden Ergebnisformel Ps + Ph > (Ph,PS), d.h., Kombinationstherapie ist besser als Monotherapie. Therapievergleiche, die sich auf die Zielsymptome der aufgelisteten Entspannungspharmaka beziehen, sind selten. Die meisten befassen sich mit generalisierten oder Leistungs-Angstsyndromen (z.B. Clark & Agras, 1991; Schatzberg, 1990; Mikus, 1983) oder mit Panikattacken (z.B. Balestrieri et al., 1989; Pollack et al., 1990; Rohs & Noyes, 1978), einige mit Migräne (Barrios & Karoly, 1983), Schlaflosigkeit (Morin & Kwentus, 1988) oder Hypertoniebehandlung (z.B. Wadden et al., 1984; Stainbrook et al., 1983), wobei aber bis auf wenige Ausnahmen (Barrios & Karoly, 1983; Morin & Kwentus, 1988; Stainbrook et al., 1983) Entspannungsverfahren unter den psychotherapeutischen Ansätzen nicht zu finden sind. In vielen Fällen gilt auch hier, daß die Psychotherapie die medikamentöse Therapie nicht ersetzen, aber oft wirkungsvoll ergänzen kann.

Obwohl die Bedeutung des Einsatzes von Pharmaka als Element der Arzt-Patient-Interaktion meist nur aus psychoanalytischer Sicht betrachtet wurde (Bellak, 1977; Beitman, 1981) dürfte das Pharmakon auch aus verhaltensmedizinischer Sicht im Kontext von nicht-medikamentösen Entspannungsverfahren in dieser Hinsicht eine gewisse Wertigkeit haben. Es vermittelt den Eindruck von medizinischer Kompetenz und rascher Effizienz des Therapeuten, sofern der Entspannungs-Therapeut die Präparate in sein Programm inkorporiert, (wenn auch nicht selbst verordnet). Ein zweiter Aspekt ist, daß die Ph im Sinne einer Überbrückung den Organismus nicht medikamentösen Entspannungsverfahren zugänglich macht, wenn akute Panik- oder Schmerzzustände den Zugriff dieser Verfahren verhindern; schließlich darf nach Myslobodsky & Weiner (1978) sogar davon ausgegangen werden, daß die Psychotherapie pharmakokinetische und -dynamische Parameter verbessert, auf jeden Fall aber scheint sich auch bei einer sorgfältigen Analyse von über 250 Arbeiten zur Kombinationstherapie kein Hinweis für eine Behinderung der Effektivität nicht medikamentöser Therapieverfahren durch Pharmaka zu finden (GAP-Report, 1975).

Literatur

Ananth, J. & Ruskin, R. (1974). Treatment of intractable depression. International Pharmacopsychiatry, 9, 218–229.

Appelbaum, P.S. (1991). General guidelines for psychiatrists who prescribe medication for patients treated by nonmedical psychotherapists (comment). Hospital Community Psychiatry, 42, 281–282.

Balestrieri, M., Ruggeri, M. & Bellantuono, C. (1989). Drug treatment of panic disorder – a critical review of controlled clinical trials. Psychiatric Developments, 7, 337–350.

Bellak, L. (1977). Combined psycho- and pharmacotherapy with particular consideration of short-term and emergency therapy. Psychiatria Clinica, 10, 102–113.

Ballenger, J.C. (1991). Long-term pharmacological treatment of panic disorder. Journal of Clinical Psychiatry, 52, Suppl., 18–25.

Barrios, F.X. & Karoly, P. (1983). Treatment expectancy and therapeutic change in treatment of migraine headache: Are they related? Psychological Reports, 52, 59–68.

Beitman, B.D. (1981). Pharmacotherapy as an intervention during the stages of psychotherapy. American Journal of Psychotherapy 1981, 35, 206–214.

Burrows, G.D. (1990). Managing long-term therapy for panic disorder. Journal of Clinical Psychiatry, 51, Suppl. 9–12.

Charney, D.S., Woods, W.S., Krystal, J.H. & Henninger, G.R. (1990). Serotonin function and human anxiety disorders. Annels of the New York Academy of Sciences, 600, 558–573.

Clark, D.B.& Agras, W.S. (1991). The assessment and treatment of performance anxiety in musicians. American Journal of Psychiatry, 148, 598–605.

Dolezal, V.& Hausner, M. (1973). Key-structure of the N-5 questionnaire from the psychopharmacological and psychotherapeutic point of view. Ceskoslovenska Psychiatrie, 69, 88–95.

DuPont, R.L. (1990). A practical approach to benzodiazepine discontinuation. Journal of Psychiatric Research, 24, Suppl. 2, 81–90.

Forth, W., Henschler, D. & Rummel, W. & Starke, K. (1996). Allgemeine und spezielle Pharmakologie und Toxikologie, 7. Aufl. Heidelberg, Berlin, Oxford: Spektrum Akademischer Verlag..

Giedke, H. & Coenen, T. (1986). Die medikamentöse Behandlung von Angstzuständen. In W. Janke, P. Netter, D. Vaitl (Hrsg.), Angst und Psychopharmaka. Stuttgart: Kohlhammer.

Goldberg, R.S., Riba, M. & Tasman, A. (1991). Psychiatrists' attitudes toward prescribing medication for patients treated by nonmedical psychotherapists. Hospital Community Psychiatry, 42, 276–280.

Gray, J.A. (1982). The neuropsychology of anxiety: An enquiry into the functions of the septo-hippocampal system. Oxford: Clarendon.

Group for the Advancement of Psychiatry, Committee on Research (1975). Pharmacotherapy and psychotherapy: Paradoxes, problems and progress. GAP-Report, 9, 431–449

Hardman, J. G., Limbird, L. E., Molinoff, P.B., Ruddon, R.W. & Gilman, A.G.. (1996). Goodman & Gilman's the pharmacological basis of therapeutics. 9th edition. New York: McGraw-Hill.

Hebeka, M. (in Vorbereitung). Die Wirkung von Ritanserin bei Personen mit unterschiedlicher Ausprägung von Antriebs- und Schlafstörung. Giessen: Medizinische Dissertation.

Karasu, T.B. (1982). Psychotherapy and Pharmacotherapy: Toward an integrative model. American Journal of Psychiatry, 129, 1102–1113.

Koella, W.P. (Hrsg.) (1989). Psychopharmaka. Stuttgart: Fischer.

Kümmerle, H.P., Hitzenberger, G. & Spitzy, K.H. (1991). Klinische Pharmakologie. München: Ecomed.

Lüllmann, H., Mohr, K.& Ziegler, A. (1990). Taschenatlas der Pharmakologie. Stuttgart: Thieme

Mikus, P. (1983). Clobazam in alleiniger Dosierung und in Kombination mit Psychotherapie. Psycho, 9, 632–638.

McLean, P.,D. & Hakstian, A.R. (1990). Relative endurance of unipolar depression treatment effects: Longitudinal follow-up. Journal of Consulting and Clinical Psychology, 58, 482–488.

Möller, H.J., Kissling. W., Stoll, K.D. & Wendt, G. (1989). Psychopharmakotherapie. Stuttgart: Kohlhammer.

Morin, C.M. & Kwentus, J.A. (1988). Behavioral and pharmacological treatments for insomnia. Annals of Behavioral Medicine, 10, 91–100.

Myslobodsky, M.S. & Weiner, M. (1978). Clinical psychology in the chemical environment. Psychological Reports, 43, 247–276.

Netter, P. (1986). Einflußfaktoren auf die zentralnervöse Wirkung von Betarezeptorenblockern. In W. Janke, P. Netter, (Hrsg.): Angst und Psychopharmaka. Stuttgart: Kohlhammer.

Netter, P. (1988) Prescription of drugs as related to environmental and organismic determinants of drug action. Pharmacopsychiatry, 21, 264–266.

Netter, P., Heck, S. & Müller, H.J. (1986). What selection of patients is achieved by informed consent in placebo controlled drug trials? Pharmacopsychiatry, 19, 336–337.

Noyes, R. jr., Garvey, M.J., Cook, B. & Suelzer, M. (1991). Controlled discontinuation of benzodiazepine treatment for patients with panic disorder. American Journal of Psychiatry, 148, 517–523.

Nutt, D.J. (1990). Pharmacological mechanisms of benzodiazepine withdrawal. Journal of Psychiatric Research, 24, Suppl 2., 105–110.

Paul, S.M., Marangos, P.J. & Skolnick, P. (1981). The benzodiazepine-GABA-chloride ionophore receptor complex: Common site of minor tranquilizer action. Biological Psychiatry, 16, 213–229.

Pollack, M.M., Otto, M.W., Rosenbaum, J.F., Sachs, G.S., O'Neil, C., Asher, R. & Meltzer-

Brody, S. (1990). Longitudinal course of panic disorder: findings from the Massachusetts General Hospital Naturalistic Study. Journal of Clinical Psychiatry, 51, Suppl A., 12–16.

Reynolds, J.E.F. & Martindale, W. (1989). Extra pharmacopoe, London: Pharmaceutical Press.

Rickels, K., Case, W.G. & Downing, R.W. (1983). Long-term diazepam therapy and clinical outcome. Journal of the American Medical Association, 250, 767–771.

Rickels, K., Case, W.G., Schweizer, E., Garcia-Espana, F. & Fridman, R. (1991). Long-term benzodiazepine users 3 years after participation in a discontinuation program. American Journal of Psychiatry, 148, 757–761.

Rohs, R.G. & Noyes, R. (1978). Agoraphobia: Newer treatment approaches. Journal of Nervous and Mental Disease, 166, 701–708.

Rote Liste (1998). Verzeichnis von Fertigarzneimitteln der Mitglieder des Bundesverbandes der Pharmazeutischen Industrie e.V. Bundesverband der Pharmazeutischen Industrie (Hrsg.). Frankfurt: Editio Cantor Aulendorf.

Schatzberg, A.F. (1990). Anxiety and adjustment disorder: a treatment approach. Journal of Clinical Psychiatry, 51, Suppl., 20–24.

Schwabe, U., & Pfaffrath, D., (Hrsg.) (1989). Arzneiverordnungs-Report 1989. Stuttgart: Fischer.

Solyom, L. & Solyom, C.A. (1990). Successful fluovoxamine treatment of a case of refractory obsessive-compulsive disorder. Canadian Journal of Psychiatry, 35, 696–698.

Stainbrook, G.L., Hoffman, J.W.& Benson, H. (1983). Behavioral therapies of hypertension: Psychotherapy, biofeedback, and relaxation/meditation. International Review of Applied Psychology, 32, 119–135.

Strubelt, O. (1991). Elementare Pharmakologie und Toxikologie. 4. Aufl., Stuttgart: Fischer.

Tyrer, P. & Lader, M. (1974). Physiological and psychological effects of (+)-propranolol, (u)-propranolol, and diazepam on induced anxiety. British Journal of Clinical Pharmacology, 1, 379–385.

Wadden, T.A., Luborsky, L., Greer, S. & Crits, C.P. (1984). The behavioral treatment of essential hypertension: An update and comparison with pharmacological treatment. Clinical Psychology Review, 4, 403–429.

Weissman, M.M. (1979). The psychological treatment of depression: Evidence for the efficacy of psychotherapy alone, in comparison with, and in combination with pharmacotherapy. Archives of General Psychiatry, 36, 1261–1269.

Glossar

Das Glossar wurde erstellt unter Zuhilfenahme von Pschyrembel Klinisches Wörterbuch (1990). Berlin: deGruyter; Hoffmann-La Roche AG und Urban & Schwarzenberg (Hrsg.) (1987). Roche Lexikon Medizin. München: Urban & Schwarzenberg; Dorsch, F. (Hrsg.) (1991). Psychologisches Wörterbuch. Bern: Hans Huber; Birbaumer, N. & Schmidt, R. F. (1991). Biologische Psychologie, Berlin: Springer.

abdominell:
zum Bauch, Unterleib gehörig

Abhängigkeit:
unbezwingbares Verlangen zur fortgesetzten Einnahme von Sucht- oder Arzneimitteln, Tendenz zu Dosissteigerung, Entzugserscheinungen nach Abstinenz

Abusus:
Mißbrauch, besonders von Genuß-, Arznei- und Betäubungsmitteln

Acetylcholin:
Überträgerstoff, der vor allem im parasympathischen Nervensystem vorkommt, z.B. Muskelendplatte

Adipositas:
generalisierte Vermehrung von Fettgewebe; Fettsucht als Folge übermäßiger Nahrungsaufnahme oder als Symptom von Stoffwechselerkrankungen

afferent:
Nerven, die Erregungen von peripheren Rezeptoren zum zentralen Nervensystem leiten

Affinität:
Maß für die Tendenz einer Substanz, sich an einen bestimmten Rezeptor zu binden

agitierte Angst:
Angst mit einem hohen Erregungsniveau

Agoraphobie:
Unbegründete Furcht, öffentliche Plätze, Einrichtungen und Menschenansammlungen aufzusuchen (z.B. Supermärkte, Kaufhäuser, Kino), allein zu verreisen, mit dem Bus, der Bahn oder dem Flugzeug zu reisen oder auch allein das Haus zu verlassen.

Akinese:
Bewegungsarmut bzw. die Unfähigkeit, Bewegungen zu beginnen. Grund sind Störungen der extrapyramidalen Bahnen im Gehirn, wie sie bei Krankheiten (Parkinsonkrankheit) oder bei Behandlung mit bestimmten Medikamenten (Neuroleptika) auftreten können.

Akrozyanose:
Periphere Zyanose; bei noch relativ hoher Außentemperatur (15–18 grd C) kommt es an den Akren (= Körperenden, besonders Hände, Füße, Knie und Nase) zu blauroter Verfärbung, bei stärkerer Abkühlung können sich hellrote Flecken bilden. Sie gehen auf eine Erweiterung des subpapillären Venenplexus bei maximaler Verengung der Arterien zurück. Als Ursache der gesteigerten Kälteempfindlichkeit wird eine neurohormonale Regulationsstörung angenommen.

Aktionspotential:
die der Signalfortleitung dienende, kurzzeitige Änderung des Membranpotentials von Nerven oder Muskeln bei überschwelliger Reizung durch schnellen Natrium-Einstrom

alpha-adrenerg:
Adrenerge Rezeptoren sprechen auf Catecholamine (Adrenalin, Noradrenalin) an. Im sympathischen Nervensystem reagieren Alpha- und Betarezeptoren auf Catecholamine. Die medikamentöse Blockierung alpha-adrenerger Rezeptoren führt dazu, daß die Catecholamine nur noch auf die Beta-Rezeptoren wirken (kompetitive Verdrängung) und u.a. zu einer Gefäßerweiterung und Blutdrucksenkung führen. Isolierte Stimulierung der alphaadrenergen Rezeptoren führt zu Blutdruckanstieg, Gefäßverengung und Herzfrequenzsteigerung.

Analgesie:
Aufhebung der Schmerzempfindung entweder als Folge einer Schädigung sensibler Leitungsbahnen des zentralen oder peripheren Nervensystems, durch künstliche Leitungsblockade der Schmerzbahn oder durch Ausschaltung der Schmerzzentren.

Angina pectoris:
: Meist aufgrund krankhafter Verengung der Herzkranzgefäße kommt es vor allem unter körperlicher und seelischer Belastung zu einem Mißverhältnis zwischen Sauerstoffangebot und Sauerstoffbedarf. Folge ist ein plötzlich einsetzender stechender Schmerz hinter dem Brustbein, der Sekunden bis Minuten anhält, ggf. in die linke Schulter und Armregion ausstrahlt. Es wird ein einschnürendes Gefühl des Brustkorbs erlebt mit Atemnot bis hin zu Todesangst. Angina pectoris ist prinzipiell als Vorbote eines Herzinfarkts anzusehen.

Angiotensin:
: blutdrucksteigerndes Gewebshormon; es wird im Blut unter Einfluß des Nierenenzyms Renin gebildet

Anorexia nervosa:
: Psychische Erkrankung überwiegend bei Mädchen in der Jugend und jungen Frauen mit sekundärem somatischen Erscheinungsbild. Das Körpergewicht wird absichtlich über Manipulationen der Nahrungszufuhr und der Verdauungsvorgänge nicht über dem der Körpergröße oder dem Alter entsprechenden Minimum gehalten, d.h. Gewichtsverlust auf ein Gewicht von 15% oder mehr unter dem zu erwartenden Gewicht bzw. während der Wachstumsperiode Ausbleiben der zu erwartenden Gewichtszunahme. Die Betroffenen haben starke Angst vor einer Gewichtszunahme und eine verzerrte, schwer korrigierbare Einstellung zu ihrem eigenen Körper und zu Nahrung.

anterograde Amnesie:
: Gedächtnisstörung, zeitlich und räumlich begrenzte Erinnerungslücke für Vorgänge, die nach dem Eintritt eines hirnschädigenden Ereignisses (z.B. Unfall, Medikamenteneinnahme) liegen.

Anti-Parkinson-Mittel:
: Medikamente gegen die Parkinsonkrankheit, einer neurologischen Erkrankung, die auch Schüttellähmung genannt wird, und die auf dem Untergang von dopaminhaltigen (s. Neurotransmitter) Neuronen des Gehirns beruht (s. Parkinsonkrankheit).

Antidepressiva:
: Medikamente zur Behandlung von Depression. Man unterscheidet Medikamente, die a) dämpfend, b) depressionslösend und stimmungsaufhellend und c) aktivierend und antriebssteigernd wirken.

antiemetisch:
: zur Verhinderung von Erbrechen und Übelkeit dienend

Antihypertensiva:
: Medikamente zur Senkung des Blutdrucks

Antiphlogistika:
: entzündungshemmende Medikamente

Anxiolytika:
: Medikamente, die bestimmte Angst- und Spannungszustände dämpfen bzw. lösen

arousal:
: EEG-Desynchronisation durch einen psychosensorischen Reiz. Im entspannten Wachzustand herrscht der regelmäßige Alpha-Grundrhythmus vor; durch einen psychosensorischen Reiz entsteht eine diffuse kortikale Anregung, die psychisch durch Wachheit und physiologisch durch eine EEG-Desynchronisation mit Beta-Rhythmus gekennzeichnet ist. Generell wird auch der Intensitätsaspekt des Verhaltens, die Gesamterregung des Organismus, seine Energiemobilisation als Vorbereitung einer Handlung darunter verstanden.

arteria brachialis:
: Armschlagader

arteriovenöse Anastomosen:
: eine unnatürliche Kurzschaltung (shunt) des arteriellen und venösen Blutgefäßsystems

Arthritis:
: Gelenkentzündung mit Schmerzen, Bewegungseinschränkung und Schwellung, die bei der chronischen Verlaufsform vor allem zu einem Funktionsverlust führt.

asymptotisch:
: (griech.) „nicht zusammenfallend"; die beliebige Annäherung einer Kurve an eine Gerade (die „Asymptote"), ohne sie jedoch im Endlichen zu berühren.

Ataxie:
: Störung der Koordination von Bewegungsabläufen

Atemwegsobstruktion:
: Verschluß oder Verengung der Atemwege, die z.B. durch Sekret, Tumor, Verkrampfung der Bronchialmuskeln oder chronisch-obstruktive Bronchitis entsteht.

Atropin:
: Inhaltsstoff von Nachtschattengewächsen (z.B. der Tollkirsche); Medikament mit schneller

Wirkung. Besetzt postsynaptische Rezeptoren des Parasympathikus und führt dadurch zur Erweiterung der Hautgefäße, Erschlaffung der glatten Muskulatur (Muskulatur der inneren Organe), wirkt krampflösend im Verdauungstrakt, in Bronchien und Harnblase, beschleunigt die Herzfrequenz, hemmt die Sekretion (z.B. von Speichel und Verdauungssäften), erweitert die Pupillen und führt zu Akkommodationsstörungen.

Attribution:
Psychischer Prozeß, bei dem Menschen Erklärungen für das Eintreten von Ereignissen in ihrer Umwelt suchen. In der psychologischen Attributionsforschung wird die Ursachenzuschreibung für eigene und fremde Handlungen untersucht.

Attribution, external:
Ursachen für ein Ereignis werden auf äußere Umstände und andere Personen zurückgeführt

Attribution, internal:
Ursachen für ein Ereignis werden auf die eigene Person, vor allem auf eigene Fähigkeiten und Motive, zurückgeführt

Autoimmunkrankheit:
Erkrankungsform, bei der das Immunsystem einen körpereigenen Stoff als fremden ansieht und daraufhin versucht, diesen körpereigenen Stoff zu eliminieren. Das Immunsystem bildet dazu Autoantikörper und spezifische, sensibilisierte weiße Blutkörperchen (Leukozyten). Dieser Angriff des Immunsystems verursacht z.B. Colitis ulcerosa, rheumatoide Arthritis und chronischaggressive Lebererkrankung.

Axon:
Fortsatz vom Zellkörper (Soma) einer Nervenzelle (Neuron), der am sog. Axonhügel entspringt und sich oft verzweigt. Er überträgt Nervensignale auf andere Nerven-, Muskel- oder Drüsenzellen (efferente Fasern). Der Kontakt zu diesen anderen Zellen wird über sog. Synapsen hergestellt.

Basalganglien:
Motorische Funktionseinheit im Gehirn. Bei der Parkinsonkrankheit gehen Zellen in der Substantia nigra zugrunde, die Dopamin produzieren und für eine hohe Konzentration dieses Neurotransmitters in den Basalganglien sorgen. Die Basalganglien sind daher ein Ansatzpunkt für die medikamentöse Therapie der Parkinsonkrankheit.

Baseline:
Grundlinie, Ausgangswert; bei physiologischen Untersuchungen besonders wichtig, da die Ausgangswerte bei Experimenten intra- und interindividuell stark schwanken können

Benzodiazepine:
Zentral dämpfende Psychopharmaka, die angstlösende, erregungsdämpfende, muskelrelaxierende und krampflösende (antiepileptische) Effekte haben. Im Säugetiergehirn sind spezielle, postsynaptische Rezeptoren (Benzodiazepinrezeptoren) nachgewiesen, über die diese Medikamente vor allem wirken. Die Hauptindikation liegt in der Behandlung von Angst- und Schlafstörungen.

beta-adrenerg:
Adrenerge Rezeptoren sprechen auf Catecholamine (Adrenalin, Noradrenalin) an. Im sympathischen Nervensystem reagieren Alpha- und Betarezeptoren auf Catecholamine. Die medikamentöse Stimulation beta-adrenerger Rezeptoren (mit Sympathomimetika) ähnelt einer Erregung des Nervus sympathicus und führt u.a. zu gesteigerter Herztätigkeit, Erweiterung der Bronchien, Verringerung der Hautdurchblutung, Ruhigstellung der Darmtätigkeit und Verstärkung der Muskeldurchblutung. Die Blockierung betaadrenerger Rezeptoren (kompetitive Verdrängung) führt u.a. zu einer Verminderung der Herzfrequenz und Gefäßverengung.

Beta-Rezeptorenblockade:
Hemmung der Beta-Rezeptoren (s. beta-adrenerg)

Bildgetragene Kurzentspannung:
Kombination eines Imaginationsverfahrens mit der Schwere- und Wärmeübung des autogenen Trainings (s. Kapitän-Nemo-Geschichte)

Biosignale:
physikalisch definierte (z.B. über Frequenz und Amplitude) Signale des Körpers

Bluthirnschranke:
Bezeichnung für ein System, das vielen Substanzen den Durchtritt vom Blut ins Gehirn erschwert oder unmöglich macht

Bronchiolen:
Verzweigungen der Luftröhrenäste, deren Wände glatte Muskulatur und Flimmerepithel enthalten

Bronchospasmolytika:
Medikamente, die den Bronchialmuskeltonus

verringern und dadurch eine Bronchienerweiterung bewirken (Beta-Sympathomimetika, Anticholinergika, Phosphodiesterase-Hemmer)

Bulimie:
Eßsucht oder Freßsucht, die organische oder psychische Ursachen (bei Bulimia nervosa) haben kann

Carotissinus:
An den Seiten des Halses gelegene Gabelungsstelle der Arterie zur Versorgung des Kopfes. Druck auf die dort gehäuft vorhandenen Pressorezeptoren (Druckmeßfühler für die Blutdruckregulation) bewirkt ein Absinken der Herzfrequenz und des Blutdrucks, evtl. sogar einen Herzstillstand.

carte blanche:
unbeschränkte Vollmacht und Verfügung über einen Zustand oder eine Sache

Chlorid-Ionen:
Elektrolyt, der zusammen mit Na^+ zentrale Bedeutung für die Regulation des Wasserhaushalts, das Säure-Basen-Gleichgewicht, den Mineralstoffwechsel und die Magensaftproduktion hat.

cholinerges System:
Der Teil des vegetativen Nervensystems, an dessen Nervenendigungen Acetylcholin als Überträgerstoff freigesetzt wird; hauptsächlich ist das beim parasympathischen Nervensystem der Fall (s. parasympathisches Nervensystem).

cholinolytisch:
die Acetylcholin-Wirkung aufhebend (s. parasympatholytisch)

Chronaxie:
Die minimale Reizzeit für die Erregung von Nerven. Dazu wird a) die Mindeststromstärke bestimmt, die bei längerer Reizung (über mehrere Millisekunden) zur Auslösung einer Muskelzuckung notwendig ist (= Rheobase), b) diese Mindeststromstärke (Rheobase) verdoppelt und c) die Zeit (= Chronaxie) ermittelt, die mit dieser doppelt so großen Stromstärke gereizt werden muß, um eine Muskelzuckung auszulösen.

Colitis ulcerosa:
Akute oder chronische Entzündung des Dickdarms mit Geschwüren, Durchfällen, Blut im Stuhl, Gewichts-, Wasser- und Salzverlust, bei der die funktionelle Aufgabe des Dickdarms verloren geht. Die Entstehung ist unbekannt, jedoch werden autoimmunologische und psychische Faktoren als Ursachen angenommen. Unter den Auslösungsvorgängen gehen weitaus am häufigsten emotionale Einwirkungen dem Krankheitsbeginn unmittelbar voraus. Infektionen mit Bakterien und Viren spielen wahrscheinlich nur eine sekundäre Rolle.

Compliance:
(engl.) die Bereitschaft des Patienten, bei diagnostischen und therapeutischen Maßnahmen und Verordnungen mitzuwirken, insbesondere die Zuverlässigkeit bei der verordneten Medikamenteneinnahme

Coping skill:
(engl.) Bewältigungsfähigkeiten, Bewältigungsfertigkeiten, Bewältigungsstrategien

Corium:
Lederhaut; mittlere der drei Hautschichten

Cortex:
Großhirnrinde

cue-controlled relaxation:
(engl.) hinweisreizgesteuerte (z.B. „Stop", „Ruhe") Entspannung

Darmatonie:
Darmlähmung, fehlende Peristaltik

degenerative Nervenerkrankung:
Erkrankungen, bei denen Nerven- oder Gehirngewebe zugrunde geht mit schrittweiser Funktionsbeeinträchtigung, z.B. Alzheimer-Krankheit, Picksche Krankheit, Chorea Huntington, Parkinsonkrankheit.

Desynchronisation:
EEG-Phasen, in denen statt des regelmäßigeren, „synchronisierten" Alpha-Grundrhythmus der unregelmäßigere, „desynchronisierte" Beta-Grundrhythmus auftritt. Der Alpha-Grundrhythmus herrscht im entspannten Wachzustand vor, der Beta-Grundrhythmus entspricht dem aktiven Wachzustand.

dialysepflichtig:
Ausfall oder Beeinträchtigung der Nierenfunktionen zwingen zur Behandlung mit der Künstlichen Niere (absolute Indikation zur Dialysebehandlung), da sonst das Ansteigen der harnpflichtigen Substanzen zu Vergiftung und Koma führt.

differentielle Entspannung:
Beibehaltung der generellen Entspannung bei alltäglichen Betätigungen und Aktivitäten

diskriminativ:
unterscheidend

Diuretika:
: harntreibende, die Ausscheidung fördernde Medikamente

Dopamin:
: Überträgersubstanz im Nervensystem, die z. B. bei der Parkinsonkrankheit in nicht ausreichender Menge produziert wird (s. Neurotransmitter)

dopaminerg:
: die Wirkung des Dopamins betreffend

Down-Regulation:
: Verminderung der Rezeptorzahl und -sensibilität aufgrund eines vermehrten Angebotes an zugehörigen Überträgerstoffen

Dyslexie:
: Schwierigkeit beim Lesen und Buchstabieren

Dysmenorrhoe:
: schmerzhafte Menstruation, evtl. schon vor Beginn und unabhängig von der Stärke der Blutung

Dyspepsie:
: Als Dyspepsia infantum eine leichte Verlaufsform einer akuten Ernährungsstörung im Säuglingsalter, am häufigsten verursacht durch Infektionen im Magen-Darm-Trakt. Appetitlosigkeit, Nahrungsverweigerung, Gewichtsverlust, Spucken, Durchfall, Unruhe. Fließender Übergang in die schwere Verlaufsform der Säuglingstoxikose.

EEG:
: Elektroencephalogramm: Das Kurvenbild, das durch die sog. Elektroencephalographie gewonnen wird. Die Elektroencephalographie ist eine elektrophysiologische Methode zur Registrierung der spontanen oder ausgelösten (evozierten) elektrischen Aktivität des Gehirns, insbesondere der Großhirnrinde. Mit Elektroden werden von der Schädeldecke die ununterbrochen ablaufenden Spannungsschwankungen der darunterliegenden Großhirnrinde aufgezeichnet.

Effektstärken:
: Experimentelle und therapeutische Manipulationen (treatments) werden eingesetzt, um Merkmalsausprägungen zu verändern. Die Effektstärken sind die an den Variabilitäten relativierten Mittelwertsunterschiede zwischen behandelten und unbehandelten Gruppen. Die Effektstärken werden gerne in Metaanalysen als Maß für den durchschnittlichen Erfolg psychotherapeutischer Maßnahmen eingesetzt, da die Stichprobengröße nicht in ihre Berechnung eingeht.

Einstiegsbilder:
: Gleichbleibende Elemente in der bildgetragenen Kurzentspannung, die zu Beginn erzählt werden, um konzentrative Ruhe herzustellen (z. B. das Anziehen des Taucheranzuges in der Kapitän-Nemo-Geschichte, s. Kapitän-Nemo-Geschichte).

EKG:
: Elektrokardiogramm: Das Kurvenbild, das durch die sog. Elektrokardiographie gewonnen wird. Die Elektrokardiographie ist eine elektrophysiologische Methode zur Registrierung der Aktivität des Herzens von bestimmten Meßpunkten an der Oberfläche des Körpers. Sie ermöglicht Aussagen über die Funktion des Herzmuskels sowie über die Erregungsbildung, -ausbreitung und -rückbildung am Herzen.

elektrodermal:
: die elektrischen Phänomene der Haut betreffend

elektromyographisch:
: die Aufzeichnung elektrischer Phänomene der Muskeln betreffend

Eliminationshalbwertzeit:
: Zeitspanne, die der Organismus benötigt, um die Plasmakonzentration eines Medikamentes auf die Hälfte des Anfangswertes zu senken. Wichtiges Maß zur Dosierung von Arzneimitteln.

EMG:
: Elektromyographie: eine elektrophysiologische Methode zur Aufzeichnung der Muskelaktivität. Wichtiges Verfahren bei Biofeedback-Untersuchungen und -Behandlungen.

Empfindungskontrolle:
: Verändertes Körpererleben durch sensorische Entspannungsübungen, z. B. intensivere Temperaturempfindungen

enterisches Nervensystem:
: Nervensystem der Eingeweide, wird auch Darmnervensystem oder intrinsisches Nervensystem genannt

Enzyminduktion:
: Bestimmte Substrate (z. B. Stoffwechselprodukte, Arznei- und Genußmittel) veranlassen den Organismus, „induzierte" Enzyme zu bilden oder die Enzymaktivität zu vermehren; diese Enzyme beschleunigen als Katalysatoren die Verstoffwechslung dieser Substrate.

Epilepsie:
Funktionsstörung des Gehirns mit zentraler Krampfbildung und tonischen und klonischen Krämpfen, Sturz, Bewußtseinsverlust, Verlust der Kontrolle über die Schließmuskelfunktion. Wichtige Unterscheidungen betreffen a) Grand mal Anfälle, die den ganzen Körper oder nur Teile davon betreffen können, und die in der Regel mehrere Minuten andauern und b) nur sehr kurz andauernde Petit mal Anfälle, die mit Bewußtseinsverlust einhergehen, bei denen aber nicht unbedingt Krampferscheinungen auftreten müssen.

Erlebnisbilder:
Wechselnde Elemente in der bildgetragenen Kurzentspannung, die als Fortsetzungsgeschichte erzählt werden und mit denen das Entspannungserleben intensiviert werden soll. In die Erlebnisbilder können Vorsatzformeln integriert werden, die in den Alltag zu übertragen sind.

essentielle Hypertonie:
Bluthochdruckerkrankung, bei der der arterielle Strömungswiderstand durch Engstellung der Gefäße ohne andere erkennbare organische Ursache erhöht ist. Diese Erkrankung heißt „essentiell" (= primär), weil sie nicht (sekundäre) Folge einer anderen Erkrankung ist (s. Hypertonie).

evozierte Potentiale:
kurzdauernde Spannungsänderungen der Großhirnrinde, die vor allem nach psychosensorischen Reizen auftreten

Exspiration:
Ausatmung

Exposition:
Darbietung eines Reizes (Stimulus). Bei der verhaltenstherapeutischen Angstbehandlung sind Exposition und Reaktionsverhinderung zwei Komponenten der Therapiemethode. Bei der Behandlung in vivo wird der Patient in der Realität mit dem angstauslösenden Reiz konfrontiert, bei der Behandlung in sensu stellt er sich den Reiz nur vor.

Exterozeption:
Wahrnehmung äußerer Reize

exterozeptiv:
zur Exterozeption gehörig

extrakraniale Gefäße:
Blutgefäße, die nicht innerhalb des knöchernen Schädels liegen

Extrasystolen:
Herzschläge, die außerhalb des regulären Grundrhythmus des Herzens, verspätet oder vorzeitig, einzeln oder gehäuft einfallen und je nach Art und Umständen harmlos bis lebensbedrohlich sein können.

exzitatorisch:
erregend, Gegenteil von inhibitorisch

Feedback:
Rückmeldung, Rückkopplung

Feedback, kontingentes:
Rückmeldung, die dem Verlauf eines physiologischen Prozesses einer Person entspricht (wahres Feedback)

Feedback, nicht-kontingentes:
Rückmeldung, die dem Verlauf eines physiologischen Prozesses einer Person nicht entspricht (verfälschtes Feedback)

Flooding:
(engl.) Reizüberflutung: Mit Angst assoziierte oder sie auslösende Reize werden einem Patienten in der Therapie in voller Stärke und dichter Folge dargeboten.

Fokussierung:
die Fähigkeit, bestimmte Reize zu identifizieren, zu differenzieren und die Aufmerksamkeit über eine gewisse Zeit auf sie gerichtet zu halten

formatio reticularis:
Phylogenetisch alter Teil des Gehirns, der den Hirnstamm durchzieht. Sie besteht aus einer großen Zahl kleinerer, ein komplexes Netzwerk bildender Neurone und ist mit praktisch allen Sinnesorganen und vielen Gehirngebieten verbunden. Aufgaben sind u.a. Regulation der Atmung, des Blutdruckes, der Herzrate und anderer vegetativer Funktionen, Wachheitsregulation, Verarbeitung sensorischer Informationen, Koordinierung von Reflexen von Bewegungsabläufen.

Frank-Starling-Mechanismus:
Das Herz kann autoregulatorisch eine vermehrte Füllung durch den Auswurf eines größeren Schlagvolumens bewältigen (Frank-Starling-Mechanismus). Die Kontraktionskraft des Herzens ist dabei proportional der Vordehnung der Herzmuskelfasern, die Vordehnung ihrerseits ist proportional der Ventrikelfüllung (Frank-Starling-Gesetz).

Frühdyskinesie:
grimassierende Mundbewegungen, die als Ne-

benwirkung bereits nach relativ kurzer Therapiedauer mit Neuroleptika (siehe diese) aufgrund der dopaminreduzierenden Wirkung dieser Substanzen auftreten

GABA-Rezeptor:
Bindungsstelle für Gammaaminobuttersäure, eine Überträgersubstanz im Gehirn, die erregungsdämpfend wirkt

Ganglien:
Nervenzellen und -fasern mit umhüllenden gliösen Mantelzellen

Ganglienblockade:
Blockade der Reizübertragung in den Umschaltstellen der vegetativen Nervenzelle auf die folgende durch bestimmte Medikamente (Ganglienblocker).

Ganglion coeliacum:
Anhäufungen von Nervenzellen im vegetativen Nervensystem, neben der Aorta in Höhe des 12. Brustwirbels gelegen

gastrointestinal:
den Magen-Darm-Trakt betreffend

Gastrointestinaltrakt:
Magen-Darm-Trakt

generalisiertes Angstsyndrom:
unrealistische, übertriebene Angst und Besorgnis (Erwartungsangst) bezüglich zweier oder mehrerer Lebensumstände

Gilles-de-la-Tourette-Syndrom:
multiple Tics (Augenblinzeln, Finger-, Händeverdrehen) und mindestens ein vokaler Tic (Grunzen, Zungenschnalzen) treten im Verlauf der Krankheit auf

Glossopharyngeus:
Kurzbezeichnung für Nervus glossopharyngeus. IX. Hirnnerv, Zungenschlundnerv

Granulozytenzahl:
Anzahl der der Infektabwehr dienenden weißen Blutzellen (Leukozyten)

gustatorisch:
geschmacklich, den Geschmack betreffend

H-Reflex:
Kurzbezeichnung für Hoffmann-Reflex. Monosynaptischer Reflex, der durch elektrische Reizung von Muskelspindelafferenzen ausgelöst werden kann.

Habituation:
Abklingen und Verschwinden einer Reaktion bei häufiger und identischer Reizung

habituell:
über Zeitpunkte und Situationen hinweg relativ stabil

Halluzination:
Sinnestäuschung, bei der die Wahrnehmung kein reales Objekt hat und ein Sinnesreiz fehlt

hämodynamisch:
die physiologischen Bedingungen bzw. die pathologischen Veränderungen des Blutflusses betreffend: Druck, Volumen, Strömungsmechanik, Gefäßelastizität usw.

Hangover:
unerwünschte Nachwirkungen von Arzneimitteln (v. a. Schlafmittel), Alkoholkonsum und ionisierenden Strahlen (z. B. Röntgen)

Hautkapillarisierung:
Ausstattung der Haut mit kleinsten Blutgefäßen

Herzangst-Syndrom:
Angst vor einer Herzerkrankung ohne organische Ursache

Herzminutenvolumen:
die vom Herzen in einer Minute ausgeworfene Blutmenge

Herzrate:
Herzfrequenz, Anzahl der Herzschläge pro Minute

Hippokampus:
Teil des limbischen Systems, das für die Gedächtniskonsolidierung wichtig ist; eine Zerstörung des Hippokampus macht die langfristige Speicherung neuer Informationen unmöglich

Hirnhemisphären:
Großhirnhälften

Histamin:
Gewebshormon, das u. a. bei einer allergischen Reaktion oder Gewebszerstörung freigesetzt wird. Es bewirkt die Zusammenziehung glatter Muskelfasern (z. B. Bronchialmuskulatur), Erweiterung der Blutkapillaren, Erleichterung der Ödembildung, Steigerung der Herzfrequenz und Magensäuresekretion.

Hypalgesie:
verminderte Schmerzempfindung

Hyperkaliämie:
Zu hohe Kaliumkonzentration im Blut. Entsteht durch zu starke Kaliumzufuhr, zu hohe Freisetzung im Organismus und/oder zu geringe Ausscheidung über die Nieren.

Hyperpolarisation:
: Erhöhung des Ruhemembranpotentials einer Nervenzelle, die zu einer schlechteren Erregbarkeit dieser Zelle führt

Hypersensitivität:
: Überempfindlichkeit

Hyperthermie:
: Erhöhung der Körpertemperatur ohne Veränderung der Regelgröße der hypothalamischen Wärmeregulation (im Gegensatz zu Fieber).

Hypertonie:
: Erhöhung eines Druckes oder einer Spannung, i.e.S. Bluthochdruck. Der Blutdruck kann sekundär als Folge einer Organerkrankung oder primär (= essentiell) ohne erkennbare organische Ursache erhöht sein (s. essentielle Hypertonie).

Hyperventilationstest:
: forcierte, schnelle und tiefe Atmung, z.B. zur Provokation von Panikanfällen oder Krampfpotentialen im EEG

hypnagogisch:
: zum Einschlafen gehörig; Vorstellungen und Erlebnisse, die von Einschlafphasen her bekannt sind

Hypnotika:
: Schlafmittel

Hypothalamus:
: Unterhalb des Thalamus gelegener Teil des Zwischenhirns und höchstes Regulationsorgan der vegetativen Funktionen; durch ihn werden z.B. die Nahrungsaufnahme, Wasseraufnahme, Körpertemperatur, Kreislauf, Sexualität und Schlaf geregelt.

hypoxischer Schmerz:
: lokaler, starker Schmerz infolge von Sauerstoffmangel in entsprechender Gewegeregion, z.B. bei Infarktgeschehen im Herzen

Ia- und Ib-Fasern:
: Markhaltige, schnelleitende Nervenfasern, die u.a. als Muskelspindelafferenzen und Afferenzen der Sehnenorgane die Informationen aus Dehnungsrezeptoren des Halteapparates dem zentralen Nervensystem rückmelden.

idiopathisch:
: ohne erkennbare Ursache entstanden bzw. Ursache ist nicht nachzuweisen

idiopathische Insomnie:
: Schlafstörungen mit psychophysiologischen Veränderungen des Schlafprofils unbekannter Ursache

ikonologisch:
: die bildhafte Vorstellung betreffend

Inhibition:
: Hemmung

Interozeption:
: Wahrnehmung von Signalen aus dem Körper

Introvertiertheit:
: Verschlossenheit, geringe Neigung zu Äußerungen; das Gegenteil ist Extravertiertheit

Ionenkanäle:
: regulierbare Durchtrittsstellen durch die Zellmembran für ladungshaltige Elemente (z.B. Kalium, Natrium)

irritables Colon:
: Beschwerden des Dickdarms ohne nachweisbare organische Erkrankung

Isomorphismus:
: In der Psychologie bezeichnet der Begriff die Hypothese W. Köhlers, daß die Geordnetheit der subjektiven Erfahrung eine Wiedergabe der Ordnung zugehöriger physiologischer Hirnprozesse ist.

K-Komplexe:
: besondere Wellenformen im Schlaf-EEG

Kammerflattern:
: Sehr rasche Folge regelmäßiger Herzaktionen der Herzkammern unabhängig von den Vorhöfen, mit einer Frequenz von ca. 300 Schlägen pro Minute und unzureichender Füllung bzw. Auswurfleistung des Herzens. Geht unbehandelt oft über in Kammerflimmern und Herz-Kreislauf-Stillstand.

Kapitän-Nemo-Geschichte:
: Eine Unterwassergeschichte für Kinder, die als Fortsetzungsgeschichte konzipiert ist. Sie besteht aus sogenannten gleichbleibenden Einstiegsbildern und wechselnden Erlebnisbildern. Das veränderte Körpererleben im Wasser wird in der Geschichte zur Unterstützung von Entspannung genutzt.

kardiophob:
: die Angst vor einer Herzerkrankung betreffend (s. Herzangst)

Kardiotachogramm:
: Darstellung, in der kurzzeitige Schwankungen der Herzfrequenz, sog. phasische Herzratenänderungen erkennbar werden. Der zeitliche Abstand zwischen je zwei Herzschlägen (RR-Intervall) wird fortlaufend gemessen und ermittelt, wieviel Schläge pro Minute das Herz ausführen würde, wenn es weiterhin die glei-

chen zeitlichen Abstände zwischen den jeweils zwei Herzschlägen produzieren würde.

kardiovaskulär:
Herz und Gefäße betreffend

Katamnese:
kritische Beschreibung eines Krankheitsfalles nach Ablauf der Erkrankung und Abschluß der Behandlung

kathartischer Prozeß:
Katharsis: (griech.) Reinigung, Läuterung. Prozesse, bei denen heftige Gefühle erst ausgelöst und anschließend abgeklärt werden; damit wird eine Spannungs- und Konfliktlösung erreicht.

Kausalattribution:
Ursachenzuschreibung auf äußere Umstände; normalerweise im Gegensatz zur Finalattribution, bei der die Ursachen in Motiven gesucht werden (s. Attribution)

Kognition:
allgemeine Bezeichnung für Wahrnehmungs- und Denkprozesse

kognitiv:
Die Kognition betreffend. Bezieht sich auf Prozesse, durch die der sensorische Input umgesetzt, reduziert, weiterverarbeitet, gespeichert, wieder abgerufen und benutzt werden soll.

Konditionieren, instrumentelles:
Synonym operantes Konditionieren. Wenn auf ein bestimmtes Verhalten Konsequenzen folgen, die für den Organismus eine Befriedigung darstellen, so wird dieses Verhalten mit großer Wahrscheinlichkeit wiederholt (Thorndike: law of effect). Beim instrumentellen Konditionieren werden gewünschte Verhaltensweisen belohnt (= verstärkt), um den Organismus zur häufigeren Ausführung dieses Verhaltens zu bringen; der Organismus lernt am Erfolg.

Konditionieren, klassisches:
Geht auf Pawlow zurück und beruht auf einer Stimulussubstitution: a) Ein Reiz (unkonditionierter Stimulus) löst regelmäßig eine bestimmte Reaktion aus, b) dieser erste Reiz (unkonditionierter Stimulus) wird einmal oder häufiger zusammen mit einem zweiten Reiz dargeboten und löst die Reaktion aus (Konditionierung) und c) der zweite Reiz (konditionierter Stimulus) kann schließlich alleine die Reaktion auslösen.

konditionierte Hemmung:
Bei der systematischen Desensibilisierung nach Wolpe führt die gleichzeitige Darbietung angstauslösender Reize (UCS) zusammen mit angstantagonistischen Reaktionen (Entspannung, UCR) zum Abbau der Angst.

konstringiert:
zusammengezogen, verengt

Kontingenzmanagement:
Methode, mit der Verhalten in eine gewünschte Richtung gelenkt werden kann. Dazu werden positive bzw. aversive Stimuli von Therapeuten, den Personen selbst oder von Personen der sozialen Umgebung systematisch dargeboten bzw. entfernt.

Kontraindikation:
Umstand, der bestimmte diagnostische oder therapeutische Maßnahmen trotz vorhandener Indikation verbietet, oder der die Abwägung der Risiken einer Behandlung bzw. Nichtbehandlung notwendig macht.

Konvektionsströme:
hier: thermische Konvektion; durch Erwärmung kälterer Luft erzeugte Luftströmung

Konversionsenzym:
Enzym (Katalysator) zur Umwandlung von einer Substanzform in eine andere

Koronardurchblutung:
Blutfluß in den arteriellen Kranzgefäßen zur Versorgung des Herzmuskels (Koronararterien). Arteriosklerotische Verengung (Koronarsklerose) eines oder mehrerer Gefäßäste stört die Durchblutung und damit die Versorgung des Herzens. Sich daraus ergebende Krankheitsbilder sind u.a. Angina pectoris und Herzinfarkt.

Koronarerweiterungsmittel:
Medikamente (z.B. Nitroglycerin) zur Gefäßerweiterung vor allem bei Herzkrankheiten. Bei Angina pectoris führt die Gabe des Medikamentes zu sofortiger Schmerzbefreiung.

Korotkow-Geräusche:
Hörbare Geräusche bei der Blutdruckmessung, wenn das Blut durch eine durch die Manschette deformierte Arterie strömt. Beim oberen (systolischen) Blutdruckwert überschreitet der maximale Gefäßinnendruck gerade den Manschettendruck, so daß während der Druckspitzen etwas Blut durch die Arterien fließt. Beim unteren (diastolischen) Wert wird die Arterie gerade nicht mehr deformiert und das Blut kann geräuschlos durchströmen.

kranial:
    zum Kopf gehörend, kopfwärts, scheitelwärts
Kyphoskoliose:
    Buckel (Kyphose) mit gleichzeitiger seitlicher Verkrümmung (Skoliose)
Lamaze-Methode:
    Entspannungsübung, die zusammen mit dem Partner zur sanften Geburt durchgeführt wird. Konzentration auf die Atmung und dadurch gezielte Ablenkung vom Wehenschmerz.
Leitmotiv:
    Gleichbleibende Elemente in einem Imaginationsverfahren, die einen Signalwert besitzen für Sicherheit oder Ruhe, z.B. die Figur „Kapitän Nemo", der Taucheranzug, das Wasser, das Unterseeboot „Nautilus" (s. Kapitän-Nemo-Geschichte und bildgetragene Kurzentspannung).
Limbisches System:
    Beidseitig und symmetrisch um den Hirnstamm angeordnete Hirnstruktur, die zentrale Bedeutung für die Gedächtnisbildung und die Emotion hat. Wichtige Verbindungen hat das limbische System mit dem Frontallappen und dem Hypothalamus. Die Verbindung zum Frontallappen steuert Wahrnehmungen die affektive Komponente bei, über den Hypothalamus wird das autonome Nervensystem beeinflußt.
Linksventrikel-Hypertrophie:
    Erweiterung der linken Herzkammer in zwei Formen: a) als pathologische Form mit abnehmender Kammerwandstärke des Herzens mit reduzierter Pumpleistung und b) beim Sport nach Langzeitausdauer-Training auftretende Vergrößerung.
Linsenakkommodation:
    Fähigkeit des Auges zur Scharfstellung, um beobachtete Gegenstände auf der Netzhautebene in Relation zur jeweiligen Beobachtungsentfernung abzubilden. Sie beruht auf der Umwandlungsfähigkeit der elastischen Linse von der Kugelform (hohe Brechkraft, Naheinstellung) zur Ellipsenform (geringe Brechkraft, Ferneinstellung).
lumbosakrale Skelettmuskulatur:
    Muskulatur der Lendenwirbelsäule bzw. des Kreuzbeines
Lungenödem:
    Flüssigkeitsansammlung in der Lunge. Eine häufige Ursache des Lungenödems ist eine Linksherzinsuffizienz, die zum Rückstau von Blut in den Lungenkreislauf und Übertritt von Gewebeflüssigkeit in die Lungenbläschen führt (s. Linksventrikel-Hypertrophie).
MAO-Hemmer:
    Substanzen mit antidepressiver Wirkung. Verhindern den Abbau bestimmter Transmitter (Monamine: u.a. Adrenalin und Noradrenalin) im zentralen Nervensystem, indem sie das für den Abbau dieser Transmitter notwendige Enzym (= Katalysator) hemmen.
meditativ:
    von Meditation (Selbstversenkungsmethode zur inneren und äußeren Entspannung) ausgehend
Meditieren:
    Selbstversenkung zur Entspannung
medulla oblongata:
    verlängertes Rückenmark; Sitz von Atem-, Herzkreislauf- und anderen wichtigen Reflexzentren (z.B. für Niesen, Schlucken, Erbrechen)
Membranfluidität:
    Labilität und Verformbarkeit der Zellmembranen
mental:
    geistig, Verstand und Gedanken betreffend
Meta-Analyse:
    zusammenfassende Bewertung von verschiedenen Untersuchungen
Metabolismus:
    Stoffwechsel
monosynaptisch:
    nur über eine Synapse laufend
Morbus Crohn:
    Chronische Entzündung, die meist den Dickdarm, aber auch den gesamten Magen-Darm-Trakt betreffen kann. Die Entstehung ist nicht geklärt, aber es werden bakteriell-infektiöse, autoimmune Mechanismen und ein durch viele Faktoren ausgelöstes Geschehen mit erblicher Grundlage diskutiert.
Motoneuron:
    Wird auch motorische Vorderhornzelle genannt. Der Zellkern befindet sich in der grauen Substanz des Rückenmarks, die Nervenfasern verlassen das Rückenmark durch die Vorderwurzeln und innervieren Skelettmuskelfasern.
Muskarinische Rezeptoren:
    Bindungsstellen für Acetylcholin an den Zielorganen für parasympathische Nervenenden

und im Gehirn. Sie werden so genannt, weil Fliegenpilzgift (Muskarin) die gleiche Wirkung entfaltet (siehe auch nikotinische Rezeptoren).

Mutterkornalkaloide:
Sammelbezeichnung für natürliche Stoffe mit häufig starken pharmakologischen Wirkungen (= Alkaloide), die in einem Pilz (= Mutterkorn) vorkommen, der vor allem Roggen befällt. Sie wirken uteruskontrahierend, zum Teil gefäßverengend und werden zur Behandlung von Migräne eingesetzt.

myoelektrisch:
die elektrische Aktivität der Muskulatur betreffend

Myokardinfarkt:
Herzinfarkt. Zelltod eines umschriebenen Bezirks im Herzmuskel durch Verschluß des versorgenden Blutgefäßes. Oft länger als 15 – 30 Minuten andauernde schwere Schmerzsymptomatik im Brustbereich, ausstrahlend in die linke Schulter und Arm, Vernichtungsgefühl, Todesangst.

Myokardischämie:
verminderte oder unterbrochene Durchblutung des Herzmuskels (s. Angina pectoris)

Nebennierenrinden-Aktivität:
In der Nebennierenrinde werden über 40 verschiedene Steroide (Kortikoide und Sexualhormone) gebildet. Unter- bzw. Überfunktion führt zu schwerwiegenden Krankheitsbildern.

Neuroleptika:
Psychopharmaka mit antipsychotischer, sedierender und psychomotorisch dämpfender Wirkung. Anwendung bei akuten Psychosen, Schizophrenie, Narkose und als Schlaf-/Beruhigungsmittel. Wirkungsmechanismus ist die Blockade prä- und postsynaptischer Dopaminrezeptoren. Diese Medikamente werden eingeteilt nach ihrer neuroleptischen Potenz bezogen auf Chlorpromazin in schwache, mittelstarke, starke und sehr starke Mittel.

Neuron:
Nervenzelle

neuronales Axon:
Fortsatz einer Nervenzelle (s. Axon)

Neurotransmitter:
Chemische Substanzen, die an den Synapsen im zentralen und peripheren Nervensystem ausgeschüttet werden, und die den elektrischen Impuls einer Nervenzelle biochemisch an die Empfängerzelle weitergeben. Dazu sind die Neurotransmitter in kleinen Speichereinheiten (= Vesikeln) der präsynaptischen Nervenendigungen gespeichert und werden durch ein Aktionspotential freigesetzt. Die wichtigsten bekannten Neurotransmitter sind: Acetylcholin, Adrenalin, Noradrenalin, Dopamin, GABA, Serotonin.

Nikotinische Rezeptoren:
Bindungsstellen für Acetylcholin an der motorischen Endplatte, den vegetativen Ganglien, dem Nebennierenmark und teilweise dem zentralen Nervensystem. Sie werden so genannt, weil Nikotin wie Acetylcholin an diesen Rezeptoren erregend wirkt (siehe auch muskarinische Rezeptoren).

Noradrenalin:
Überträgerstoff (Neurotransmitter) aus der Gruppe der Catecholamine, der vor allem im sympathischen Nervensystem vorkommt. Wirkt im Gegensatz zu Adrenalin pulsverlangsamend.

normoton:
normalen (Blut-) Druck aufweisend

noxisch:
schädigend

Obstipation:
Stuhlverstopfung

okulomotorisch:
vom III. Hirnnerv ausgehend, für die Position und motorische Funktion des Auges zuständig

Okzipital-Lappen:
Hinterhauptslappen des Gehirns

olfaktorisch:
den Geruchssinn betreffend

Opiate:
Bestandteile (Alkaloide) des Opiums oder vergleichbare synthetische Präparate, die zu Euphorie, Schmerzlinderung und Benommenheit führen. Das Hauptalkaloid des Opiums ist Morphium (Morphin).

oszillatorisch:
schwingend, sich verändernd

Panikattacke:
plötzlich auftretender Angstanfall mit massiven vegetativen Begleiterscheinungen

Papillennekrose:
Gewebeuntergang der Kanäle in den Nieren mit nachfolgendem Funktionsverlust der Ausscheidung von Wasser und harnpflichtigen Substanzen

paradoxe Intention:
: Psychotherapeutische Methode im Sinne eines Konfrontationsverfahrens, das auf V. Frankl zurückgeht. Der Therapeut bringt die Patienten dazu, nicht gegen ihre Symptome anzugehen, sondern sie bewußt herzustellen oder ihnen nachzugeben. Die Symptome werden durch die nachahmende Realisierung ironisiert und sollen dadurch nicht mehr reproduzierbar sein.

Parasympathikus:
: Synonym parasympathisches Nervensystem. Vom Sympathikus (s. Sympathikus) abgrenzbarer Teil des vegetativen (autonomen) Nervensystems. Die präganglionären Nervenzellen sind vor allem im Hirnstamm und im unteren Teil des Rückenmarks (Kreuzmark) lokalisiert und nehmen über lange Nervenfasern Verbindung zu organnah gelegenen postganglionären Nervenzellen auf, die dann die Zielorgane versorgen. Der Parasympathikus innerviert die glatte Muskulatur und die Drüsen des Magen-Darm-Trakts und der Ausscheidungsorgane, die Drüsen der Sexualorgane und der Lunge, die Vorhöfe des Herzens, die Tränen- und Speicheldrüsen und die inneren Augenmuskeln. Im Unterschied zum Sympathikus, der alle Gefäße beeinflußt, innerviert er nicht die Schweißdrüsen und die glatte Gefäßmuskulatur in den Arterien und Venen. Wenn Organe von Sympathikus und Parasympathikus angesteuert werden, dann ist die Erregung antagonistisch, z.B. führt die Erregung des Sympathikus zu einem Ansteigen der Herzfrequenz, die Erregung des Parasympathikus führt dagegen zu einer Herzfrequenzabnahme.

parasympatholytisch:
: die Erregungsübertragung an den parasympathischen Nervenendigungen hemmend, indem die Wirkung des Acetylcholins an der postsynaptischen Membran aufgehoben wird (z.B. durch Atropin)

parasympathomimetisch:
: die parasympathische Erregungsübertragung an den Erfolgsorganen aktivierend; dabei werden ähnliche Wirkungen erzielt, wie sie bei der Erregung des Parasympathikus erzielt werden, d.h. sie ersetzen das Acetylcholin

Parietallappen:
: Scheitellappen des Gehirns

Parkinsonkrankheit:
: Degenerative Hirnerkrankung, bei der dopaminproduzierende Nervenzellen in den Basalganglien zerstört werden. Durch die Verminderung der Dopaminmenge ist kein ausreichender Antagonismus gegen die Wirkung des Neurotransmitters Acetylcholin mehr vorhanden; da die hemmende Kontrolle des Dopamins reduziert ist, feuern zuviele der Motoneurone, was als Hauptsymptom zu unkontrollierbarem Muskeltremor und zur Steifheit führt. Weitere körperliche Auswirkungen sind Akinese (Unfähigkeit, Bewegungen in Gang zu bringen), Gleichgewichtsstörungen und später eine maskenhafte, ausdruckslose Mimik und Pillendrehbewegungen der Finger; daneben treten intellektuelle und emotionale Beeinträchtigungen auf.

paroxysmale Tachykardie:
: in Anfällen auftretende schnelle Herzrate von 130–220 Schlägen/Minute

Pavor nocturnus:
: Schlafstörung mit Episoden plötzlichen Aufwachens, begleitet von einem Schreckensschrei, Aufsitzen im Bett, weit aufgerissenen Augen, fliegendem Puls und kaltem Schweiß.

Peak-flow-Wert:
: Maximale Atemstromstärke. Bei der möglichst schnellen Ausatmung erreicht der Ausatmungsstrom (gemessen in Liter pro Sekunde) zu einem bestimmten Zeitpunkt ein Maximum, das als „Peak flow" bezeichnet wird. Wird zur Lungenfunktionsdiagnostik eingesetzt.

pelvischer Bereich:
: Gegend des kleinen Beckens, oberhalb des Schambeins

peptisches Ulkus:
: Geschwür im Magen bzw. im angrenzenden Zwölffingerdarm, das durch die Einwirkung von übermäßiger Magensekretion von Salzsäure und Pepsin entstanden ist.

Persuasion:
: Überredung

perzeptuell:
: die Wahrnehmung, Erfassung und Weiterverarbeitung eines Sinnesreizes betreffend

pharmakokinetisch:
: die Aufnahme, Verteilung, Verstoffwechslung und Ausscheidung eines Medikamentes im Organismus betreffend

Plasma-Renin-Aktivität:
: Aktivität des Renin-Angiotensin-Aldosteron-Systems; rückgekoppeltes, komplexes Regulationssystem zur Konstanterhaltung bzw. Normalisierung von Plasmavolumen, Plasmaosmolarität und Blutdruck. Eine Minderdurchblutung der Nieren führt zur Freisetzung von Renin, das andere Stoffe beeinflußt und damit indirekt zu arterieller und venöser Vasokonstriktion und als Folge zur Blutdrucksteigerung führt. Über den gleichen Mechanismus wird auch die Filtrationsrate der Niere für Wasser bzw. Na$^+$ beeinflußt.

Plasmakortisol:
: im Blutplasma befindliches Nebennierenrindenhormon vom Glucocorticoid-Typ, das auch halbsynthetisch herstellbar ist

Plethysmographie:
: Messung und Registrierung von Volumenänderungen. Verbreitet sind vor allem Verfahren, die Verengungen oder Erweiterungen der Blutgefäße der Extremitäten messen, und eine Methode zur Lungenfunktionsdiagnostik (Body-Plethysmographie).

plexus solaris:
: „Sonnengeflecht"; größtes autonomes Nervengeflecht mit zahlreichen Ganglien im Bauch, das auch Fasern des Nervus vagus enthält

Polypragmasie:
: (griech.) Vielgeschäftigkeit, Anwendung zahlreicher therapeutischer Maßnahmen (v.a. Medikamente)

polysynaptisch:
: über mehr als 2 Synapsen (bzw. 3 Neurone) verlaufend (z.B. der Fremdreflex)

präsynaptische Rezeptoren:
: Rezeptoren an dem Neuron der primär erregten Nervenzelle. Bei Erregung dieser Rezeptoren kommt es zu einer Hemmung der Transmitterfreisetzung.

progressive Differenzierung:
: fortschreitende Aufgliederung und Verfeinerung

Progressive Relaxation:
: Synonym Progressive Muskelrelaxation (PMR). Verfahren, bei dem durch systematisches Anspannen und Entspannen verschiedener Muskelgruppen und durch die Wahrnehmung der dabei produzierten, körperlichen Effekte allgemeine Entspannung induziert wird.

Propriozeption:
: Bezeichnung für Meldungen über normale Funktionszustände der Skelettmuskulatur, die durch besondere Rezeptoren vermittelt werden. Ein Regelmechanismus, der ohne die Beteiligung des Bewußtseins die Haltungsstabilisierung, Kontrolle der Willkürbewegungen und Dosierung des Kraftaufwandes usw. regelt.

propriozeptiv:
: zur Wahrnehmung und Kontrolle der aktuellen Lage des Körpers im Raum gehörig

Prosopagnosie:
: Störung des Erkennens der Physiognomie; ein Gesicht kann zwar als Gesicht wahrgenommen werden, die Identifikation der Person gelingt jedoch nicht

Prostaglandine:
: Sammelbegriff für zahlreiche natürliche oder teilsynthetisch hergestellte hormonähnliche Substanzen (Gewebshormone bzw. Mediatorstoffe) mit vielfältigen, zum Teil gegensätzlichen Effekten auf den Tonus der glatten Muskulatur und das kardiovaskuläre System (blutdrucksenkende bzw. -steigernde Effekte), Hemmung der Thrombozytenaggregation, Drosselung der Magensaftproduktion, Steigerung der Synthese und Freisetzung bestimmter Gewebshormone und der Hormonsekretion verschiedener endokriner Systeme (Schilddrüse, Nebenschilddrüse, Nebennierenrinde, Ovarium), zytoprotektive Effekte. Sie spielen eine pathophysiologische Rolle bei der Entstehung von Fieber, Schmerzen und Entzündungsprozessen.

Pseudoinsomnie:
: ausschließlich subjektive Schlafstörung ohne gestörtes physiologisches Schlafprofil

Psychophysiologie:
: Untersuchung der Zusammenhänge zwischen Verhalten und physiologischen Vorgängen mit nicht-invasiven Methoden. Verhalten ist dabei jeder subjektive oder motorische Vorgang, der sich mit psychologischen Begriffen ausdrücken läßt.

Psychosomatik:
: Lehre von den Beziehungen zwischen Leib und Seele und von den psychischen Einflüssen auf das Körpergeschehen und die Entstehung von Krankheiten bzw. von Körperprozessen als Reaktion auf psychische Reaktionen.

psychovegetativ:
: den Zusammenhang von psychischer Erregung auf Reaktionen des autonomen Nervensystems betreffend

QRS-Komplex:
: Darstellung bestimmter Aspekte der Reizausbreitung im Herzen (sog. Q-, R- und S-Zacke) durch das EKG (s. Elektrokardiogramm)

Raynaud'sche Erkrankung:
: Zentralnervöse, rein funktionelle und durch Gefäßkrämpfe bedingte, anfallsweise auftretende Durchblutungsstörung meist an den Arterien der Finger. Vorkommen bei Frauen häufiger als bei Männern (Verhältnis etwa 4:1). Das Mitwirken hormoneller Faktoren ist gesichert. Äußere und innere schädigende Einflüsse und psychische Belastungen lösen die Störungen aus. Besteht die Störung länger, dann resultieren Schädigungen an den Gefäßwänden.

Read'sches Verfahren:
: Verfahren zur Erzielung einer schmerzarmen Geburt u.a. durch Aufklärung über den Geburtsvorgang, gezielte Entspannungsübungen, Atemübungen und Schwangerschaftsgymnastik.

Rebound-Phänomen:
: Wiederauftreten bzw. Neuauftreten von Symptomen nach Absetzen einer Therapie

reflexmotorisch:
: die unwillkürlich ablaufende, motorische Reaktion des Organismus auf Reize betreffend

Regression:
: Rückbewegung, -entwicklung. In der Psychoanalyse S. Freuds ein Wiederauftreten kindlicher Verhaltensweisen als Abwehrmechanismus bei gehemmter Triebbefriedigung und bei psychosexueller Entwicklungshemmung.

Reinfarkt:
: erneutes Auftreten eines Herzinfarktes

Reizkontrolltechniken:
: Das Prinzip der Reizkontrolle besteht darin, daß verhaltensregulierende Umweltreize in einer Weise verändert werden, daß damit das Zielverhalten wahrscheinlicher wird (z.B. bei Schlaflosigkeit nur bei Müdigkeit zu Bett gehen anstatt zur gewohnten Zeit).

Relaxation:
: Entspannung

REM-Schlaf:
: (Engl. rapid eye movements). Schlafphase (sog. „paradoxer Schlaf") mit raschen Augenbewegungen, die fast immer von Traumerlebnissen begleitet wird. Im Schlaf-EEG (s. EEG) ist eine Zunahme der neuronalen Aktivität nachweisbar, die das Ausmaß des Wachstadiums erreichen kann.

Renin-Angiotensin-System:
: s. Plasma-Renin-Aktivität

retikulär:
: netzförmig

Rezeptivität:
: die Fähigkeit, Erfahrungen zu akzeptieren, die unvertraut, sogar paradox sind

reziproke Inhibition:
: In der Physiologie bezeichnet der Begriff die Hemmung eines Spinalreflexes durch Aktivierung seines Antagonisten. Der Begriff wurde von Wolpe in die Verhaltenstherapie übernommen; dort meint er vor allem die Hemmung einer Angstreaktion durch eine antagonistische Reaktion, z.B. Entspannung.

Rigor:
: ungewollte Bewegungsversteifung

Riva-Rocci:
: Bezeichnung der üblichen Blutdruckmessung mit Hilfe einer Druckmanschette und dem Abhören der dabei entstehenden Geräusche (s. Korotkow-Geräusche).

Sarkoplasmatisches Retikulum:
: Netzwerk in Muskelfasern, das Calcium-Ionen speichert und über eine plötzliche Freisetzung dieser Ionen für eine schnelle Übertragung elektrischer Impulse in mechanische Bewegung sorgt.

Schläfenlappen:
: Teil des Großhirns hinter dem Schläfenbereich

Sehrindenbereich:
: Region der optischen Großhirnrinde am Hinterhauptslappen, in der optische Wahrnehmungen zu bewußten Empfindungen umgewandelt werden

Selbstinstruktion:
: offene oder verdeckte Selbstanweisungen, die verhaltenssteuernd eingesetzt werden

Selbstsicherheitstraining:
: Verhaltenstherapeutische Methode, bei der Patienten lernen, unberechtigte Forderungen abzulehnen, eigene Wünsche und Forderungen mit Nachdruck zu vertreten, positive und negative Gefühle auszudrücken, Kontakt-Ängste zu reduzieren und Angst vor eigenen Fehlschlä-

gen und Kritik anderer abzubauen. Therapieziel ist Selbstsicherheit, Selbstbehauptung und soziale Kompetenz.

Selbstwirksamkeit:
Erwartungen einer Person, daß sie in einer gegebenen Situation ein Verhalten ohne Risiko zeigen kann

semantisch:
die Zeichen und Symbole betreffend, die zum Ausdruck von Denkinhalten dienen

sensorisch:
die Wahrnehmung und Empfindung betreffend

sensorische Deprivation:
Reduzierung der Informationszufuhr aus der Außenwelt, die zu veränderten Bewußtseinszuständen mit Halluzinationen, Veränderungen des Körperschemas und des Denkens führt

sensumotorisch:
den Zusammenhang von sensorischem und motorischem System betreffend

septal-hippokampal:
zum limbischen System gehörig (s. Hippokampus)

Serotonin:
s. Neurotransmitter

Serum-Cholesterinspiegel:
Im Blutserum meßbare Konzentration des Lipoids Cholesterin (fettähnliche Substanz). Die durch ungünstige Ernährung dauerhafte Erhöhung des Cholesterins im Blut führt zu Ablagerungen an den Blutgefäßwänden und damit zu erhöhtem Risiko für Herzinfarkt, Schlaganfall, usw.

servomechanisch:
eine Hilfseinrichtung (z.B. Motor) zur Betätigung von Steuerungseinrichtungen betreffend

Shaping-Prozedur:
Schrittweiser Aufbau von komplexen Verhaltensmustern, die im Repertoire eines Individuums nicht vorhanden sind, aus Bestandteilen dieser Zielreaktion. Dabei wird das Zielverhalten in einzelne Schritte aufgeschlüsselt und dann die Annäherung an das Ziel differentiell so verstärkt, daß die Einzelschritte schließlich zu einer komplexen Reaktion verkettet sind.

Sinus-Arrhythmie:
Unregelmäßige Schlagfolge des Herzens infolge unregelmäßiger Reizbildung des Sinusknotens („Schrittmacher des Herzens", bildet die Erregungen autonom ohne Anregung durch das Nervensystem). Physiologisch als respiratorische Arrhythmie an die Atembewegung gekoppelt (bei Einatmung Zunahme, bei Ausatmung Abnahme der Herzfrequenz), pathologisch hingegen bei organischen Herzerkrankungen.

Sinus-Bradykardie:
Langsame, regelmäßige Schlagfolge des Herzens mit einer Frequenz von unter 60 Schlägen/Minute, die auf einer Verlangsamung der Reize des Sinusknotens („Schrittmacher des Herzens") beruht.

Sinus-Tachykardie:
Vom Sinusknoten ausgehende regelmäßige Herzfrequenz von über 100 Schlägen/Minute, die auf einer beschleunigten Reizbildung im Sinusknoten („Schrittmacher des Herzens") beruht.

somatomotorisch:
die für die Haltungs- und Bewegungsmotorik verantwortlichen Abschnitte des Nervensystems betreffend

Somatozentriertheit:
Körperorientiertheit

Spasmolytikum:
Medikament, das den Tonus der glatten Muskulatur herabsetzt (u.a. im Magen-Darm-Trakt, in Gefäßen, Bronchien) und dadurch krampflösend wirkt

Spastik:
Vermehrung des Muskeltonus durch eine hirnschadenbedingte Lähmung kortikospinaler Systeme, vor allem zentraler pyramidal- oder extrapyramidal-motorischer Neurone

Spätdyskinesien:
Bei Langzeitbehandlung mit Neuroleptika über Monate bis Jahre auftretende motorische Störungen (unwillkürliche schraubenförmige Bewegungen der Gliedmaßen und abnorme Bewegungen im Mund- und Gesichtsbereich)

Speichel-Cortisol:
Hormon der Nebennierenrinde, das z.B. bei Streß vermehrt ausgeschüttet wird und auch im Speichel nachweisbar und meßbar ist

sphygmomanometrische Methode:
s. Riva-Rocci

spinale Spastik:
meist erblich bedingte Degeneration der Pyramidenbahnfasern, auch im Zusammenhang mit Rückenmarkserkrankungen

Suchtpotential:
relative Angabe des Abhängigkeit bewirken-

den Effekts eines Medikamentes, meist im Vergleich zu Morphin bestimmbar

Suizid:
Selbstmord, Freitod, absichtliche Selbsttötung

supraspinal:
oberhalb des Rückenmarks gelegen

symbiotische Tendenz:
Tendenz zu gegenseitiger Abhängigkeit

Sympathikolyse:
Hemmung der Wirkung des sympathischen Nervensystems

sympathikoton:
anregend auf das sympathische Nervensystem wirkend

Sympathikotonus:
Überwiegen der Aktivität des sympathischen Nervensystems (s. Sympathikus)

Sympathikus:
Synonym: sympathisches Nervensystem. Vom Parasympathikus (s. Parasympathikus) abgrenzbarer Teil des vegetativen (autonomen) Nervensystems. Die präganglionären Nervenzellen liegen im Brustmark und oberen Lendenmark; die Axone dieser Nervenzellen verlassen über die Vorderwurzeln das Rückenmark, um in den sympathischen Ganglien (zum großen Teil links und rechts der Wirbelsäule) auf postganglionäre Neurone umgeschaltet zu werden. Der Sympathikus innerviert die glatte Muskulatur aller Organe, die Herzmuskulatur und manche Drüsen. Die Trennung von Sympathikus und Parasympathikus ist anatomisch, biochemisch und funktionell begründet. Funktionell besteht ein Antagonismus im Sinne einer Gegenspielerfunktion. Der Sympathikus wirkt dabei in Richtung auf erhöhte momentane Leistungsfähigkeit des Organismus, z.B. bei einer hohen Energieanforderung durch die Umwelt (Steigerung von Puls- und Atemfrequenz, Erhöhung des Blutdrucks, Pupillenerweiterung, Schweißabsonderung, Reduktion der Magen-Darm- und Drüsentätigkeit), während der Parasympathikus eher einen dämpfenden Einfluß hat.

sympatho-adrenerg:
adrenerge Erregung ist sympathikoton bzw. sympathomimetisch

sympathomimetisch:
sich wie adrenerge Substanzen verhaltend, die eine Erregung des Sympathikus bewirken oder nachahmen

synergistisch:
sich gegenseitig additiv oder potenzierend beeinflussend bei der Verabreichung von mehreren Arzneimitteln

synoptisch:
zusammengestellt, eine Übersicht bietend

systematische Desensibilisierung:
Psychotherapeutische Methode, die zur Behandlung von Angststörungen eingesetzt wird. Dazu werden a) Situationen nach dem Grad ihres Potentials zur Angstauslösung in eine Hierarchie gebracht, b) dem Patienten angstantagonistische Zustände induziert (Entspannung, z.B. durch Progressive Muskelrelaxation oder Autogenes Training) und c) der Patient schrittweise mit immer stärker angstauslösenden Situationen konfrontiert. Die Verbindung von Angstauslöser und angstantagonistischem Zustand bewirkt die Hemmung der Angst.

T-Reflexe:
(engl. Tendon-Reflexe = Sehnenreflexe). Monosynaptische Muskeldehnungsreflexe, die durch Beklopfen einer Sehne ausgelöst werden können.

Tachyarrhythmie:
unregelmäßiger oder fehlender Rhythmus mit hoher Frequenz; eine Ursache kann Vorhofflimmern sein

Tachykardie:
Steigerung der Herzfrequenz auf über 100 Schläge pro Minute; sie kann u.a. vom Sinusknoten ausgehen (s. Sinus-Tachykardie)

Thalamus:
Somatotopisch gegliederte Umschaltstation im basalen Vorderhirn, in der sich alle sensorischen Bahnen sammeln, bevor sie das letzte Mal vor den Projektionsfeldern der Großhirnrinde umgeschaltet werden. Sorgt für emotionale Färbung von Erlebnissen und steuert die elektrische Aktivität des Großhirns und damit auch die Aufmerksamkeits- und Wachheitsfunktionen.

Thrombozytenaggregation:
Verklebung der Blutplättchen

Tinnitus:
Ohrensausen, Ohrgeräusche

Toleranzentwicklung:
Unempfindlichwerden des Organismus bei Langzeitanwendung einer pharmakologischen Substanz

Tonus:
: Spannungszustand eines Gewebes, u.a. der Muskulatur

Torticollis:
: Schiefhals. Angeborene oder erworbene, teilweise von Gesichts- und Schädelasymmetrien begleitete Schräghaltung des Kopfes.

Toxizität:
: Giftigkeit

Tremor:
: Zitterbewegungen einzelner Körperteile durch abwechselnde Kontraktion antagonistischer Muskelgruppen

Uterus:
: Gebärmutter

Vagus:
: Kurzbezeichnung für Nervus vagus. Teil des parasympathischen Nervensystems (s. Parasympathikus), der aus dem Hirnstamm kommt.

vaskulärer Kopfschmerz:
: gefäßbedingter Kopfschmerz durch die Eng- bzw. Weitstellung der Hirngefäße

Vasodilatation:
: Blutgefäßerweiterung

Vasokonstriktion:
: Engstellung der Blutgefäße

Vasomotorik:
: Veränderungen der Gefäßdurchmesser, die durch Nerven des vegetativen Nervensystems gesteuert werden

Vasospasmus:
: Gefäßkrampf; funktionell-reflektorisch oder durch lokale Einflüsse ausgelöste, anfallsartig auftretende Gefäßverengung (s. Raynaud-Syndrom)

Vegetatives Nervensystem:
: Synonym: autonomes oder unwillkürliches Nervensystem. Dem Willen und dem Bewußtsein primär nicht untergeordnete Nerven und Ganglienzellen, die der Regelung der Vitalfunktionen, z.B. Atmung, Verdauung, Stoffwechsel, Herzkreislauf, Sekretion dienen. Es teilt sich auf in die drei Subsysteme Sympathikus, Parasympathikus und Darmnervensystem. Das Darmnervensystem mit Nervenfasern und Ganglien in den Wänden von Hohlorganen besitzt eine gewisse Selbständigkeit und kann auch ohne zentralnervöse Beeinflussung durch Sympathikus und Parasympathikus funktionieren.

vestibulär:
: zum Gleichgewichtsorgan, Gleichgewichtssinn gehörend

Vigilanzaufgaben:
: Aufgaben, zu deren Bewältigung Aufmerksamkeit und Wachheit notwendig sind

viszeral:
: die Eingeweide betreffend

viszeromotorisch:
: die Motorik der Eingeweide betreffend

Viszerozeption:
: Wahrnehmung von Signalen aus den Eingeweiden (Viszera)

Wärmetransportzahl:
: Maß für die Durchblutungsverhältnisse in einem Gewebe auf der Grundlage der zwischen zwei Punkten transportierten Wärme.

Wolff-Parkinson-White Syndrom:
: Störung der Reizleitung im Herzen, die häufig mit Tachykardie auftritt, und die charakteristische Veränderungen im EKG (s. EKG) zeigt

Xenon 133 Methode:
: Hochaktive Gehirnteile sind besser durchblutet als wenig aktive. Bringt man radioaktives Xenon 133 in den Blutkreislauf und registriert die Strahlung mit Geigerzählern, so können aus der gemessenen Strahlungsmenge Aussagen über die Aktivität von Hirnrindenbereichen gemacht werden. Wird in ähnlicher Form zur Durchblutungsmessung in anderen Organen und als sogenannte Inhalationsmethode zur Prüfung der Lungenfunktion eingesetzt.

zephal:
: den Kopf betreffend

zerebrale Lähmung:
: Lähmung, die durch Ausfälle von motorischen Zentren im Gehirn verursacht wird

zerebraler Insult:
: Durchblutungsstörung des Gehirns (z.B. durch Arteriosklerose zerebraler Gefäße) oder ein Schlaganfall (Hirninfarkt oder intrazerebrale Massenblutung)

zirkulatorisch:
: den Blutkreislauf betreffend

Autorenverzeichnis

Prof. Dr. phil. Alfons O. Hamm
Institut für Psychologie
der Ernst-Moritz-Arndt-Universität
Greifswald
Franz-Mehring-Str. 47
17489 Greifswald

Dr. phil. Hans-Christian Kossak
Katholische Beratungsstelle für
Erziehungs- und Familienfragen
Ostermannstr. 32
44789 Bochum

Prof. Dr. phil. Michael Kusch
Kath. Fachhochschule
Abt. Köln
FB Sozialwesen
Wörthstr. 10
50668 Köln

Prof. Wolfgang Linden, PhD
Department of Psychology
University of British Columbia
2136 West Mall
Vancouver, B.C., V6T 1Y7
Canada

Prof. Dr. phil. Dr. med. Petra Netter
Differentielle Psychologie und Diagnostik
der Justus-Liebig-Universität Gießen
Otto-Behagel-Str. 10
35394 Gießen

Prof. Dr. phil. Franz Petermann
Klinische Psychologie der
Universität Bremen
Grazer Str. 2
28359 Bremen

Prof. Dr. phil. Ulrike Petermann
Lehrstuhl Verhaltensgestörtenpädagogik
(FB 13) der Universität Dortmund
Emil-Figge-Str. 50
44221 Dortmund

Prof. Dr. phil. Dr. med. Heinz Schott
Institut für Geschichte der Medizin
Sigmund-Freud-Str. 25
53127 Bonn

Prof. Dr. phil. Dieter Vaitl
Klinische und Physiologische Psychologie
der Justus-Liebig-Universität Gießen
Otto-Behagel-Str. 10
35394 Gießen

Dr. phil. Barbara Wolf-Braun,
Dipl. Psych.
Institut für Geschichte der Medizin
Sigmund-Freud-Str. 25
53127 Bonn